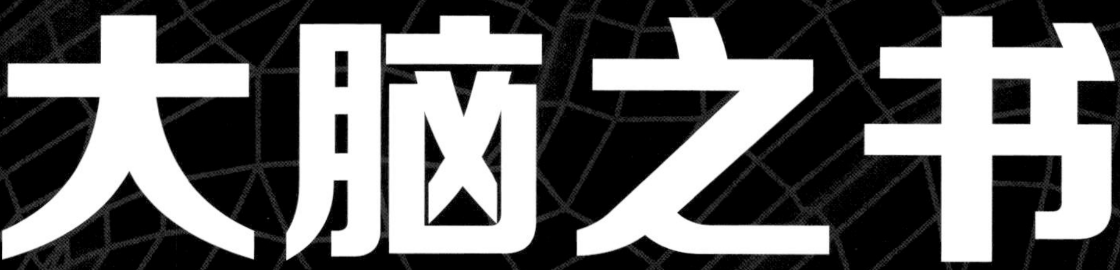

[澳]肯·阿什韦尔（Ken Ashwell）◎著

刘熹 王明宇◎译

The BRAIN BOOK

人民邮电出版社

北京

图书在版编目（CIP）数据

大脑之书 / （澳）肯·阿什韦尔（Ken Ashwell）著 ； 刘熹，王明宇译. -- 北京 ： 人民邮电出版社，2024.4
ISBN 978-7-115-58619-3

Ⅰ. ①大… Ⅱ. ①肯… ②刘… ③王… Ⅲ. ①脑科学—普及读物 Ⅳ. ①R338.2-49

中国版本图书馆CIP数据核字(2022)第023345号

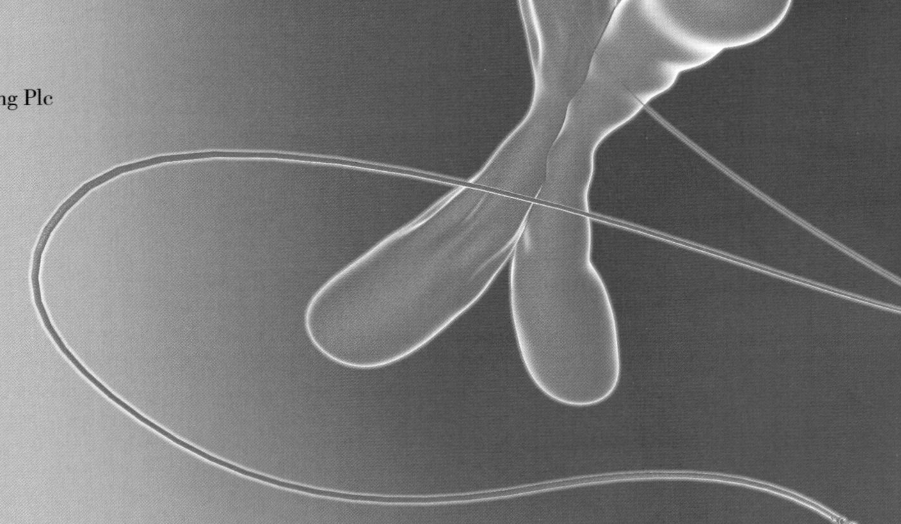

内 容 提 要

大脑由数十亿的神经元构成，它控制着我们的思想、动作、行为和情绪，是我们意识的所在地，一直以来，科学家在不断探索大脑是如何运作的。这本全面、通俗易懂且插图丰富的书是对人体中最复杂器官的一次引人入胜的探索。本书结合了最新的图像技术，非常具有趣味性地探讨了诸如我们如何感知世界、如何产生记忆、我们的情绪由谁掌控等问题。

通过本书，读者可以了解自己，了解大脑。本书适合对大脑及生命科学感兴趣的读者。

◆ 著　　[澳] 肯·阿什韦尔（Ken Ashwell）
译　　刘　熹　王明宇
责任编辑　李　宁
责任印制　陈　犇

◆ 人民邮电出版社出版发行　　北京市丰台区成寿寺路 11 号
邮编　100164　　电子邮件　315@ptpress.com.cn
网址　https://www.ptpress.com.cn
北京利丰雅高长城印刷有限公司印刷

◆ 开本：889×1194　1/16
印张：21.25　　2024 年 4 月第 1 版
字数：501 千字　　2024 年 9 月北京第 3 次印刷

著作权合同登记号　图字：01-2017-9015 号

定价：169.80 元

读者服务热线：(010)81055410　印装质量热线：(010)81055316
反盗版热线：(010)81055315
广告经营许可证：京东市监广登字 20170147 号

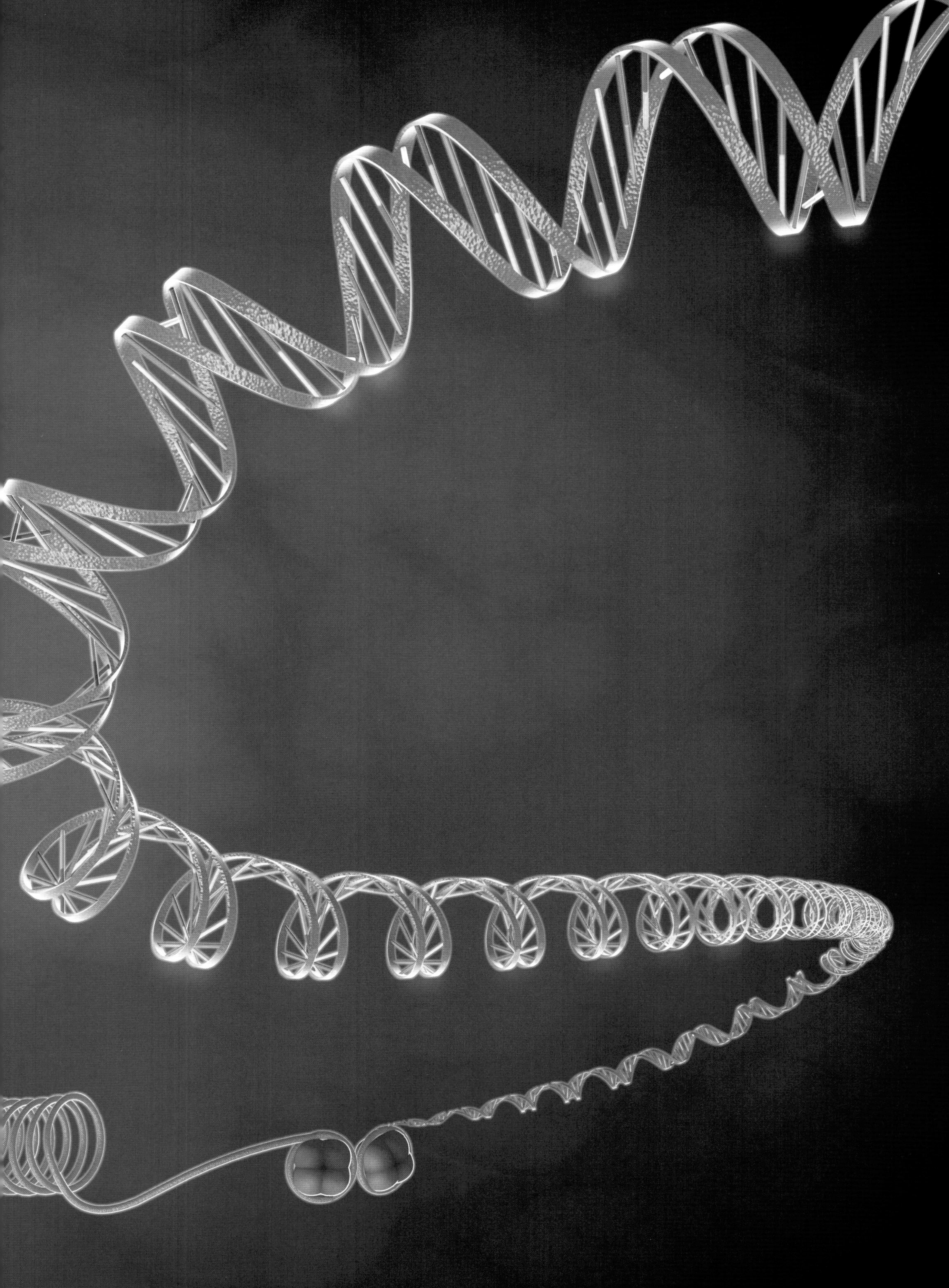

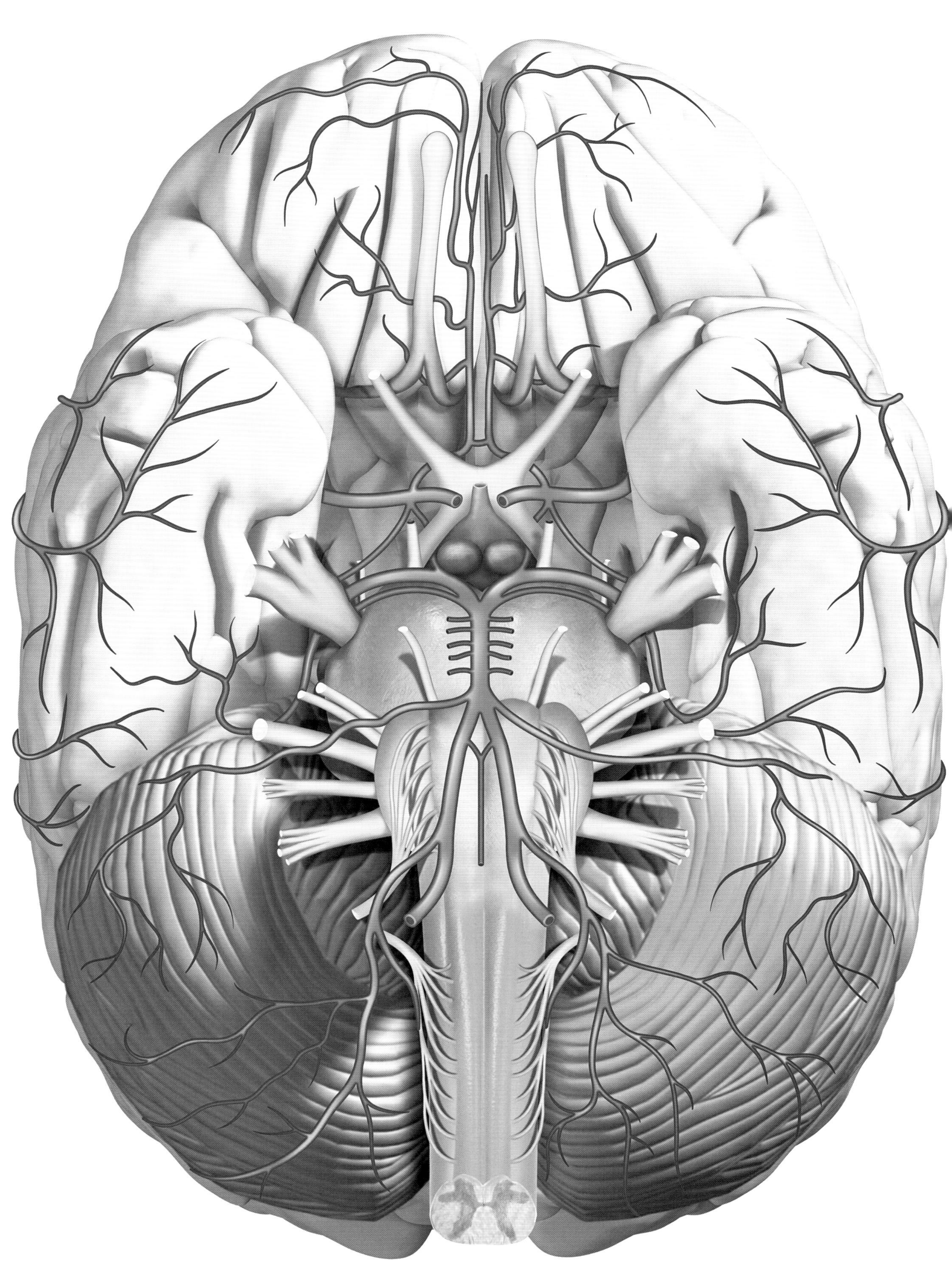

前　言

人脑是这个世界上最复杂的结构，就连最先进的计算机也无法与人脑在信息加工方面的表现相媲美。此外，计算机没有任何一种本体感觉（自我知觉），但我们每个人都拥有作为独立个体对自身方方面面的感知。尽管对脑部的工作模式仍然知之甚少，但我们能够从对脑的了解中学到很多：我们对脑研究得越深入，我们对自己的认识也就越深刻。本书为达到这个目标提供了丰富的资源。

本书从多个方面为我们提供了认识人脑的一站式索引，包括许多话题：我们如何与这个世界进行交互以及做出反应，人脑的基本结构和功能单位的工作方式，人脑对自主功能（如消化和呼吸）的控制，睡眠的本质，酒精和药物如何影响人脑的功能，以及人脑存储和提取记忆的能力。

本书在不同章节详细介绍了人脑在各种活动中的组织方式和功能基础，如阅读、书写、欣赏音乐、制订计划、谈判以及与他人的合作等。而人脑之所以具备这么多功能，都源于它具有可塑性：人脑能够被经验修饰或重塑。脑的可塑性解释了为什么在一生之中，我们的思维、经验和行动会发生变化。

但是，和其他复杂的结构一样，人脑有时也会出现功能失调。脑损伤或脑疾病会剥夺那些我们视之为理所应当的能力，比如说话、协调运动，甚至是控制情绪。本书清晰地描述和解释了人脑的功能失调，如轻度脑震荡、行为障碍、脑损伤导致的昏迷，以及使人衰弱的脑卒中（即中风）。

通常，涉猎如此广泛的话题，读者需要查阅大量资料才能对这些领域有所了解。然而，本书向我们提供了与人脑相关内容的清晰概述，并且不需要读者事先具备任何知识背景。本书参考了大量严谨的研究成果，并以通俗易懂的语言向读者呈现了前沿科学知识和重大科研进展。本书的内容尽管言简意赅，但没有过度简化。书中近 200 幅彩图能够帮助读者更容易理解和内化人脑功能的动态工作模型，并在每个层次上增进对人脑的认识。这些彩图就像一系列功能强大的镜头，为读者剖析人脑，同时提供充满细节的影像，清晰地展示其内部结构，就像借助它们对人脑进行扫描一样。

整体而言，本书能够很好地满足读者的求知需求。在不久的将来，我相信神经科学将会成为基础教育的重要组成部分。如果读者在重新认识了这个使我们成为“我们”的器官之后能有所收获，那本书便是有意义的。而在这次奇妙的人脑探索之旅的每段旅程中，本书都会是一位出色的导游。

理查德·雷斯塔克

医学博士

乔治·华盛顿大学医学与健康科学学院神经学系的临床教授

芝加哥神经外科中心“大脑十年奖”获得者和《纽约时报》畅销书作家

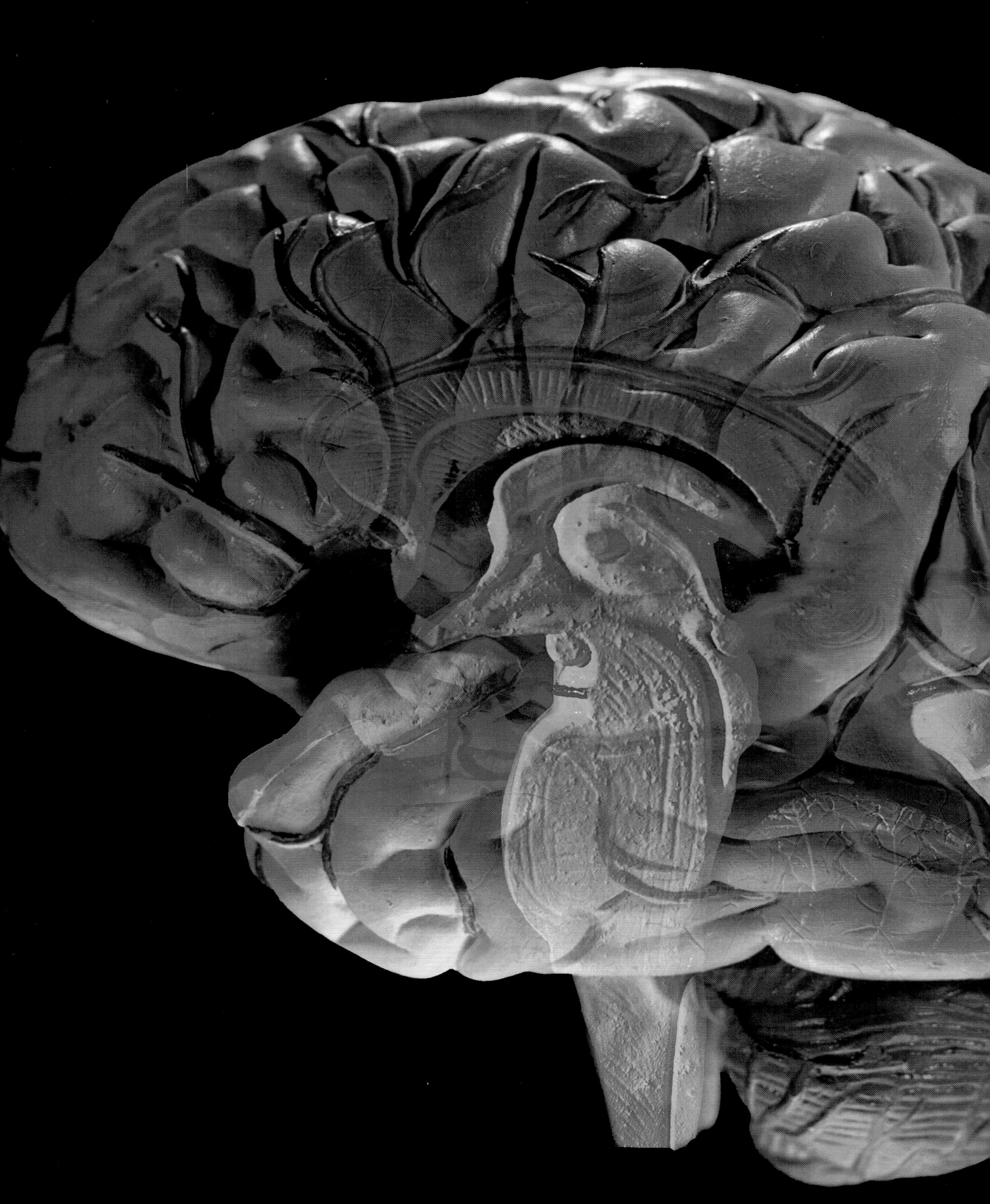

目　录

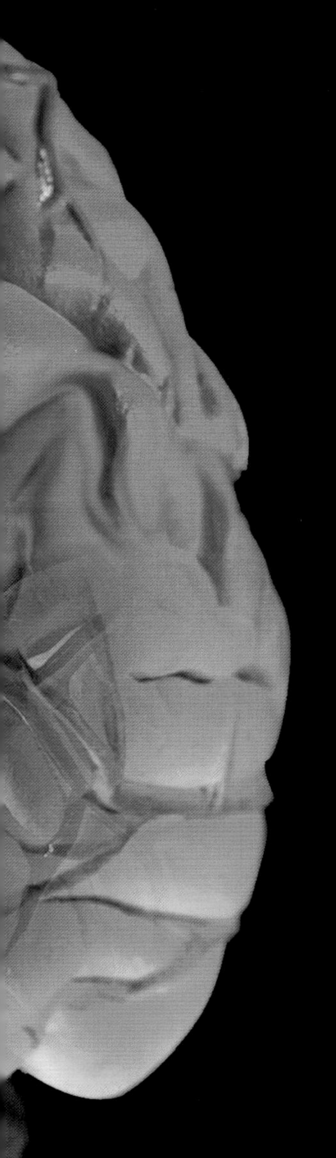

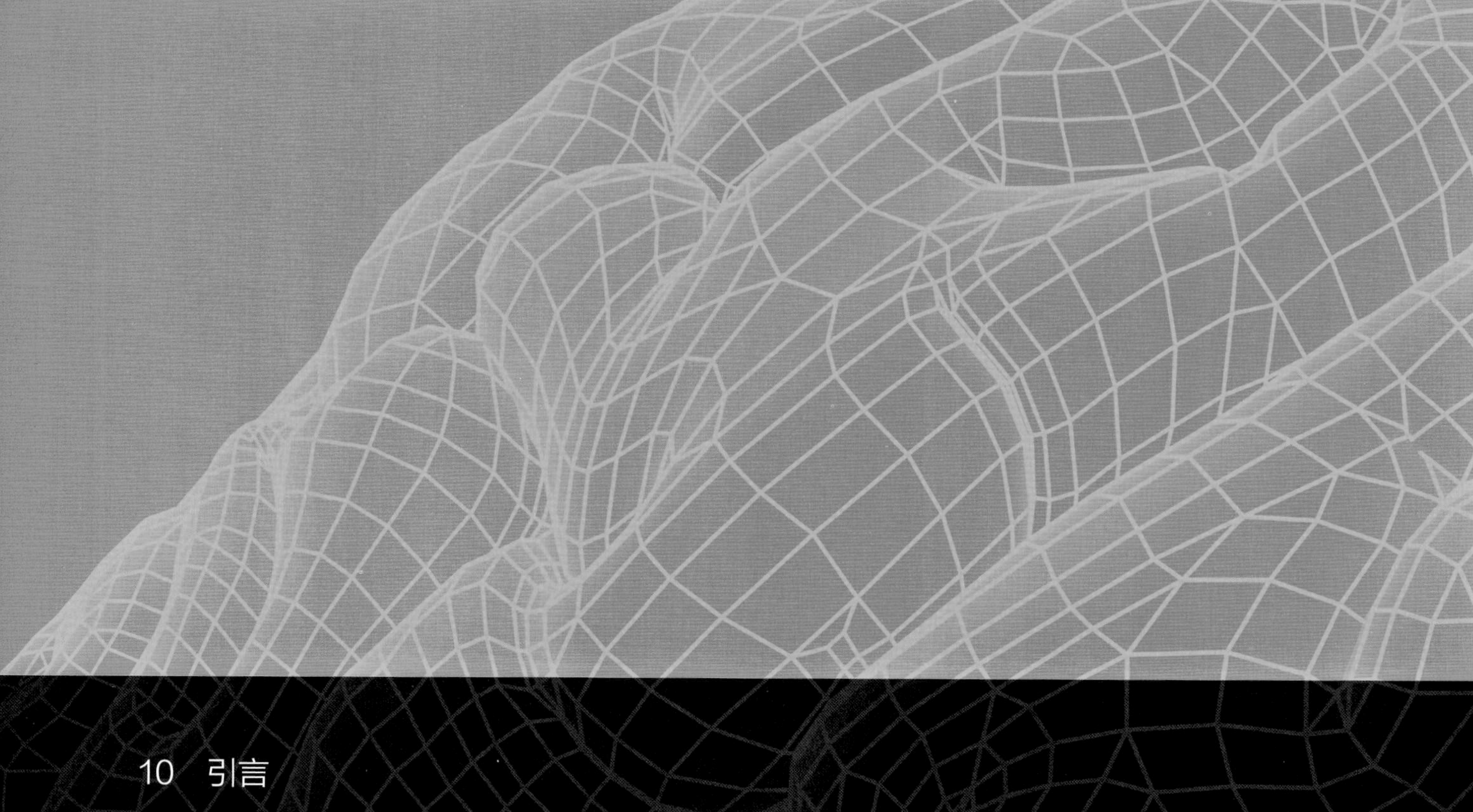

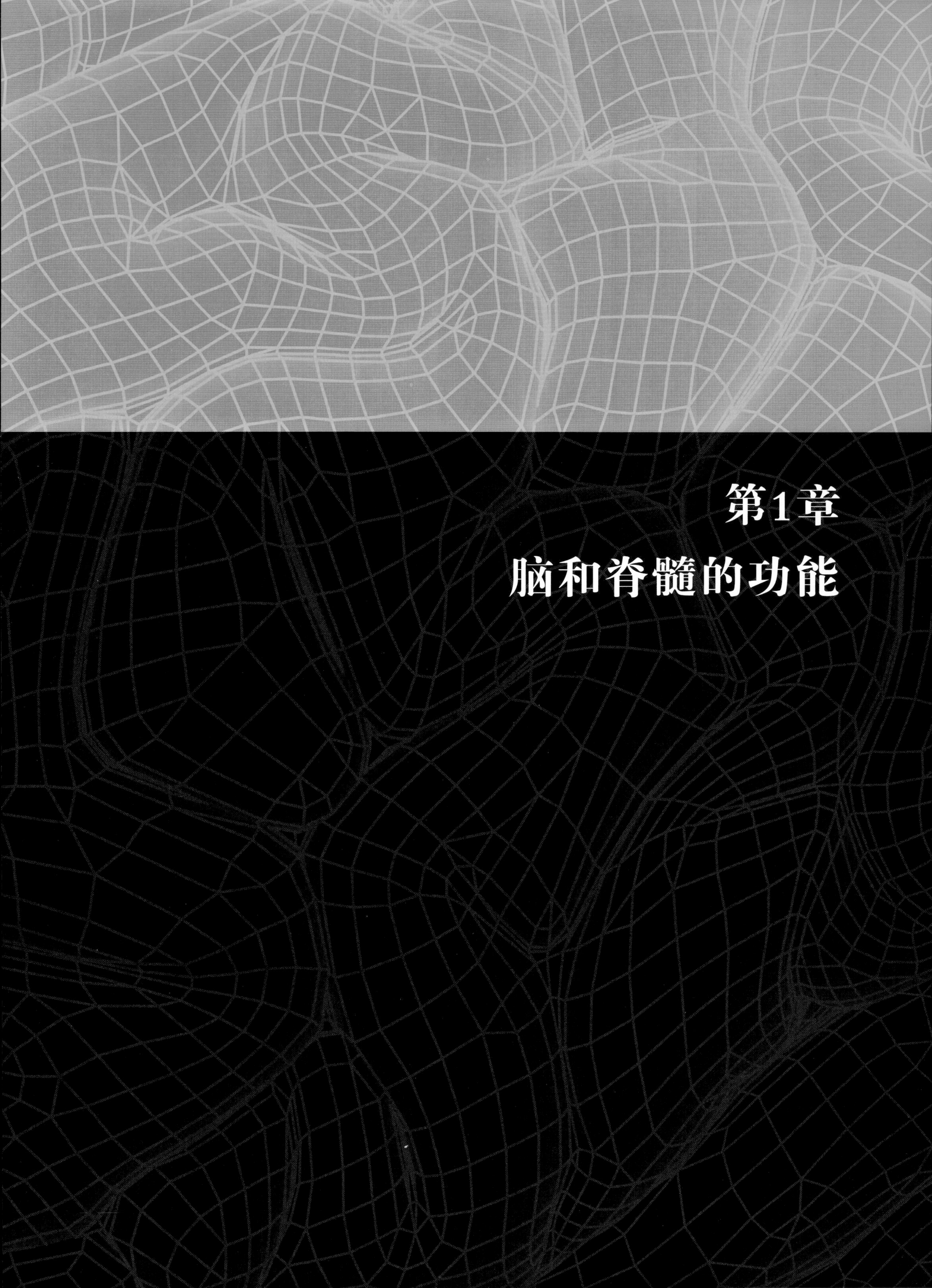

第1章
脑和脊髓的功能

引　言

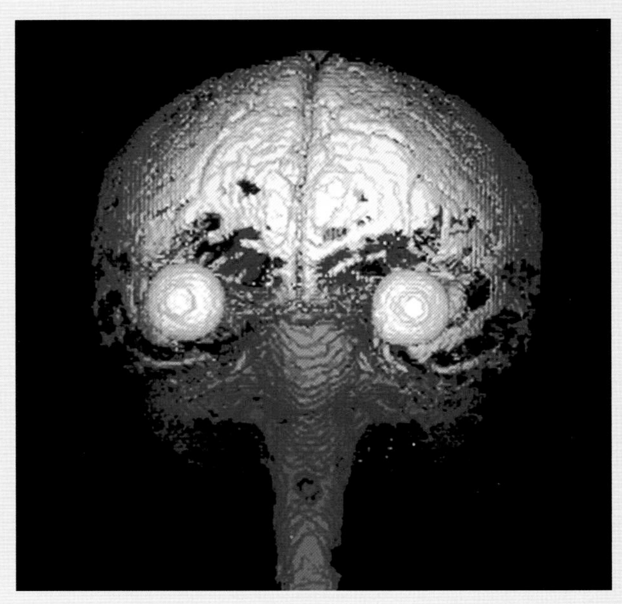

↑ 这张磁共振扫描图展示了脑部和眼部之间紧密的联系。脑部不断加工眼部接收到的视觉信息，从而生成一张张关于自身所处环境的充满细节的精准图像。

人类的神经网络控制着人类生活的方方面面，包括从一顿餐食的消化到写一部小说。脑和脊髓是这个神经网络的主要组成部分。

以脑为核心的神经系统负责处理来自我们周围世界以及身体内部的感觉信息，并对这些感觉信息做出回应，同时控制肌肉或腺体以保证身体的稳定和健康。神经系统在感知内部和外部世界时需要将刺激（触摸、气味、光等）转变为电信号。

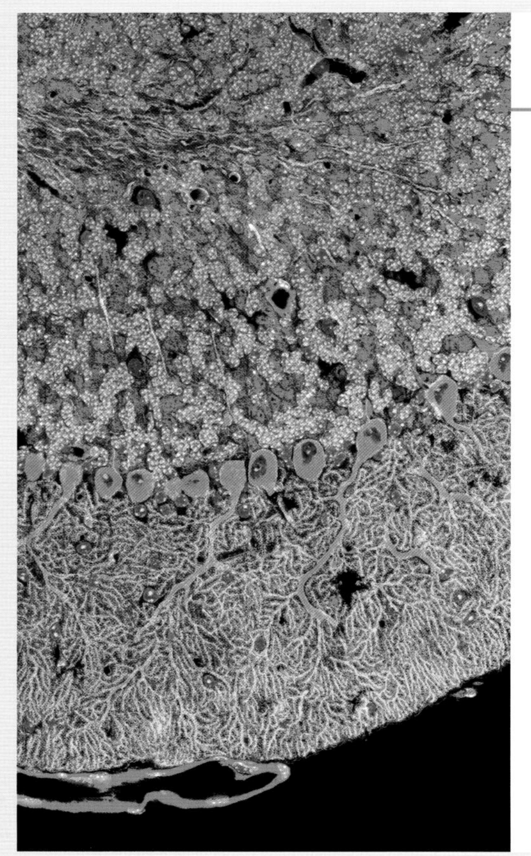

神经元

神经系统的基本结构和功能单位是神经细胞，也被称为神经元。典型的神经元拥有胞体和大量的分支（树突），它们负责接收信息；而负责输出信息的神经纤维（轴突）则携带信息离开神经细胞的胞体。神经冲动（动作电位）通过接合点（突触）从一个神经元的轴突传递至另一个神经元的树突或轴突。一群相互连接的神经元被称为神经回路。一些神经元连接着皮肤、肌肉和腺体，并通过动作电位来支配这些结构。当许多轴突聚在一起时，它们便能在神经系统的某些部分之间携带并传递大量信息。通常，神经科学家之所以讨论某条轴突投射的通路，是因为它能向远处发送信息。

← 左图是小脑局部的显微照片，其中绿色部分是浦肯野细胞，它是种类繁多的神经元中的一种。

感官世界

我们感知这个世界的主要方式是利用视觉和听觉。为了看见和听到，我们的感觉器官必须将眼睛接收到的光子和耳朵接收到的声波转换成能在神经系统中传递的电信号，以加工和感知信息。还有一种外部感觉是化学感觉，如味觉和嗅觉。而皮肤表面的感觉（如触觉、痛觉）以及关节和肌肉处的感觉统称为躯体感觉。

内脏感觉与这些外部感觉同样重要，它是指对内脏各器官活动状况的感觉，比如饥饿、疼痛等。这些信息也许是无意识的，但它对于调节自主神经系统（如控制血压和体温）来说是至关重要的。

反射、决策和高级功能

神经系统对一些感觉信息的反应是固定不变的（如脊髓反射），无须大脑决策。这些反应发生在脊髓和脑干的局部。而对于一些更复杂的反应，信息必须在神经系统中向上级传递，直至大脑。而大脑会根据人的基本生存需求（如进食、喝水、躲避天敌以及延续生命）制订决策。

神经系统的一些功能远不止对外界环境的简单反应或满足人的基本生存需求那么简单。人的大脑皮质具有执行功能，能够处理非常复杂的感觉信息，包括计划、语言、欣赏音乐、工作记忆、长期记忆以及复杂的空间知觉。因此，人类能够制订长远的计划，与他人交流复杂的想法，以及设计新工具。这些能力很高级，它们也被视为人类独有的特征。社会的发展依赖于人与人之间的协商和合作，而这种能力极大地依赖于前额叶的功能。

大脑皮质非常依赖与意识有关的中脑神经元群。此外，大脑皮质的许多功能不仅涉及皮质各部分之间的信息流，而且涉及复杂的环状回路——前脑深部结构，以及先下行至脑干和小脑，再上行回传至皮质的通路。

↓ 一颗人脑重约 1.4 千克（约 3 磅，因此被称为“3 磅宇宙”），其在鲜活状态下极软，容易在头部遭受外伤时被波及。

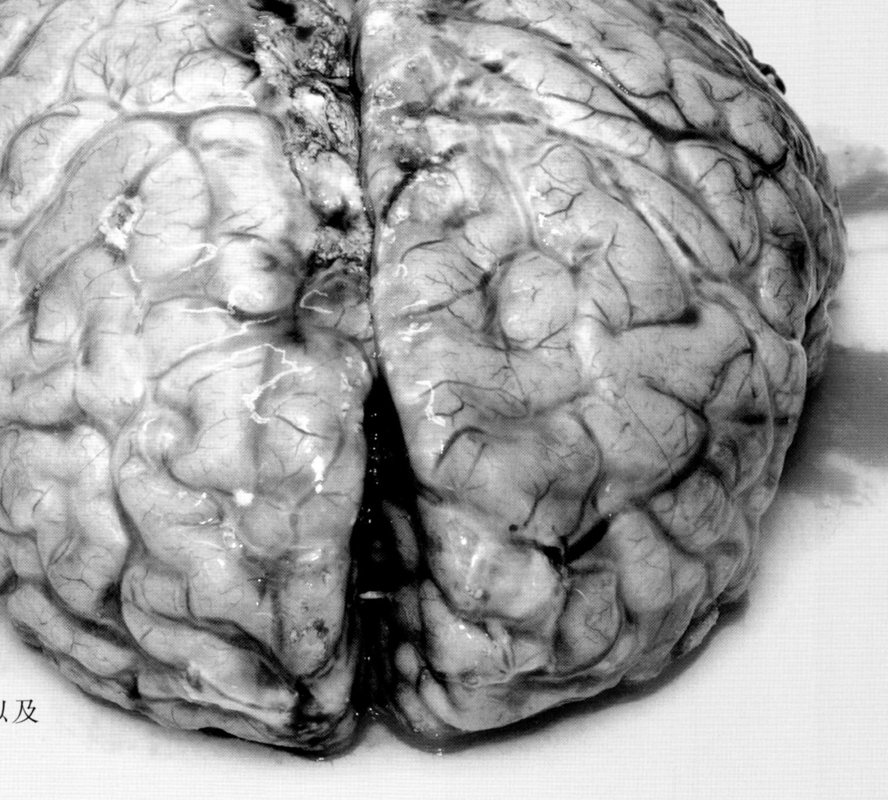

神经系统

神经系统负责处理来自环境和身体内部的信息，引起四肢运动或体内的一些改变。

神经系统包括中枢神经系统和周围神经系统。脑和脊髓组成中枢神经系统，而除此之外的其他神经结构统称为周围神经系统，主要包括感受器和神经纤维，以及一些神经元胞体聚集形成的神经节。

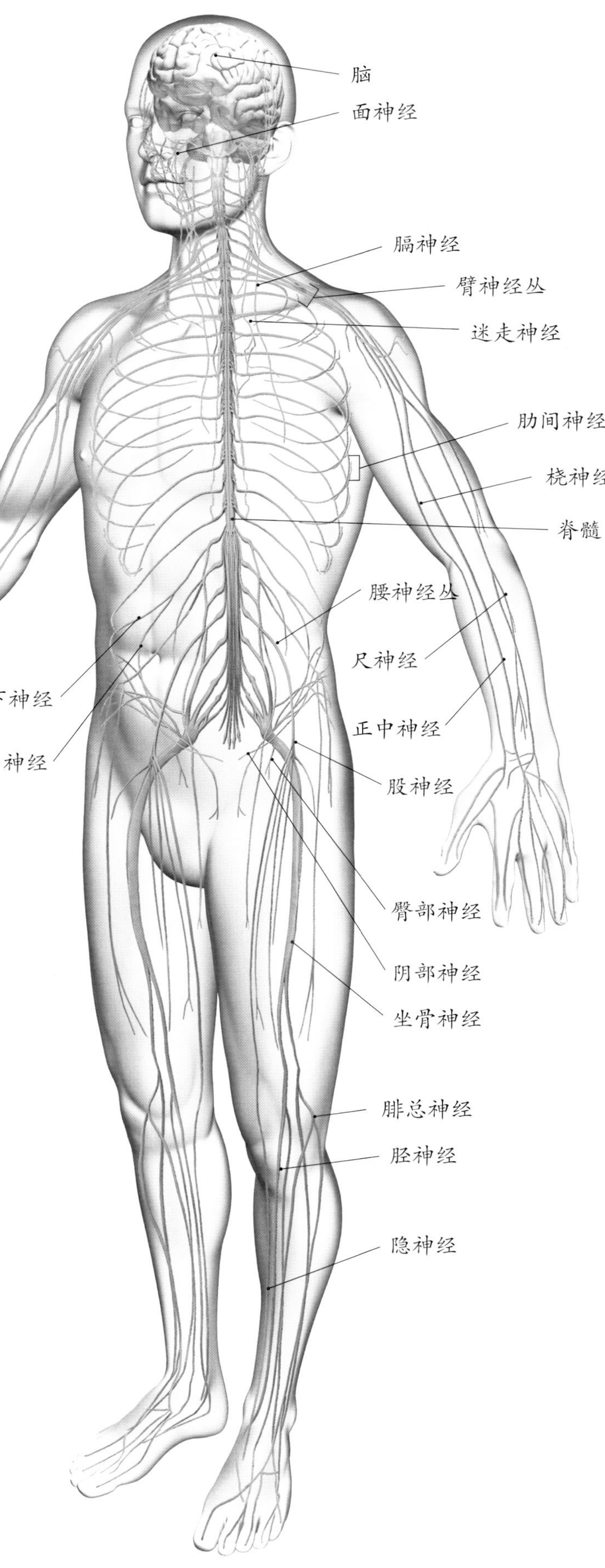

周围神经系统

周围神经系统携带着神经冲动往返于脑和脊髓，不仅负责在中枢神经系统与皮肤、关节、肌肉以及内脏器官的感受器（感觉区）之间建立连接，而且负责连接中枢神经系统和各个身体器官（腺体、自主和非自主的肌肉），从而引起内部或外部环境（运动区）发生变化。

周围神经系统可以细分为控制随意功能的躯体神经系统和控制自主功能的自主神经系统，但二者之间的界限往往比较模糊。比如，对于呼吸，我们通常不需要刻意操作，也能精准地控制呼吸节律。

周围神经系统中的部分神经节分布于脊柱旁或靠近脑干的位置，执行感觉功能；其余的神经节属于自主神经系统的一部分，可能分布于身体内部的一些腔室内。

→ 神经系统由体内所有神经组织构成，包括脑、脊髓和周围神经。

中枢神经系统的组成部分

一般认为，脑作为中枢神经系统的一部分，位于颅骨的内部，而脊髓始于颅骨的底部。这是一种简易的解剖学划分方法，但它忽略了一个事实：一些执行特殊功能（如头部、颈部的触觉）的神经细胞柱在脑与脊髓的交界处无缝衔接。确实，脊髓作为中枢神经系统的一部分，从躯干和四肢接收感觉信息，并控制这些部位的肌肉运动和腺体分泌。骨骼框架（脊柱）保护着脊髓，但躯干对灵活性的需求意味着这种保护无法像颅骨对脑部如外壳一样完整的保护。因此，脊髓容易因脊柱挤压或迅速移动而受到伤害。

大脑皮质

人脑最大的组成部分是大脑，为大脑皮质所覆盖。大脑皮质由神经元及突起组成，像一层有褶皱的覆盖物，占据了大脑近一半的体积。尽管每个人的大脑表面略有区别，但大脑表面划分功能区域的沟回大致相同。

大脑皮质通常因其颜色为灰色而被称为大脑灰质，这是因为大量神经元胞体位于此处。在大脑皮质之下，有大面积的大脑白质——连接大脑皮质不同区域以及连接大脑皮质和大脑深部结构的轴突。这些轴突及其脂质髓鞘主导着这些区域，因此呈白色。轴突的髓鞘能够提高神经冲动传导的速度和准确性。

人脑有多特殊?

我们乐于认为人脑是特殊的。虽然人脑有一些特殊的功能（如语言、进行长期规划等），但它不仅与其他灵长类动物脑的内部结构非常相似，而且与其他哺乳动物脑的内部结构也大同小异。一方面，对比绝对尺寸，人脑不算大——鲸、海豚以及大象的脑部的体积要大得多。另一方面，对比相对尺寸（相对于那些与人类体重接近的灵长类动物），人脑的重量是与人类体重接近的灵长类动物的 3.5 倍左右——这是因为人脑的发育从胚胎晚期持续至出生后的头几年。尽管有许多优势，但更大的脑部也让人类付出了更大的代价：人脑需要消耗人体内大约 1/4 的养料，在胚胎期和儿童早期脑部需要大量的营养物质供应。

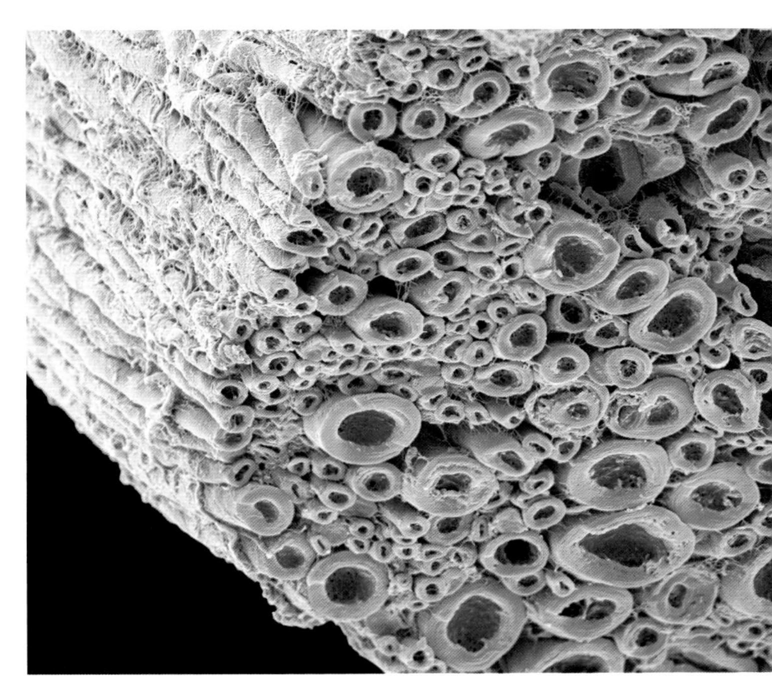

→ 大部分神经元（比如构成周围神经系统的神经元）都有包裹着髓鞘层（金色）的轴突（蓝色）。髓鞘层越厚，神经冲动传导得越快。

脑部的深层结构

解剖人脑就会发现大脑皮质的表面是灰色的，而其余灰质部分都分布于人脑深部。位于大脑半球底部白质中的灰质被称为基底神经节（也称作"基底核"），它不但在控制运动方面发挥着重要作用，而且与决策和情绪有关。脑内的另一个灰质区域是间脑，其中一对较大的卵圆形结构被称作丘脑，丘脑是全身感觉信息向大脑皮质传递的中继站。丘脑下方是下丘脑，其与满足动物的生存需求有关，如进食、交配、调节身体内环境等。间脑和基底神经节的周围是 3 个充满液体的空间（2 个侧脑室和 1 个第三脑室），它们是人脑脑室系统的一部分。

中枢神经系统和周围神经系统

神经系统的两大分支在细胞层面上有很大的区别，这种区别也反映在二者对伤害的应激上。中枢神经系统的神经元自身修复能力很差，如车祸导致的脑外伤通常会导致永久性的功能丧失。然而，周围神经系统能够在创伤后再生神经纤维。例如，手指的神经被切断后依然可以治愈，一段时间后仍能恢复正常功能。

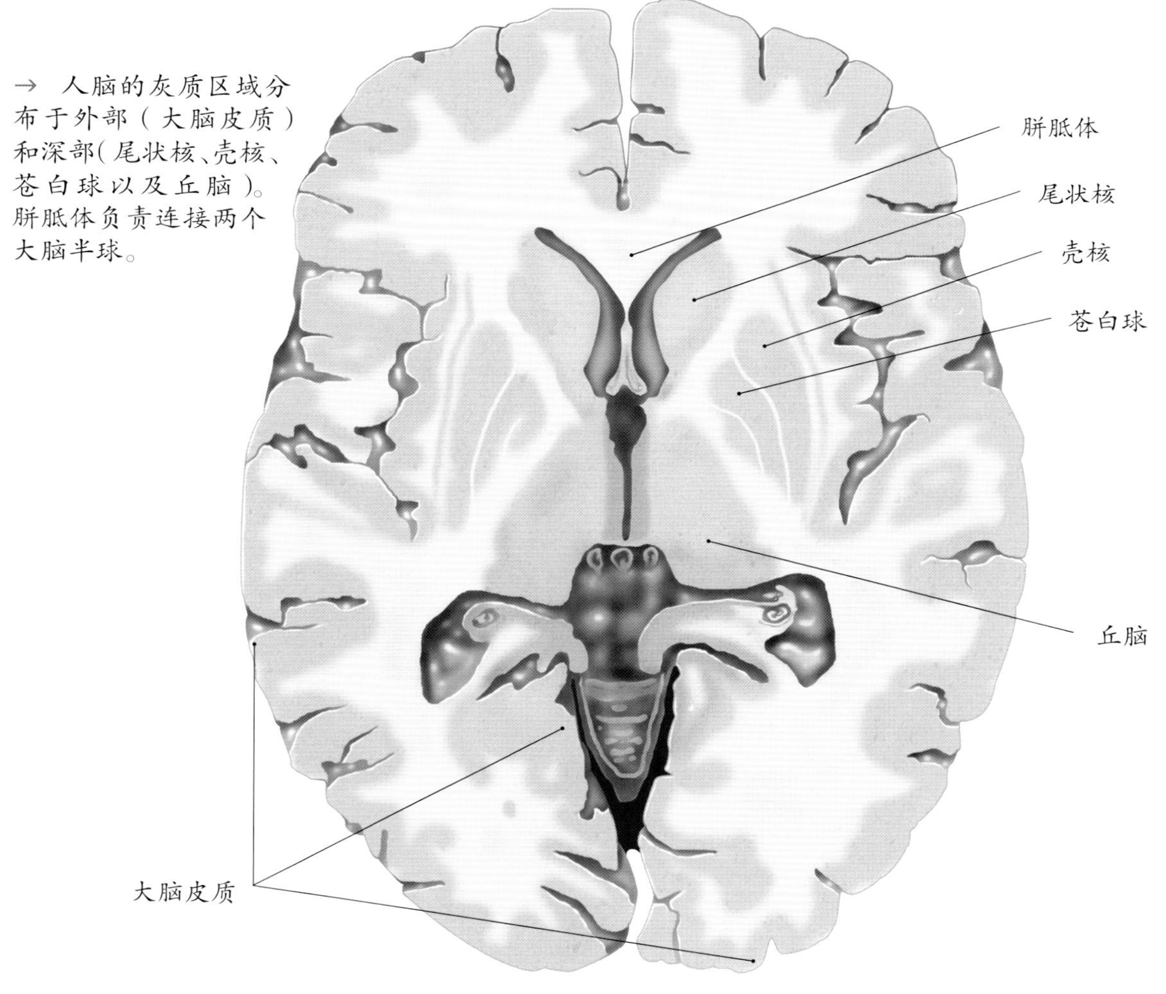

→ 人脑的灰质区域分布于外部（大脑皮质）和深部（尾状核、壳核、苍白球以及丘脑）。胼胝体负责连接两个大脑半球。

↓ 脑的很大一部分由大脑占据，包括大脑皮质。脑的其他组成部分包括小脑和脑干。

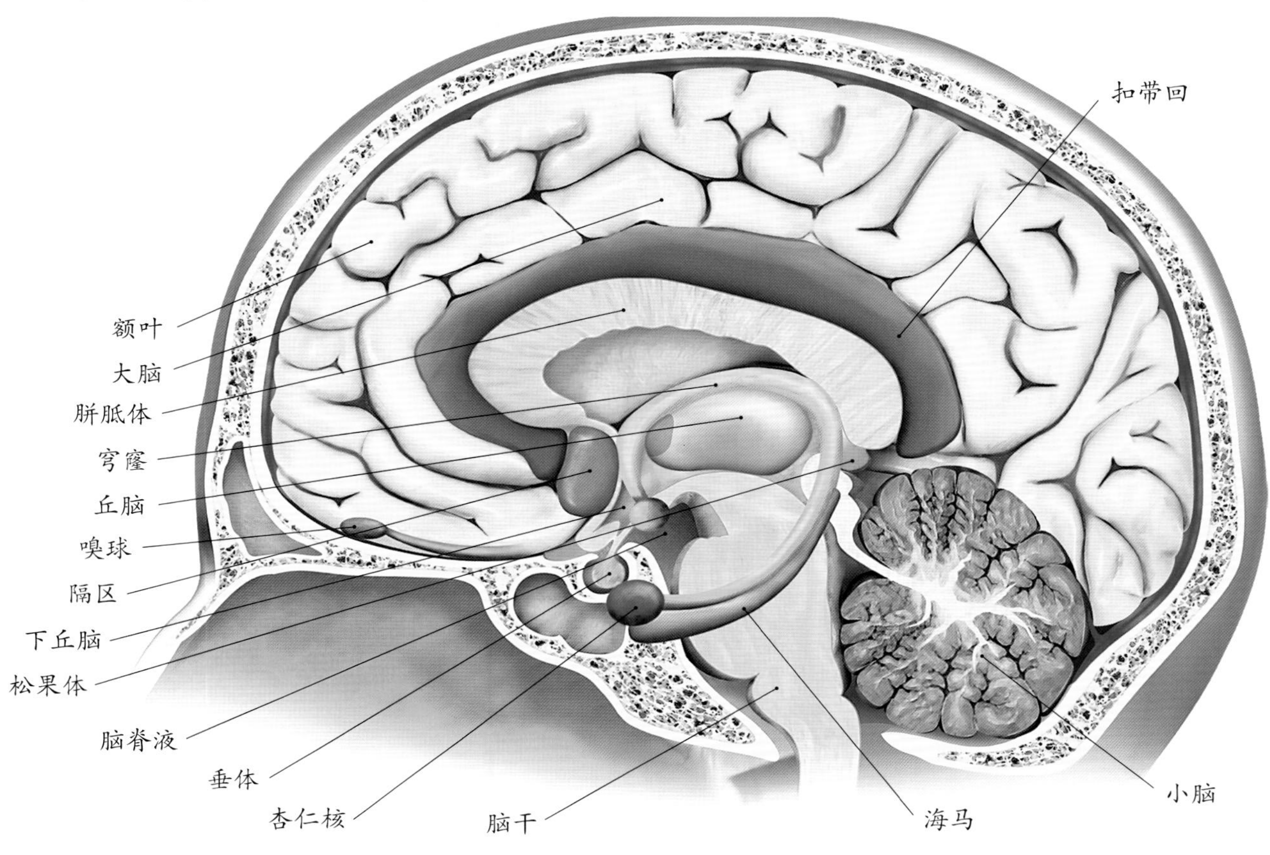

脑干和小脑

间脑和脊髓之间的部分被称为脑干，脑干在进化中非常保守。事实上，人类的脑干在结构上和其他任何哺乳动物的脑干完全相同。脑干中有丰富的神经纤维，负责将来自脊髓的信息传递至脑中更高级的区域，以及将高级区域的指令向下传递，控制脑干和脊髓。同时，脑干中也有神经元群负责控制自主功能，如心率、呼吸以及血压。

小脑是与脑干相连的人脑的最靠后的一部分，它拥有像大脑皮质一样高度折叠的表面。小脑通过其内部携带信息的大神经束与脑干相连。小脑的主要功能是协调骨骼肌的运动、维持肌肉的紧张状态，以及保持身体平衡。

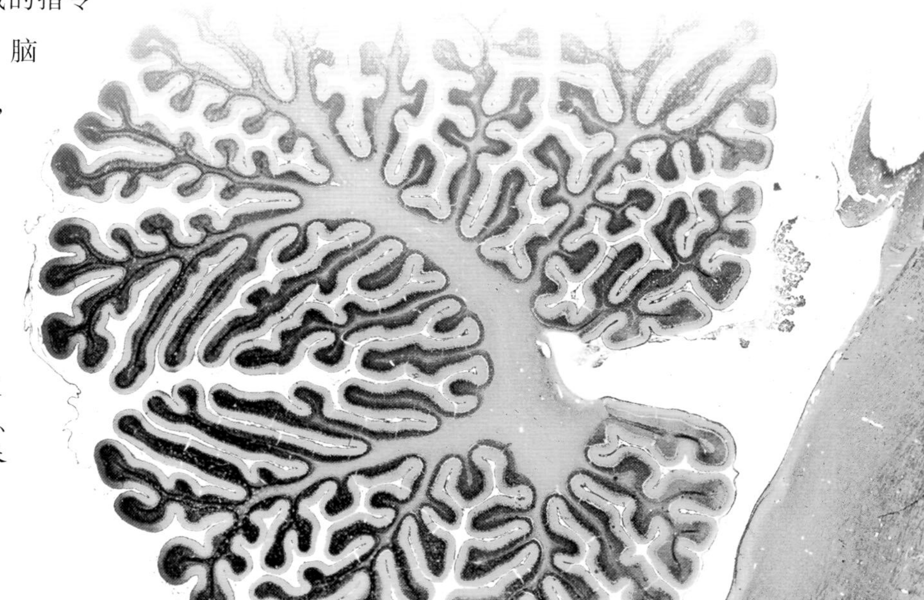

→ 小脑折叠形成了褶皱，从而大大增加了其表面积，因此小脑拥有高级的信息处理能力。小脑利用与平衡、肌肉紧张以及关节位置相关的信息来协调运动。

大脑皮质

大脑皮质只有几毫米厚，却拥有人脑中约 1/3 的神经元。最高水平的神经处理过程都在大脑皮质中进行，如语言、记忆和认知功能等。

大脑皮质是大脑的最外层，从广义上可以将其划分为额叶、顶叶、颞叶和枕叶，每个部分都对应一块覆盖在其表面的头骨。其中，一条称为外侧裂的深脑沟位于额叶和颞叶之间。这条深脑沟之下是大脑皮质的另一组成部分——位于深部的岛叶（又称脑岛）。

层级结构、功能柱和神经细胞

约 90% 的大脑皮质是新皮质。成年期或发育期的大脑皮质具有 6 层结构；但在大脑皮质的不同区域中，这样的层级结构会有所调整，以执行特殊的功能。而大脑皮质的其他部分，如海马和嗅皮质，所拥有的层数则更少。

大脑皮质是垂直型组织结构：神经元层层堆叠，形成皮质柱。对皮质功能组织的分析表明，大脑皮质的基本功能单元为 0.05 毫米 ×0.05 毫米的迷你功能柱，其中大约有近百个神经元。这些迷你功能柱彼此连接，形成了更大的功能柱（约 0.5 毫米 ×0.5 毫米）。同一功能柱内的神经元处理的信息具有相似性。比如，视皮质（又叫视觉皮质）的功能柱内的神经元会对同一朝向的线条或边缘（视觉刺激）产生反应。正是由于具备功能柱的组织形式，大脑皮质通过尽可能多地增加功能柱就能提升其信息处理能力。这些功能柱紧紧相邻，因此增加功能柱的数量，就意味着增大皮质的面积。而为了使颅骨能够容纳增大的皮质面积，皮质就需要进行折叠，因此在其表面形成了隆起或沟槽。

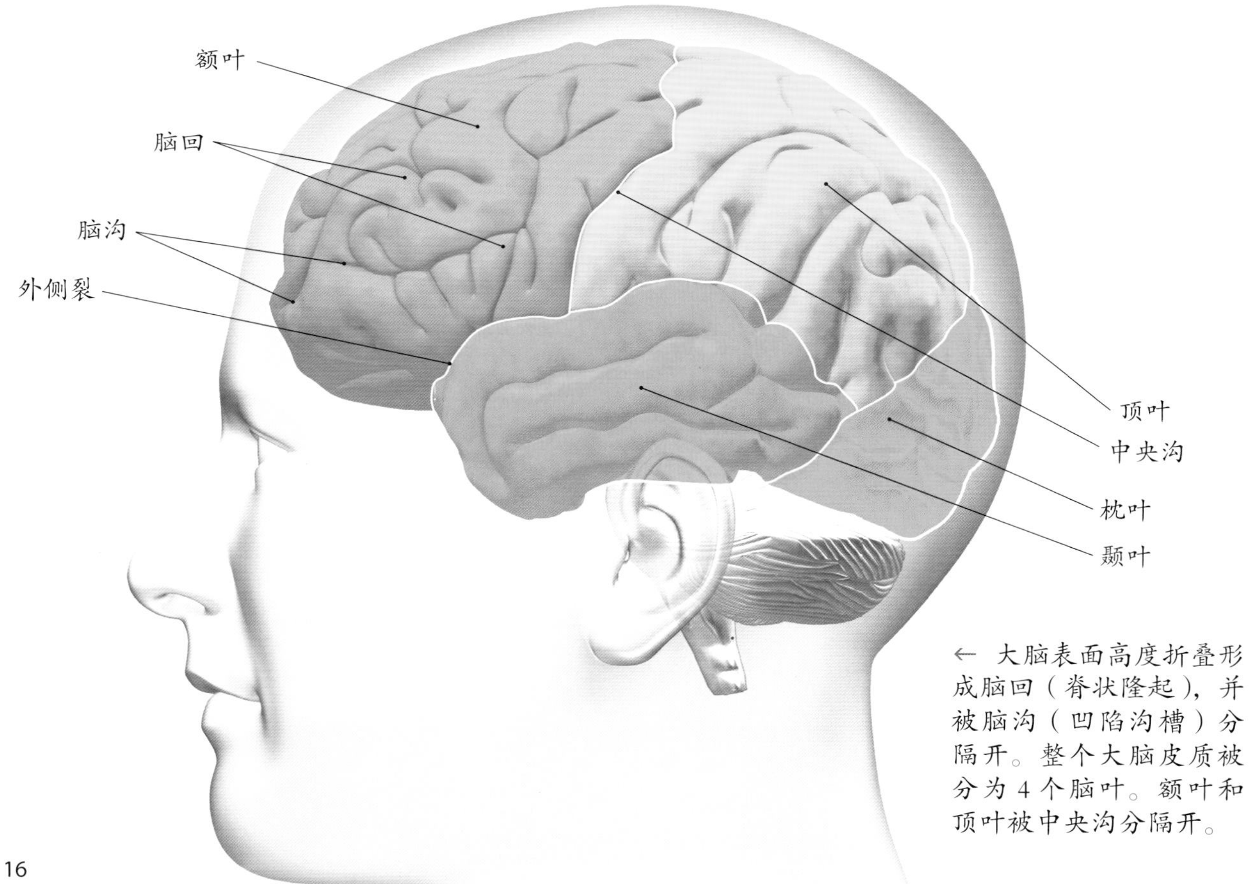

← 大脑表面高度折叠形成脑回（脊状隆起），并被脑沟（凹陷沟槽）分隔开。整个大脑皮质被分为 4 个脑叶。额叶和顶叶被中央沟分隔开。

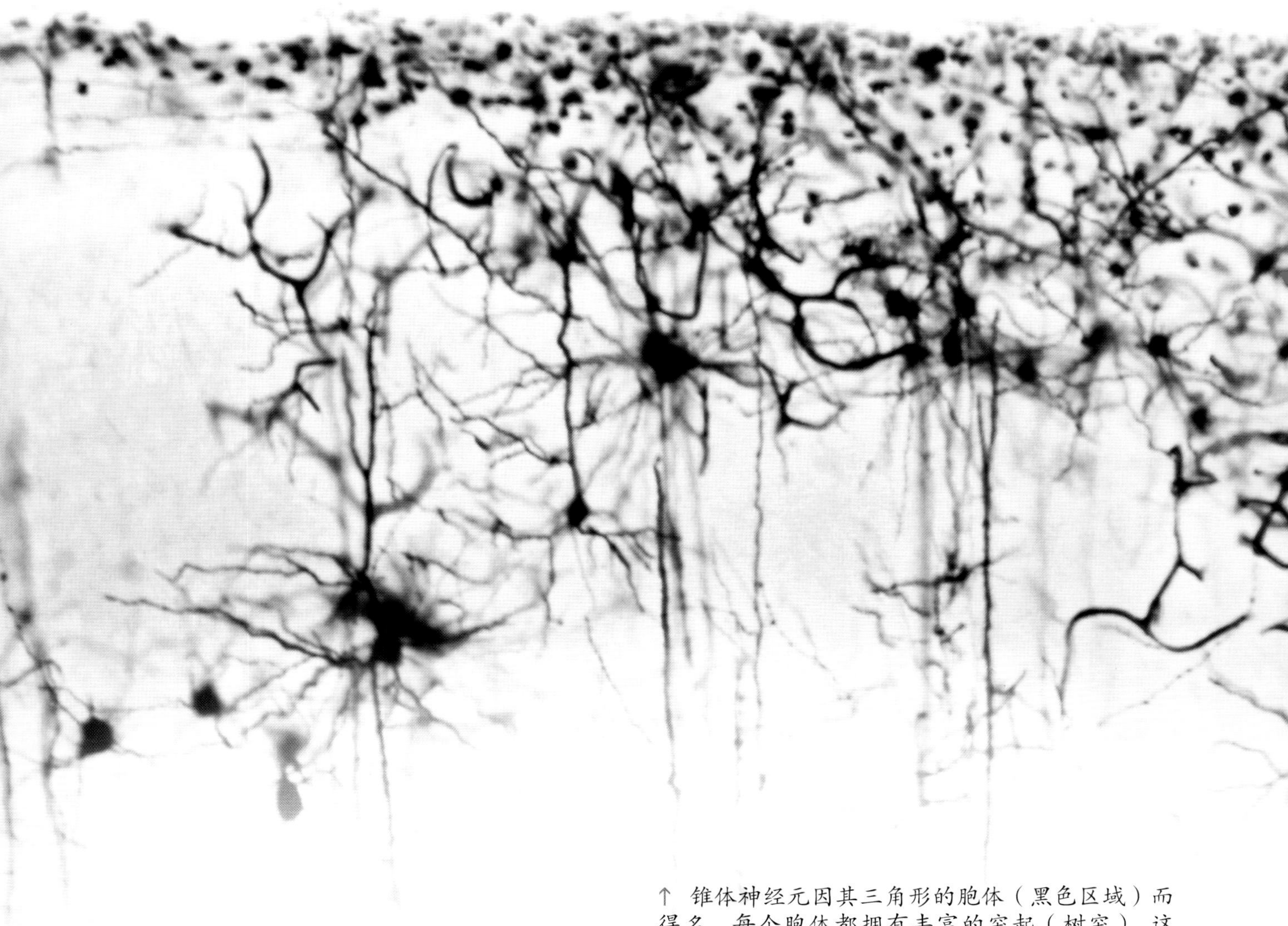

↑ 锥体神经元因其三角形的胞体（黑色区域）而得名。每个胞体都拥有丰富的突起（树突），这些突起负责收集和传递来自其他神经元和感觉细胞的信息。

大脑皮质由大约 300 亿个神经元构成。其中最常见的类型是锥体神经元，因其三角形的胞体而得名。锥体神经元拥有丰富分支的树突，因此可以接收来自其他神经元的大量信息输入。锥体神经元的轴突负责提供皮质柱的信息输出。大脑皮质中的其他神经元细胞（如放射状的星形细胞）可以接收来自大脑皮质各个区域的信息输入，并广泛分布于大脑皮质的感觉区。

皮质损伤

右侧顶叶受损会导致感觉忽视综合征，即病人会忽视左侧身体和环境中左侧的物体。顶叶 / 枕叶 / 颞叶联合皮质受损可能会导致失认症：即使病人的基本感觉是完整的，病人也无法通过某种感觉（如触觉）来识别日常物品。左侧顶叶受损可能会导致失用症：即使病人的肌肉正常，能够运动，病人也无法执行复杂的动作。

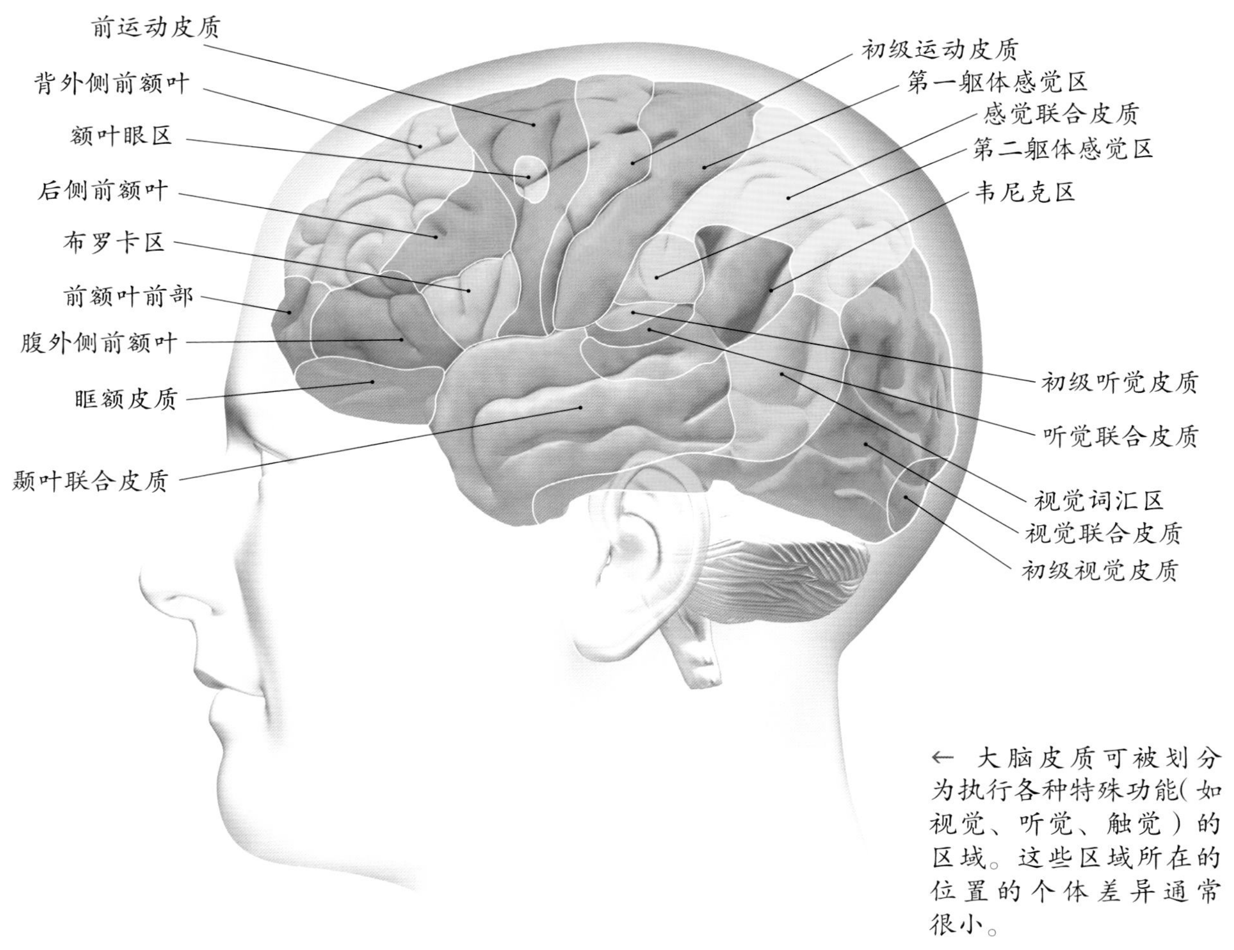

← 大脑皮质可被划分为执行各种特殊功能（如视觉、听觉、触觉）的区域。这些区域所在的位置的个体差异通常很小。

功能分区

大脑皮质的不同区域执行不同的功能。在 19 世纪初，对不同部位脑损伤病人的研究使我们对大脑皮质的功能定位有了一定的了解。这些研究后来又被功能性磁共振成像及正电子发射断层扫描技术所补充，使神经科学家得以检测被试者在执行不同任务时，脑区活动的增加。

我们知道大脑皮质有一些特殊的功能区，比如与运动控制有关的初级运动皮质和前运动皮质（又叫运动前区）、与触觉有关的初级体感皮质（又叫第一躯体感觉区）、与听觉有关的初级听觉皮质、与嗅觉有关的初级嗅觉皮质，以及与视觉有关的初级视觉皮质。此外，还有与平衡感有关的顶叶前庭区、位于初级体感皮质的味觉区以及主要位于大脑左半球的语言区。

哺乳动物脑部的对比

大脑皮质在进化过程中扩大了很多倍。哺乳动物中，灵长类和鲸类（鲸和海豚）拥有非常大且折叠程度非常高的大脑皮质；然而，人类大脑皮质的面积更大，大约是猩猩（人类近亲）的 3 倍。哺乳动物的脑部在进化过程中的一个尤其重要的进步是增加了执行高级功能的脑区（也就是说，并非仅执行简单的感觉或运动功能）的占比，这些高级功能包括计划和复杂的空间知觉等。

其他区域

运动和计划
额叶

听觉
颞叶

味觉
岛叶

记忆
内侧颞叶皮质，后扣带回

嗅觉
内侧颞叶皮质

身体知觉
顶叶

视觉
枕叶和颞叶

情绪
前扣带回、眶额皮质

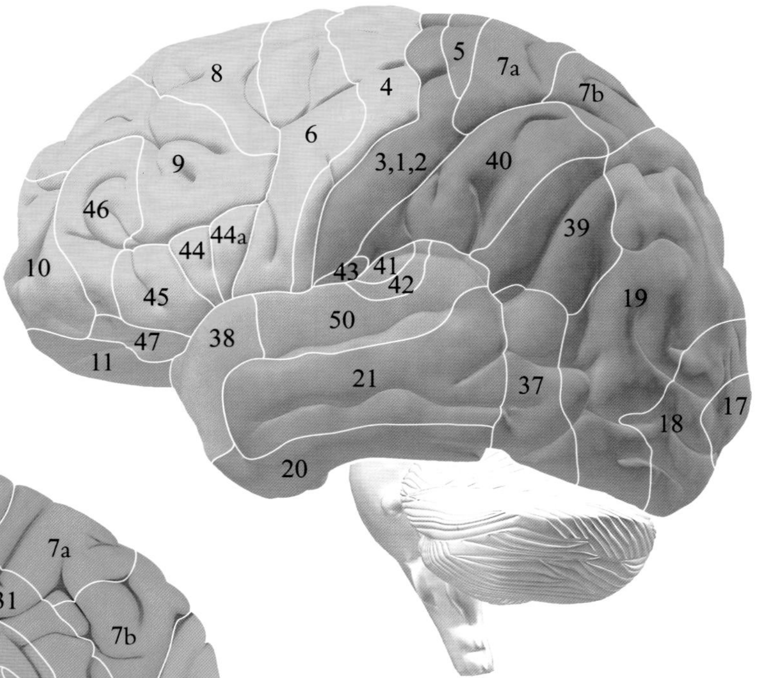

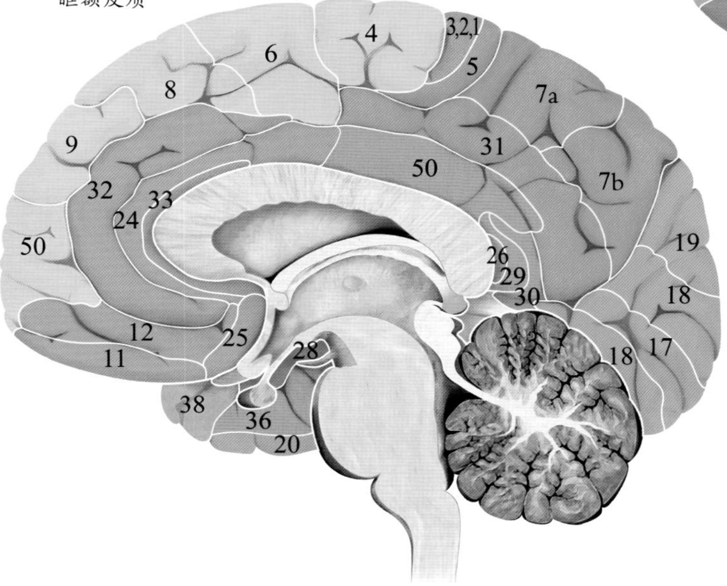

←↑ 神经科学家柯宾连恩·布罗德曼根据细胞结构和分布对大脑皮质进行了分区和编号，其中大部分分区都对应着大脑皮质的功能分区。图中未展示外侧裂内部的区域。

功能区之间的连接

信息必须不断地在皮质的不同区域及两个大脑半球之间进行传递。位于灰质下方的大量白质就像庞杂的数据缆线，将不同的区域连接起来。有些轴突仅长几厘米，而有些则会跨越整个大脑半球。其中，有一股非常重要的轴突束，称为弓状束，它负责连接皮质的各个语言区。弓状束一旦受损，病人的语言能力就会出现问题——无法监测语言的准确性。

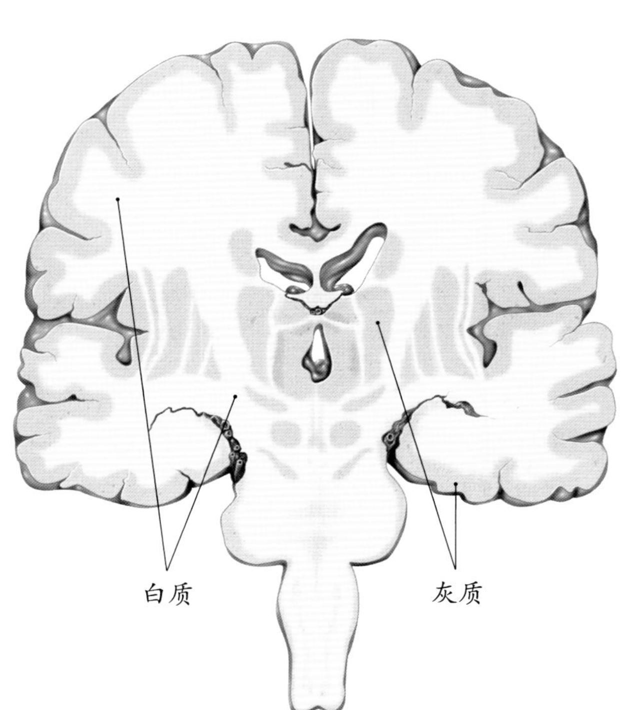

← 大脑皮质就是包裹着大片白质的那一层薄薄的灰质。

一侧大脑半球会接收来自对侧的视觉和体感信息。比如，左侧视觉皮质负责接收右侧视野中的信息。两侧大脑半球通过由 2.5 亿 ~3 亿条轴突组成的胼胝体不断地传递信息，因此两侧大脑半球才能够分享信息、感知对方的世界。早在 20 世纪中叶，切断胼胝体就已经作为一种治疗严重癫痫病的手段，这样就能使两个大脑半球独立工作。

感觉和运动皮质

面对每时每刻汹涌而来的信息，大脑皮质的处理方式之一便是将信息以“地图”的形式映射于脑表面。对行为来说，这些“地图”所代表的内容是最重要的信息。

初级运动皮质和初级体感皮质按照躯体拓扑结构分布：不同的身体部分以独立但连续的方式映射于皮质。相比之下，初级视觉皮质则是按照视觉拓扑的方式进行组织的。也就是说，视觉世界的不同区域会映射于视觉皮质的不同部位，其中代表中央视觉的区域所占面积是最大的。听觉的表征方式与众不同：初级听觉皮质位于颞叶，并根据声音的频率进行分布排列。

用数字来表示大脑

如果我们展开人类的大脑皮质，会发现其厚度仅有几毫米，而面积却可达到 0.18 平方米；其中含有约 300 亿个神经元，大约占全脑神经元的 1/3。这些神经元通过累计长度达 10 万千米的轴突和树突彼此连接，每个神经元由此产生成千上万个突触。神经科学家估计大脑皮质中的突触连接可能多达 100 万亿个。

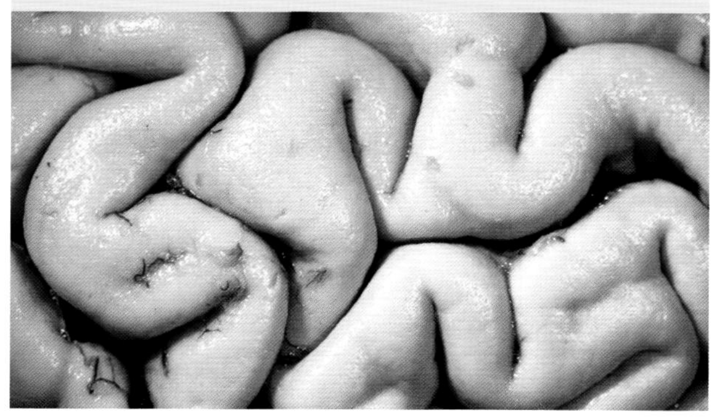

额叶

额叶包括一系列控制运动的区域，其以层级的组织形式分布。初级运动皮质能够直接控制对侧身体的肌肉，并受到位于其上方、负责运动计划（包括大肌肉群的运动）的前运动皮质的影响。还有一部分运动皮质位于靠近中线、初级运动皮质前部的区域，负责控制由身体两侧肌肉参与的姿势。

躯体感觉皮质

神经科学家通常用侏儒图来描述身体的各个部位分布在体感皮质中的相对大小。初级体感皮质的很大一部分区域负责表征面部信息，尤其是嘴唇。这体现出人类的面部表情在非语言交流中发挥着重要的作用。丰富的感觉输入使得我们能够精细地控制面部表情，并传达情绪。

初级体感皮质还有一大部分区域负责表征手部的信息，尤其是指尖和拇指。这表明我们的手指在执行熟练的动作时，需要来自皮肤和手部关节的精细的感觉反馈。

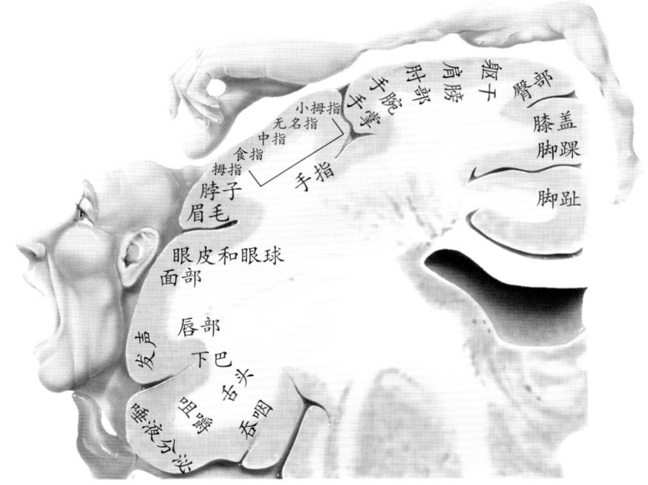

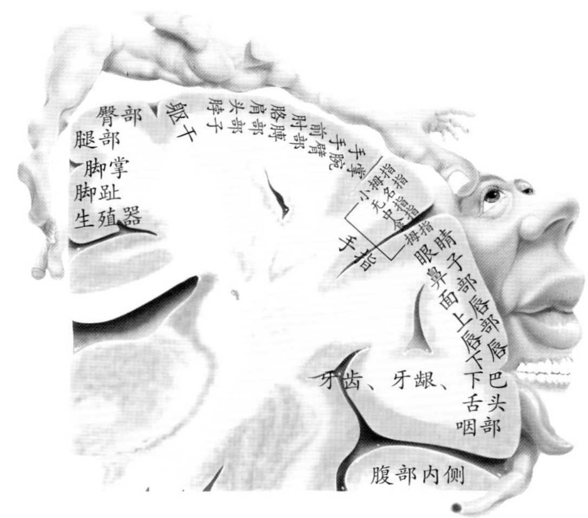

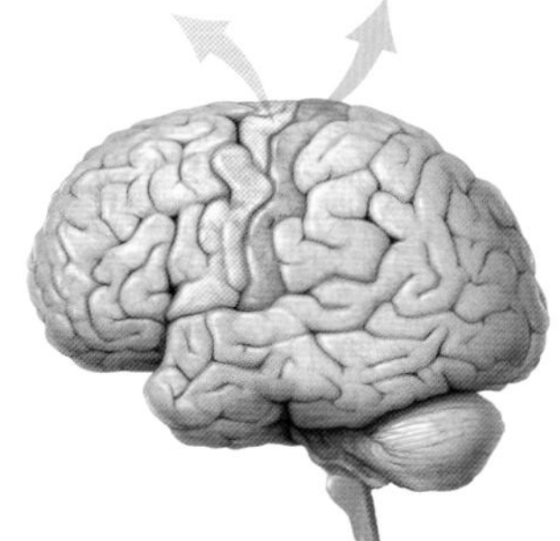

↑ 这幅“运动侏儒图”反映了与身体部位运动控制相关的初级运动皮质的区域分布情况。初级运动皮质位于中央前回，处理来自额叶前运动皮质的信号。

↑ 这幅“躯体感觉侏儒图”反映了与身体部位感觉相关的初级感觉皮质的区域分布情况。初级感觉皮质位于中央后回，处理来自丘脑的信号。

视觉和嗅觉皮质

位于枕叶的初级视觉皮质负责视觉信息的初级加工，紧挨着初级视觉皮质的区域则负责颜色及视觉纹理信息的加工。视觉信息从这里开始兵分两路：一路朝向后顶叶（背侧通路），负责分析视觉信息在空间中的位置；一路朝向下颞叶（腹侧通路），负责识别物体的形状和纹理（包括面部特征）。

人类的嗅觉并不发达，但人类的大脑皮质的确有部分区域负责处理嗅觉信息。嗅觉（初级嗅觉皮质）位于颞叶内侧面，距离边缘（情绪）系统（杏仁核和海马）非常近，因此嗅觉会影响记忆中的情感信息。这就解释了为什么有时候一种特殊的味道会让我们想起童年。

联合皮质

大脑皮质中有很大一部分是既不处理感觉信息，也不处理运动信息的区域，我们称其为联合皮质。但它们在复杂的感觉整合计划行为中发挥着重要的作用。

前额叶就是典型的联合皮质，并且人类的前额叶尤其大。前额叶与社交、计划和事先考虑有关。前额叶受损的人通常会表现得粗鲁、冲动，以及做事不考虑后果。

顶叶位于体感皮质、听觉皮质以及视觉皮质之间。顶叶中包含一块联合皮质，该皮质负责汇总关键的感觉信息，然后在大脑中建立一个表征我们周围世界的模型。而另一块联合皮质——顶叶 / 颞叶 / 枕叶联合皮质，关注有关空间朝向和知觉的信息，这些信息主要来自对侧的身体和周围的事物，但对于人来说，右侧躯体的信息似乎更为重要。

脑部成像

现代神经科学领域出现了许多探测活体脑部的技术。这些技术的实现依赖于对先进的物理原理和对大量数据高速计算分析的综合运用。

成像技术对于诊断疾病、监测治疗以及医学发展至关重要。自从 1895 年发现了 X 射线，更多复杂的成像技术便不断被发展出来，使我们能够更加精细地洞察神经系统。

计算机断层扫描（Computed Tomography，CT）

这种成像技术基于不同组织对 X 射线的吸收程度不同对脑部进行成像。计算机分析成像结果，并生成所扫描部位的成像“切片”。CT 技术多用于检测骨骼、出血部位以及血管的形状。CT 技术的成像结果可以用来生成可在虚拟空间中旋转的 3D 图像。血管也可以通过向血液中注射 X 射线不透明对比显影剂进行凸显。然而，由于不同的脑组织对 X 射线的吸收程度差异很小，所以 CT 技术不适用于检测人脑内部的精细结构。

磁共振成像（Magnetic Resonance Imaging，MRI）

磁共振成像是通过磁场引起组成脑组织的原子产生共振而进行的成像。含有奇数个质子的原子核（如水中的氢离子）就像小磁铁，向脑部施加磁场会导致氢原子核的方向与磁场方向保持一致。一旦施加了磁场，原子核就会吸收磁场能量，并发射特定频率的射频脉冲。因此，运用磁共振成像技术生成的脑成像图反映了脑组织的含水量。对这些脑成像图的分析，使得临床医生能够清楚地分辨出“以水为主”的灰质和“以脂质为主”的白质。磁共振成像也能够反映脑部活动时血流的变化（即功能磁共振成像）。

↓ 患者进入 CT 扫描仪。CT 图像是由计算机对进入脑部的 X 射线进行计算分析得到的结果。X 射线的吸收情况被转变为脑部“切片”的图像。

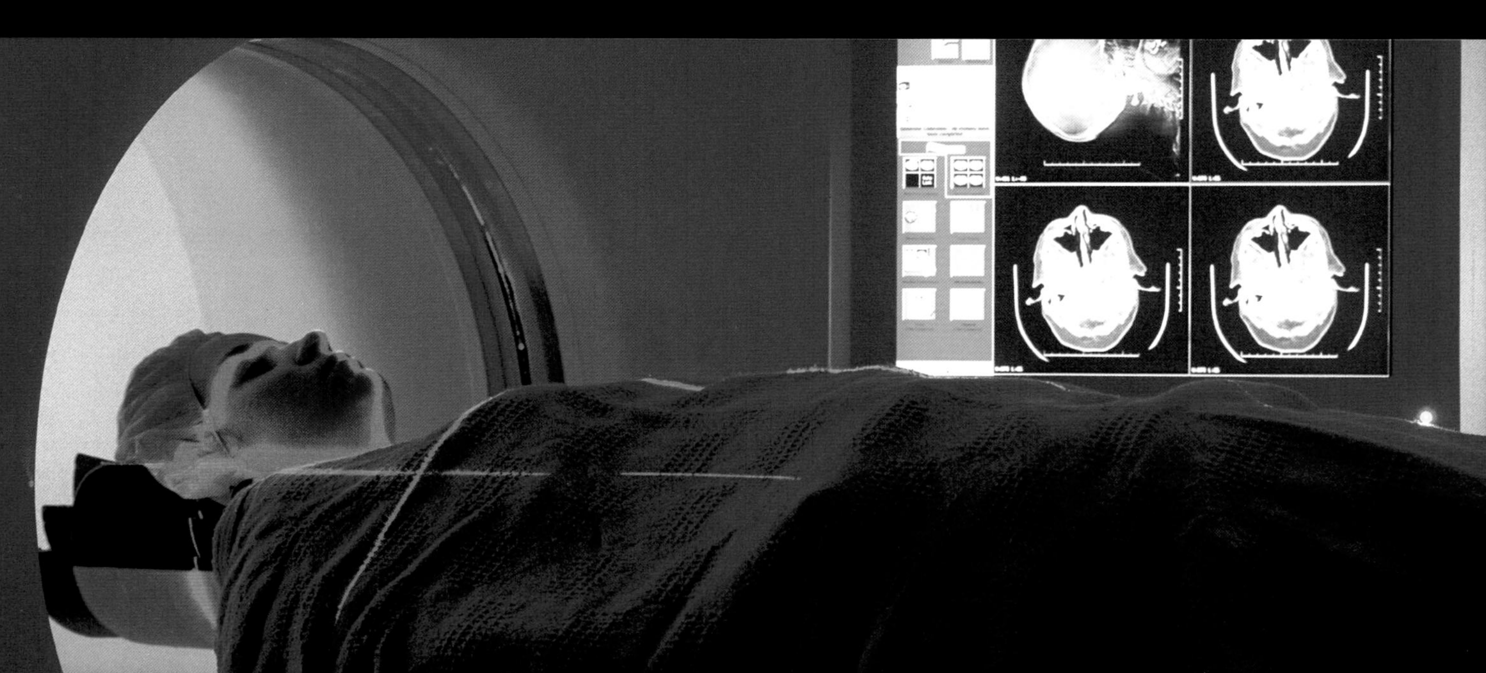

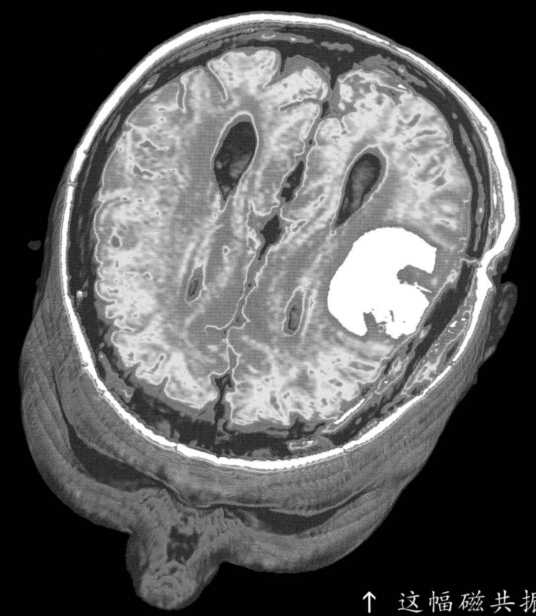

↑ 这幅磁共振成像图展现的是脑部的水平切片，从图中可以发现白色部分是一个大的脑部肿瘤。

脑部扫描安全吗?

尽管经常进行 CT 扫描意味着脑部会暴露于大量辐射之下，但仅仅进行 1~2 次 CT 扫描仍是十分安全的。正电子发射断层扫描术也会使脑部接触到一些辐射，但如果患者只是偶尔扫描一次，就属于安全范围之内。磁共振成像对于大多数人来说是安全的，但它会产生非常强的磁场，这对于有些患者来说很危险：当磁场产生时，人体内的任何金属装置都会遭受强烈的磁力，这样可能会产生非灾难性后果。

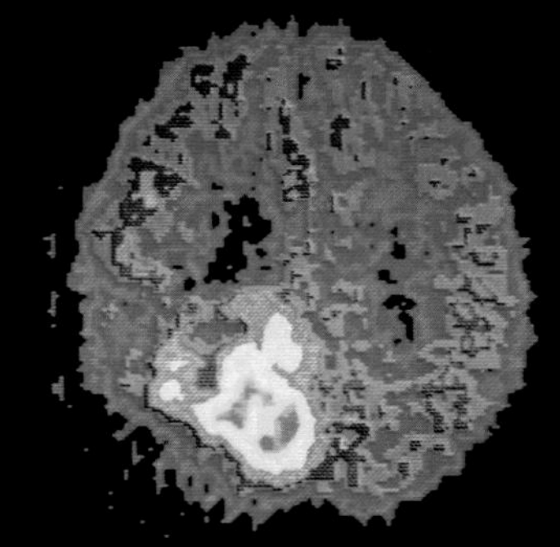

↑ 通过正电子发射断层扫描术检测到放射性葡萄糖不同的吸收水平，图中黄色和红色区域标记的是一块脑肿瘤。

正电子发射断层扫描术（Positron Emission Tomography， PET）

正电子发射断层扫描术依赖于对机器发射的亚原子粒子（即正电子，电子的反粒子）所进行的成像扫描。患者会被注射一种葡萄糖（如脱氧葡萄糖，这种脱氧葡萄糖事先被放射性氟标记，可以释放正电子），标记物进入患者脑内的代谢通路后，最活跃的脑区由于会代谢更多的葡萄糖、产生强烈的正电子发射，从而被凸显出来。另外，也可以选择能够发射正电子的氧的同位素，它能结合水分子反映血流量的变化。应用这些技术所花费的资金非常多，但当这些技术结合了具有原子级分辨率的磁共振成像后，就能生成非常精细的成像结果，并揭示患者在执行不同认知任务时，其脑部发生的功能活动。

经由脑脊液通路进行神经内镜检查

大脑内部和周围充满脑脊液的区域为神经外科医生“抵达”发生异常的大脑深部提供了通路。医生谨慎地将柔性内窥镜穿过复杂的脑脊液通路后，就能清楚地观察到大脑的内部及表面。如果内窥镜的末端配备了精细的工具，就能够切除肿瘤和修复异常的血管。

脑电图（Electroencephalogram，EEG）

应用这项技术时，置于头皮的电极可以检测脑部各个区域电活动的变化。脑电图的优势在于检测电活动变化的时间分辨率可以达到毫秒级，而劣势在于空间分辨率较差。比如，脑电图可以用于检测多发性硬化症患者在接受视觉刺激时，视觉通路（视觉诱发反应）中信号传导速度的变化。脑电图在诊断癫痫时也非常有用。

左侧大脑半球和右侧大脑半球

两个大脑半球的许多脑功能都差不多。然而，有两个至关重要的功能只位于其中一个大脑半球。

部分大脑皮质在两个大脑半球是对称分布的，每个大脑半球都有负责控制对侧身体的运动功能和感觉信息处理的皮质。而对语言和空间知觉的处理主要由其中一个大脑半球负责。

语言：布罗卡区和韦尼克区

许多关于脑功能的发现都来自对脑损伤患者的研究。19 世纪晚期，针对局部脑损伤患者大脑的细致研究和谨慎分析，使得神经科学家们

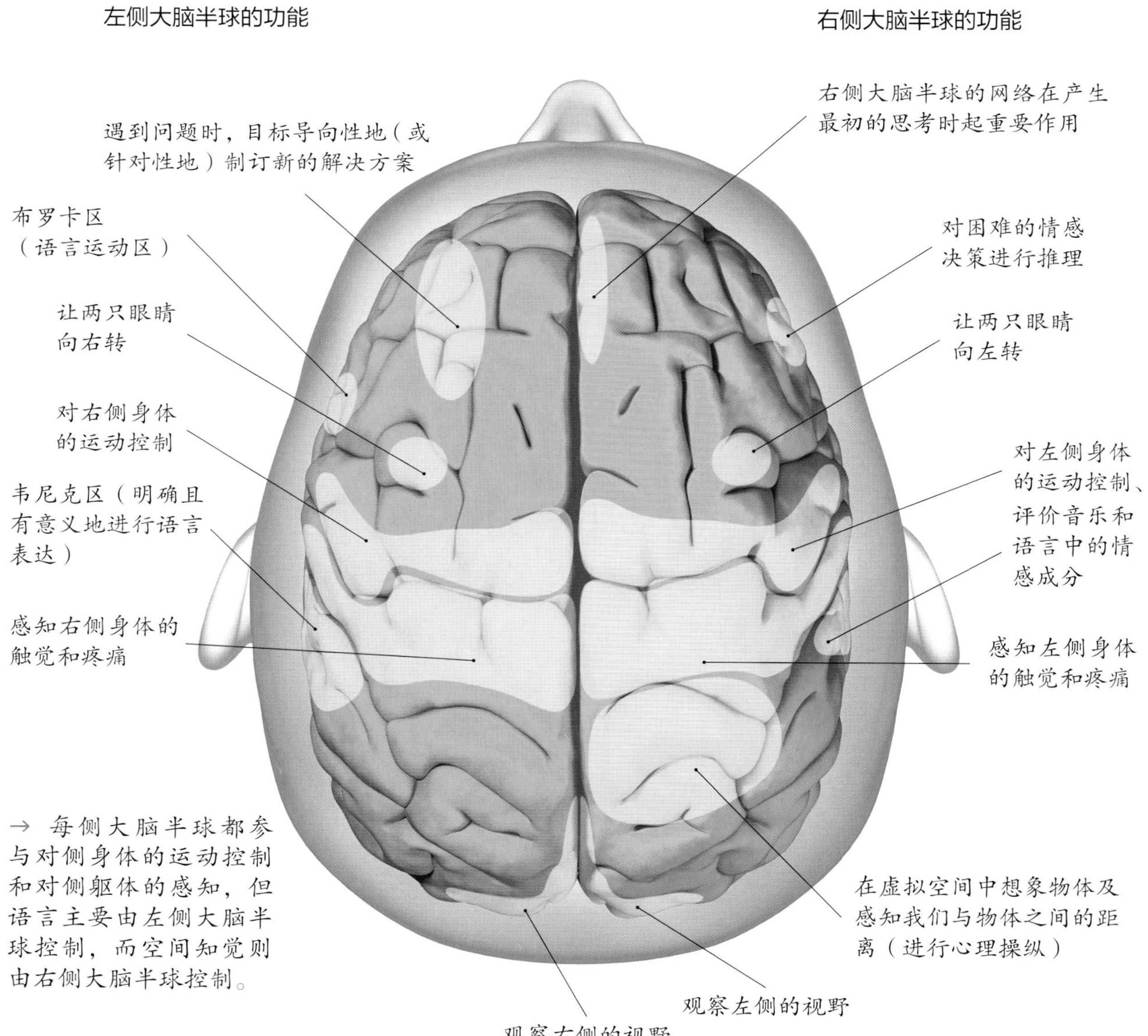

→ 每侧大脑半球都参与对侧身体的运动控制和对侧躯体的感知，但语言主要由左侧大脑半球控制，而空间知觉则由右侧大脑半球控制。

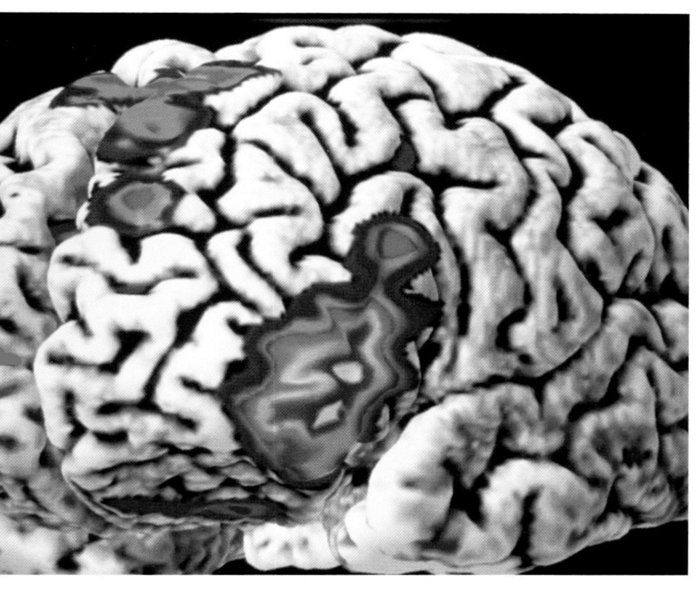

↑这张磁共振成像图中突出显示的区域是被试者在说话时产生活动的语言区。图片的左侧为脑前方。

（如保罗·布罗卡和卡尔·韦尼克）明确了大脑中有专门处理语言的区域。无论是左利手还是右利手的人，这些区域通常都位于左侧大脑半球，但约15%的左撇子的语言区位于右侧大脑半球。对于语言的产生和理解更为重要的大脑半球被称为优势半球。

布罗卡区位于优势半球大脑皮质额下回后部靠近岛盖处。布罗卡区受损会导致称为布罗卡失语症的语言障碍，患者会表现出难以使用词语进行表达（书写或口头表达），常常使用强调性的惯用语回答问题（如“哦,天啊！”“真的！”“算了吧！”）的特征。如果患者能讲话，他们则倾向于只讲句子中最有意义的词。但这些布罗卡失语症患者的理解能力非常好。

韦尼克区位于颞叶的上表面，并向顶叶下方延伸。韦尼克区受损（韦尼克失语症）的患者能够书写和说话，但说出的语句没有意义。他们通常会用一个词代替另一个词，插入自创的无意义的词，并将词和短语连起来，组成一句毫无意义的话。这表明韦尼克失语症患者的语言表达能力很差，并且他们无法理解自己所讲的内容，也无法根据内容纠正自己的表达方式。

有一大股称为弓形神经束的纤维，负责连接各个脑叶，使韦尼克区和布罗卡区之间能够持续不断地进行联络反馈，个体由此可以监控自己所表达的内容。弓形神经束受损会导致传导性失语症：患者可以理解语言，但无法重复短语；能流利地表达，但所表达的内容没有意义。

空间知觉：右顶叶

后顶叶对于思考如何在空间中操纵物体非常重要，比如思考如何设计一个物体（如家具、工具或陶器），以及不同角度下物体的形状如何。后顶叶对于感知我们与物体之间的距离也非常重要。这些功能似乎在右侧大脑半球更成熟。右顶叶受损会导致忽视综合征，患者会忽略左侧的身体和身体左侧周围的物体。

注入情感：右侧大脑半球在表达时的作用

并非与语言相关的所有功能都集中于左侧大脑半球。有证据显示右侧大脑半球负责控制口头语言中的情感内容，通过语言的节奏和乐感（即韵律）进行传达，这在传达内容时和选词、语法一样重要。比如，你可以用各种方式来表达“我做完了”，从而表达欢呼、顺从、生气等情绪，或单纯地陈述事实。

基底神经节

在大脑深处有一团相互联系的神经元组成了基底神经节。尽管其中大部分区域都与运动控制有关，但也有一些区域可能与语言、思考、情感或动机有关。

基底神经节是一团位于前脑和中脑的神经核团。其最大的组成部分位于大脑半球内部，包括壳核、尾状核、伏隔核和苍白球。其他两个部分位于大脑半球之外，包括间脑的丘脑底核和中脑的黑质。这群神经元在回路中彼此相连，保证运动可以被顺利、流畅地执行。尾状核、壳核、伏隔核统称为纹状体。

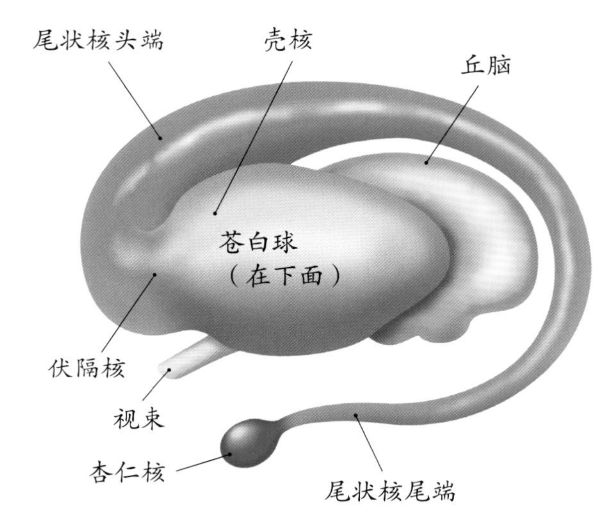

→ 图中所示为基底神经节及其周围的结构（丘脑和视束）。左侧为脑前部。

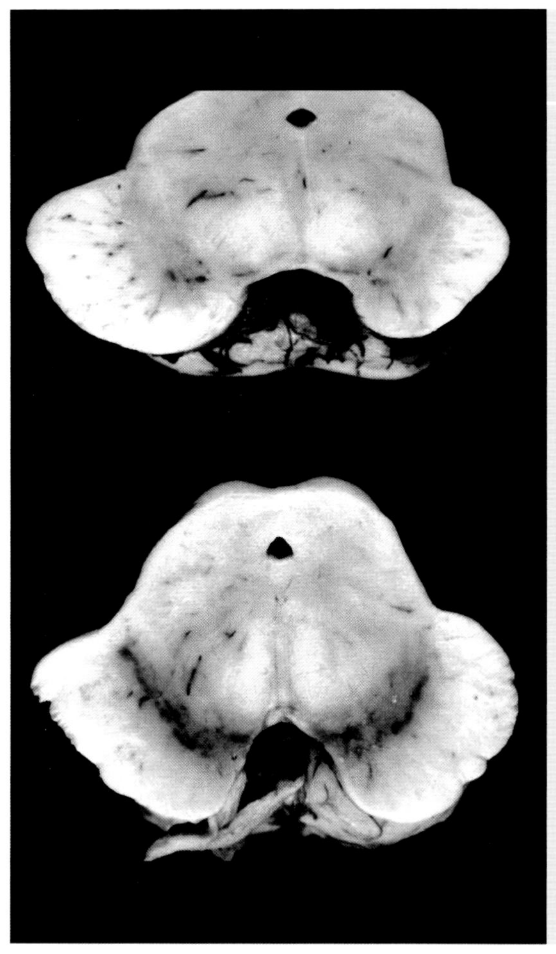

运动障碍和基底神经节

当基底神经节及其连接受损时会导致两类运动障碍：一类是非自主运动增加（多动障碍），另一类是所有运动都减少（运动功能减退障碍）。

多动障碍可能包括：因为纹状体受损而导致的缓慢、痛苦地扭动、扭曲、无目的的运动（被称为手足徐动症）；因为尾状核受损而导致的轻快、无目的的类似舞蹈的运动（被称为舞蹈症）。底丘脑受损则会导致对侧肢体不受控制地剧烈乱动（被称为偏侧投掷症）。

帕金森病就是一种典型的运动功能减退障碍。患者的黑质中的多巴胺能神经元发生退化，导致患者的表情冷漠、面具脸，四肢僵硬，步态缓慢且不稳，起始运动困难，静止时震颤。

← 在左图中，下方的剖面图中蓝黑色的部分就是黑质中分泌多巴胺的细胞。对于帕金森病患者来说，当他们失去这些细胞后，中脑的剖面就是上图所展示的样子。

→ 主要的基底神经节回路（红线）从大脑皮质出发，经过纹状体、苍白球和丘脑，再返回大脑皮质。其他的回路（蓝色和绿色）接收来自主要回路外其他结构输入的信息，比如底丘脑和黑质。

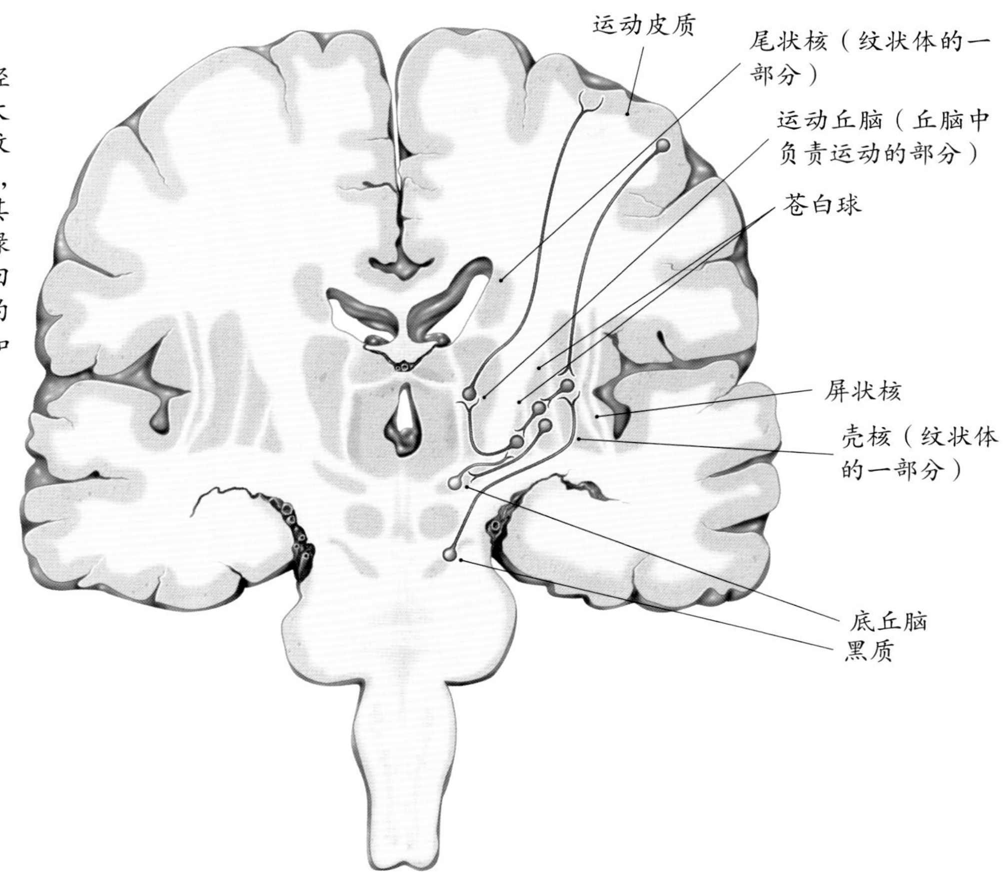

基底神经节的功能

基底神经节对于流畅地执行运动十分重要。其一旦受损，会导致各种运动障碍，包括运动减少或增加（详见上页的“运动障碍和基底神经节”）。

基底神经节也被认为在语言、思考、情绪性行为和动机方面起作用。有观点认为基底神经节会选择性地强化合适的动作或行为，抑制不合适或不需要的动作或行为。

基底神经节回路

基底神经节参与大量的神经回路。最典型的一条回路从大脑皮质开始，投向纹状体和底丘脑；纹状体中的神经细胞投向苍白球或黑质；苍白球再投向与运动相关的丘脑的一部分，随后投射回大脑皮质。

以上简单的描述其实掩盖了回路的复杂性。在这条回路中，至少有 3 条通路同时进行：负责控制运动的皮质投向壳核（属于纹状体，与运动无关），与思考有关的联合皮质投向尾状核，与情感和动机性行为有关的皮质投向伏隔核。壳核、尾状核、伏隔核这 3 个纹状体亚区分别投射回大脑皮质中相应的区域：壳核投回大脑皮质中的运动区，尾状核投回前额叶（负责思考和计划），伏隔核投回边缘系统（负责情感）。这些发现表明基底神经节回路可以分为 3 个亚回路：运动回路、思考回路和情感回路。

底丘脑和黑质在调节基底神经节的活动中起着重要的作用。底丘脑接收来自大脑皮质的投射，并向苍白球发出投射。底丘脑被分为 3 个区域，各区域分别负责处理运动、思考和情感。黑质接收来自壳核和苍白球的投射，并向纹状体发出投射。在这条投射中，神经递质多巴胺起着重要的作用。

通往大脑皮质之门

间脑位于两侧大脑半球之间，参与许多至关重要的功能：感觉、内分泌、认知和运动。

间脑由 5 个部分组成：丘脑（又称背侧丘脑）、下丘脑、底丘脑、后丘脑和上丘脑（包括松果体）。这 5 个部分有着一系列的功能，包括处理感觉信息（下丘脑）、控制自主功能和神经内分泌系统（下丘脑和上丘脑）及运动回路（底丘脑）。

丘脑

间脑中最大的结构就是丘脑，它是位于第三脑室两侧鸡蛋样的结构。有时会被称为通往大脑皮质之门，主要扮演中继站的角色，负责从多种感觉（除嗅觉外）中收集、加工信息，以及将处理的结果上行传至大脑皮质。丘脑也是许多连接大脑皮质和与运动功能有关的大脑深处的回路中的重要元素之一，尤其是那些涉及小脑和基底神经节的回路；这些回路执行反馈功能，即允许大脑皮质向基底神经节和小脑请求、提取运动指令（如何激活肌肉以启动某个动作）。神经科学家根据接收到的信息的不同，将丘脑划分为不同的区域。

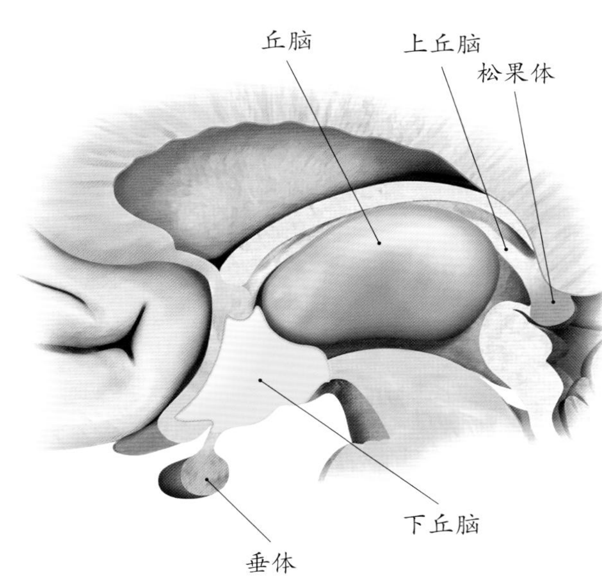

↑ 间脑的主要组成部分为丘脑、下丘脑和上丘脑（内含松果体）。

丘脑中继核

丘脑由多个神经核组成，其中一些称为丘脑中继核，它们只接收特定的信息，并将其传递至大脑皮质中相应的部位。这些丘脑中继核的功能在于将信息从特殊的功能系统传递至大脑皮质，其中有些信息可能是关于感觉的，有些信息可能是关于运动的，有些信息则可能与情感相关（边缘系统的信息）。

感觉中继核包括丘脑腹后侧核团，该核团负责接收与触觉相关的信息，以及精确定位疼痛、头部和躯体中关节的位置（本体感觉）。这种感觉信息称为体感信息，因为其传递的是关于躯体而非外部环境的信息。随后中后部的核团一边对这些信息进行加工，一边将其传递至与这些感觉相关的大脑皮质。相似地，外侧膝状体接收来自视网膜的视觉信息，处理这些信息后将其传递至初级视觉皮质。

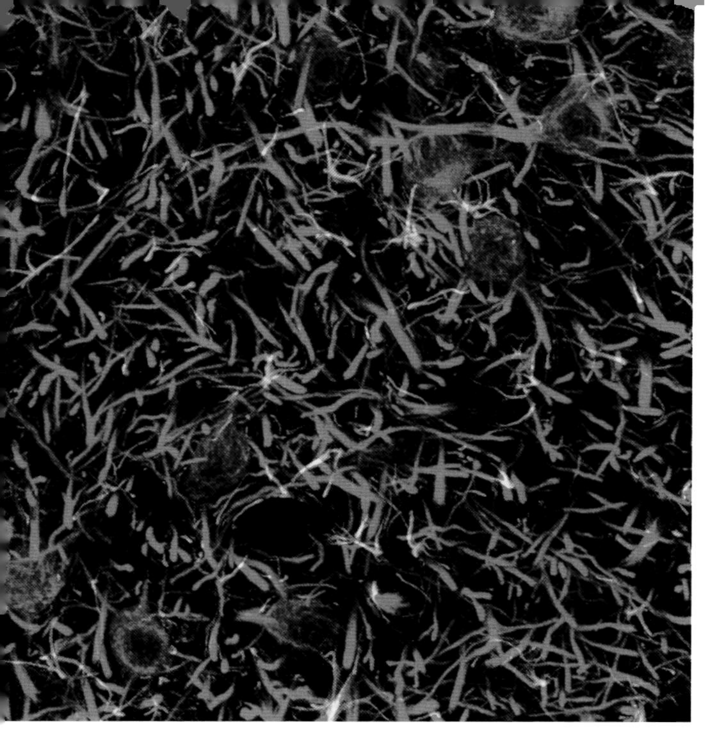

↑ 这些神经细胞以及它们的突起位于丘脑。丘脑中的许多神经细胞都向大脑皮质传递信息。

运动中继核包括腹前侧和腹旁侧的丘脑，从基底神经节或小脑向大脑皮质中与运动相关的区域传递运动信息。这些核团是保障我们能够流畅地执行动作的脑回路的重要组成部分。

丘脑前核是边缘系统（一系列参与情感表达的脑部结构，详见第 34~35 页）的主要中继核团。背外侧的丘脑可能负责执行相似的功能，因为它会向扣带回（边缘系统的一部分）发出投射。

丘脑中的一些核团接收来自大脑皮质的信息输入，并再次投射回大脑皮质。这些皮质并不是那些与某种具体的感觉有关的部分，而是负责计划和思考的前额叶或负责形成周围世界的感觉模型的顶叶 / 颞叶联合皮质。丘脑联络性核团可能负责控制皮质上不同区域之间的信息传递。

丘脑核团

拥有特殊功能的神经细胞聚集在一起组成神经核。丘脑主要包括 3 类神经核：中继核团、联络性核团以及中线核、板内核。下面这个表格展示了丘脑中不同的神经核，以及它们的信息输入的来源和信息输出的结构目的地。

神经核类型	名字	信息输入的来源	信息输出的目的地
中继核团	前核	海马	边缘系统
	背外侧核	海马	边缘系统
	外侧膝状体	视觉	视觉皮质
	内侧膝状体	听觉	听觉皮质
	腹后侧核	触觉、痛觉、本体感觉	体感皮质
	腹前侧核	基底神经节和小脑	运动皮质
	腹外侧核		
联络性核团	背内侧核	前额叶	前额叶
	后外侧核	顶叶	顶叶
	枕核	顶叶	顶叶
中线核、板内核	正中核、束旁核	感觉、边缘系统及基底神经节	边缘系统及基底神经节

底丘脑与上丘脑

尽管医学领域对底丘脑的认识还不够充分，但人们已经认识到它的作用可能与调节基底神经节回路（负责控制运动）的活动水平有关。底丘脑受损会导致病人对侧身体剧烈运动不止，这种病症被称为偏身投掷症。

上丘脑包括一些被称为缰核的神经细胞群，还有松果体。缰核的参与使得边缘系统的情感中心能够改变脑干的活动；松果体则会分泌褪黑素，参与控制睡眠—觉醒的周期（生物钟）。

身体的主时钟

视交叉上核是指位于下丘脑内部、大脑中线部位的视觉通路交叉上方的一小群神经细胞。它是负责控制我们日常节奏（生理节律）的主时钟，直接从视网膜接收光强信息。视交叉上核也参与调节松果体分泌褪黑素的复杂回路。视交叉上核中细胞的自然周期大约是 25 小时，但会随着视网膜接受的光强每日重置，除非我们因为国际航班而跨越多个时区。生理节奏被打乱会导致时差综合征，最好的处理方法是到达目的地后接受自然光的照射。

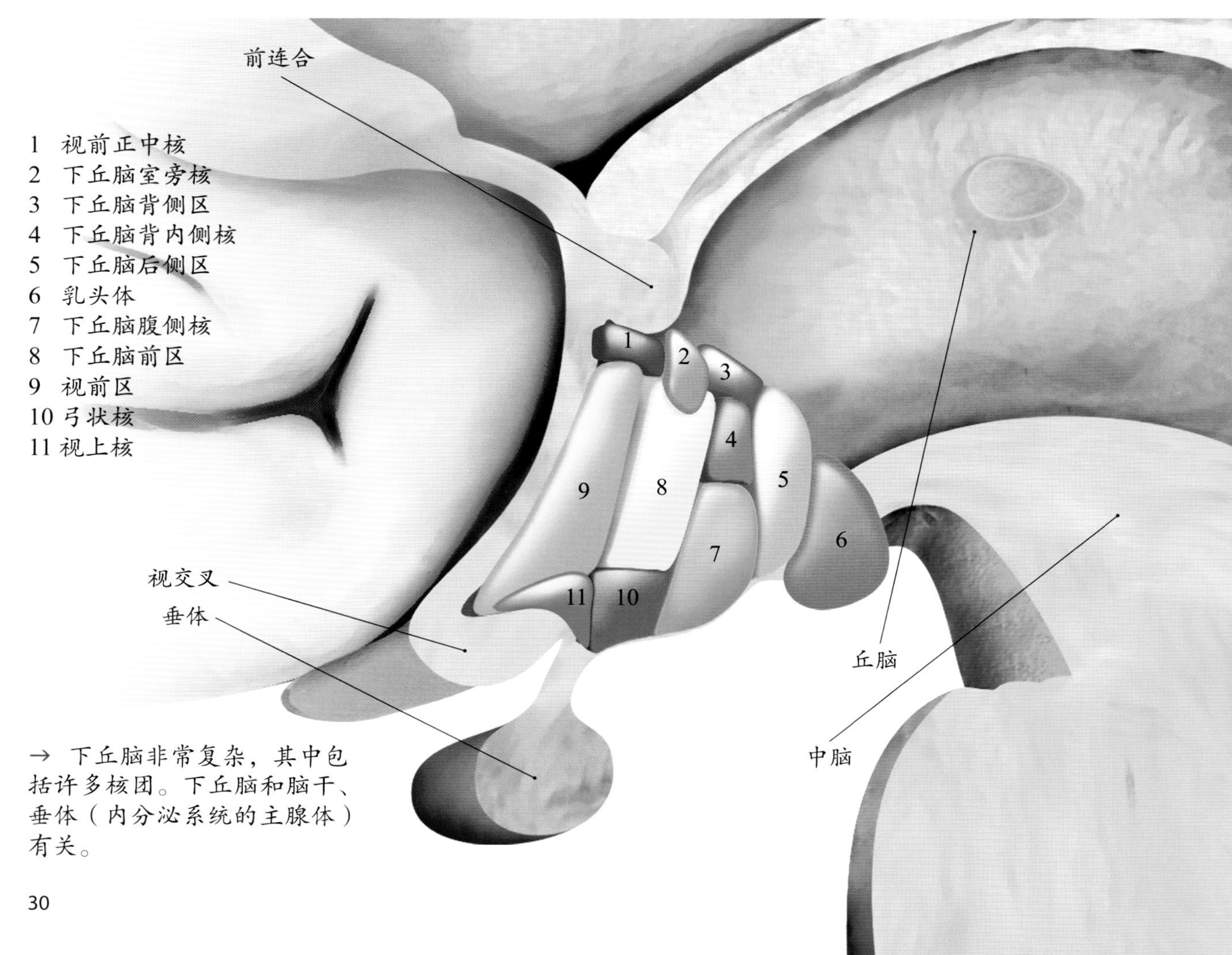

→ 下丘脑非常复杂，其中包括许多核团。下丘脑和脑干、垂体（内分泌系统的主腺体）有关。

→ 许多因素都会影响食欲，而下丘脑在这些因素中占核心地位。体脂量通过瘦素和胰岛素影响下丘脑的活动，这些激素通过下丘脑弓状核、外侧下丘脑和内侧下丘脑指导脑干继续进食或停止进食。这个过程会通过孤束核与肝脏和肠道相互作用，来调节我们的饥饿感。

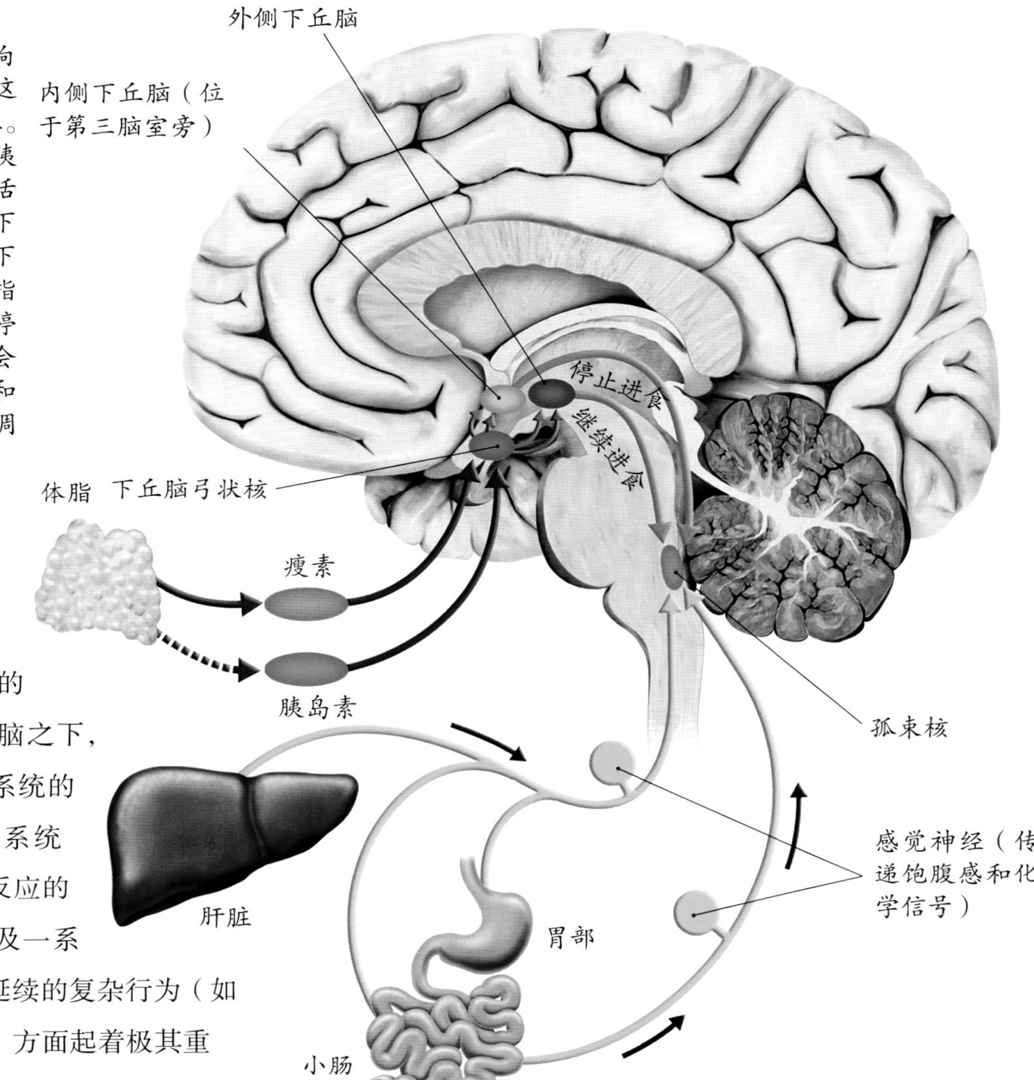

下丘脑

下丘脑是间脑的一小部分，位于丘脑之下，在控制、调节神经系统的自主功能、内分泌系统的腺体、伴随情绪反应的血压和心率变化以及一系列维持身体和物种延续的复杂行为（如进食、饮水和交配）方面起着极其重要的作用。

下丘脑和边缘系统、内分泌系统之间的紧密联系，使其能够通过影响身体内环境来应对不同的情绪状态。

保持身体系统稳定

认识下丘脑的关键在于认识到一个概念：下丘脑在保持躯体内环境相对稳定的过程（即我们熟知的内稳态）中发挥着重要的作用。下丘脑会监测身体的状况（如血液温度），使身体做出合适的改变来维持正常状态（如将体温维持在 37 摄氏度左右）。这种改变包括两个层面：行为上的改变和生理上的改变（比如，在过冷时发抖、血管收缩、竖起体毛等；在过热时出汗、血管舒张、体毛回落）。

下丘脑调节的躯体状况包括体温、血压、心率、呼吸，这些都是通过其与脑干之间的联系实现的。从这个意义上来讲，下丘脑直接控制大脑底部神经元的活动。其他维持内环境稳态的行为则更复杂，比如通过进食和饮水来维持体内的营养和水分。控制进食的神经通路对临床医生来说尤其重要，因为发达国家普遍存在肥胖问题。

性在下丘脑中留下的痕迹

两性在交配中的不同表现是由下丘脑中的神经元控制的。那么，男性和女性的下丘脑结构略有差异的事实也就不足为奇了。这种两性异形的现象在啮齿类动物中研究得最为深入，但有报道称科学家在人类的下丘脑中也发现了类似的现象。

边缘系统

边缘系统是一个集合名词，指一组互相联系的结构，它们与情绪和记忆之间有广泛的联系。而情绪和记忆二者之间也紧密相连。

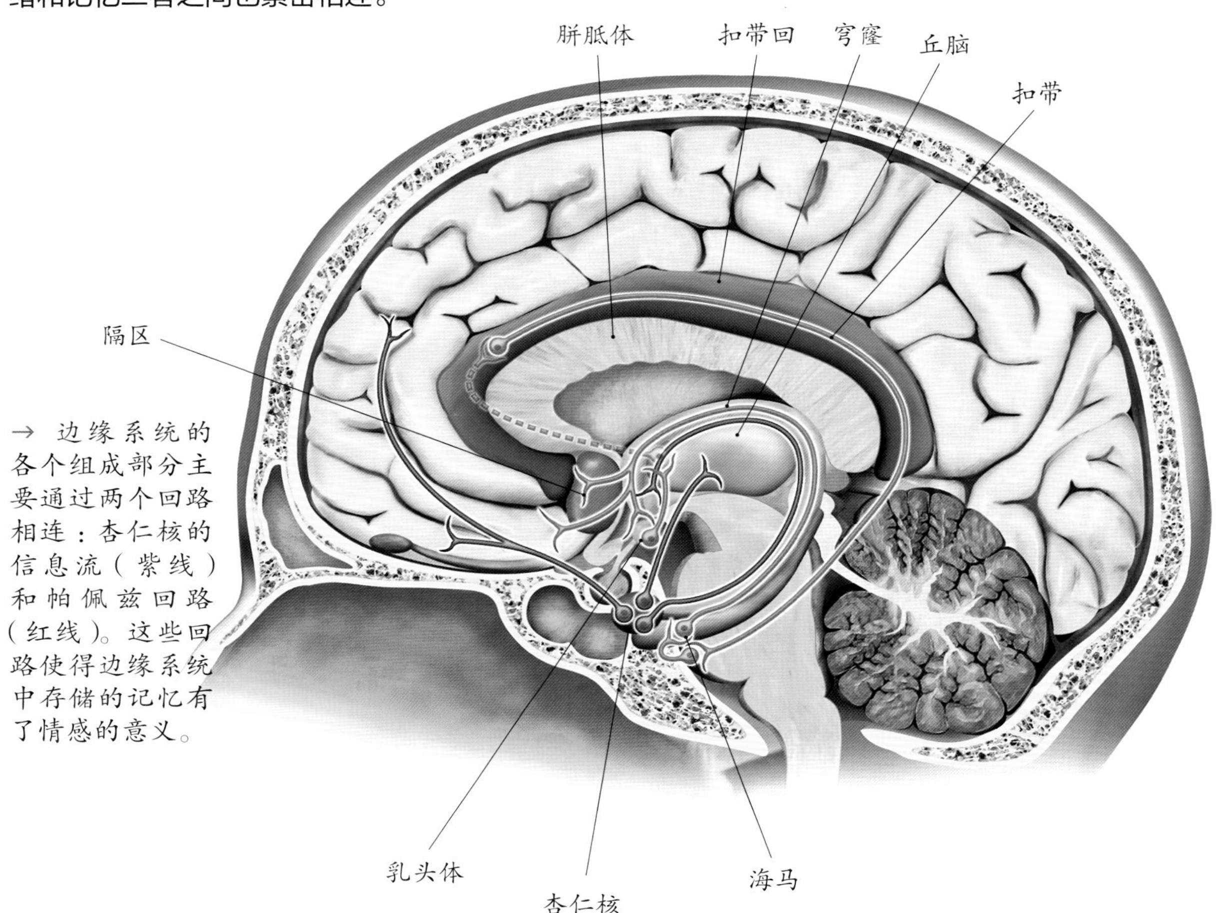

→ 边缘系统的各个组成部分主要通过两个回路相连：杏仁核的信息流（紫线）和帕佩兹回路（红线）。这些回路使得边缘系统中存储的记忆有了情感的意义。

边缘系统的名字来自它所处的位置，即前脑的边缘（拉丁语中的 limbus）。这个区域的概念是由神经科学家詹姆斯·帕佩兹在 20 世纪 30 年代提出的，他强调边缘系统是由与一条回路（这个回路后来被命名为“帕佩兹回路”）相连的一组结构组成的，该系统控制情绪性行为及与内驱力相关的行为。我们现在知道，边缘系统可以分为两个亚系统：一个亚系统以颞叶的杏仁核为核心，另一个亚系统则以颞叶的海马为核心。

情绪与杏仁核

杏仁核参与情绪反应，并处理各种有意识的感觉（视觉、听觉、嗅觉、味觉、触觉）、无意识的感觉（来自内脏的感觉），以及那些来自大脑皮质关于身心健康状况的信息。杏仁核通过向大脑皮质和海马发出投射，对神经系统的其他部分施加影响，进而影响行为。杏仁核与大脑皮质之间的投射使得杏仁核能够影响那些满足基本需求的决策，并在对物体的认知（如看到一条蛇）和适当的情绪反应（如感到害怕）之间建立联系。也就是说，杏仁核在与情绪相关的学习中发挥着重要的作用。杏仁核与下丘脑之间的投射使得杏仁核能够在不同的情绪反应下引起身体变化。比如，当你生气或害怕时，你的血压和心率就会上升。

当边缘系统受损时

双侧颞叶受损会导致一系列问题，这反映出颞叶在情绪和记忆方面的重要性。那些被移除颞叶的动物会表现出无所畏惧，也没有任何情绪反应，即使在被其他动物威胁时也是如此。它们会对物体表现出更多的关注，即使这些物体已经在周围出现很长时间，它们也会不断地审视这些物体。那些为缓解癫痫而经历颞叶切除手术的病人会出现严重的顺行性遗忘症状，并且常常将不能吃的东西（比如纸）塞进嘴里。海马的退行性病变是阿尔茨海默病的一个特征，并且会引发许多记忆方面的问题。

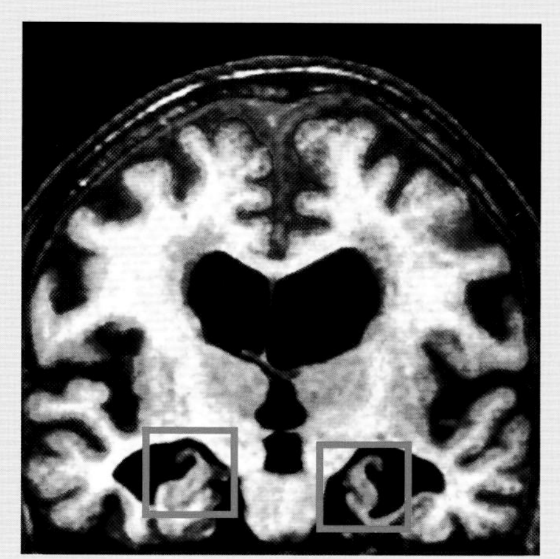

→ 这幅阿尔茨海默病患者的脑部 MRI 扫描图展示出海马严重萎缩（底部中线的左侧和右侧），这也正是该病症的典型表现。

记忆与海马

海马是位于颞叶的一个复杂的多层结构，因其层层折叠的外观而得名，早期的神经解剖学家认为它看起来很像海马蜷曲的样子。

海马及其附近的内嗅皮质对于记忆来说至关重要。如果该区域的两侧都被移除，病人就会出现严重的顺行性遗忘症状。换句话说，病人无法形成新的关于事件或词义的记忆，尽管他们仍可以学会新的运动技能。病人也可能出现逆行性遗忘症状（对过去事情的记忆力很差），但不影响早期的童年记忆。海马通过一大束被称为穹窿(穹窿位于帕佩兹回路的中心部位）的神经纤维向大脑的其他部分传递信息。

↓ 下方这些细胞是海马中的神经细胞，它们负责产生新的长期记忆。通过与存储记忆的大脑皮质的连接来实现这一点。

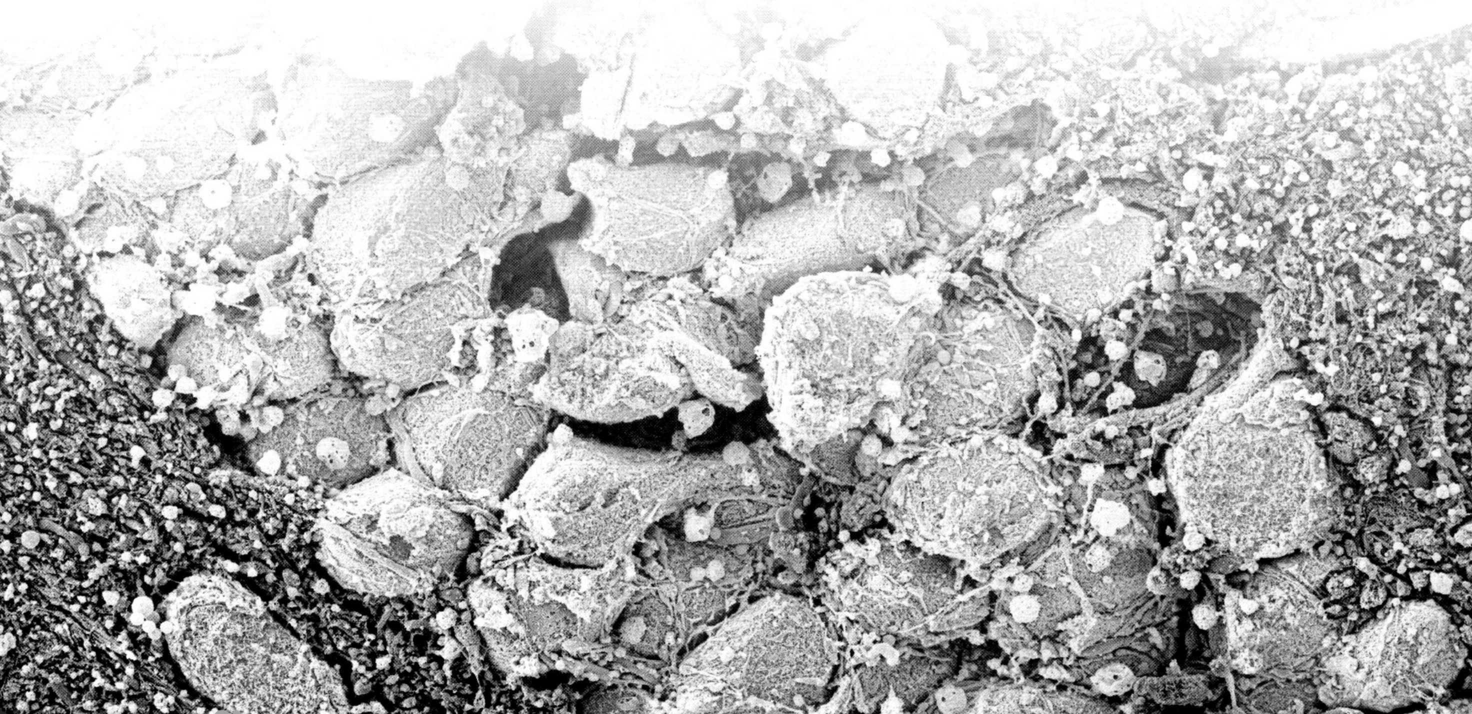

垂 体

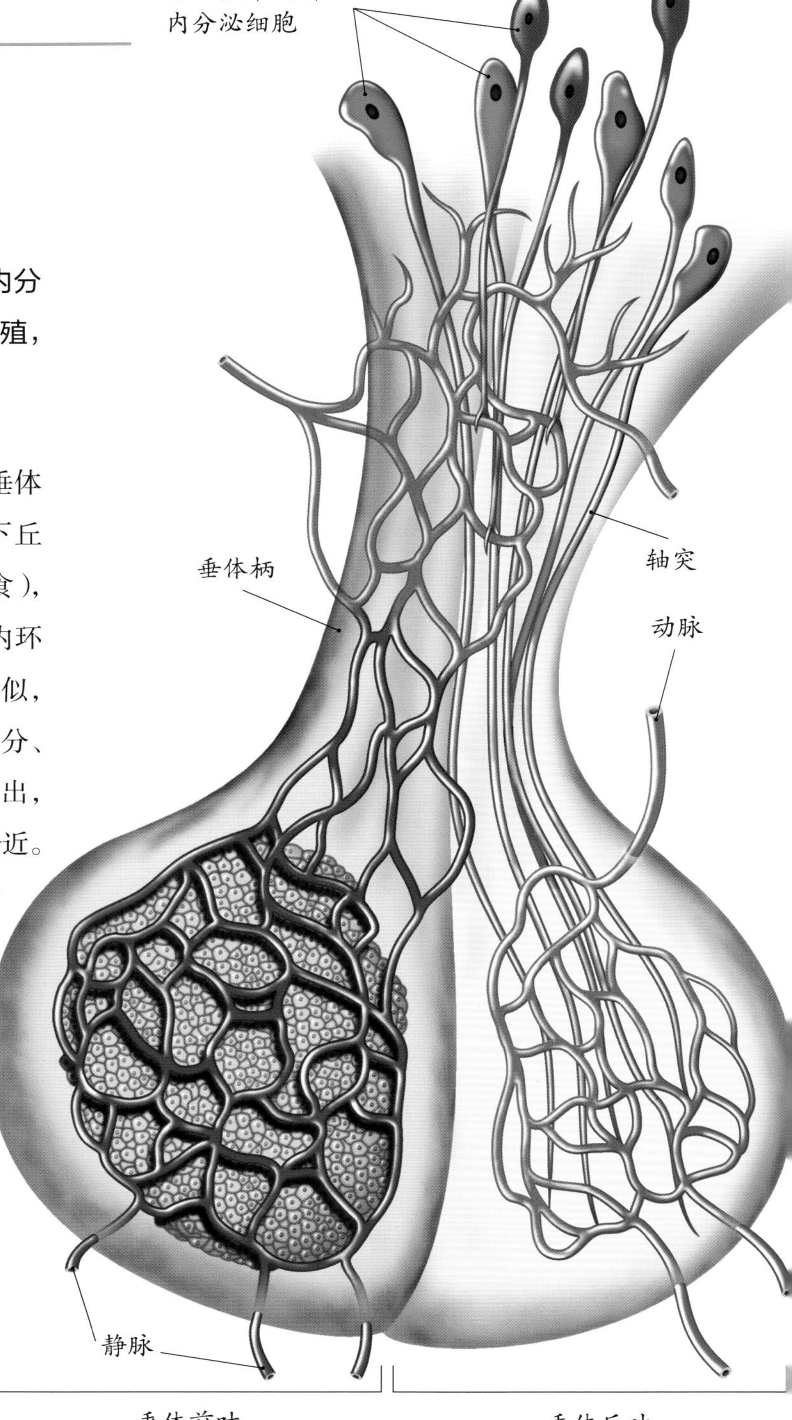

垂体大概只有一颗豌豆大小，却充当着内分泌系统的主腺体。垂体产生的激素对生长，生殖，以及机体内环境有着强有力的影响。

垂体位于下丘脑底部的一个骨凹陷处（垂体窝——译者注），和下丘脑协同发挥作用。下丘脑负责使个体产生适当的行为（如喝水和进食），以保持内环境的稳定和繁衍后代。垂体则与内环境中直接的化学变化有关，功能与下丘脑类似，比如在肾脏中进行水的重吸收以保持体内水分、调节生殖周期以及产生生殖细胞。因此不难猜出，这两个位于大脑底部的结构之间的距离也十分近。此外，下丘脑分泌化学信使（即激素），再令这些激素沿着它和垂体之间的垂体柄向下传递，最终直接作用于垂体。这种紧密的联系使得下丘脑 – 垂体轴被称为神经内分泌系统的主要组成部分；另一个组成部分为松果体。

垂体前叶

垂体分为垂体前叶和垂体后叶两个部分。来自下丘脑的释放因子通过静脉和动脉系统（下丘脑 – 垂体门脉系统）作用于垂体前叶，并刺激其中的神经细胞向血液释放激素。下丘脑内部的两个神经元簇的轴突沿垂体柄向下延伸至垂体后叶。

垂体前叶中分布着一些特殊的细胞，它们能够分泌激素。其中一类称为嗜酸性细胞，这类

←↑ 垂体位于大脑底部，通过垂体柄与下丘脑相连。下丘脑中的神经内分泌细胞（紫色）向垂体柄中的血管中释放化学物质，从而控制垂体前叶。下丘脑中的其他神经内分泌细胞（绿色）则穿过垂体后叶。

细胞分泌的激素包括：生长激素，间接调节骨骼和肌肉的生长；催乳素，刺激产后（哺乳期）乳汁的分泌和维持。另一类称为嗜碱性细胞，这类细胞分泌的激素包括：促卵泡激素，刺激卵子的发育；促黄体激素，刺激卵巢或睾丸产生类固醇激素；促甲状腺激素，刺激甲状腺激素的产生；促肾上腺皮质激素，刺激肾上腺产生皮质类固醇激素。

垂体后叶

垂体后叶能够分泌两种激素，但其与垂体前叶分泌激素的机制完全不同。下丘脑视上核和室旁核的神经细胞轴突沿着垂体柄向下延伸至垂体后叶，再向血液中释放激素。也就是说，垂体后叶并不像垂体前叶一样含有激素分泌细胞。

视上核的神经细胞主要合成抗利尿激素。抗利尿激素能够通过肾脏调节水的排泄，以及在高浓度的情况下强烈地收缩血管。高水平的抗利尿激素能促进肾脏重吸收尿液中的水分，从而使尿液浓缩。

室旁核的神经细胞主要合成催产素。催产素能够刺激子宫在生产时收缩平滑肌，以及刺激乳腺周围的肌上皮细胞收缩，促使具有泌乳功能的乳腺排乳。

垂体疾病

垂体前叶中的良性肿瘤会导致激素分泌过多。过多的生长激素会导致身体骨骼、肌肉以及其他组织过度生长，如巨人症（儿童）和肢端肥大症（成人）。如果促肾上腺皮质激素分泌过多，就会导致肾上腺分泌过多的皮质类固醇激素，从而导致库欣综合征，症状为面部、四肢肥大肿胀，全身无力。垂体后叶受损会导致肾脏不能浓缩尿液和保存水分。

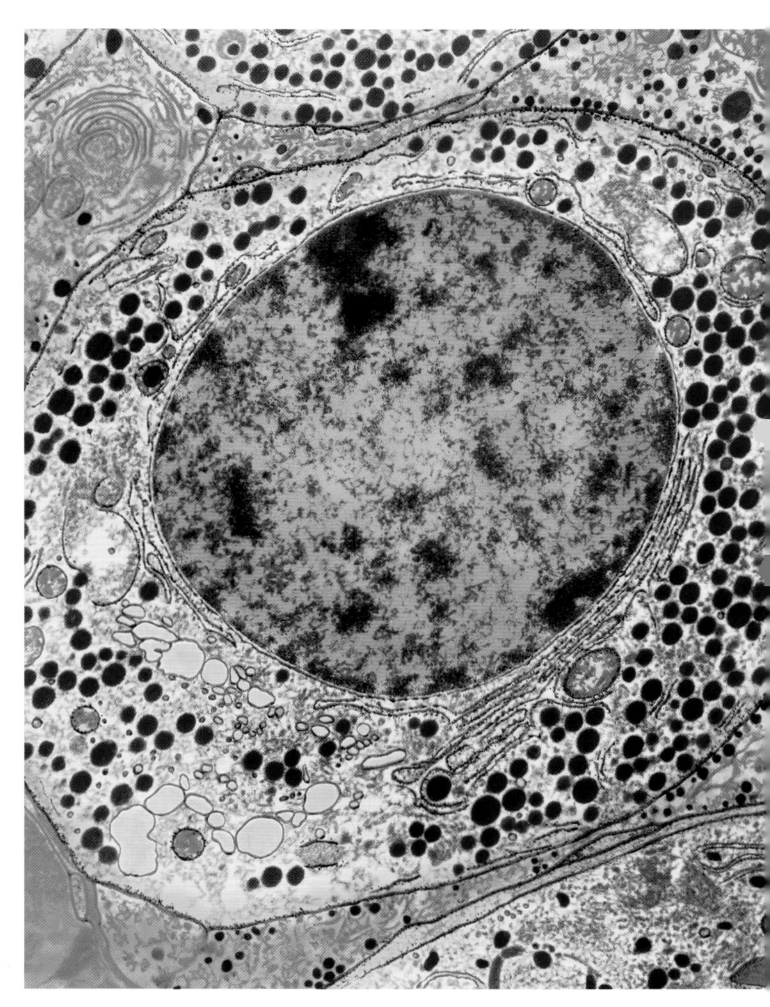

→ 这是垂体前叶中分泌生长激素的嗜酸性细胞的显微图像。激素位于黄色细胞质中的棕色颗粒里。紫色区域是细胞核。

脑　干

脑干内的神经细胞负责执行至关重要的功能，比如呼吸和心跳。脑干也会控制那些与进食、饮水以及交流相关的肌肉和腺体。

早期的解剖学家按照外观将脑干分为 3 个部分：中脑、脑桥和延髓。但这种分类不能精确地反映脑干实际的内部结构。那些研究大脑发育的神经科学家发现脑干会发育成十节的结构，像蜈蚣一样沿着脑干的位置排列。每一节最终都会发育为一群功能相似的运动或感觉神经细胞，并与相应的脑神经连接。每一节内部都会有额外的功能细分区域，就像分成了很多小块的馅饼：执行运动功能的神经细胞（比如负责控制肌肉和腺体的）位于中线附近，而执行感觉功能的神经细胞则位于脑干的一侧。

脑干的功能

脑干有 3 个主要的功能。首先，它为中枢神经系统中信息的向上和向下传递提供了“高速公路”（即脑干的通道功能）。脑干或接收信息，或只是让从各处传来的信息由此通过。由脊髓传来的信息包括触觉、痛觉，以及下肢关节的位置信息。脑干也接收来自内耳的信息，这些信息涉及声音、重力以及身体在空间中加速或减速等方面。这些信息必须被运送至端脑，使我们意识到这些感受，相应地，脑干中存在大型神经束负责传递这些信息。端脑中也有庞大的神经束通向脑干和脊髓，以此控制身体的运动。其中一些神经止于脑干，激活控制头部和颈部节律性运动或姿势性肌肉的神经细胞群；另一些则会毫不停留地向脊髓发出投射。

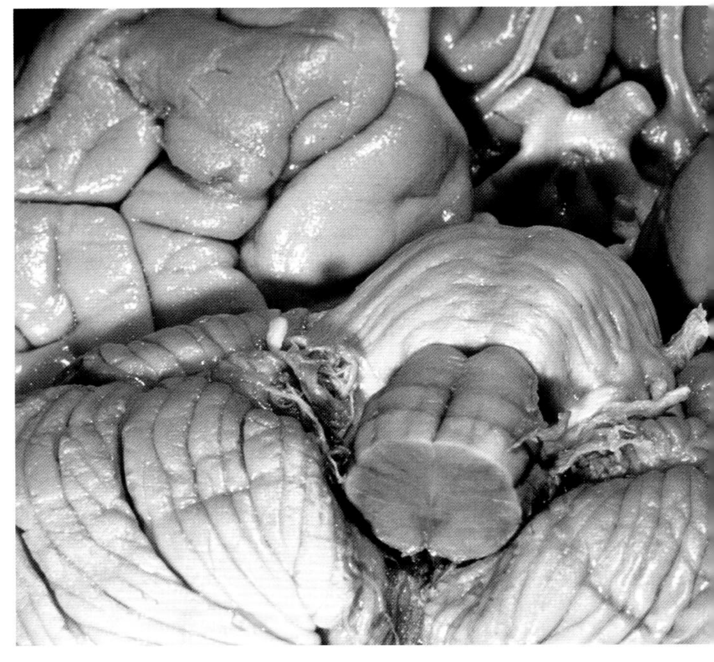

↑ 脑干由延髓（蓝色）、脑桥（位于延髓之上）以及中脑（藏在脑桥之后）组成。

其次，脑干也作为整合中心，负责处理感觉信息，并向内脏器官发出指令，以控制至关重要的身体机能，而这些常常都是在我们无意识的情况下进行的。脑干中有一些核心的神经细胞群，被称为网状结构。

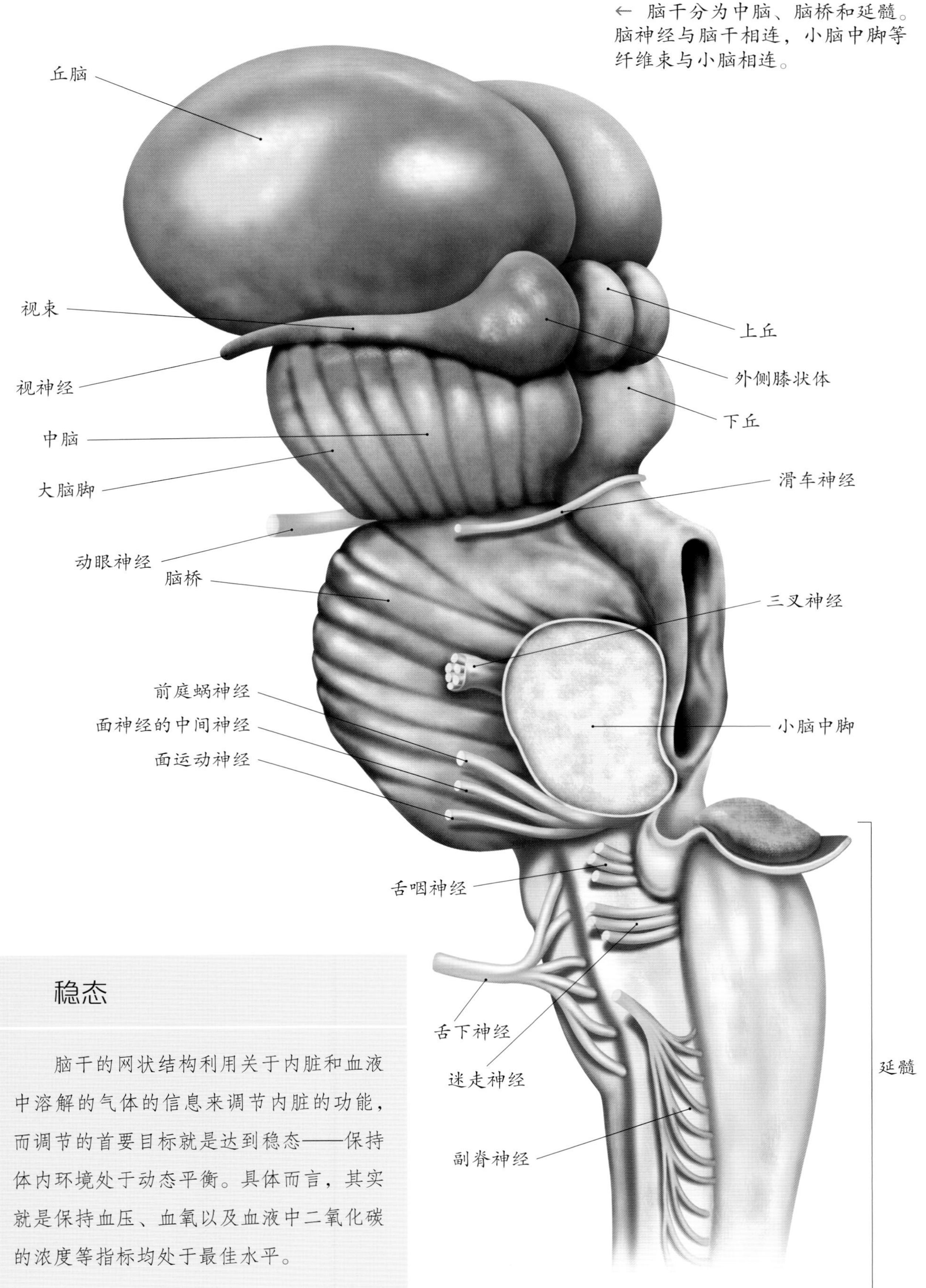

← 脑干分为中脑、脑桥和延髓。脑神经与脑干相连，小脑中脚等纤维束与小脑相连。

稳态

脑干的网状结构利用关于内脏和血液中溶解的气体的信息来调节内脏的功能，而调节的首要目标就是达到稳态——保持体内环境处于动态平衡。具体而言，其实就是保持血压、血氧以及血液中二氧化碳的浓度等指标均处于最佳水平。

→ 这些“切片”分别是脑干关键区域的横截面，从顶部到底部依次展示。其中包括下行的运动神经通路、上行的感觉神经通路，以及一些神经核，如黑质、红核、蓝斑核以及疑核。

沿脑干向下的神经通路

沿脑干向上的神经通路

神经核

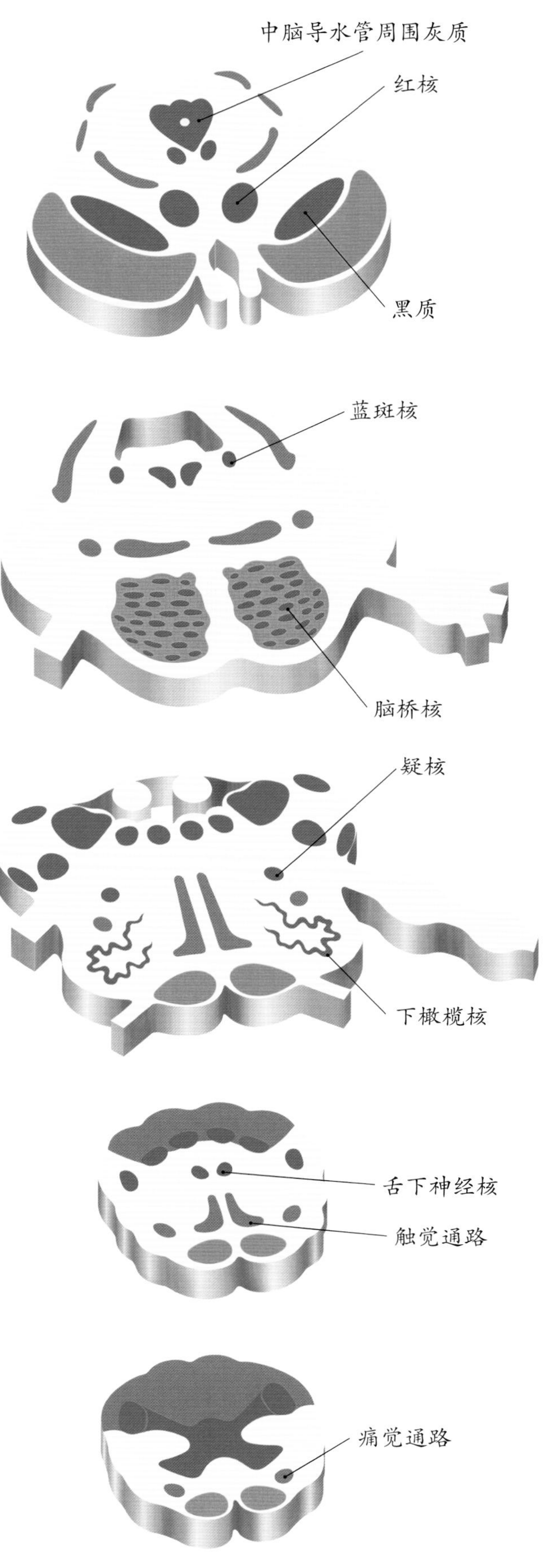

原始脑

与人脑其他部位（如大脑皮质）不同，脑干在脊椎动物的进化过程中的变化很小。实际上，肺鱼脑干中的许多核团在人类脑干中也存在，并且人类的脑干和黑猩猩的脑干之间的差异很小。

网状结构能利用关于内脏（如心脏、肺、肠及膀胱）以及血液中溶解的气体的感觉信息来调节内脏的功能。网状结构中也有部分神经细胞群负责调节头部、颈部反射，以及一些自主运动，比如下颌反射、眨眼反射、当异物被塞进喉咙时的咽反射，以及头部转动时，眼球也随之转动的反射。

最后，脑干能够处理来自脑神经的感觉信息，并控制头部和颈部的肌肉及腺体来消化食物、通过语言和表情进行交流。多数脑神经都与脑干相连，它们既接收来自头部和颈部的感觉信息，也控制其中的肌肉和腺体。脑干中既有许多感觉神经细胞群（感觉核，负责处理一些由脑神经传来的信息），也有运动神经细胞群（运动核，通过其他脑神经来控制头部和颈部的肌肉和腺体）。

脑干感觉核

第一群感觉核处理通过巨大的三叉神经进入脑干的触觉、痛觉和温度觉等信息，这些信息来自面部以及嘴、腭和舌头的部分区域。这些信息既能够上行传至大脑皮质，进入意识，也能够在脑干内部引起或调节反射（如角膜反射或眨眼反射——有外物触碰到角膜时眼睛产生的不随意反射）。

第二群感觉核与前庭蜗神经相连，其中耳蜗核负责处理来自内耳的声音信息，前庭神经核负责处理关于头部在空间中平衡或加速的信息。与通过三叉神经传递的信息类似，这些信息既可以在脑干中被处理，以使我们集中注意力于重要的声音或协调姿势肌，也可以上行传至大脑，进入意识，被进一步解释。

第三群感觉核中，一部分与化学感觉（如舌头或腭部的味觉及血液中的含氧量）有关，另一部分与内脏感觉（如血压或胃部的伸缩状态）有关。这些感觉信息通过面神经、舌咽神经以及迷走神经进入脑干。其中一些信息（如味道）会通过上行至大脑顶部的神经进入我们的意识，但大多数信息还是会被网状结构就地处理，从而调节躯体功能，保持躯体内环境的稳定。

脑干运动核

脑干运动核是脑干中控制肌肉和腺体的核团。其中有些运动核很像脊髓中的运动神经元，它们控制着横纹（骨骼）肌，比如控制眼部肌肉、咀嚼肌、表情肌、舌肌以及颈部的两块肌肉（胸锁乳突肌和斜方肌）。其他一些控制肌肉的神经元可以被主观控制，但在执行一些惯用动作时，其活动通常是无意识的，如喉部肌肉、软腭肌通常在吞咽或咽反射这些习惯性或反射性的活动中被激活。但即使是通常负责控制随意运动的神经元，也会参与一些不随意反射，比如眨眼反射。

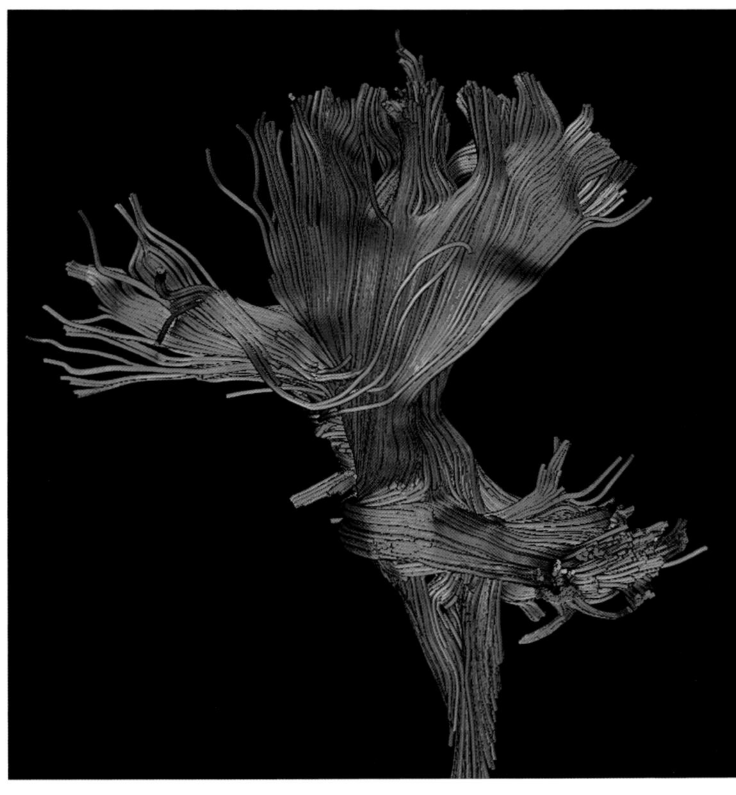

↑ 这幅 3D 扫描图突出显示了脑干中的神经纤维束。紫色部分是上行或下行的通路。绿色部分是连接脑干和小脑（右下方）的神经纤维。

脑干中属于副交感神经系统的神经元，负责控制头部、颈部及躯干的平滑肌和腺体（如控制眼睛内部的平滑肌，以缩小瞳孔或改变晶状体的形状）。中脑和脑桥中的其他神经元负责控制泪腺和唾液腺产生分泌物。

脑神经

12对脑神经与大脑直接相连，分布于头部和身体内部。它们控制面部、舌、眼、喉的运动，并从听觉、视觉、嗅觉和味觉器官中接收感觉信息。

12 对脑神经与大脑相连，而非与脊髓相连，因此被称为脑神经。其中有的将信息从感觉器官传向大脑，有的控制肌肉，还有的兼具感觉、运动功能。有 2 对脑神经通向前脑，只负责处理来自前脑的感觉（嗅觉和视觉）信息，而其他 10 对脑神经都通向脑干。

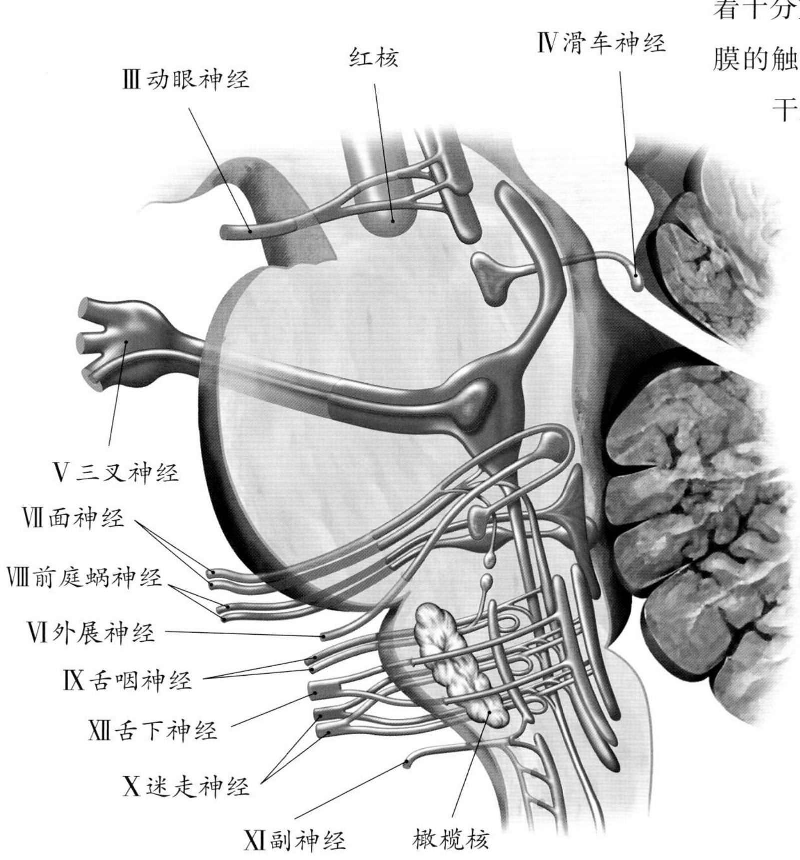

↑ 脑神经包括感觉神经（蓝色）、运动神经（红色）或混合神经。脑神经的命名规则是一个罗马数字加其发挥功能的身体部位。

分布于头部和颈部的神经

那 2 对通向前脑的脑神经在本质上就区别于其他 10 对。嗅神经和视神经属于中枢神经系统。事实上，整个眼部感觉区域的发育都是胚胎脑发育的结果。而其他 10 对脑神经则属于周围神经系统。

许多脑神经在头部和颈部的各种反射中都起着十分重要的作用。比如，眨眼反射既依赖于角膜的触觉（通过三叉神经传向脑干），也需要脑干通过面神经激活控制眨眼的肌肉。

迷走神经

尽管所有的脑神经都与脑部相连，但其中有一对脑神经的“行程”却尤其漫长，这对脑神经叫迷走神经（拉丁语中“vagor”意为漫游）。迷走神经的“行程”会经过并控制颈部、胸部及上腹部中许多器官的腺体和肌肉，并从中接收感觉信息。迷走神经是副交感神经系统的重要组成部分。

→ 12 对脑神经与脑部相连，自颅骨的空腔发出，经由许多小孔进入目标器官。

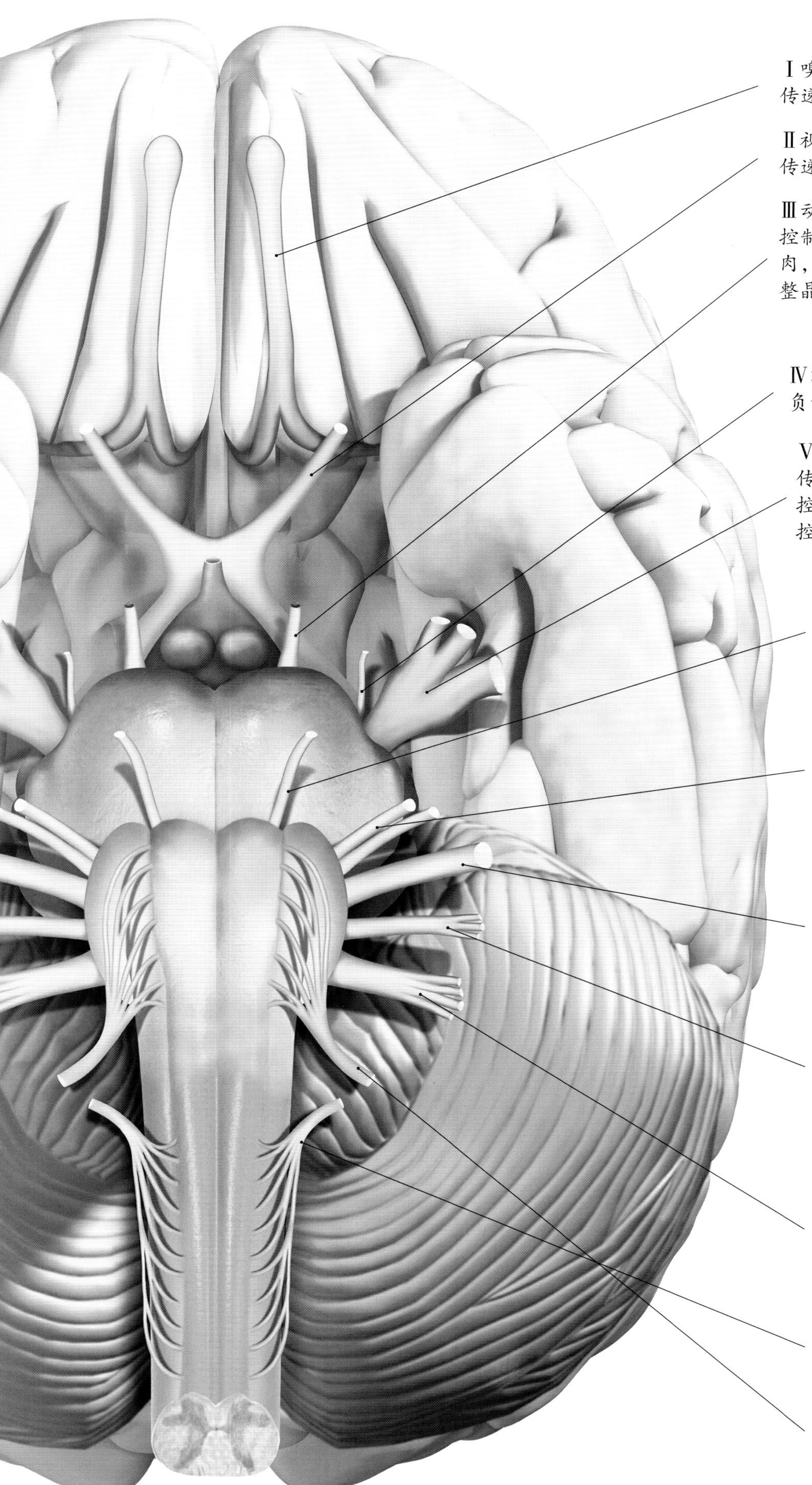

Ⅰ嗅神经（感觉神经）
传递嗅觉信息。

Ⅱ视神经（感觉神经）
传递视觉信息。

Ⅲ动眼神经（运动神经）
控制大多数与眼球运动有关的肌肉，提拉眼睑；控制平滑肌以调整晶状体的形状和瞳孔的大小。

Ⅳ滑车神经（运动神经）
负责闭合眼睑。

Ⅴ三叉神经（混合神经）
传递面部及部分头皮的感觉，控制咀嚼肌、口腔底部的肌肉，控制中耳的肌肉以抵御强噪声。

Ⅵ外展神经（运动神经）
控制肌肉，使眼睛转向一侧。

Ⅶ面神经（混合神经）
感觉神经：传递舌头前 2/3 部分的味觉。运动神经：控制与面部表情有关的肌肉，控制中耳的肌肉以抵御强噪声；控制泪腺及 2 种唾液腺。

Ⅷ前庭蜗神经（感觉神经）
前庭神经：传递来自内耳关于重力和加速度的信息。耳蜗神经：传递听觉信息。

Ⅸ舌咽神经（混合神经）
感觉神经：传递来自咽部和舌头后 1/3 处味蕾的信息。运动神经：控制腮腺及喉部的肌肉。

Ⅹ迷走神经（混合神经）
传递喉部的感觉并控制喉部的肌肉，传递胸部和腹部内脏的感觉，控制胸部和腹部内脏的肌肉。

Ⅺ副神经（运动神经）
控制颈部、上肩部的肌肉。

Ⅻ舌下神经（运动神经）
控制舌头的肌肉。

小　脑

脑干背面就是小脑。这个“小小的脑”负责协调肌肉的活动、维持身体的平衡。小脑甚至还有可能参与控制思维和情感。

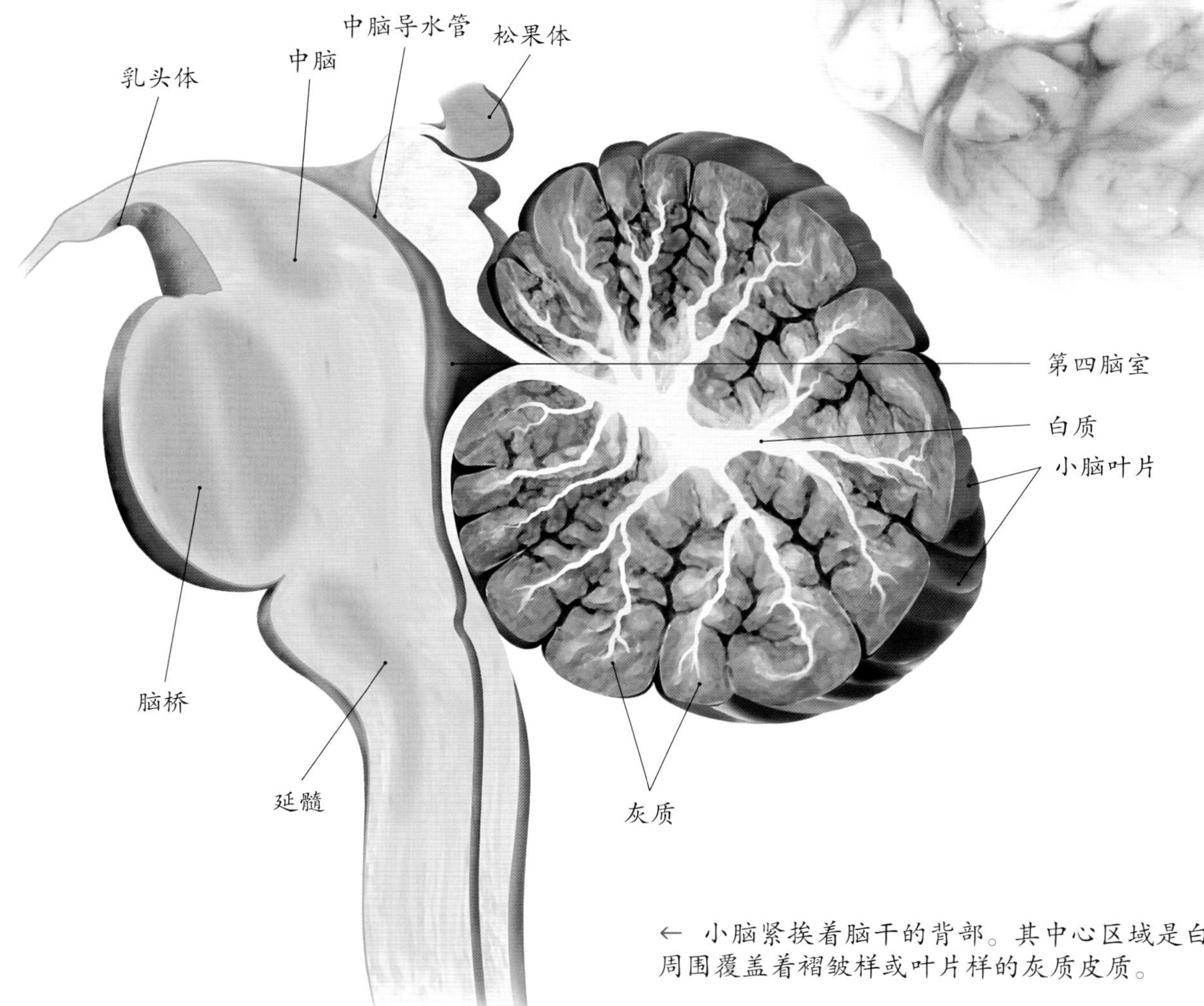

← 小脑紧挨着脑干的背部。其中心区域是白质，周围覆盖着褶皱样或叶片样的灰质皮质。

“小脑”一词的字面意思是“小小的脑”，因为早期的解剖学家注意到它与大脑之间具有相似性——大脑皮质和小脑的表面都有褶皱。这些褶皱增加了小脑的表面积，从而提高了其信息处理能力。在解剖学上，小脑的主要组成部分包括被称为蚓部（来自拉丁语“虫子”）的狭窄的中间区域，以及两个小脑半球（分别位于蚓部两侧）。

小脑通过由 3 个巨大神经纤维束组成的小脑脚向脑干输出或接收来自脑干丰富的信息流。小脑脚位于颅内最后面的凹陷（颅后窝），并从椎基底动脉系统中获得血液补给。

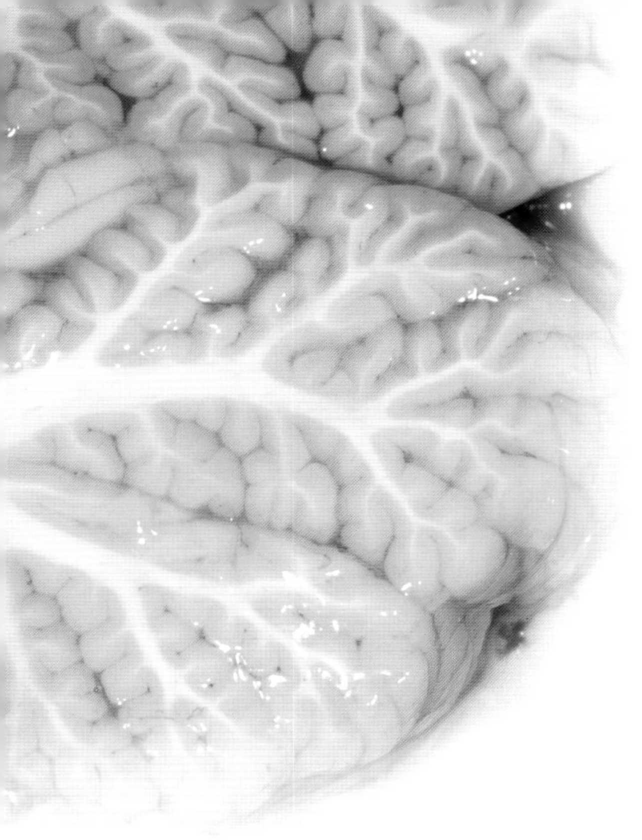

↑ 通过这个切开的小脑，我们能清晰地看到这个“小小的脑”与大脑半球的相似之处。

↓ 神经科学家将小脑分为 3 个部分：前庭小脑、脊髓小脑和皮质小脑。每个部分都拥有独特的功能。

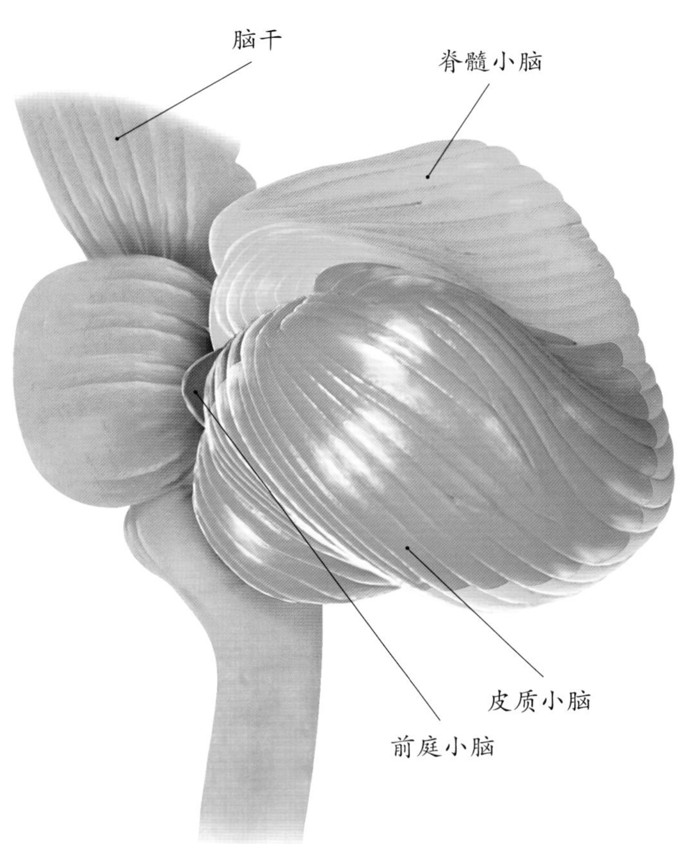

小脑内部

当在显微镜下观察时，我们会发现小脑皮质可以分为 3 层：最外层为分子层，包含大量轴突和树突（由胞体发出的神经投射），以及极少量的胞体；中间层由浦肯野细胞的大胞体组成；最内层则聚集着密密麻麻的体积较小的颗粒细胞。皮质之下分布着所有负责传入和传出信息的神经纤维，即白质区。输入小脑皮质的信息来自脑干中的感觉神经和若干神经核，称为小脑前核群，它与小脑之间存在功能性连接。

小脑白质区深部的几个神经元群共同组成了深部小脑核群。深部小脑核群可以分为 3 部分：靠近中线的顶核，旁边的球状核和栓状核，以及位于边缘处、体积最大的齿状核。深部小脑核群会受小脑皮质的影响，也是负责小脑绝大部分信息输出的唯一神经元群。

小脑的其他功能

神经科学家推测小脑不仅可以协调运动，也可以执行非运动的功能，比如思维、情绪处理及语言。利用 PET 技术以及功能性磁共振成像技术对人类被试进行研究的结果表明，当执行纯认知任务时，小脑中的血流量会增加。小脑也会间接地接收来自边缘系统和前额叶，以及参与情感和计划的大脑皮质的信息输入。然而这个观点仍有争议，并非所有神经科学家都认同小脑具有认知或情绪处理作用这一观点。

小脑的功能区

小脑需要多种类型的信息，以执行协调运动和保持平衡的功能。这些信息涉及头部、身体在空间中的加速和平衡、肢体关节的位置以及肌肉的紧张状态等方面。小脑也需要来自大脑运动皮质的信息，以了解有哪些运动需要进行协调。

神经科学家将小脑分为 3 个功能区，即前庭小脑、脊髓小脑以及皮质小脑（也叫新小脑），以表明小脑不同部分不同的功能和信息来源。

前庭小脑利用来自内耳有关头部朝向及空间旋转的信息，来控制与眼球运动相关的肌肉。

脊髓小脑接收来自脊髓有关肢体位置及肌肉紧张或活动状态的信息。脊髓小脑首先将这些信息传向脑干的前庭神经核及网状结构，再沿着长长的通路传向脊髓，从而调整身体的姿势。这些神经通路不仅控制着维持身体姿势的肌肉，使我们保持直立，而且也有可能控制着那些不需要思考的惯性运动（如走路）。

脊髓小脑的一些区域不但接收来自脊髓的信息，还接收来自大脑皮质的信息。小脑中部的区域能够比较来自大脑皮质的运动指令和需要移动的身体部位的实际位置。它能够发出指令，以纠正身体部位的位置；哪怕这个动作正在发生，它也能及时纠正。

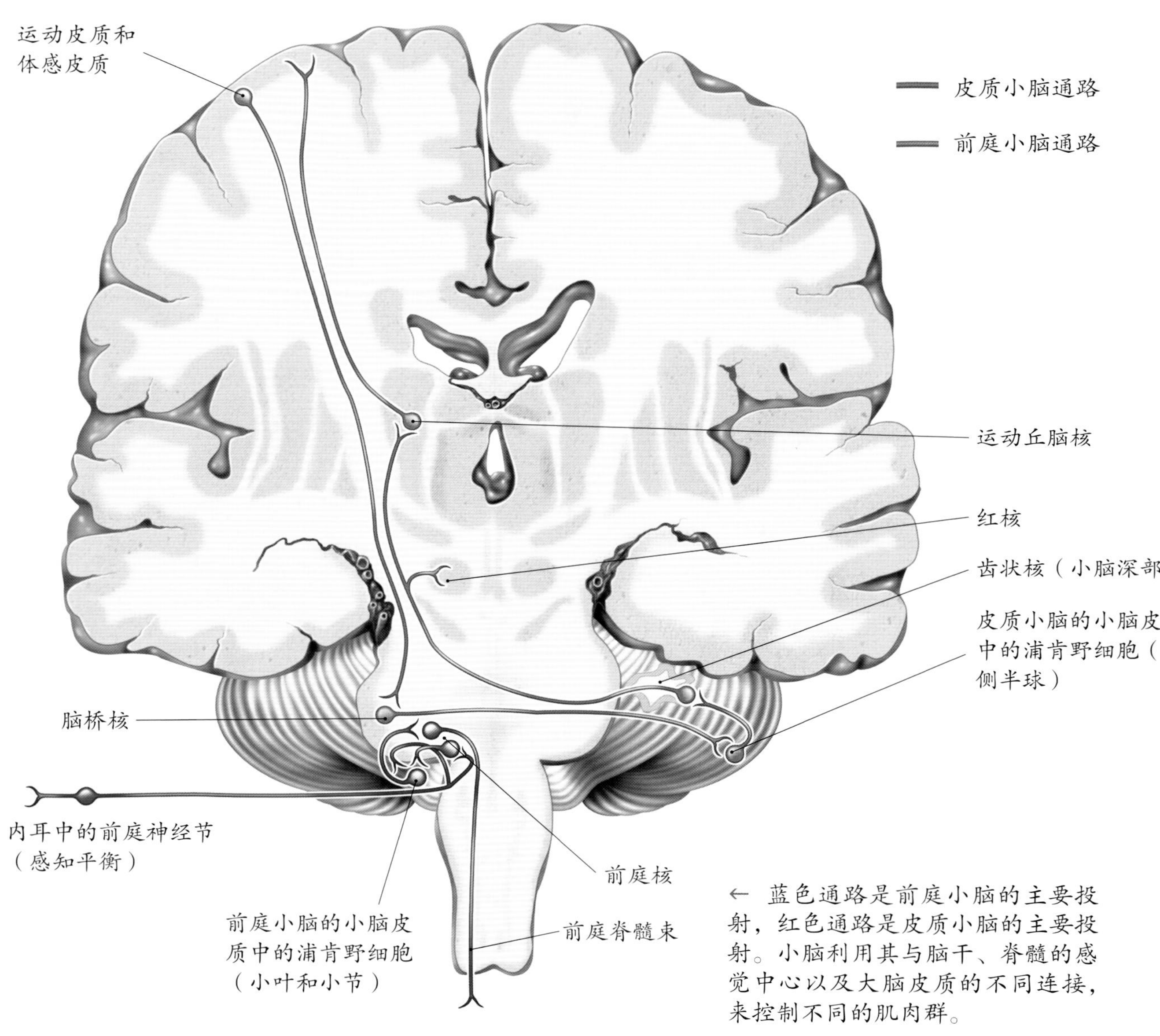

← 蓝色通路是前庭小脑的主要投射，红色通路是皮质小脑的主要投射。小脑利用其与脑干、脊髓的感觉中心以及大脑皮质的不同连接，来控制不同的肌肉群。

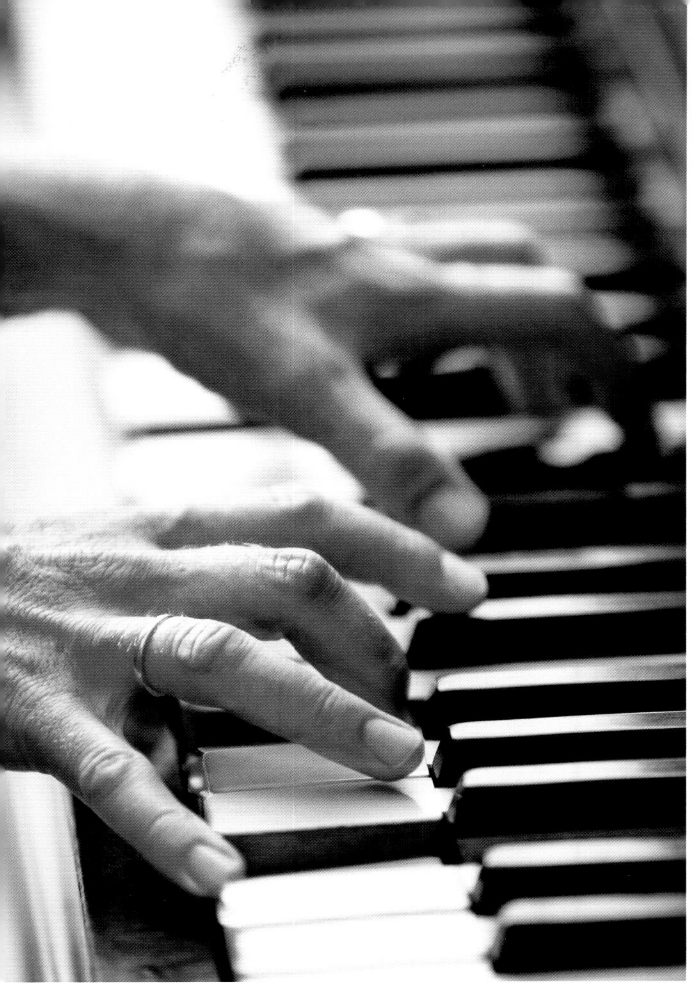

↑ 皮质小脑是小脑的一部分，在计划做精细、熟练的动作（如弹钢琴）时起着至关重要的作用。

小脑受损

小脑可能因肿瘤、中风以及退行性疾病而受损。一侧小脑受损会导致同侧身体的平衡能力出现问题。在发达国家，酗酒已成为小脑退行性变性的常见诱因。长期酗酒者的小脑中部受损，会导致他步态不稳、蹒跚，走路时左右摇摆幅度增大，难以协调四肢。如果肿瘤长在第四脑室的顶部，那么控制眼球运动的小脑区域就会受到影响，病人将很难用眼球追踪移动的物体。小脑半球受损还会导致上肢的精细运动协调困难、随意运动时产生震颤（意向性震颤），以及说话断断续续，只能说单独的音节或词语，无法连成句子。

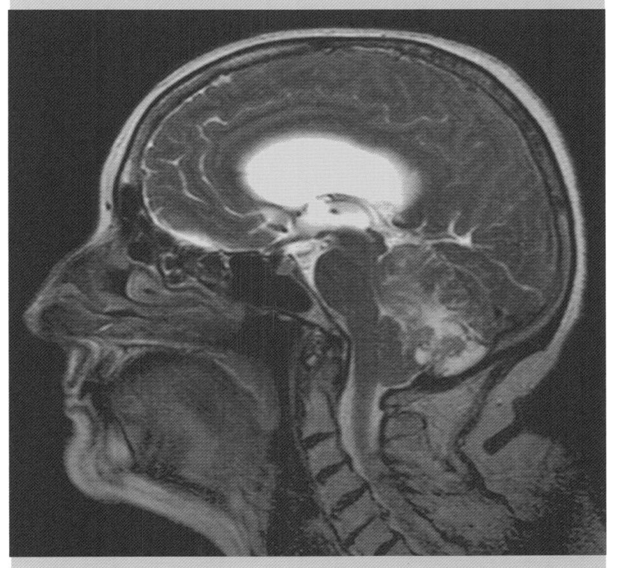

↑ 扫描显示左侧小脑半球有肿瘤，这会导致病人左侧躯体的协调能力丧失。

学习和协调熟练的动作

人类小脑的外侧部分（皮质小脑）体积很大，对于计划做那些用上肢执行的精细而熟练的动作十分重要，如编织、做手术。尤其当这些动作需要被执行得更快、更精准以及随着练习变得更加自动化时，皮质小脑就更加重要。然而，目前并不完全清楚这些动作的计划是如何被精确执行的，但这一过程的确依赖于一个大型神经回路：大脑皮质—脑桥—小脑皮质—小脑白质区—齿状核—丘脑—大脑皮质的运动皮质和前运动皮质。这个回路在动作开始前就已被激活，这意味着一些计划是从小脑中提取出来的。因此，如果这个回路中的任一部位受损，那些已习得的精细动作便会永久地丧失也就不足为奇了。

网状结构

网状结构藏在脑干的中心，在许多功能中都起着重要的作用，如运动、睡眠–觉醒周期、情感、呼吸、心率以及血压。

网状结构得名于它的外表看起来像一张撒开的神经细胞网络，并且全部位于脑干的中心。这群神经细胞没有清晰的边界，也很难研究。但是根据其所使用的神经递质，我们可以描述部分细胞独特的化学特征。

网状结构分为 3 个亚区，从中线至脑干两边依次排列。位于中线部位的是中缝核（来自拉丁语“rhaphe”，意为“缝隙”）。位于中缝核旁边的是内侧（中央）核群（大细胞群），其中包含大小各异的神经细胞。内侧核群中比较大的神经细胞会发出大部分上行和下行投射，以影响中枢神经系统的其他部分。靠外侧的是外侧核群（小细胞群），主要包含小神经细胞，与脑神经反射及内脏的调控有关。

↓ 这幅脑干的横截面图展示出位于脑干的网状结构，其包括 3 个主要的组成部分：小细胞群（即外侧核群）、大细胞群（即内侧核群）和中缝核。

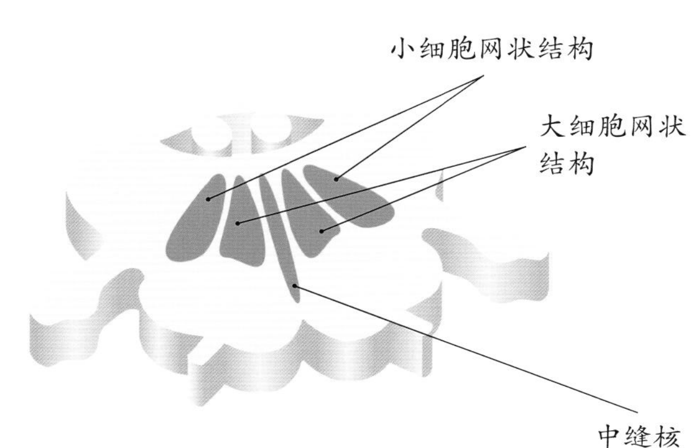

蓝斑核和阿尔茨海默病

蓝斑核也属于网状结构，其中的神经细胞极大地受到衰老的影响，从青少年至老年时期丧失 30%~50% 的神经细胞。阿尔茨海默病患者的蓝斑核尤其会丧失大量神经细胞，而这些神经细胞能够分泌去甲肾上腺素，由此或许可以解释阿尔茨海默病所表现出的大量功能丧失等特征。

化学特征

在突触部位传递信号的化学物质称为神经递质。一些位于网状结构的神经细胞因为其中含有的神经递质而展示出独特的化学特征。

中缝核的许多神经细胞使用神经递质 5– 羟色胺，既向神经系统的上部（如皮质和丘脑）发出投射，也向神经系统的下部（如小脑和脊髓）发出投射。5– 羟色胺通路（会释放 5– 羟色胺）对于睡眠 – 觉醒周期的调节非常重要。中缝背核的神经细胞在清醒时最兴奋，在慢波睡眠时兴奋度低，而在快速眼动睡眠（Rapid Eye Movement，REM）时则处于完全静息的状态。影响 5– 羟色胺分解或重吸收的药物以及促使皮质中突触释放更多 5– 羟色胺的药物可用来治疗情绪障碍。

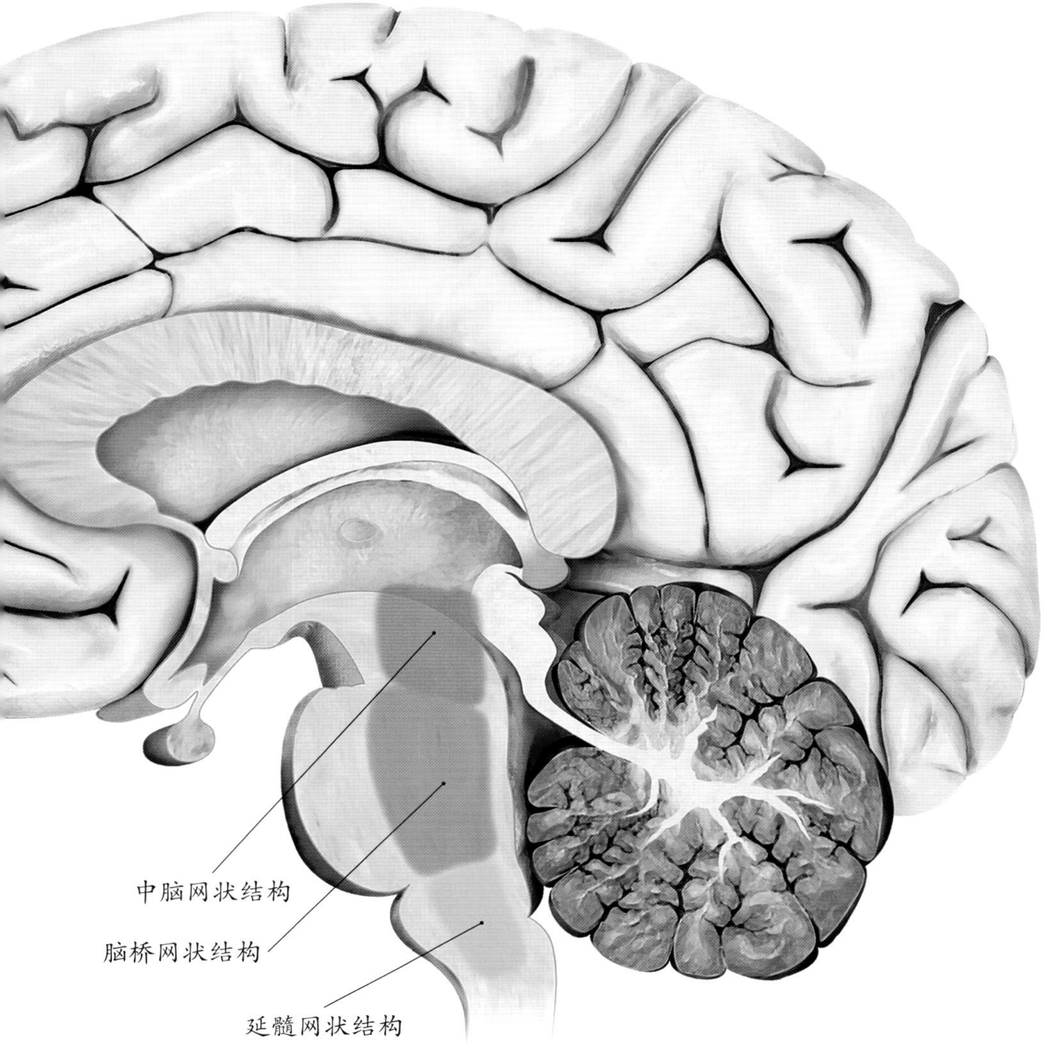

← 网状结构是一群位于脑干的中脑、脑桥及延髓的核心部位的神经元在形成的神经网络。

中脑网状结构

脑桥网状结构

延髓网状结构

↓半自动的运动功能（如呼吸）、常规的运动（如跑步、走路、游泳）等，都是由网状结构控制的。

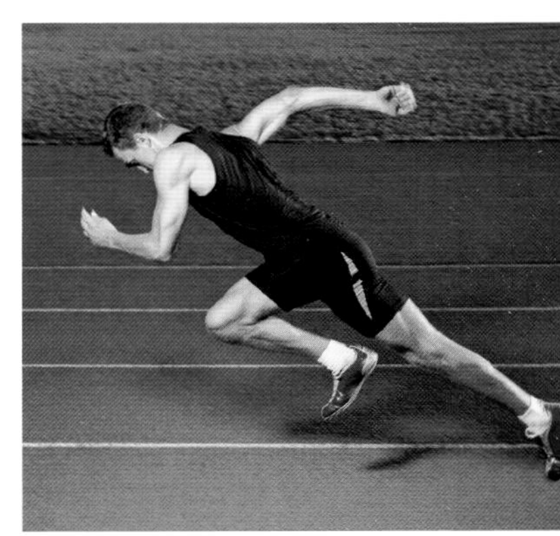

网状结构中，有一个小区域称为蓝斑核。蓝斑核中绝大多数的神经细胞都是去甲肾上腺素能神经元（含有去甲肾上腺素）。鲜活人脑中的蓝斑核之所以是蓝色，是因为其产生去甲肾上腺素的同时，也会产生一种蓝黑色素，称为神经黑色素。蓝斑核中的去甲肾上腺素能神经元几乎支配整个大脑，对于觉醒、注意以及记忆都十分重要。这些通路在受到惊吓或警觉时最活跃。

中脑腹侧被盖区中的许多神经元都含有多巴胺，并在它们的各种投射中释放多巴胺。通往边缘系统和内侧皮质的多巴胺通路会参与动机、认知功能。而其中的一条通路——中脑边缘多巴胺系统，对于奖赏行为以及成瘾至关重要。

控制运动

网状结构的内侧核群在运动控制中发挥着重要作用。网状脊髓束包含两条通路，分别由位于延髓上部和脑桥的内侧核群中的大神经细胞发出。这两条通路会直接作用于脊髓灰质前角中的运动神经细胞，从而改变脊髓反射活动。网状结构对于运动的复杂模式有一套神经机制，其中的神经细胞网络因此得以控制跑步、走路以及游泳。

在小脑控制运动时，网状结构也密切参与这一过程。外侧核群中的大量神经细胞负责中继用于协调肌肉的触觉信息，以传向小脑。其他位于延髓和脑桥的网状结构核团负责中继从大脑皮质投向小脑的信息。

痛觉调节

个体当前的状况对疼痛体验有着强烈且深远的影响。抑郁会导致疼痛体验更加不愉快；然而当个体为求生挣扎时，如人们在战斗或对抗自然灾害时，往往会暂时地忽略疼痛。网状结构的中缝核发出的投射对于痛觉的调节至关重要。位于延髓上部的中缝大核中的神经细胞向下发出的投射通向脊髓（缝核脊髓束），止于位于脊髓后角的神经元。而在脊髓后角，痛觉信息由脊髓传至丘脑。因此中缝核发出的下行通路能够阻断或调节上行的痛觉。缝核脊髓束释放的神经递质是 5- 羟色胺。

神经细胞喜欢“闲聊”

网状结构中的神经细胞可能会接收各种来源甚至不同种类的感觉信息（如听觉和触觉），也可能会受到身体各个部位刺激的影响。尽管网状结构中每个单独的神经细胞群功能各异，但各细胞群之间也有许多解剖位置上的重叠区域。网状结构中的许多神经细胞发出的投射延伸到脊髓的多个亚区，并在脑干、间脑的不同区域形成分支。因此，你或许可以说网状结构中的神经细胞喜欢各处“闲聊”，也很爱传播信息。

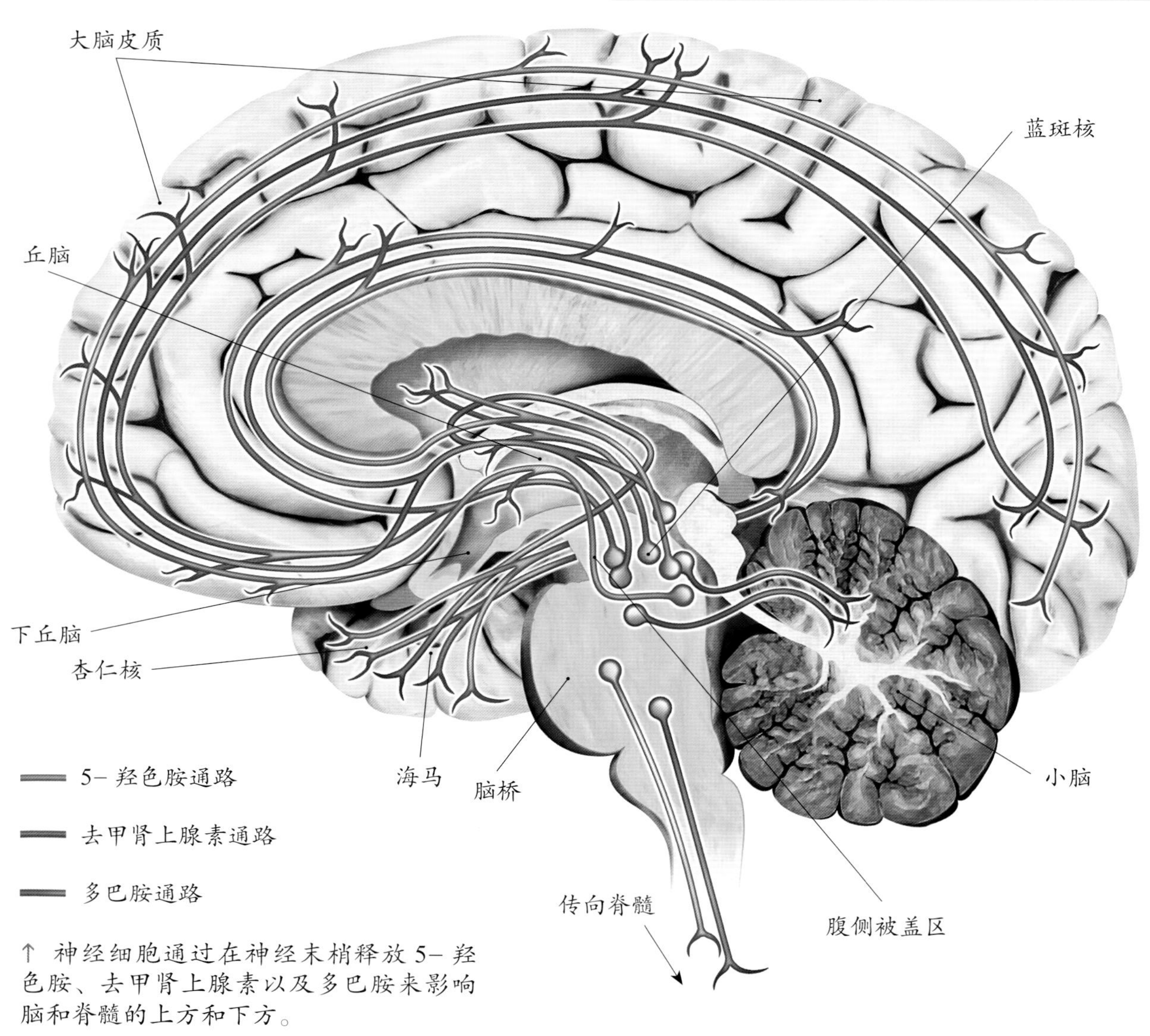

↑ 神经细胞通过在神经末梢释放 5- 羟色胺、去甲肾上腺素以及多巴胺来影响脑和脊髓的上方和下方。

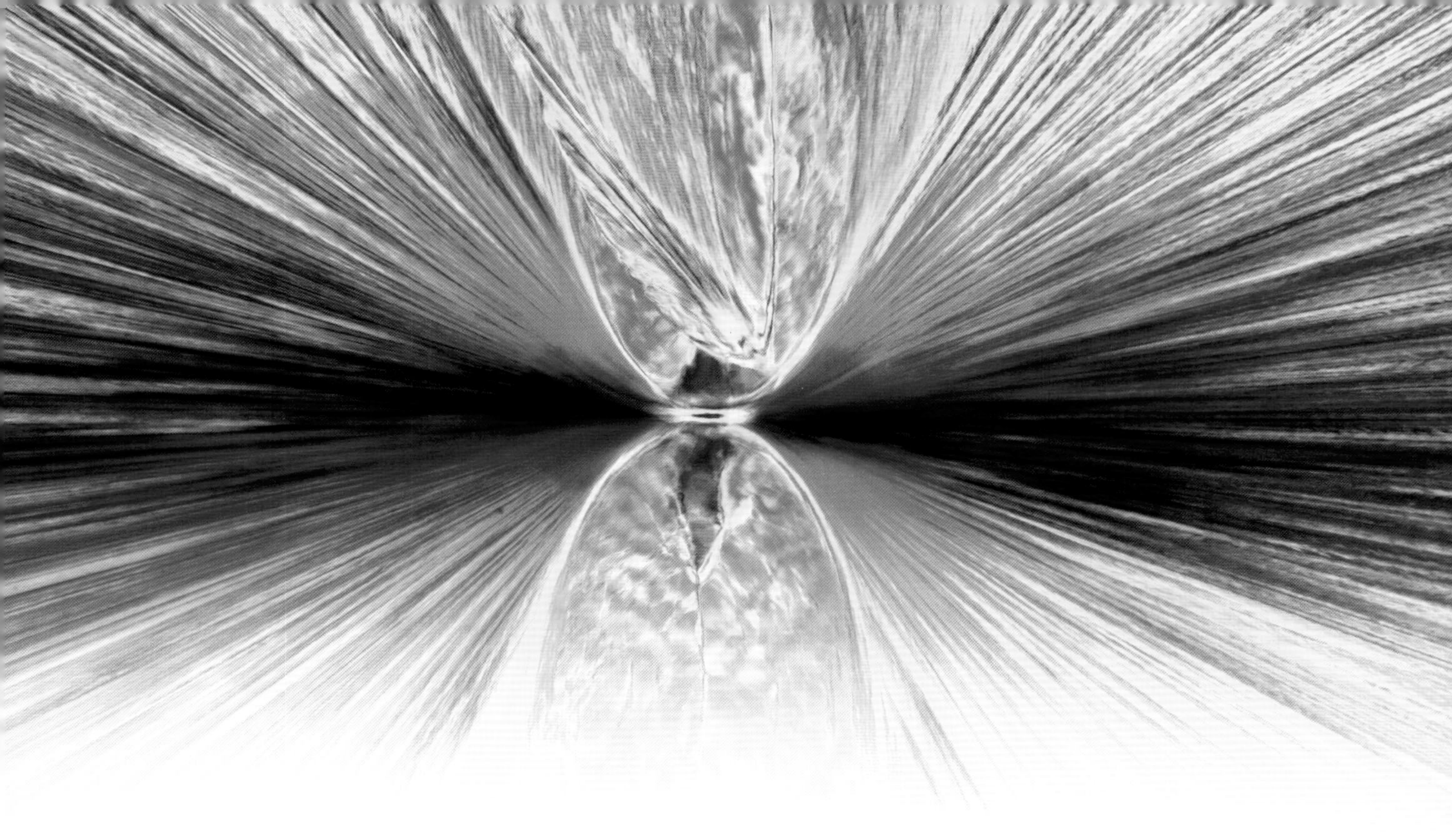

↑ 这张偏光显微照片显示的脑啡肽，是体内自然合成的阿片类神经递质。它和吗啡、可待因一样，都具有镇痛作用。

部分痛觉调节通路中的神经细胞膜上都有阿片类物质（药物，如吗啡，源自阿片类物质或与之相关的物质）的受体。胞体利用内源性阿片样肽（如脑啡肽、强啡肽，与吗啡的分子结构相似），影响痛觉通路的兴奋性。医疗中会使用包括吗啡在内的植物阿片类药物。当药物结合胞体上的天然阿片受体时，疼痛便会减轻。

控制自主功能

网状结构接收许多来自内脏的感觉信息，并以此通过内脏的自主反射来控制内脏的活动。延髓和脑桥中的网状结构包含数群参与呼吸控制（如呼气和吸气的驱动力、呼吸循环的节律）的神经元。其他部位则参与控制心率、血压。控制交感神经系统的下行通路也会经过位于脑干一侧的网状结构。

觉醒与意识

网状结构会接收许多感觉信息，因此网状结构能够在引导感官注意力方面发挥作用也就不足为奇了。我们的中枢神经系统每时每刻都在被海量的感觉信息“轰炸”，但并非所有信息在那个时刻都与我们的行为相关。那些始于网状结构且通向丘脑和皮质的通路，对于控制大脑皮质的兴奋性、将感官注意力引导到对当时的某些行为非常重要的感觉上的过程来说非常重要。比如，我们正安静地坐着阅读一本书，这时外面突然有个小孩大声尖叫，我们的注意力随之转移；于是我们对书的兴趣减少，转而起身出去一探究竟。

这些通路也包含意识成分：脑干两侧的网状结构以及经过此处的通路一旦受损，就会导致病人昏迷。脑干的脑桥部位即使只有一小处出血，也有可能导致病人失去意识（即使大脑皮质完好无损）。网状结构中的上行网状激活系统负责维持大脑皮质的兴奋性及个体的意识。

脊　髓

脊髓执行许多功能，包括支配随意肌（骨骼肌）、不随意肌和腺体；对来自身体表面和内部的感觉信息（触觉、痛觉、温度觉、震动以及关节位置）进行初级加工。脊髓也会将感觉信息上传至大脑，并允许大脑发出下行投射来控制脊髓的功能。

不论男女，大多数人的脊髓长度仅为 42~43 厘米，稍短于脊柱，从颅骨底部一直延伸至后背中部、胸腔末端下方。脊髓在颅底的枕骨大孔（来自拉丁语，意为“大孔”）处与大脑相连。由于脊髓止于腰部下方的第二腰椎，因此在此之下即可安全地进行腰椎穿刺（在神经根附近采集脑脊液，也称脊椎抽液），而不会刺伤脊髓。

外观特征

与脊髓相连的是背侧和腹侧的神经根。背侧神经根（后根）主要向脊髓传递感觉信息，腹侧神经根（前根）则主要向随意肌、腺体以及不随意肌传递运动控制信息。每一条背侧神经根都有一处膨大，称为背根神经节，其内部含有感觉神经元的胞体。背侧神经根和腹侧神经根在椎骨中合并，形成一条脊神经。下颈部和腰部的脊髓各有一处膨大，负责支配上肢和下肢的脊神经由此处分别离开脊柱。

脊髓被划分成一系列与脊神经相连的节段，而这些节段根据脊神经离开脊柱的区域命名。有 8 个颈髓节段，5 个腰髓节段，5 个骶髓（骨盆后部）节段，加上 3~5 个尾骨节段。

由于脊髓比脊柱短很多，所以腰部以下的脊髓节段逐渐高于相应脊神经离开脊柱的区域。

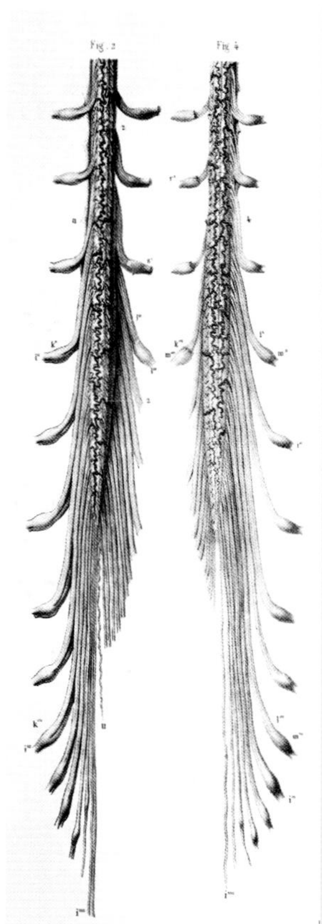

马尾

由于脊髓并不接触脊柱的底部，神经根离开脊髓的底部后必须在椎管内下行一段距离后才能从合适的椎间孔伸出。这束脊神经就是我们熟知的马尾。

← 马尾：1844 年的解剖学注释。

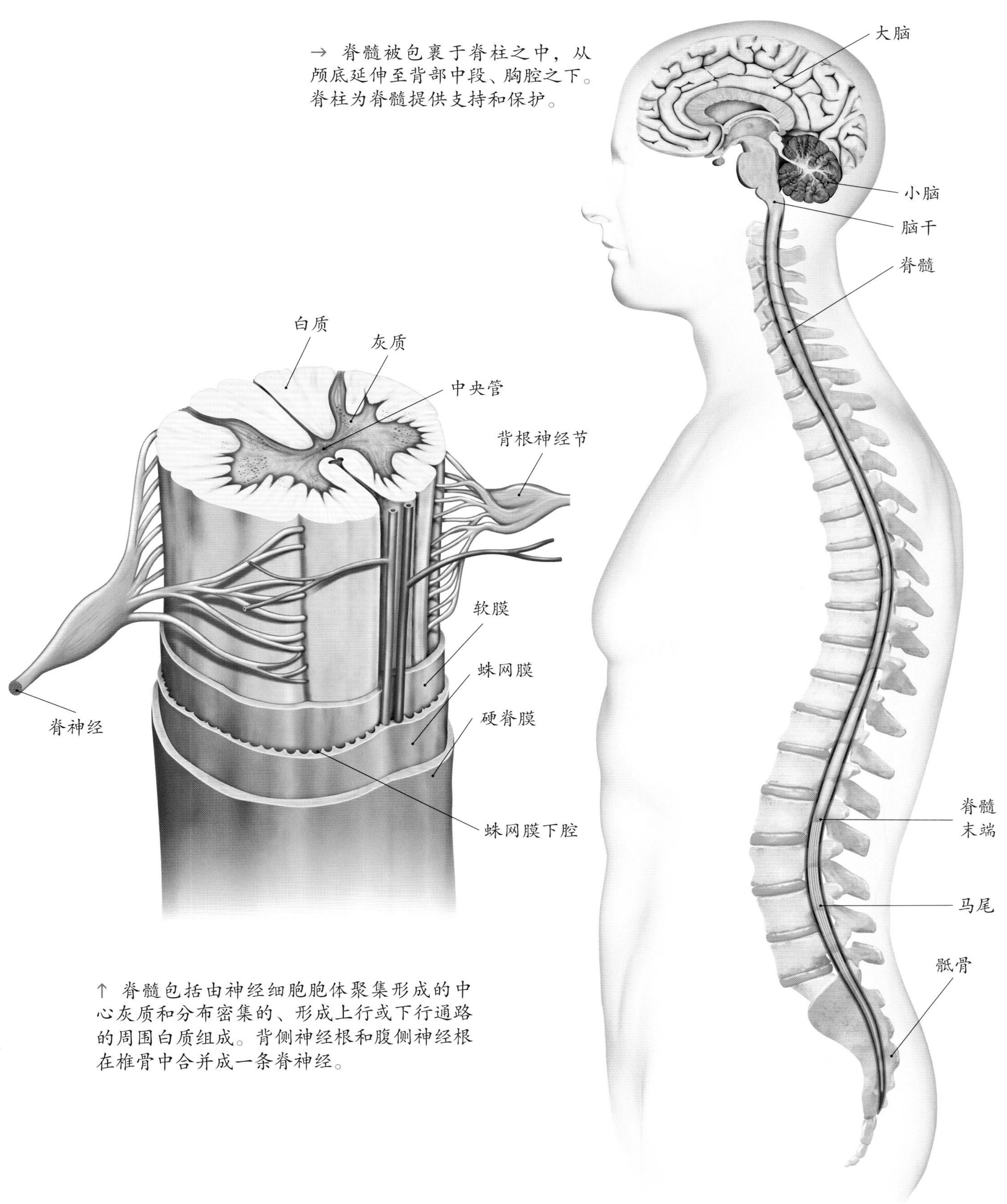

→ 脊髓被包裹于脊柱之中，从颅底延伸至背部中段、胸腔之下。脊柱为脊髓提供支持和保护。

↑ 脊髓包括由神经细胞胞体聚集形成的中心灰质和分布密集的、形成上行或下行通路的周围白质组成。背侧神经根和腹侧神经根在椎骨中合并成一条脊神经。

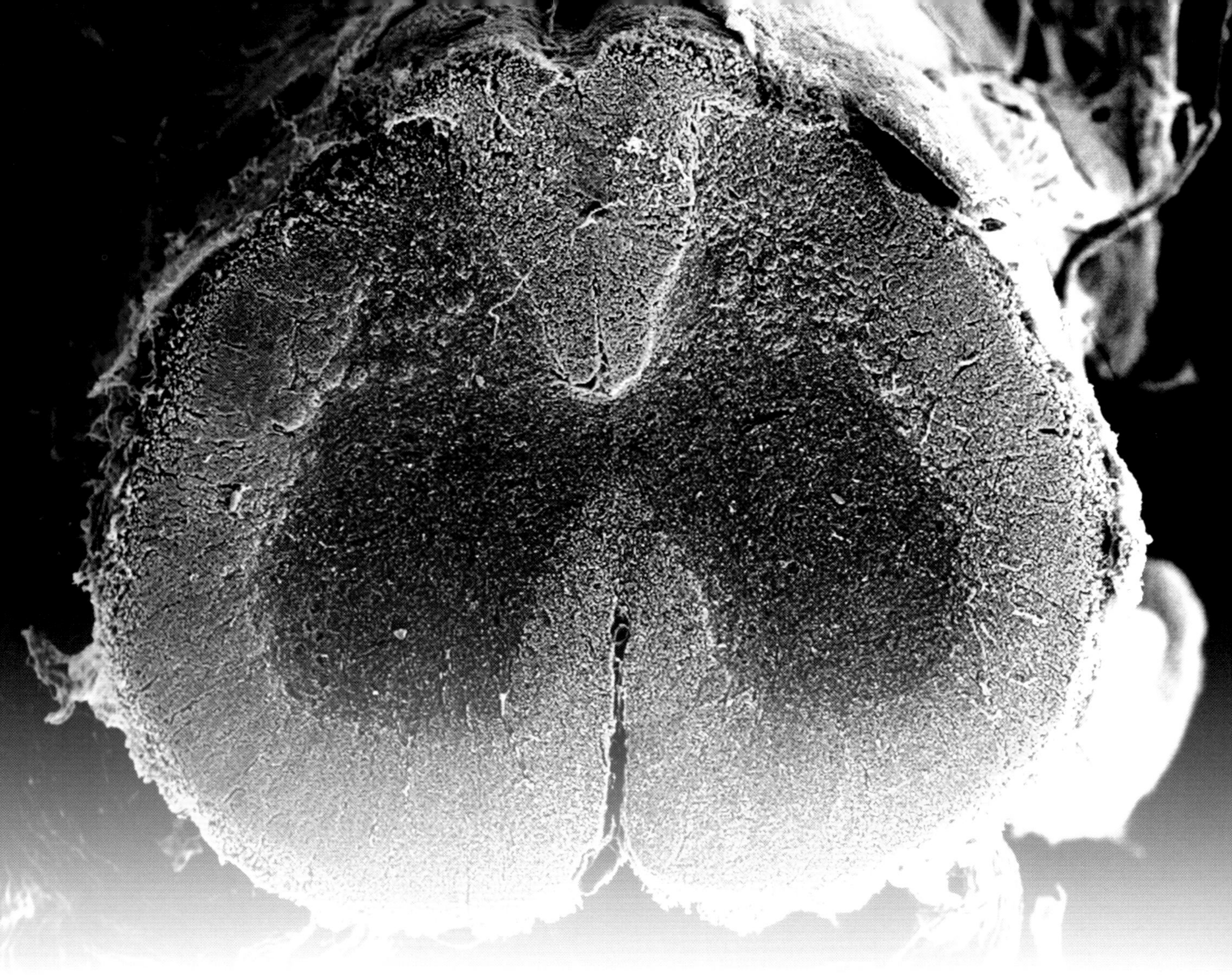

↑ 在上图所示的脊髓横截面中，我们很容易观察到其内部区域的灰质（红色）和外部区域的白质（棕黄色）。

灰质和白质

脊髓的中心是呈“H”形的灰质，其中包含着神经细胞的胞体及其较短的突起。而灰质的周围则是一层白质壳，包含所有负责沿着脊髓向上或向下传递信息的轴突束。

灰质中有两个区域贯穿整个脊髓，为背角和腹角（即前角和后角）。后角中的神经细胞负责加工传来的感觉信息，或形成局部反射，又或者通过相应的通路将信息上传至大脑。前角中的神经细胞负责控制随意肌。在脊髓的胸椎及高位腰椎区域，侧角中有部分神经细胞负责驱动自主神经系统中的交感神经系统。

反射

反射是指由刺激引起的即刻非自主反应。脊髓是产生反射的关键性部位，因为脊髓更靠近身体的下肢，所以它能够更快地启动保护机体的行为。几乎所有的反射回路都至少包含一个感觉神经元和一个运动神经元，但一些反射回路还需要中间神经元，并且中间神经元要位于感觉神经元和运动神经元之间。

最简单的反射形式是牵张反射。无论人体是

在运动中，还是在静止的情况下，这种反射都会一直保持活跃状态，从而调整肌肉的紧张状态及保持姿势。牵张反射仅需要一个感觉神经元，该神经元由被髓鞘包裹的大轴突将肌肉中牵张感受器传来的信息传向脊髓。

这些神经纤维能够穿过灰质，并与大的运动神经元相连，从而驱动同一块肌肉。通过橡皮锤叩击肌腱（如膝盖前方的髌韧带）可引起牵张反射：大腿前侧的股四头肌及内部的牵张感受器会产生短促的牵拉。神经冲动沿着感觉神经回传至脊髓，运动神经元由此被激活后，神经冲动便会再次沿着脊髓前角回传，从而引发股四头肌产生抽搐，即膝跳反射。临床医生通过膝跳反射来测试肌肉和脊髓之间的神经连接。大脑的下行运动通路受损会导致牵张反射回路的活动增加。

退缩反射

光脚踩到一个尖锐的物体（比如钉子）时，身体就会直接发生退缩反射。皮肤感受器在接触到疼痛或热的刺激源时被激活，感觉信息便会传向脊髓后角，一个或多个中间神经元就会向多个节段的脊髓传递信息，从而激活运动神经元。这些神经元不仅会向离刺激源最近的肌肉发出收缩的指令，也会令位于同一肢体的其他肌肉，甚至身体另一侧的某些肌肉收缩。最终的结果是潜在的危险刺激源使该侧部分关节处的肌肉收缩，从而使整侧躯体弯曲回撤，而另一侧躯体挺直以支撑整个身体的重量。

上行和下行通路

脊髓的感觉通路负责将身体的信息传至大脑。脊髓背侧的白质是背侧柱，它负责向延髓传递精细而准确的关于触觉、震动觉以及关节位置的信息。脊髓前方及侧边的白质是脊髓丘脑束，负责向丘脑传递简单的触觉、痛觉以及温度觉信息。这些信息最终都会进入大脑皮质和意识。其他的上行通路称为脊髓小脑束，负责向小脑传递关节位置及肌紧张信息，使得小脑能够借此协调肌肉活动。

大脑皮质和脑干发出的通路控制着脊髓中的运动神经元。皮质脊髓束允许大脑皮质直接影响脊髓各节段中的运动神经元，尤其是对于上肢的技巧性动作。其他发自脑干的通路（网状脊髓束）负责控制运动行为，如走路、跑步、游泳以及调节自主神经系统的活动。

其他发自脑干的下行通路负责影响对感觉的认知，也许对痛觉体验也有深远的影响。

↓医生通过叩击膝盖下方的韧带来检查膝跳反射。不正常的反应表明存在神经传导缺陷。

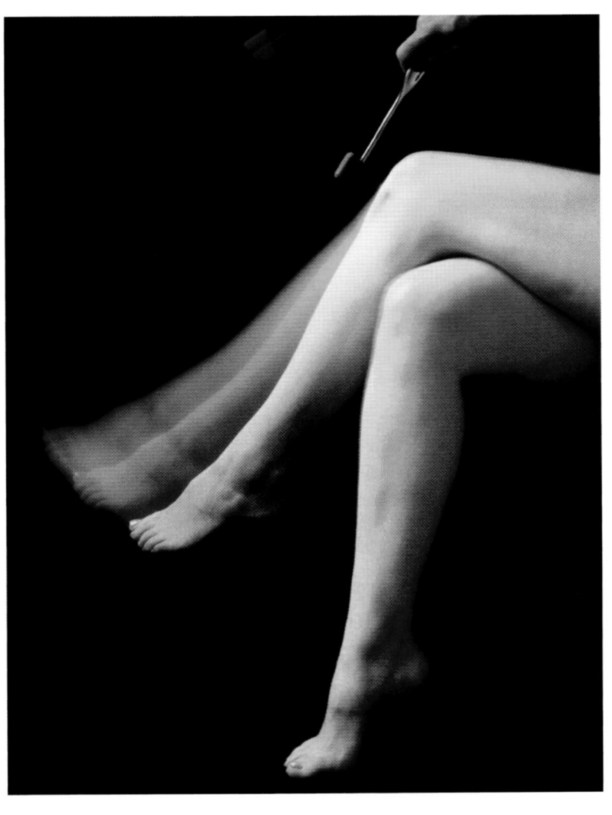

脊神经

脊神经向脊髓传递感觉信息（包括触觉、痛觉、温度觉、肌肉紧张程度以及关节位置），以及向肌肉和腺体传递运动指令。

同一脊柱节段内的背侧神经根（传递感觉信息）和腹侧神经根（传递运动信息）同时接触脊髓两侧，再汇聚，便形成了脊神经。每一段脊髓都会产生一对脊神经，随后产生分支，向身体特定部位发出投射。每一根脊神经同时包含感觉型轴突（感觉神经）和运动型轴突（运动神经）。

周围神经的功能

胸段的脊神经（胸神经）在肋骨之间的投射方向单一，形成肋间神经。然而，多数来自不同脊髓节段的脊神经会彼此交汇，形成神经丛。周围神经便来自这些神经丛，如果执行感觉功能，其轴突便延伸至皮肤、关节、肌肉以及腱中的感觉器；如果执行运动功能，其轴突便会延伸至肌纤维。

周围神经表面包裹着多层结缔组织以提供保护，也覆盖着丰富的血管以提供营养。周围神经中包含着执行不同功能的轴突——轴突越粗，包被的髓鞘越厚，神经冲动传递得就越快。厚髓鞘包被的轴突对于肌肉协调性和运动指令的高速传递必不可少；薄髓鞘包被的轴突负责感受简单的接触及类似被针扎的感觉；没有髓鞘包被的轴突

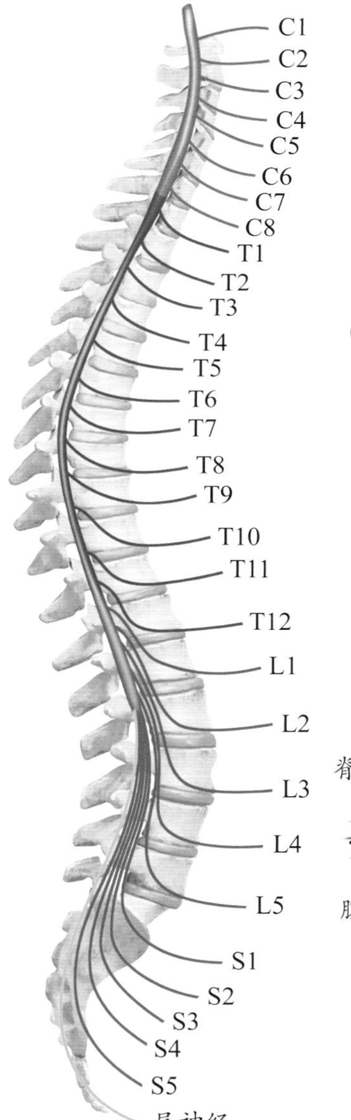

← 脊神经按序编号，并分为颈神经、胸神经、腰神经、骶神经和尾神经。

↓ 脊神经是由背侧神经根（感觉功能）和腹侧神经根（运动功能）相交汇合而成的。背侧神经根在背根神经节处产生膨大，其中包含感觉神经元。

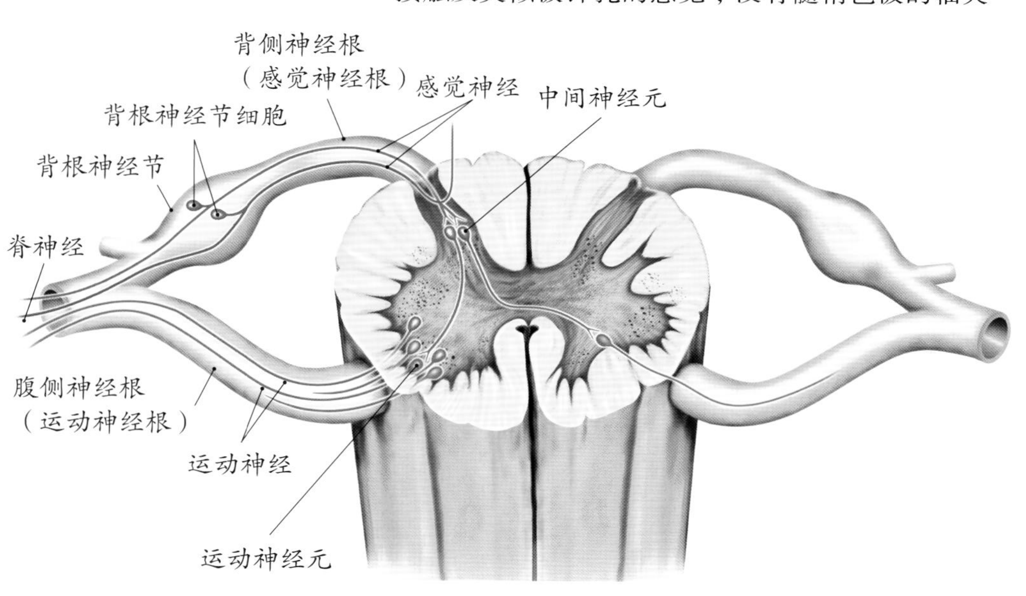

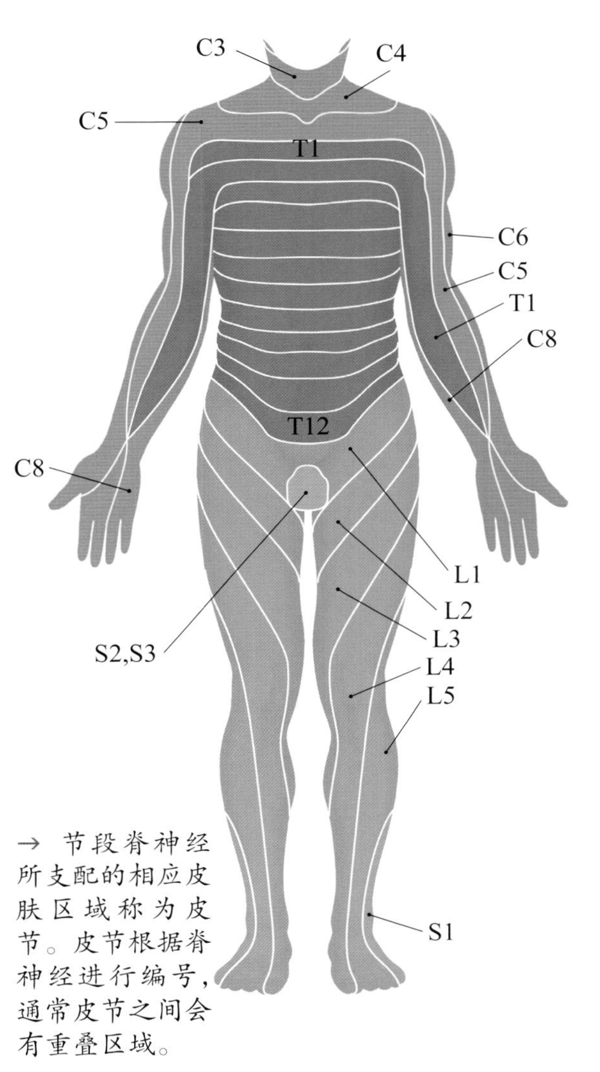

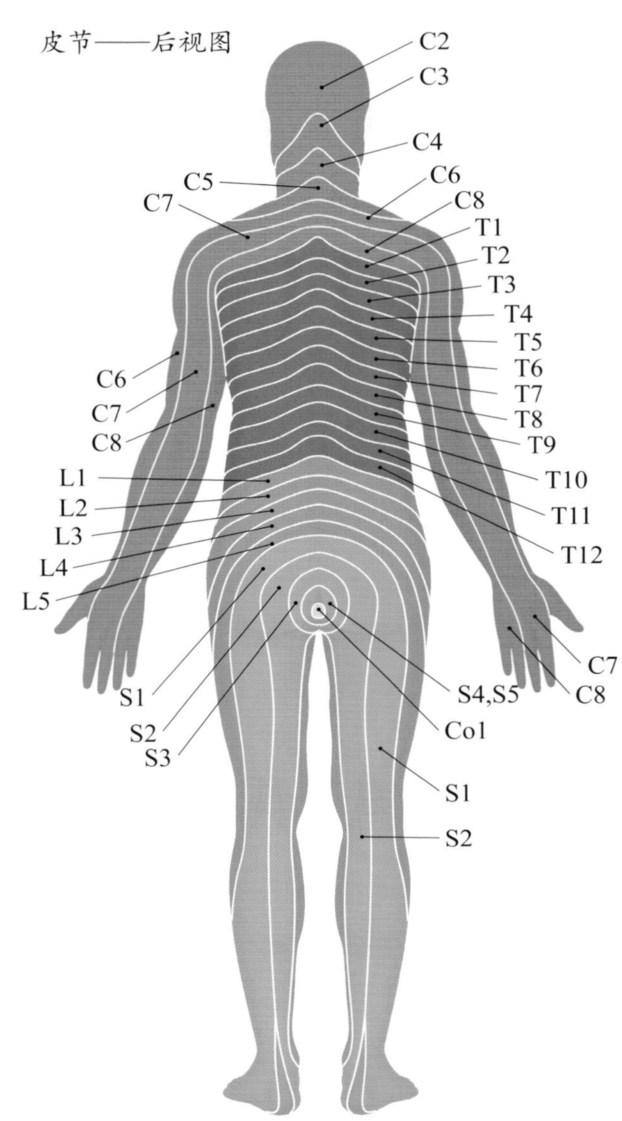

→ 节段脊神经所支配的相应皮肤区域称为皮节。皮节根据脊神经进行编号，通常皮节之间会有重叠区域。

则负责控制腺体或感受热、痒和痛。施万细胞缠绕于每一根轴突上，形成髓鞘。

皮节和肌节

脊髓由一系列节段组成，每段表面都连接着脊神经。脊神经包括 8 对颈神经、12 对胸神经、5 对腰神经、5 对骶神经以及 1 对尾神经。每对脊神经从这些节段发出，支配着不同的皮节，尽管相邻的皮节之间有较大的重叠区域。

皮节在躯干部位的分布尤其明显，肋骨之间的每一根脊神经负责支配一个皮节。皮节在胚胎发育期间也会向四肢延伸，但由于四肢的发育，成年人四肢的皮节在排列上相当复杂。

脊髓的各个节段中也有运动神经元，它们负责控制四肢和躯干的肌肉。这种控制肌肉的节段性组织（肌节）在躯干部位相对简单，如胸部的肋间神经支配肋间肌。部分肋间神经延伸至腹壁，形成胸腹神经，支配保护腹部的肌肉。与皮节很像，控制四肢运动的肌节比躯干的更复杂，因为胚胎肌细胞在发育生长期间进行了迁移，从而使原先延伸至四肢的脊神经的位置发生了变化。此外，支配四肢的脊神经汇合、分离后在肢基节部位（上肢和下肢腰骶部分支处）形成了复杂的神经丛。

自主神经系统

自主神经系统属于神经系统的一部分，负责维持躯体内环境，以及在紧急情况下管理能量储备。因其自发执行功能，并且不受意识的直接控制，故称为自主神经系统。

自主神经系统控制位于胸部、腹部、盆腔的内脏的自主功能，也负责调控汗腺和血管壁的平滑肌。自主神经系统包括3个部分：交感神经系统、副交感神经系统以及肠神经系统。此处我们将基于交感神经系统和副交感神经系统通常情况下对内脏的影响进行讨论，但对这两类系统的简单分类其实并非现实情况的真实写照。肠神经系统将在第 60~61 页进行讨论。

自主神经系统中包含神经节（神经元胞体聚集之处），其以链状或块状分布于体腔内。交感神经系统、副交感神经系统与器官之间的通路中都存在以链状分布的神经元。中枢神经系统中的神经元称为节前神经元，其轴突穿过周围神经系统，并投射于神经节内的节后神经元。

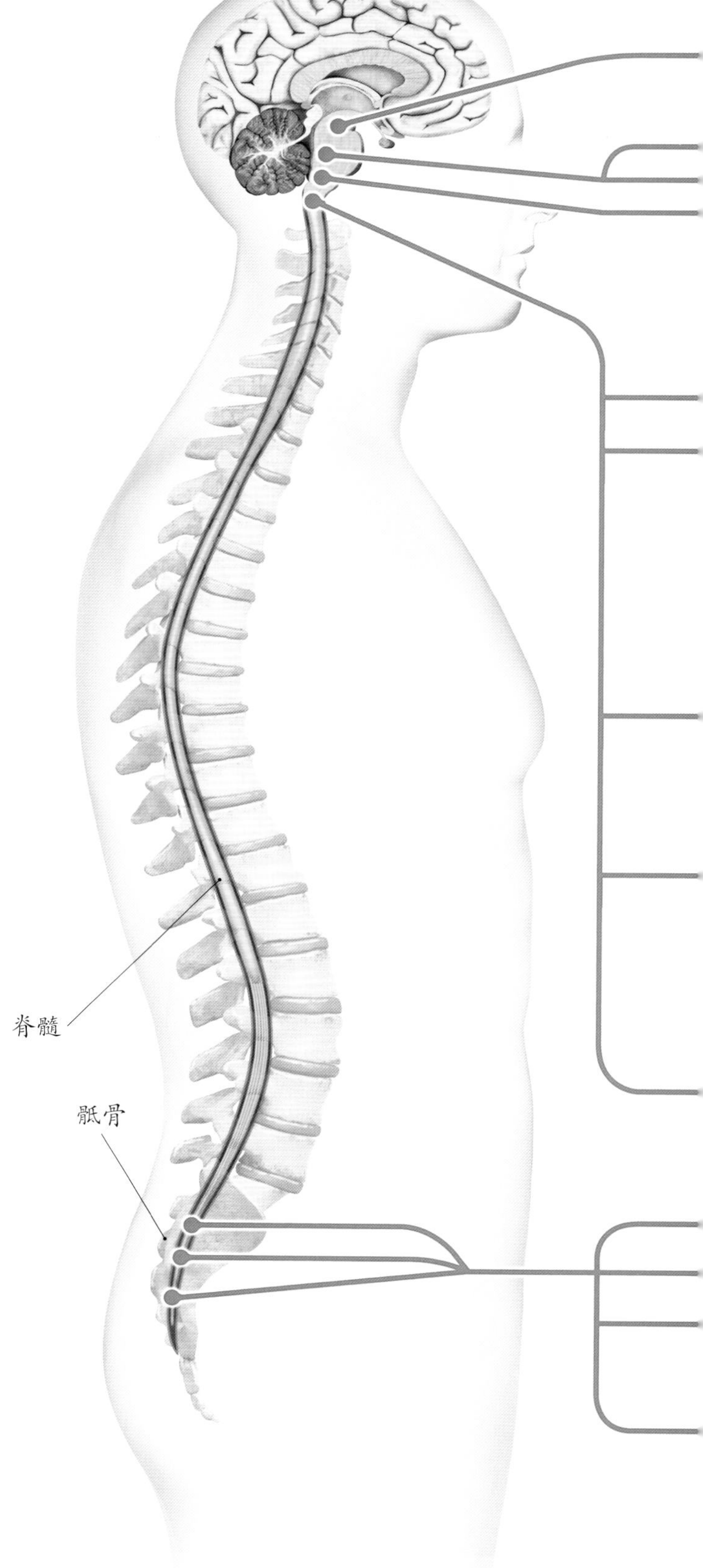

自主神经系统—副交感神经系统

→ 胸部、腹部、盆腔内的器官都会受到交感神经系统、副交感神经系统（即自主神经系统）的影响。此外，自主神经系统还会支配眼部肌肉、血管、泪腺、唾液腺以及皮肤下面的肌肉。

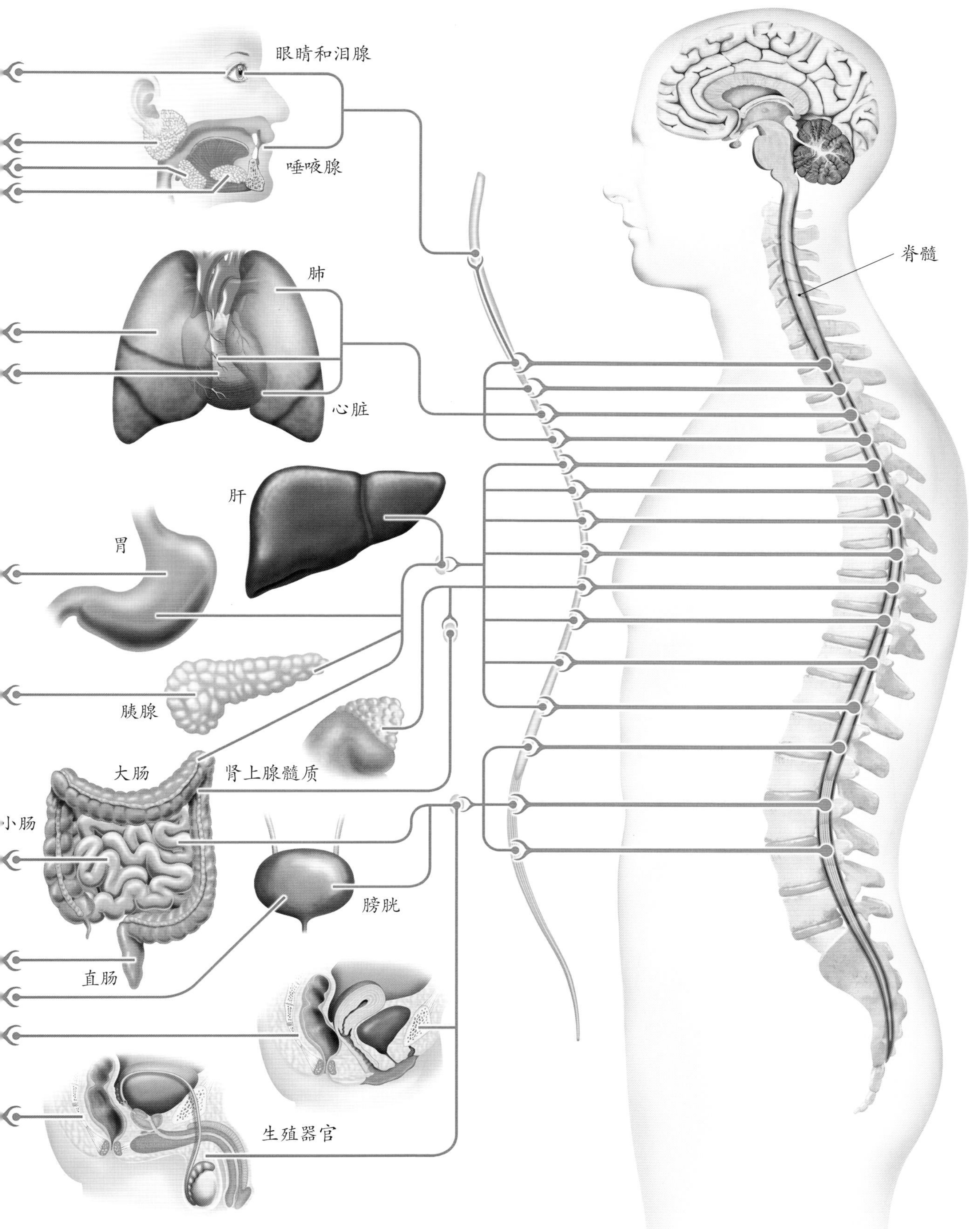

自主神经系统—交感神经系统

体温调节

交感神经系统对于调节体温来说必不可少。交感神经系统控制皮肤的血液循环：天气炎热时增加血流量以带走热量，天气寒冷时减少血流量以保持温度。交感神经系统还能在天气寒冷时使皮肤上的汗毛竖起来(产生鸡皮疙瘩)，以减少皮肤表面的空气流动；在天气炎热时激活汗腺，以帮助散热。

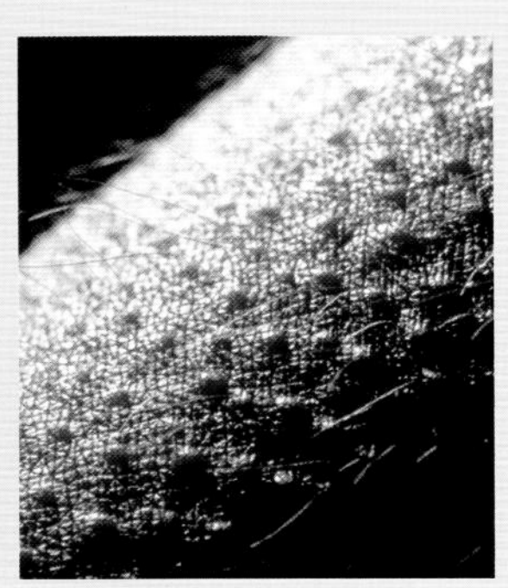

交感神经系统

交感神经系统主要负责为身体在紧急情况和紧急动作下释放能量做准备。交感神经系统兴奋时，心率上升、肠道运动减少、呼吸道扩张，血液从肠道流向肌肉。

交感神经系统的节前神经元位于脊髓胸段和上腰椎段的侧角。节前神经元的轴突发出投射，止于沿着脊柱分布的一系列神经节。这些以链状分布的神经节称为交感神经干，从颅骨底部延伸至尾骨的末端。交感神经干内包含节后神经元的胞体，其轴突末端分布于皮肤上的靶器官（如汗腺或血管）。一些节前纤维（节前神经元的轴突）通过交感神经干时并不终止，反而会与脊柱前方的神经节（椎前神经节）中的节后神经元胞体呈突触结合。椎前神经节中的节后神经元向体腔内的靶器官（心脏、肺、肠）发出投射。然而交感神经系统的其他节后神经元在发育过程中逐渐变为内分泌腺（如肾上腺中部或肾上腺髓质的肾上腺素分泌细胞）。

副交感神经系统

副交感神经系统的一般功能是增加能量储备。副交感神经系统兴奋时，心率降低、心脏供血量减少、肠道运动增加，对食物中营养物质的吸收增强。

副交感神经系统的节前神经元胞体位于脑干和脊髓的骶段，其轴突或通过脑神经（面神经、动眼神经、舌咽神经以及迷走神经），或通过盆内脏神经（第 2~4 节骶骨）离开中枢神经系统。动眼神经控制收缩瞳孔的肌肉，并在眼睛聚焦于近物时改变晶状体的形状。面神经和舌咽神经负责控制泪腺和唾液腺。来自脊髓的盆内脏神经控制膀胱、直肠以及生殖器官。副交感神经系统的节前神经相对较长，所以它们直接投射于靶器官（心脏或膀胱）附近的节后神经元胞体。

对立原则和互补原则

自主神经系统的两个组成部分对某些器官产生相反的影响（如交感神经系统升高心率，而副交感神经系统降低心率），但身体的某些部分只受其中一种影响。例如，四肢的汗腺和血管只受交感神经系统的影响，而瞳孔和膀胱则主要受副交感神经系统控制。

交感神经系统和副交感神经系统通常被认为是独立的系统，但重要的是，我们应该知道这两个系统常常协同作用，以执行复杂的任务。例如，男性的性行为需要依赖阴茎的勃起（由副交感神经系统控制）和随后的射精（由交感神经系统控制）来完成。

此外，两者都具有所谓的自主性，并且很少同时兴奋，因此不应该被看作一个功能组块。更精确的描述应该是二者共同组成了功能性通路，但彼此独立工作。

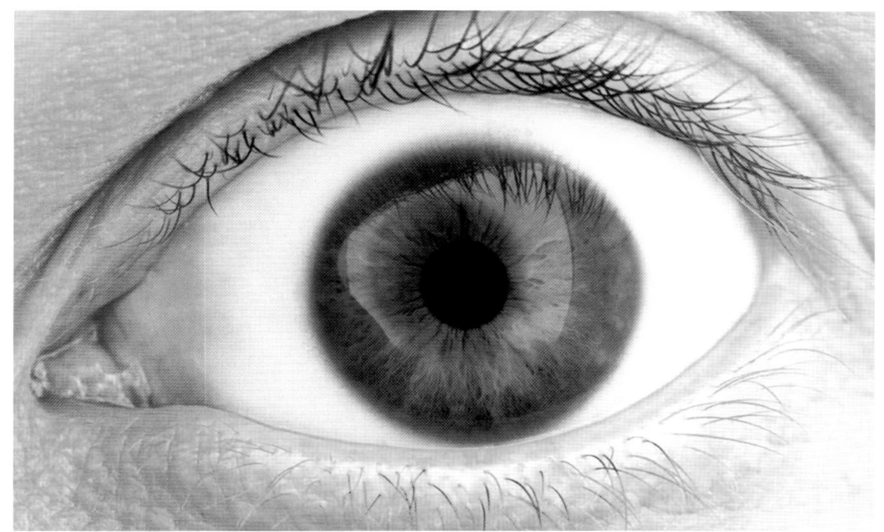

← 交感神经系统能够扩大或缩小瞳孔。

对内脏器官的感知

自主神经系统的一个重要功能就是对内脏器官的感知，而此功能的实现需要感觉神经元的轴突沿着交感神经系统和副交感神经系统通路延伸至各个器官。这些感觉神经元的功能差异取决于"走"交感神经系统通路还是"走"副交感神经系统通路。沿着副交感神经系统通路延伸的感觉神经将关于血压、血氧浓度以及膀胱和肠胃的饱满程度的信息带回大脑或脊髓。

感觉神经沿着交感神经系统通路延伸可将关于内脏的形变及炎症情况（使病人感到疼痛）的信息传向脊髓。信息通过脊神经传向特定的脊髓节段，病人就会认为疼痛来自体表或某个皮节的表层。这种伴随身体表面疼痛的内脏痛觉就是我们常说的牵涉性痛，临床医生通常以此为重要病征来诊断内脏疾病。

自主神经系统的神经递质

交感神经系统、副交感神经系统的节前神经元将乙酰胆碱作为神经递质，来激活节后神经元。节后神经元的情况复杂一些，其轴突可能含有多种神经递质，其中有些神经递质的作用是改变主要神经递质的功能。

例如，交感神经系统的节后神经元会根据靶目标的不同使用不同的神经递质。靶向血管的轴突会释放三磷酸腺苷、去甲肾上腺素或神经肽Y，靶向汗腺的轴突会释放乙酰胆碱、血管活性肠肽、组甲肽或降钙素基因相关肽，靶向平滑肌（使皮肤上的汗毛竖起来，产生鸡皮疙瘩）的轴突使用去甲肾上腺素。

副交感神经系统的节后神经元也会根据靶目标的不同而使用不同的神经递质。靶向心肌的轴突使用乙酰胆碱，靶向肠道平滑肌的轴突使用乙酰胆碱、三磷酸腺苷、一氧化氮或血管活性肠肽，靶向肠道腺体的轴突则使用乙酰胆碱、一氧化氮或血管活性肠肽。

肠道中的“脑”

肠神经系统控制着与运动有关的新陈代谢以及胃肠道中的食物消化过程。也许从口腔一直到肛门，肠道都有它自己的“想法”。

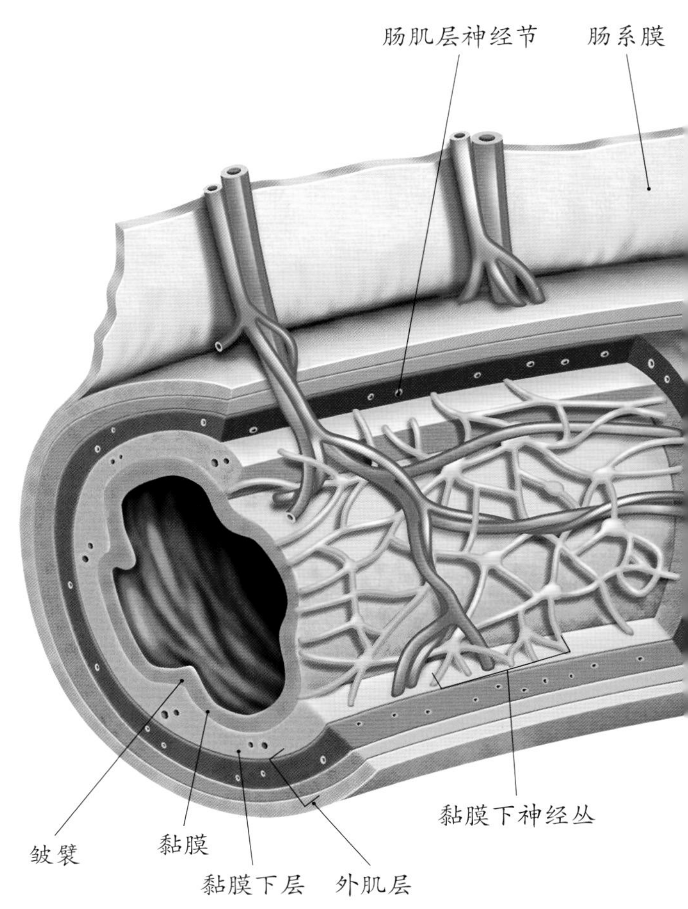

肠神经系统如何通过肠道输送食物

当肠道扩张时，内在初级感觉神经元就会被激活，其朝向口腔的轴突将激活兴奋性运动神经元，而朝向肛门的轴突则使肌肉松弛。兴奋性运动神经元朝口腔方向的投射长度约为 11 毫米，然而抑制性运动神经元朝肛门方向投射的距离大约是这个长度的 2 倍。因此，当肠道因为一团食物而扩张时，食物上方的肠道肌肉便会收缩，向下挤压食物，而食物下方的肠道肌肉会开始松弛以接纳食物。当这一过程在绵长的肠道中发生时，食物便会缓慢而稳当地向下移动。

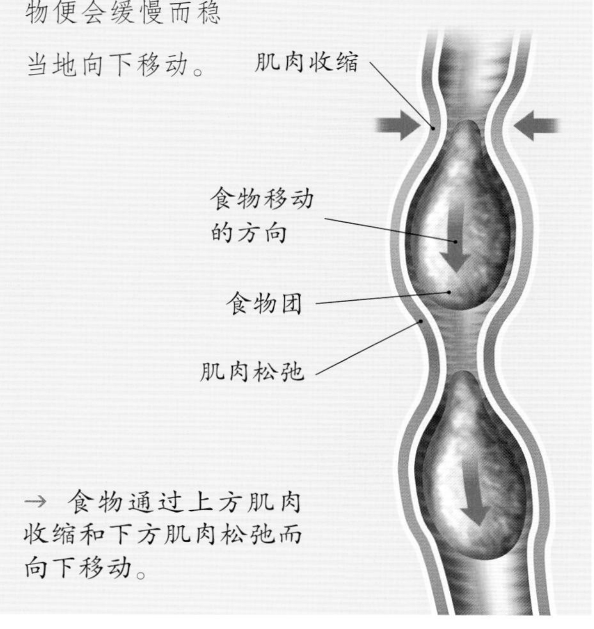

→ 食物通过上方肌肉收缩和下方肌肉松弛而向下移动。

肠壁、胃肠道始于口腔，止于肛门，其间富含由神经细胞组成的神经网络，而神经网络的各个突起组成了肠神经系统。许多神经科学家认为肠神经系统是自主神经系统的一部分，因为它完全自主，可以自我调节——不仅控制肠道的平滑肌和腺体，还能够越过肠壁吸收营养，控制肠道的血流。其长度惊人，包含约 1 亿个神经细胞，和脊髓中的神经细胞数量差不多。

肠神经系统包括两个由肠壁的神经细胞及其轴突组成的神经网络（神经丛）：黏膜下神经丛（位于肠道壁黏膜下层）和肠肌神经丛（位于肠道壁深处的平滑肌层之间）。黏膜下神经丛主要控制肠道腺体的分泌，而肠肌神经丛主要负责调节肠道运动。

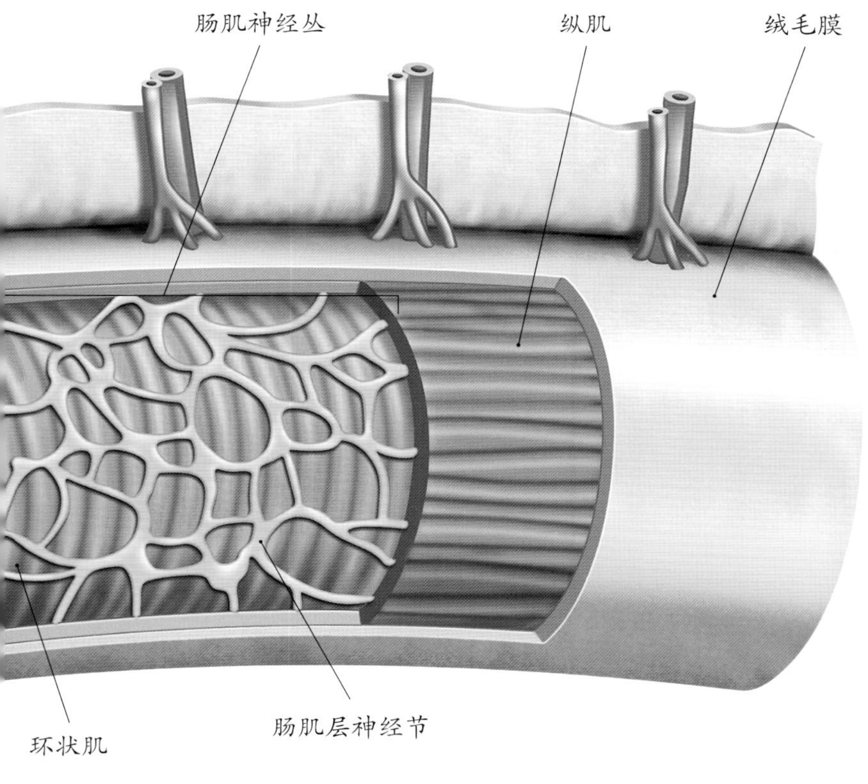

↑ 肠神经系统的神经细胞（上图）负责控制肠道腺体的分泌，以及肠道壁平滑肌的收缩和松弛。

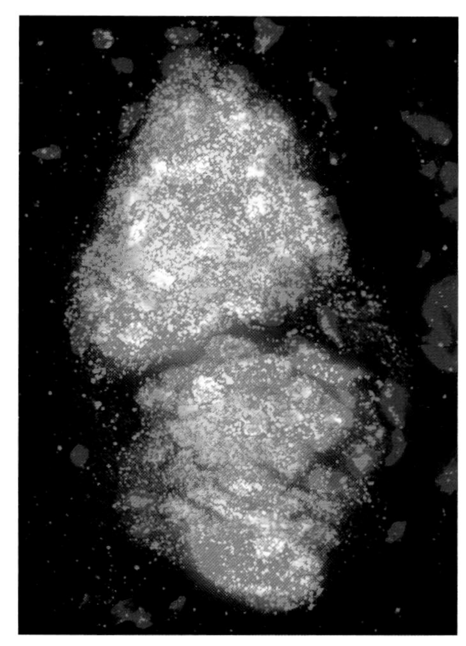

↑ 肠神经系统的神经细胞（上图）调节腺体的分泌和肠壁平滑肌的收缩或松弛。

肠神经系统的功能

与其他神经系统类似，肠神经系统也有负责检测内环境变化（如肠道壁舒张）的感觉神经元，处理感觉信息的中间神经元，以及支配平滑肌和腺体的内脏运动神经元。如此高效的神经网络通过肠道壁平滑肌的连续收缩来产生协调运动，从而将食物碾碎（分割）成更小的块，并将其运送至肛门（蠕动）。即使将肠神经系统与其他神经系统彻底剥离，这些运动依然能够进行。

肠神经系统会释放一系列神经递质，包括一氧化氮、乙酰胆碱、三磷酸腺苷和多种神经肽。这些化学物质究竟如何发挥作用是这一领域当前研究的课题之一。

肠道中的“小脑袋”得到了一点帮助

虽然肠神经系统能够独立于其他神经系统发挥作用，但其活动可能会被交感神经系统和副交感神经系统的神经冲动改变。副交感神经系统通常会增加平滑肌和肠道腺体的活动，以促进肠道对营养物质的吸收。而交感神经系统则会通过作用于黏膜下神经丛减少肠道腺体的活动，通过作用于肠肌神经丛降低兴奋性运动神经元的活性，从而减少肠道运动。

保护我们的大脑

我们的大脑柔软、呈胶状、易受损，因此对于这个精巧的结构来说，一些保护措施必不可少。

大脑有 3 重防护：骨、膜、液体。最外层坚硬的骨质结构是颅骨，一层一层将大脑固定在合适位置的膜是脑膜，缓冲大脑运动的液体是充盈于蛛网膜下腔的脑脊液。

在自然界中，大脑通常只会经历头部缓慢加速时的轻微撞击，因此这样原始的保护方式对于高速运转的现代社会来说并不够。比如，一辆高速行驶的汽车发生车祸时，车内的人的头部会因此突然减速（比如从将近 110 千米 / 时的速度在 1 米之内减速至 0 千米 / 时）。这相当于重力加速度的近 50 倍，会把那些保护大脑的防线统统击破。

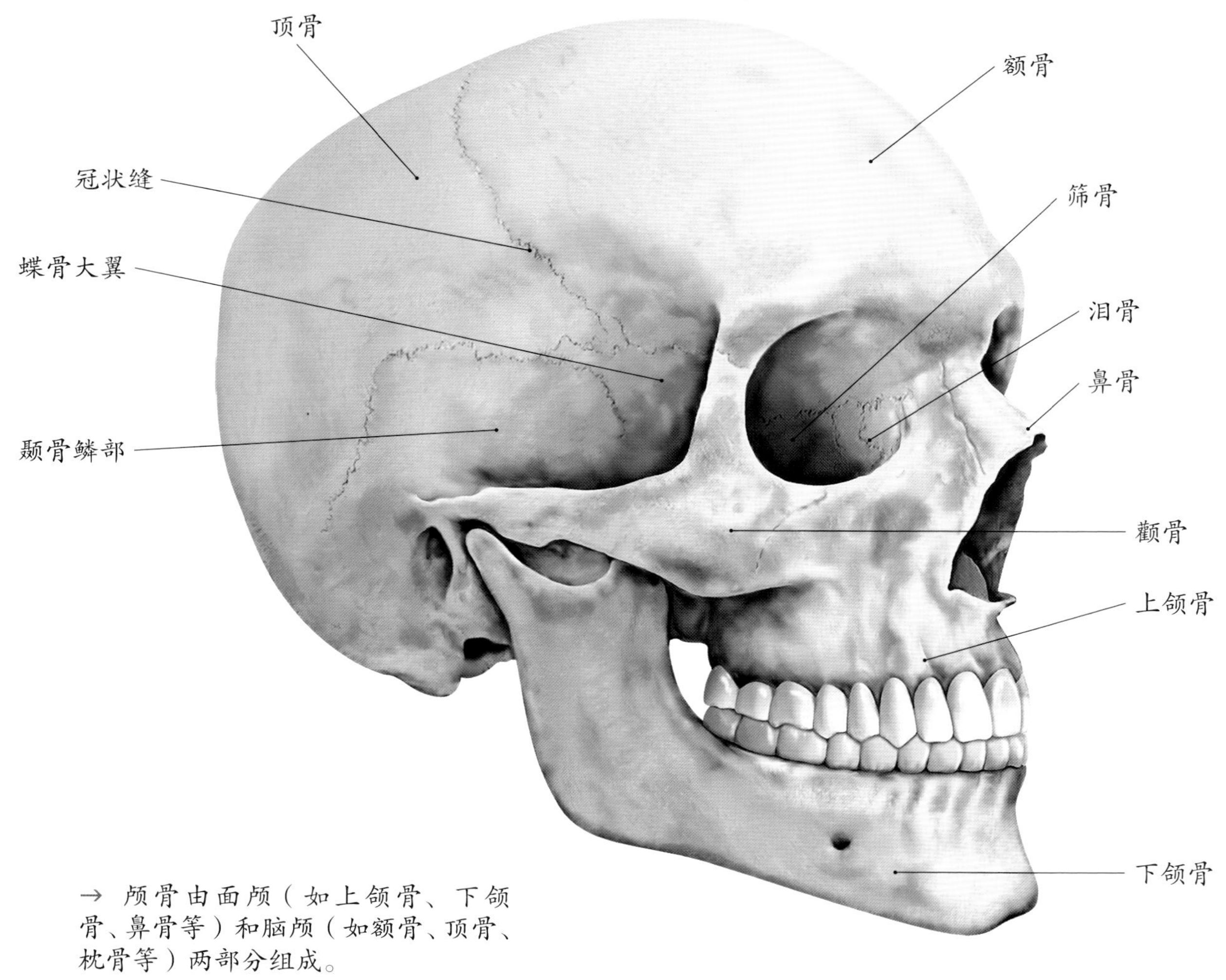

→ 颅骨由面颅（如上颌骨、下颌骨、鼻骨等）和脑颅（如额骨、顶骨、枕骨等）两部分组成。

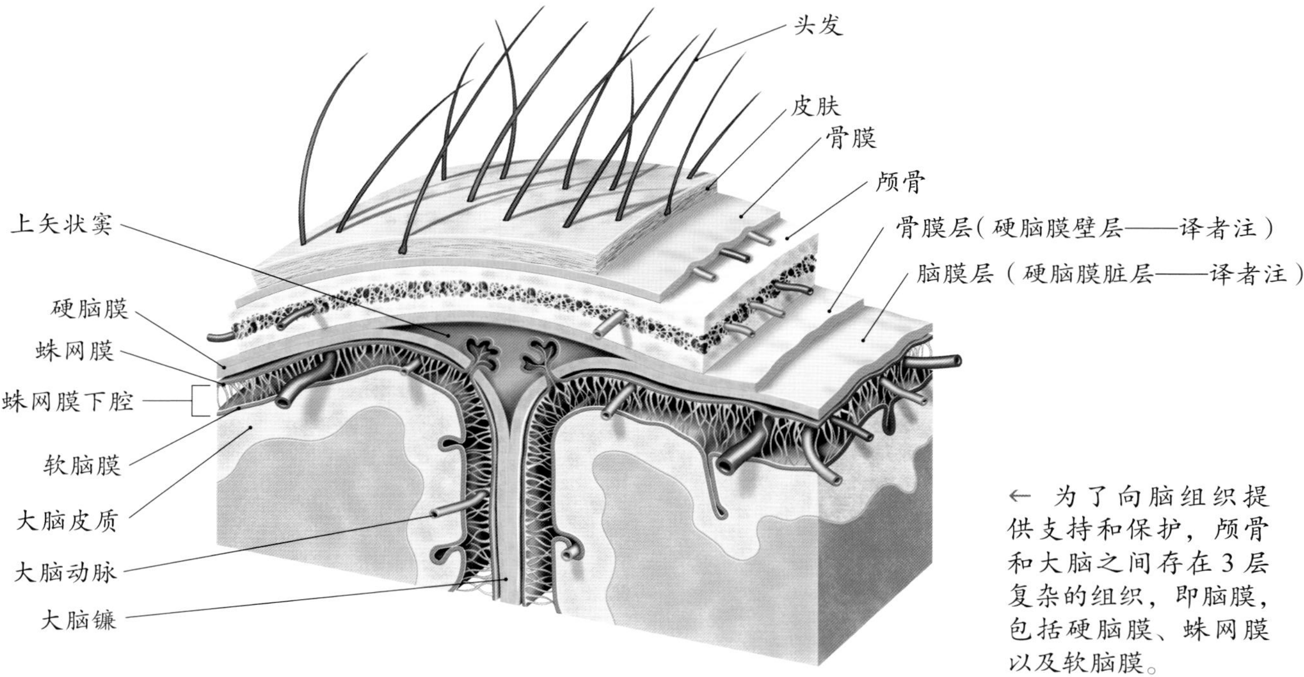

← 为了向脑组织提供支持和保护，颅骨和大脑之间存在 3 层复杂的组织，即脑膜，包括硬脑膜、蛛网膜以及软脑膜。

颅骨

脑壳的底部由枕骨、蝶骨、岩颞骨以及额骨组成，它们共同形成的 3 个碗状凹陷，大脑的下部紧贴在其中。大脑的顶部由一块扁平的头盖骨覆盖，头盖骨可能由颅底骨（额骨、岩颞骨及枕骨）延伸而来，或局限于头盖骨区域（顶骨）本身。在成人时期，这些骨头借纤维连接在缝处彼此紧密相连，就像拼图的边缘一样。但在胎儿时期和出生后早期，这些骨头仅通过纤维组织轻微接触，这对于分娩来说有很大好处，因为骨头重叠之处能够帮助颅骨在途经产道时承受挤压。

脑膜和脑脊液

为起保护和缓冲作用，脑和脊髓被包裹于 3 层膜之中，即硬脑膜、蛛网膜以及软脑膜。硬脑膜形成一层厚而坚固的膜，附着在颅骨内部，并加强颅内的静脉（硬脑膜静脉窦）。硬脑膜的褶皱在两个大脑半球的中线处、大脑半球与小脑之间形成支撑壁。当大脑在颅骨中缓慢运动时（例如，当肿瘤生长时），脑组织可能会因压迫硬脑膜皱襞而受损。而发生车祸时突然的移动有可能将脆弱的脑组织甩向这些皱褶和嵴，从而被撕裂。

蛛网膜是附着在硬脑膜内表面的精细网状组织。它通过蛛网膜下腔与软脑膜分离，其中含有脑脊液。脑脊液在头部突然减速运动时为大脑提供一个液体的缓冲空间。脑脊液将在第 64~65 页中讨论。

最内侧的脑膜是软脑膜，其紧贴大脑且含有丰富的血管，所以它能够深陷于脑表面的所有沟壑中，并将血管随之带入。

颅骨的弱点

尽管坚硬的颅骨足以对抗自然界中的绝大多数外力，但在现代世界，那些突发的强大外力仍然会使颅骨在脆弱的位置发生破裂（骨折），其中之一位于颞骨，眼部后方，距离一侧眼睛大约 4~5 厘米，即额骨、颞骨、顶骨和蝶骨交会之处。从远处飞来的一个篮球、高尔夫球，或恶意踢打，都会使颅骨骨折，动脉断裂，从而导致颅内大出血。

脑室和脑脊液

在人脑深处充盈着液体的结构称为脑室。胚胎的大部分神经管发育为脑，剩余部分发育为脑室。

脑室不仅仅是发育阶段的“剩余物”，它们对于脑部的组织液循环具有重要意义。

脑有 4 个脑室：2 个位于大脑半球（成对的侧脑室）；1 个位于间脑中部（第三脑室）；1 个位于脑干（第四脑室）。每个脑室都有脉络丛，这种丛状的膜性结构含有丰富的血管，有充足的血液供应。这些血管膜会产生大量脑脊液，而脑脊液通过脑室系统从侧脑室流到第三脑室，然后通过中脑的脑导水管流到第四脑室，最后通过 3 个小孔（1 个位于中线，其余 2 个位于两侧）流向脑干周围的蛛网膜下腔，并迅速扩散。之后，流向大脑顶部的脑脊液便被硬脑膜静脉窦中的静脉吸收，融入静脉血。

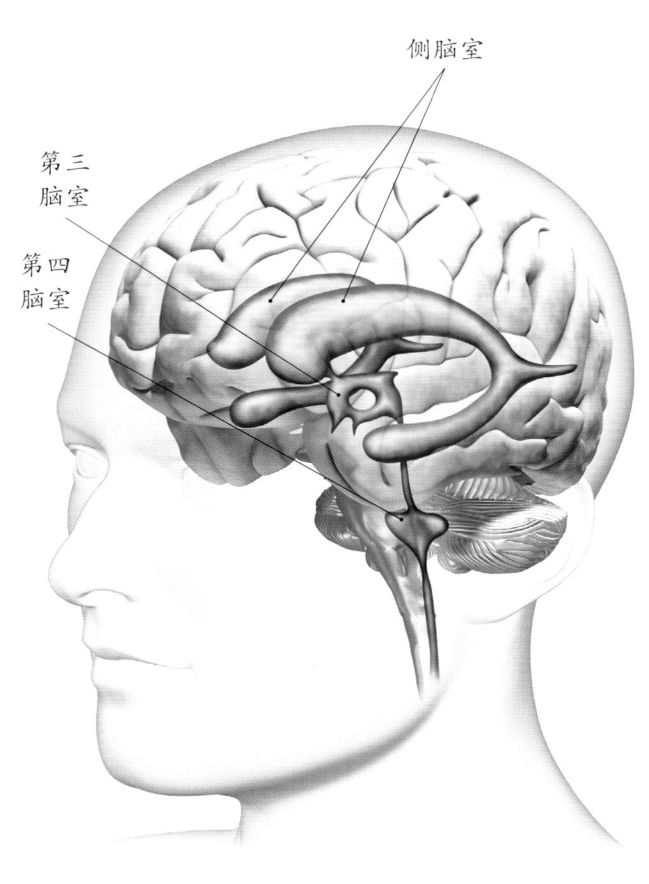

↑ 脑室由 4 个充满液体的结构组成，均位于脑的深部，其中的脑脊液浸润着中枢神经系统的表面。

脑脊液是什么?

脑脊液本质上是一种含有溶解离子（带电粒子）透明液体。脉络丛产生绝大部分脑脊液，而 25%~30% 的脑脊液产自脑组织自身。脑脊液的产生速率大约是每天 500 毫升，稳定且基本不受血压的影响。脑脊液的总量大约是 200 毫升，因此脑脊液每天都会更新 2~3 次。脑脊液与血浆（血液中除红细胞以外的液体部分）的成分类似，但相较于过滤后的血液，脑脊液富含 Mg^{2+} 和 Cl^-（镁离子和氯离子），但其中的 K^+ 和 Ca^{2+}（钾离子和钙离子）更少。脑脊液中几乎不含细胞和蛋白质，除非有微生物侵入软脑膜并引起免疫反应（脑膜炎）。充满蛛网膜下腔的脑脊液形成了一层“缓冲液垫”，能够保护中枢神经系统不受击打、脑外伤的影响，并使其保持悬浮以减轻重量。脑脊液也因为组织液源源不断地向其流动，所以调控着神经元周围组织的成分。同时，脑脊液也缓冲了颅内空间的变化：如果脑内长了肿瘤，脑脊液的总量就会减少，以适应增大的脑体积。脑脊液也为脑内神经活性激素的分泌提供了通向整个神经系统的路线。

脑脊液通路受阻

脑脊液每日会更新 2~3 次，因此脑脊液通路一旦受阻，便会导致脑室系统的某些“上游”部位发生液体积聚。由于胎儿或婴儿的颅骨尚未闭合，脑室便会像膨胀的气球一样扩大，并导致整个头部肿胀，这种情况称为脑积水。由此造成年轻的脑组织被拉伸，撕裂轴突并杀死神经细胞。而成年人的颅骨已闭合，脑脊液的积累会导致严重的头痛和呕吐，而不会导致颅腔体积增大。

采集脑脊液

脑脊液可通过腰椎穿刺进行采集。腰椎穿刺又称脊椎抽液，即将针从腰部插入，进入脊髓末端下方围绕着神经纤维的蛛网膜下腔进行采集。根据收集到的样本，可以通过显微镜观察其中的血液（指蛛网膜下腔出血时的血液）、细菌、真菌以及寄生虫；可以分析炎症因子，如抗体（发生炎症时）；也可以培养微生物（发生细菌性脑膜炎时）。

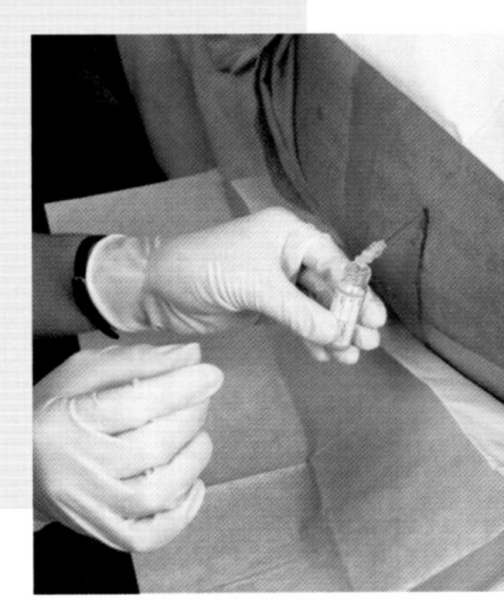

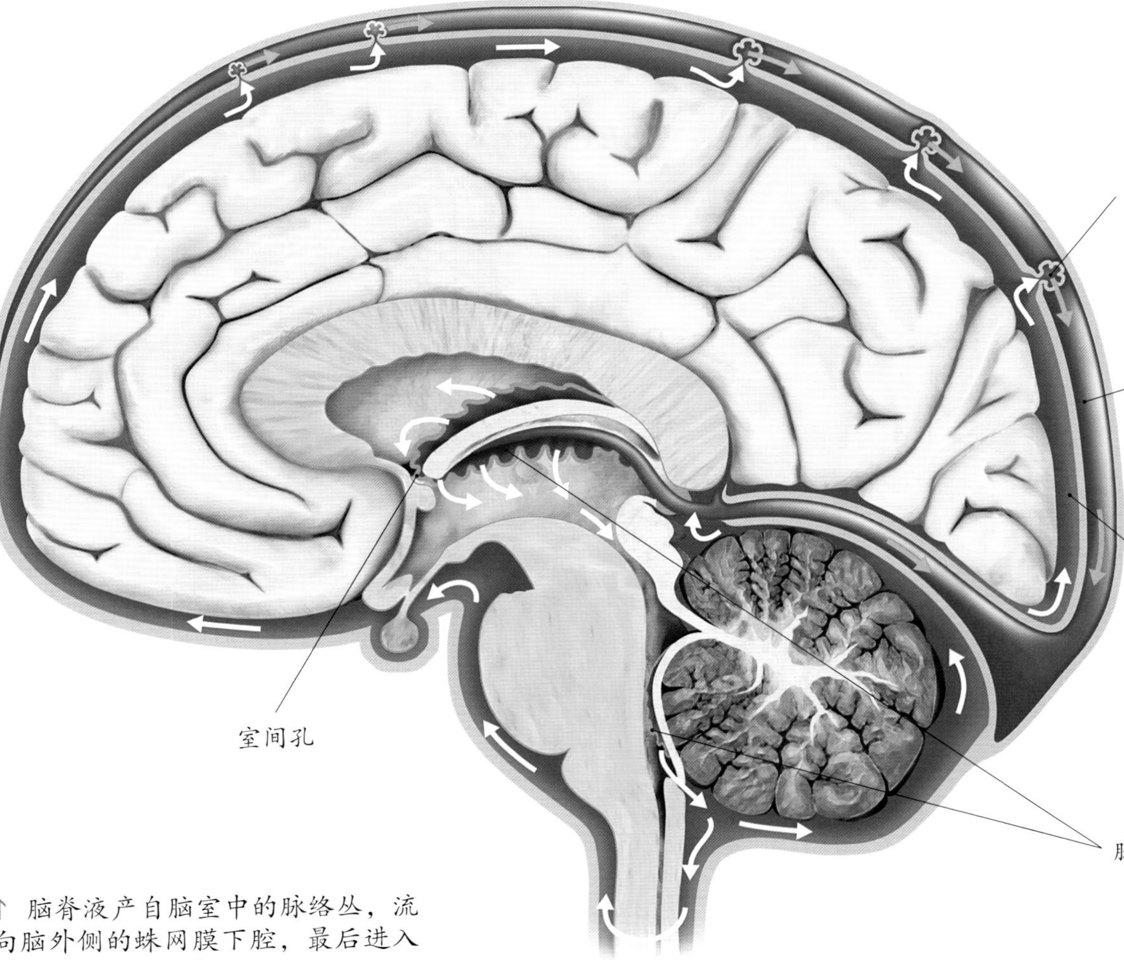

蛛网膜颗粒

硬脑膜静脉窦

蛛网膜下腔

室间孔

脉络丛

↑ 脑脊液产自脑室中的脉络丛，流向脑外侧的蛛网膜下腔，最后进入颅骨内侧的静脉窦。

脑部的血液供应

与其他器官类似，动脉从心脏为脑部带来营养物质和氧气；毛细血管床负责与脑组织进行氧气、营养物质和代谢废料的交换；静脉将血液带回心脏。然而，脑部的某些特质使它的血液供应与其他器官相比稍显不同。

大脑非常耗能，需要大量的氧气和营养物质进行代谢：人类大脑的重量只占体重的 2%，却消耗体内 16%~20% 的氧气和营养物质。动脉供血仅仅中断几秒，就会导致大量的脑组织死亡。而且，由于我们直立行走，大脑在心脏上方约 45 厘米处，因此动脉血必须向上输送，脑内静脉的压强将低于大气压。颅骨内最大的静脉被一层厚厚的硬脑膜（硬脑膜静脉窦）包裹，以防止其断裂。

通向大脑的动脉

富含氧气和营养物质的血液自心脏的左心室出发，途经 4 条主动脉，最终抵达大脑。颈部前侧是 1 对颈内动脉，它们负责向前脑的主要部分（包括大脑皮质的大部分区域）供血。其他 2 条椎动脉沿着颈椎向上，通过枕骨大孔进入颅骨底部。椎动脉通过一组被称为椎－基底系统的动脉供应脑干、小脑和大脑皮质的后部（枕部）。

位于蛛网膜下腔的 4 根主动脉的细小分支穿过脑的表面，并随着软脑膜进入脑表面的沟槽和裂隙。许多重要的深入型动脉会为基底神经节深部的细胞群以及大的神经束供血，而这些大的神经束负责在大脑皮质和大脑下半部分之间建立沟通和连接。

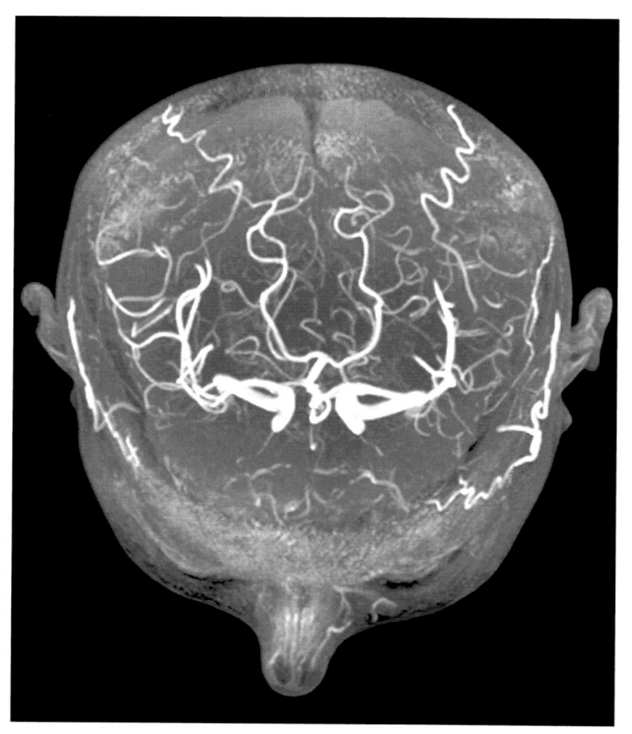

血脑屏障

大脑毛细血管壁的内皮细胞彼此连接得非常紧密，构成血脑屏障得以维持脑内特殊的内环境，从而保护脑组织不受血液中（潜在的）有害蛋白的侵扰，但临床医生想要让药物作用于脑部时就会比较困难。另外两个屏障分别存在于脑组织和蛛网膜下腔之间、脑组织和脑室系统之间，即共有血－脑、脑脊液－脑、血－脑脊液 3 种屏障。

← 这幅磁共振成像扫描图展示了一些脑动脉：位于中心的是 Willis 环，椎动脉和颈动脉在这里相互连接。

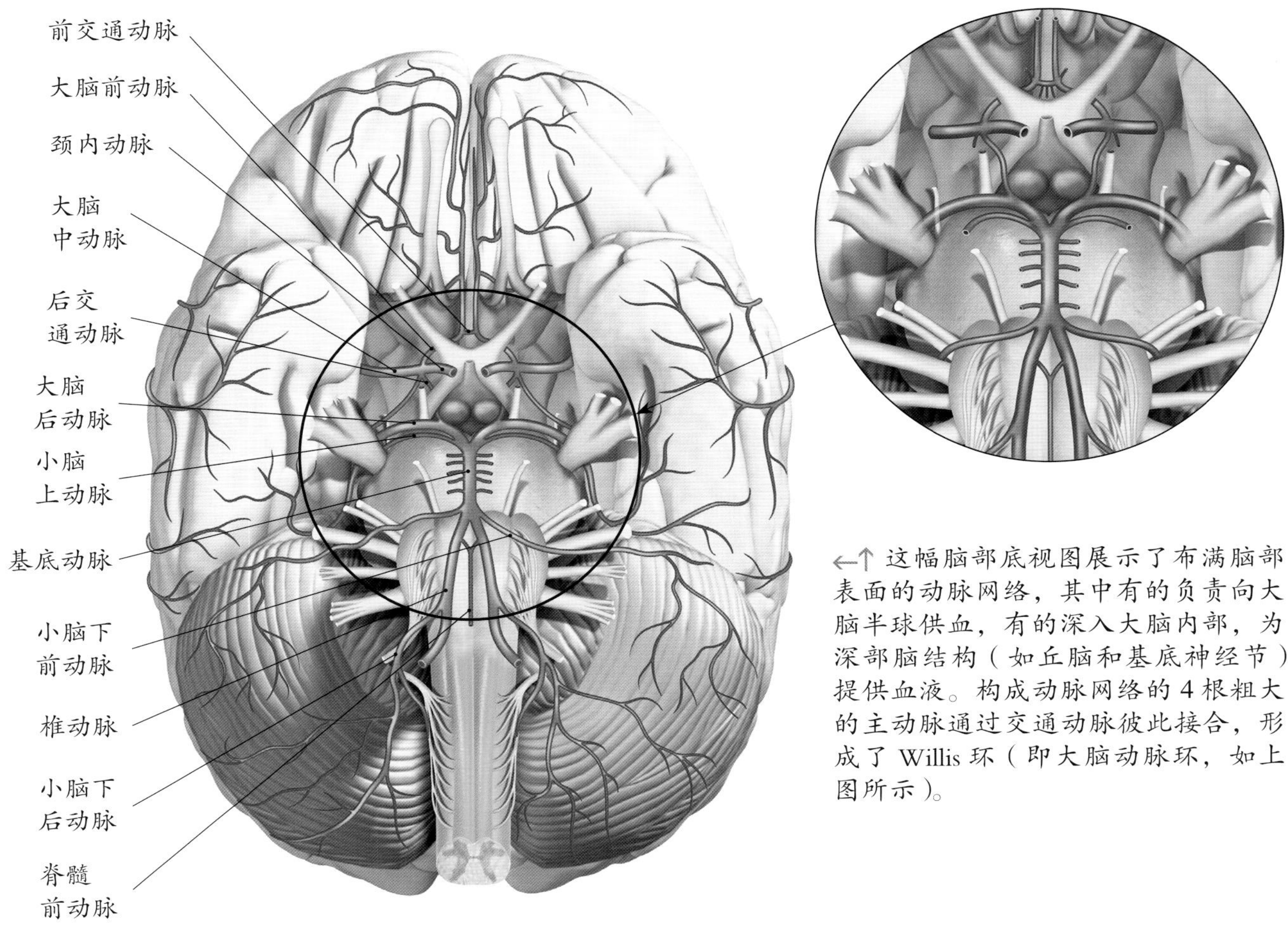

←↑ 这幅脑部底视图展示了布满脑部表面的动脉网络，其中有的负责向大脑半球供血，有的深入大脑内部，为深部脑结构（如丘脑和基底神经节）提供血液。构成动脉网络的 4 根粗大的主动脉通过交通动脉彼此接合，形成了 Willis 环（即大脑动脉环，如上图所示）。

Willis 环

对于大脑来说，持续不断的血液供应非常重要，因此大脑底部存在一个动脉环，将 4 根主动脉连接起来。这样即使某根血管发生了阻塞，动脉仍能持续供血。连接 4 根主动脉的交通动脉通常很小，然而，一旦阻塞后血流变缓，它们就会逐渐扩张。尽管所有人的脑部都存在各种形式的大脑动脉环，但是构成大脑动脉环的主动脉和交通动脉的尺寸仍有很大差异。

脑动脉血流的调节

尽管脑的代谢非常活跃，但它无法储存氧气或葡萄糖（脑部的主要能量来源）。因此，不管血压如何改变，脑的血液供应保持稳定至关重要。当血压升高时，大脑动脉壁的平滑肌便会收缩，以增大血流的阻力；当血压降低时，平滑肌舒张，从而减小血流的阻力。脑组织自身也有局部的调节机制：当神经细胞过于兴奋时，脑组织便释放神经递质谷氨酸，以促进血管中的血流增加。

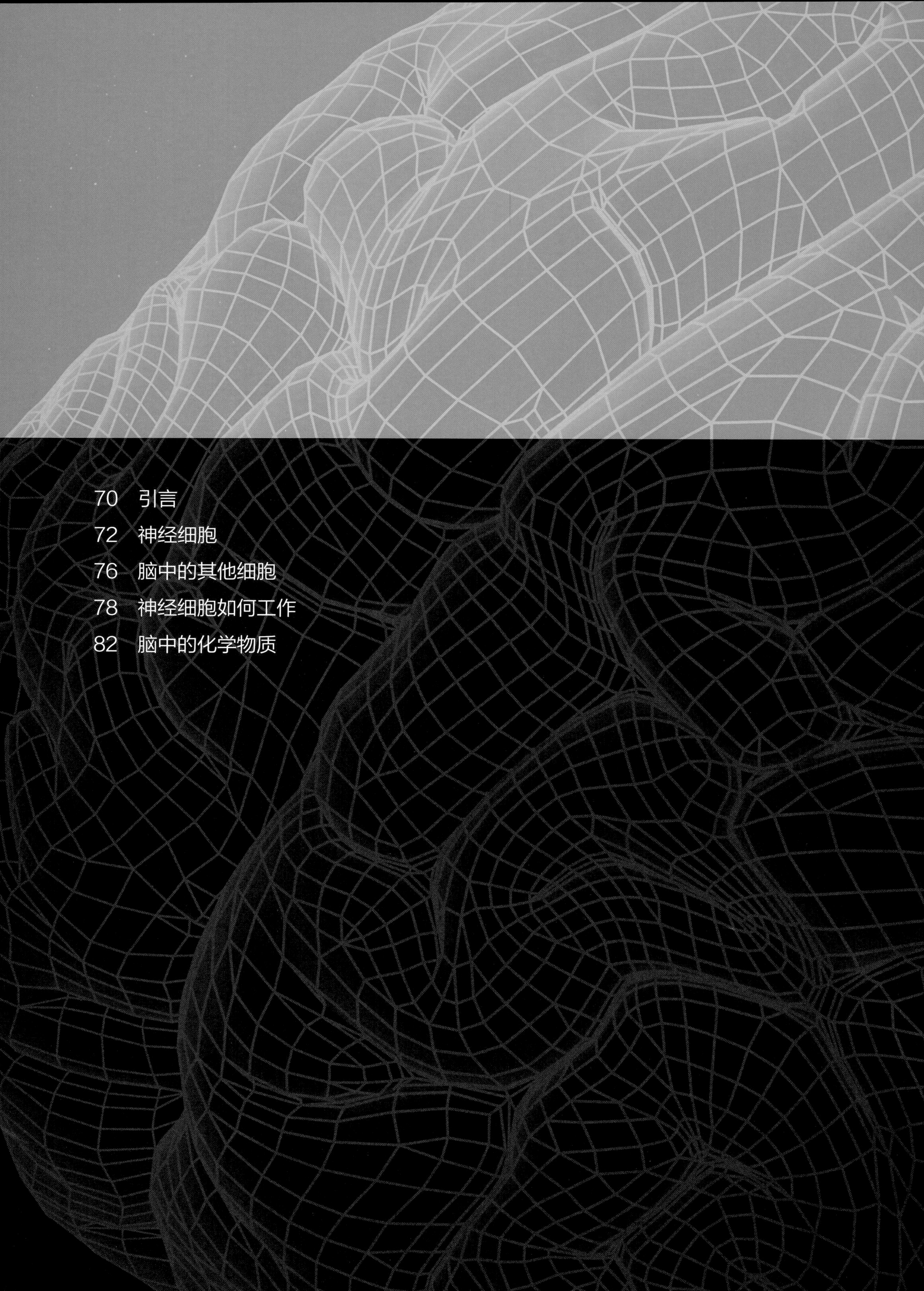

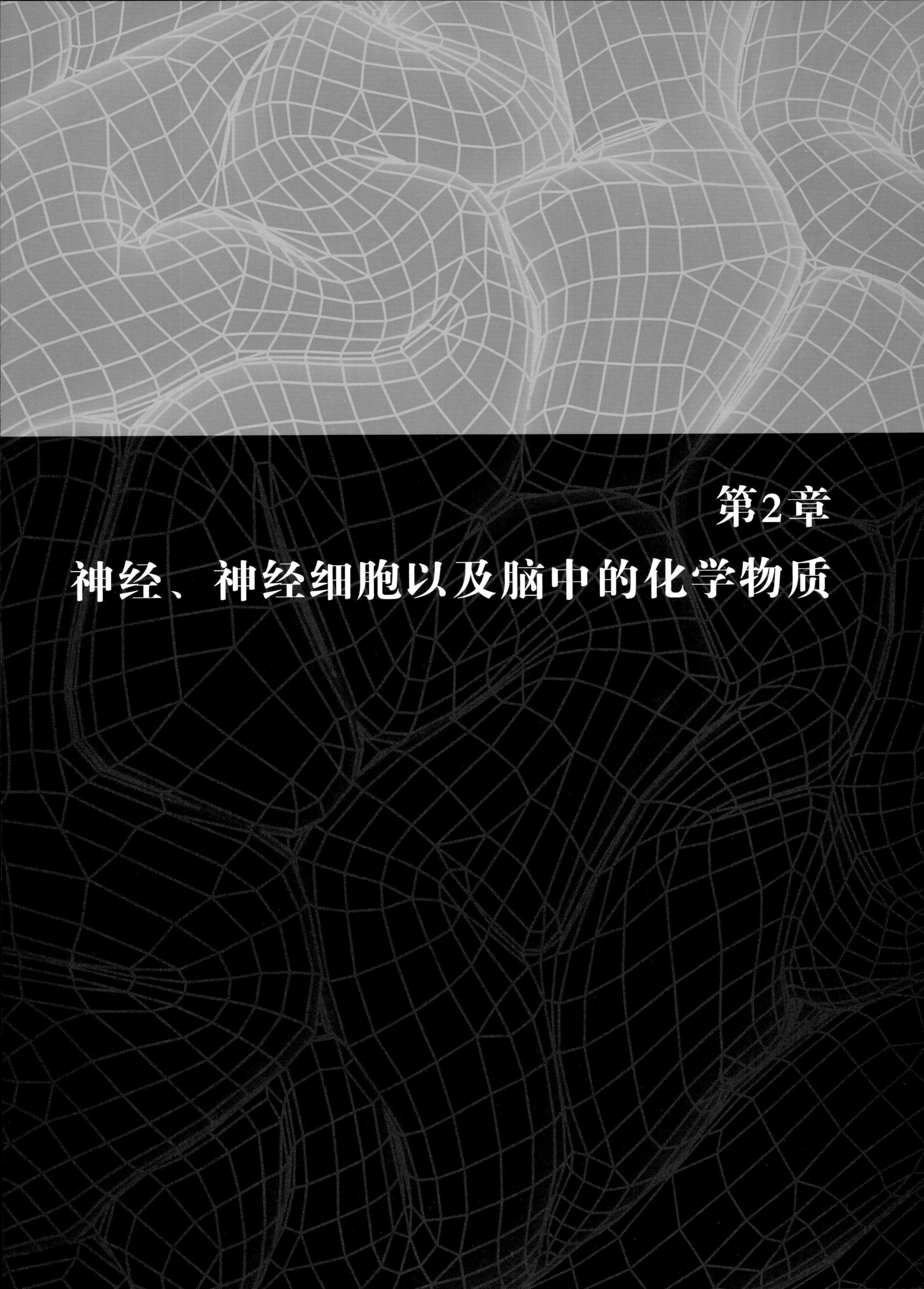

第2章
神经、神经细胞以及脑中的化学物质

引　言

为了更好地理解脑和脊髓如何控制我们的感知、思维、自主运动等，我们需要了解神经系统的基本单元（神经元），及其支持细胞、化学物质和生物电现象。

神经细胞，又称神经元，负责信息加工，并将信息传递至脑内神经网络中的其他神经细胞。将这些神经细胞与电路中的元件类比会很有趣，然而，尽管神经细胞和电路中的元件有相似之处，它们之间仍存在许多差异。

电信号和化学信号

神经元必须能长距离地（某些情况下要大于 1 米）传递信号，且不损耗信号，或者使损耗最小化。神经元通过动作电位来实现信号的传递。动作电位是指神经元轴突（神经元发出的长投射）的膜上，以行波的形式不断变化的电学状态。它的一个重要特征是“全或全”。也就是说，动作电位一旦产生，便一直沿着轴突传递，直至轴突末梢。并且一连串动作电位沿着轴突进行传递，能够保证信息的高度可靠性。沿轴突传递的大多数信息由每秒产生的动作电位数量决定。

一旦动作电位到达某个神经元的轴突末端，就必须更换神经元，由其他神经元继续传递信息。这时，神经元既可以使用电信号，也可以使用化学信号（多数情况下使用）。化学信号传递依赖于作用在其他神经元表面的化学信使（神经递质）的释放。神经递质使得下一级神经元继续产生动作电位，由此将信息一步一步向下传递。

来自其他细胞的支持

由于神经元处理信息的任务非常特殊，因此它需要其他细胞提供支持，从而保持最佳状态。在这些支持细胞中，有的负责为神经元的轴突提供脂质保护层，以协助电信号的传递；有的负责保持神经元外的组织空间中的带电粒子及化学物质的平衡，令神经元的功能保持在最佳状态；还有的细胞则充当哨兵，监测脑组织中的入侵者，以及身体免疫系统发出的信号，以适时采取必要的防护措施。

脑组织中有许多精巧脆弱的突起彼此紧密相连，因此必须有特殊的屏障来阻止大分子、细菌，甚至自身的红细胞进入脑组织。这些屏障以脑血管的内皮细胞之间特殊的紧密连接为基础，位于脑组织和它周围的液腔（血液和脑脊液）之间。许多支持细胞的突起也会接触血管，帮助其向神经细胞运送营养物质。

→ 中间的神经组织由神经细胞、支持细胞（星形胶质细胞、少突胶质细胞以及小胶质细胞）、血管以及位于脑室的其他细胞（室管膜细胞）组成。

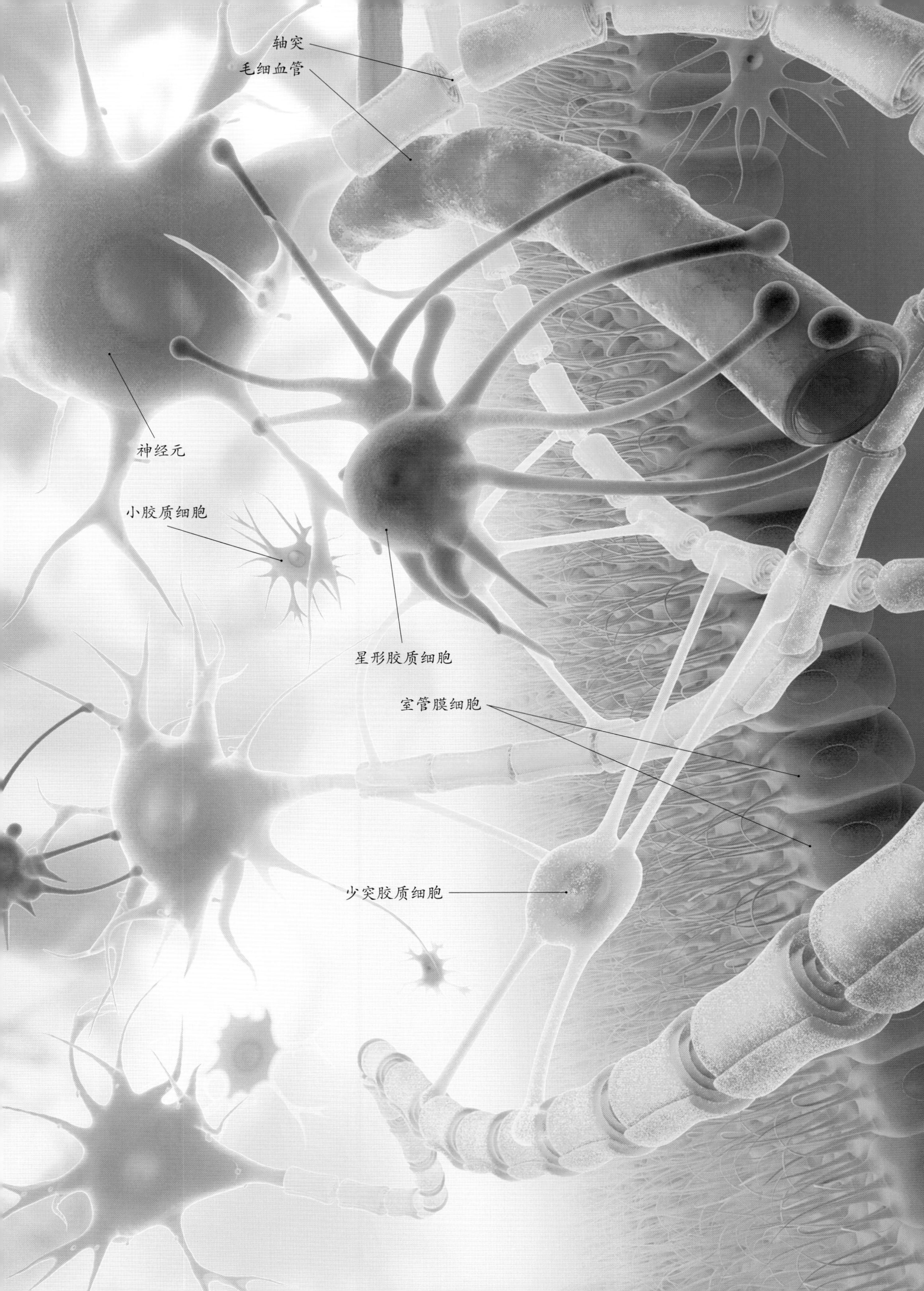
轴突
毛细血管
神经元
小胶质细胞
星形胶质细胞
室管膜细胞
少突胶质细胞

神经细胞

神经细胞是分布于神经系统中，负责传导动作电位的一类特殊细胞。与体内其他细胞类似，神经细胞有细胞核，核外有细胞质，但也有一些特征服务于它们的信息处理功能。

和普通细胞一样，一个典型的神经细胞有胞体，且含有由细胞质围绕的细胞核；细胞核内含有基因信息（以 DNA 遗传密码的形式存在），负责指导神经细胞内的化学活动；发育成熟的核仁指导单链核糖核酸——信使 RNA 的生成，随后信使 RNA 离开细胞核进入细胞质，指导蛋白质的合成。

细胞核周围的细胞质包含所有能够产生能量的细胞器，这些能量将用于细胞活动、合成蛋白质、释放神经递质，以及将蛋白质等物质运送至细胞内的其他地方。产生能量的场所为线粒体，合成蛋白质和某些神经递质的场所为核糖体，将合成的蛋白质等物质打包以备装运的场所为高尔基体。

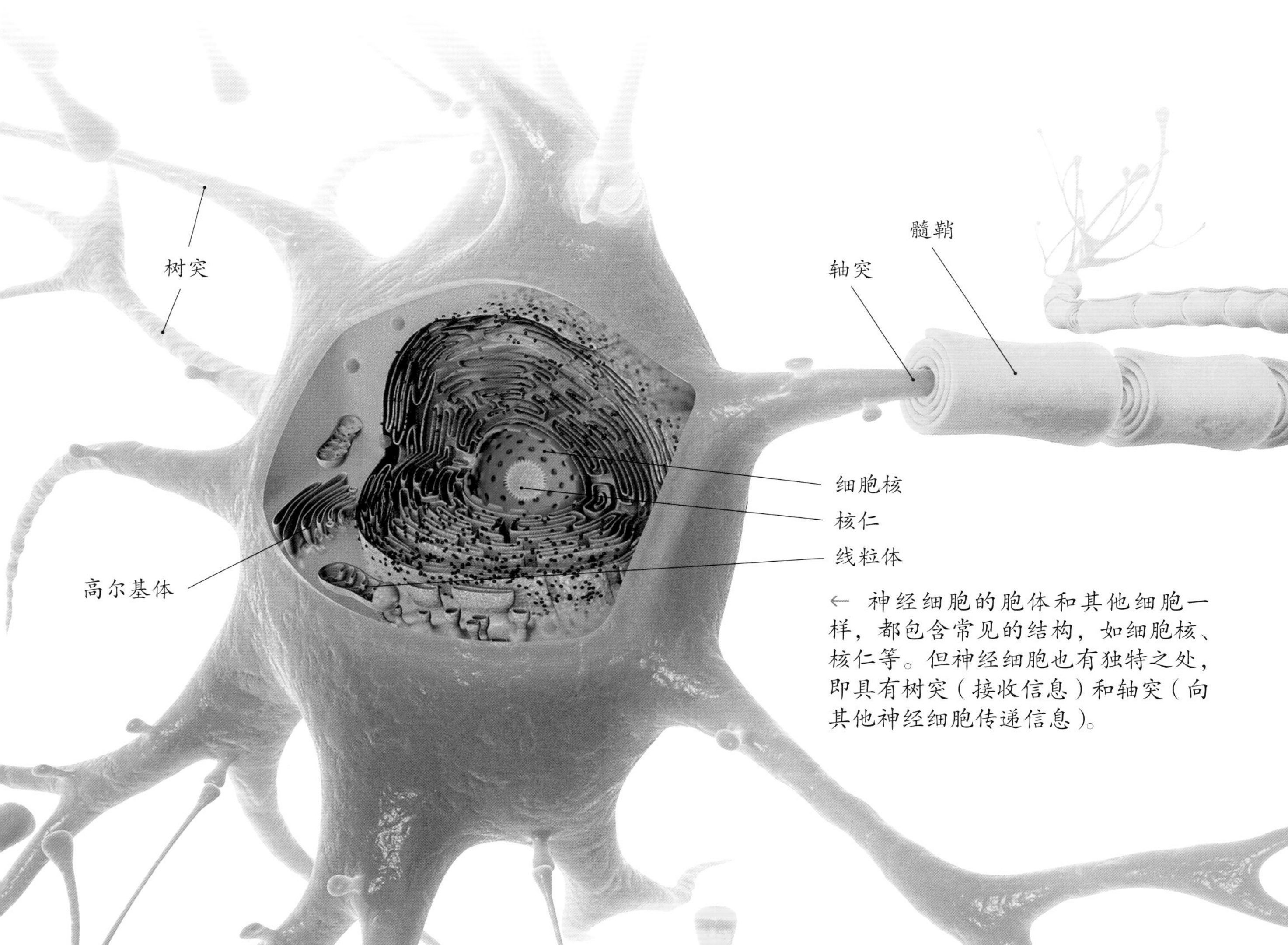

← 神经细胞的胞体和其他细胞一样，都包含常见的结构，如细胞核、核仁等。但神经细胞也有独特之处，即具有树突（接收信息）和轴突（向其他神经细胞传递信息）。

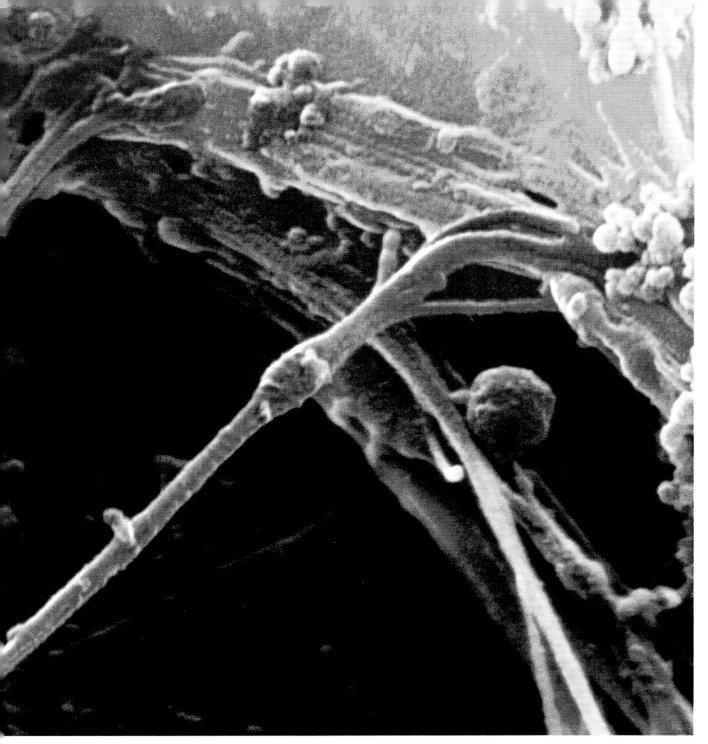

↑上面这张显微照片展示的是轴突（粉色）在神经元（黄色）的表面形成了突触。

多发性硬化症和消失的髓鞘

髓鞘内的蛋白质能够诱发强烈的免疫反应。如果身体对自身的神经系统产生免疫反应，就会导致多发性硬化症。这种严重的疾病表现为中枢神经系统（脑、脊髓以及视神经）的髓鞘多发性丢失（形成斑块），从而导致神经冲动无法沿着丢失了髓鞘的轴突继续传递。

神经细胞的独特之处

以上讨论的结构存在于体细胞中，但神经细胞有两个负责信息加工的结构，它们是神经细胞区别于其他细胞的重要特征：一个是一些精细的分支，称为树突；另一个是一根长投射，称为轴突。典型的神经细胞具有分支广泛的树突树，最长可向外伸展几毫米。树突树负责接收来自其他神经细胞的信息，“接收地点”通常为化学突触，即树突表面接收神经递质的位点。树突树随后将电信号传递至胞体。

轴突可以沿脊髓向下延伸零点几毫米到将近一米。长轴突主要分布于控制运动功能或向脊髓传递感觉信息的神经通路中。轴突末端会有许多分支，因此，一个神经细胞可以与多个神经细胞建立联系。

轴突将信息从胞体带走，并沿着轴突继续传送。这些电信号能够又快又准确地传递，主要是因为轴突外围存在着一种特殊脂质——髓鞘。每根轴突的末端形成的细小、纽扣样的突起，称为轴突终扣，它们直接接触树突、神经细胞的胞体，甚至是其他神经细胞的轴突。

神经细胞通过树突、轴突彼此连接，共同形成神经回路，与许多电学元件连接形成电路、组成计算机的方式类似。

神经元的骨架和运输系统

在轴突内部以及神经元胞体的某些区域存在丝状的网络结构，这种结构称为神经丝。神经丝为神经元提供骨架，保持其形态，起到支撑作用。

神经元中存在一些微小的管状结构，这种结构称为微管，为胞体、树突和轴突提供运输系统。轴突中的微管有两种形式：快速交通和慢速交通。快速交通（每天 10~40 厘米）负责向轴突末端运输神经递质、用于合成神经递质的酶以及膜成分。慢速交通（每天 0.1~2 毫米）负责将细胞骨架的组成部分运送至轴突末端，以修复神经元的内部结构。轴突末端的物质也会被运回神经元胞体，胞体通过这些物质可以得知轴突末端的内环境。“回流”式的运输在发育期间尤其重要。轴突必须在目标区域进行采样，以便选择合适且正确的投射通路。这种运输方式也能够用于清除碎片，但是如果碎片（如导致狂犬病或脊髓灰质炎的病毒）具有传染性，就会产生危险。

灰质和白质

第一批神经解剖学家开始研究从颅骨中剥离出来的大脑时，发现大脑中有些部位是灰色的，有些部位是白色的。现在我们知道，灰质含有神经元胞体、树突以及一些轴突末梢；而白质则是由紧密聚集的表面包裹着髓鞘的轴突组成的，之所以呈白色，正是因为髓鞘中的脂质含量较高。中枢神经系统中部分区域（如大脑皮质）的灰质位于外侧，白质位于内部；部分区域（如脊髓）则是灰质位于中心，白质位于四周；还有一些区域（如脑干）的灰质和白质混合在一起，但白质通常以柱状、带状或束状存在。

神经细胞的类型

功能不同的神经细胞形状、尺寸各异，令人叹为观止。神经细胞的种类主要取决于树突树的形状，但是部分神经细胞的轴突也极其复杂。

最简单的神经细胞只拥有 1 个胞体和 1~2 个突起，如负责在皮肤、肌肉、关节或肠道壁内的感觉器官传递信息的感觉神经节细胞。它们的胞体聚集于中枢神经系统之外（在脑神经或脊神经的感觉神经节中）。一个突起延伸至皮肤或关节，另一个突起延伸至脊髓或脑干。那些传递从足部接收的关于振动或精细触觉的信息的感觉神经节细胞的突起可长达大约 1 米，而进入脊髓靶向脑干的突起将向上延伸近 60 厘米，才能与其他神经细胞形成突触。

神经系统深部神经元的形状更加复杂，其中最显著的例子当属小脑中的浦肯野细胞。浦肯野细胞的树突非常复杂，垂直于小脑表面的褶皱，且以扇状展开。扇状的树突树为浦肯野细胞提供了更大的与其他细胞的轴突接触的面积。

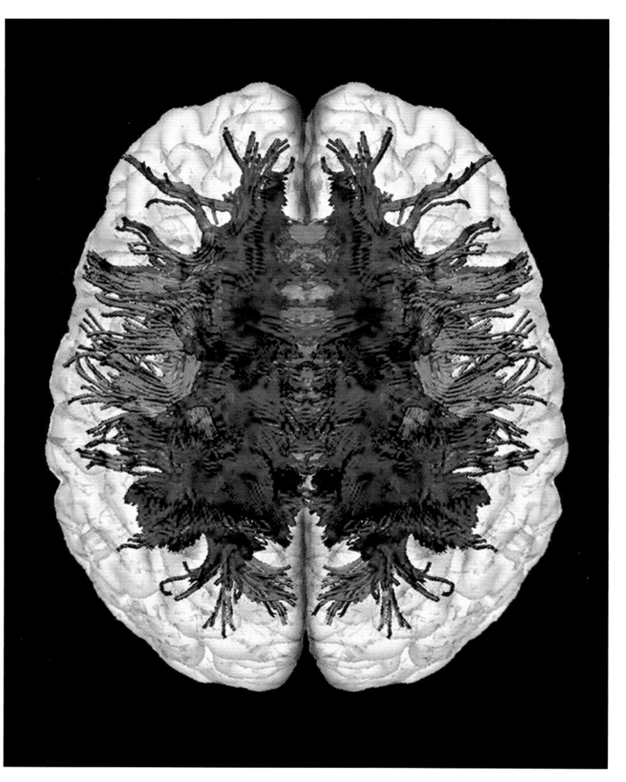

← 白质包含大量的轴突。这张 3D 扫描图使我们得以俯视白质纤维的正常走向。上行和下行的轴突为绿色，胼胝体为红色，局部连接为紫色。

将物理世界的刺激转化为神经信号

部分类型的感觉神经元的功能高度特异。例如，视网膜上的光感受器便会对光子产生响应，它们负责将光子转变为电信号（即光电转换），最终在大脑中解释为视觉信息。而内耳中的感觉神经元则专门用于传导机械信号，即将细胞顶部小绒毛的机械形变（或内耳中经过细胞的压力波）转变为电信号，随后传入大脑，并理解为听觉信息。

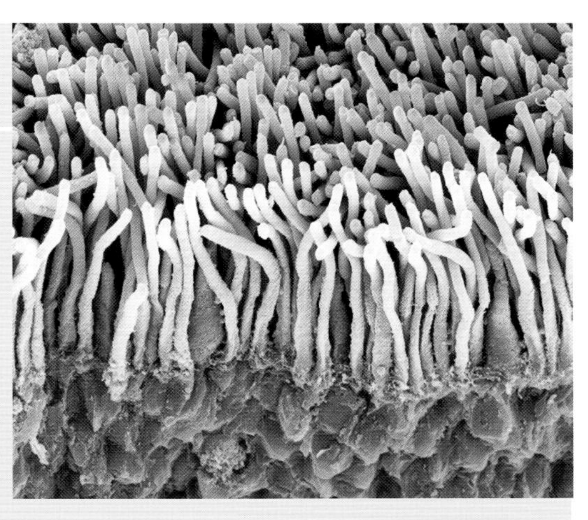

↑ 眼内视网膜上的光感受器将光子转变为电信号。

↓ 这两个浦肯野细胞是在实验室通过组织培养得到的。它们的胞体发出树突，遍布培养皿的表面。

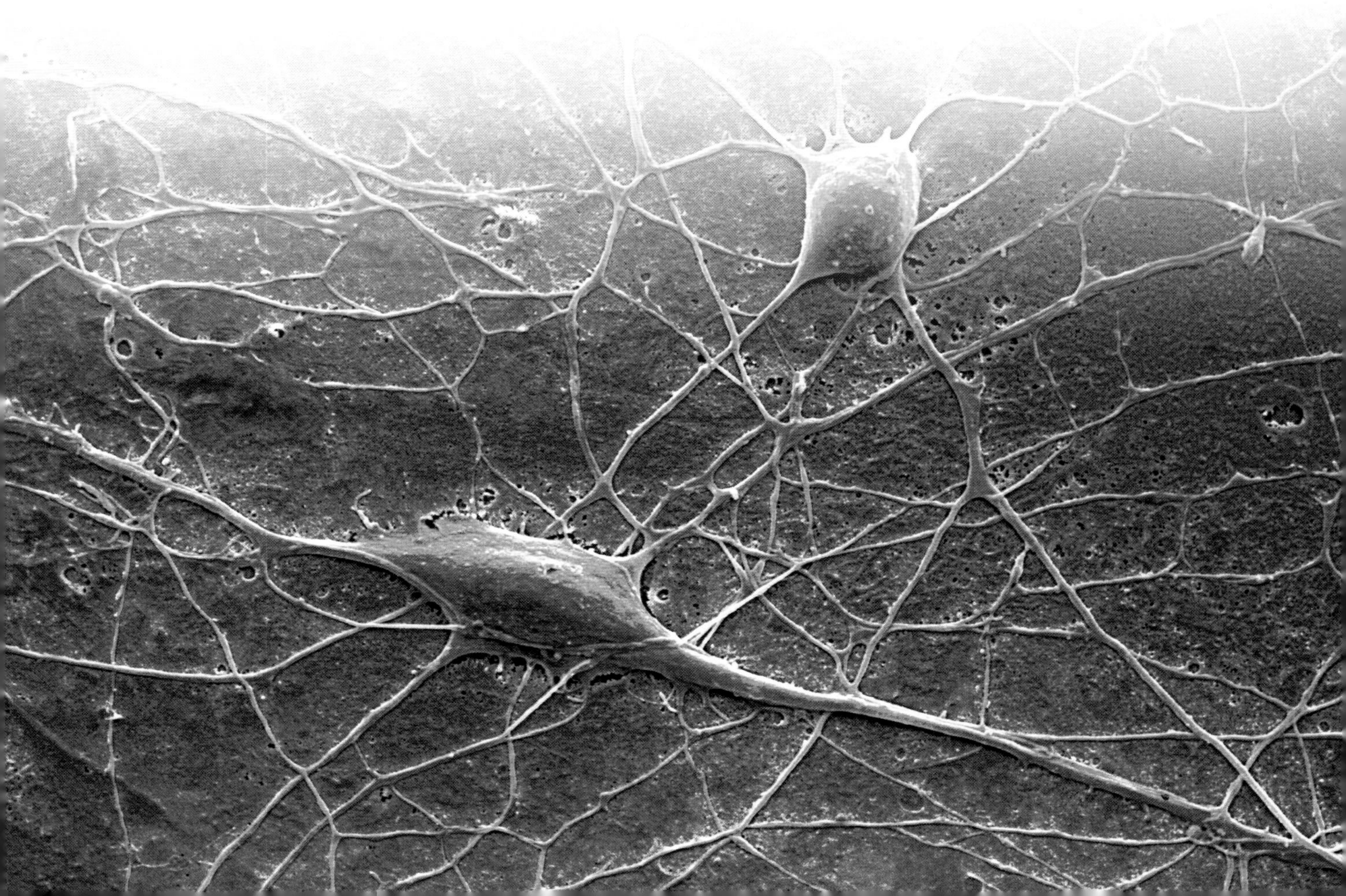

脑中的其他细胞

除了神经元，脑中的另一大群细胞就是胶质细胞。胶质细胞组成了脑中的结缔组织，负责传输营养物质，帮助神经元生长和正常工作，隔离病原体并修复损伤。

胶质细胞以希腊语“glue”（意为“胶水”）命名，这是因为早期神经科学家认为所有的神经细胞都是被胶质细胞黏合在一起的。胶质细胞确实为稳固神经组织做出了重要贡献，除了拥有与体内其他地方的结缔组织一样的功能，胶质细胞还有许多其他的功能。

胶质细胞的数量和神经元一样多。胶质细胞主要分为星形胶质细胞、少突胶质细胞以及小胶质细胞 3 类。

↓下图所示的胶质细胞占据了脑和脊髓体积的一半。

星形胶质细胞

星形胶质细胞有两种类型：分布于白质的纤维性星形胶质细胞和分布于灰质的原浆性星形胶质细胞，它们的突起末端膨大，形成终足。其中部分终足贴附于周围的毛细血管以及软脑膜，控制组织液中的离子浓度并通过组织运输化学物质。其他的终足则附着于神经元的胞体、树突以及无髓鞘的轴突。在动作电位的传导过程中，星形胶质细胞可以通过贴附于裸露轴突的终足控制轴突中的离子浓度（Na^+ 和 Cl^-）。星形胶质细胞也可以将用于新陈代谢的化学物质运出或运入神经细胞，以及脑损伤后在脑中形成密集的瘢痕。

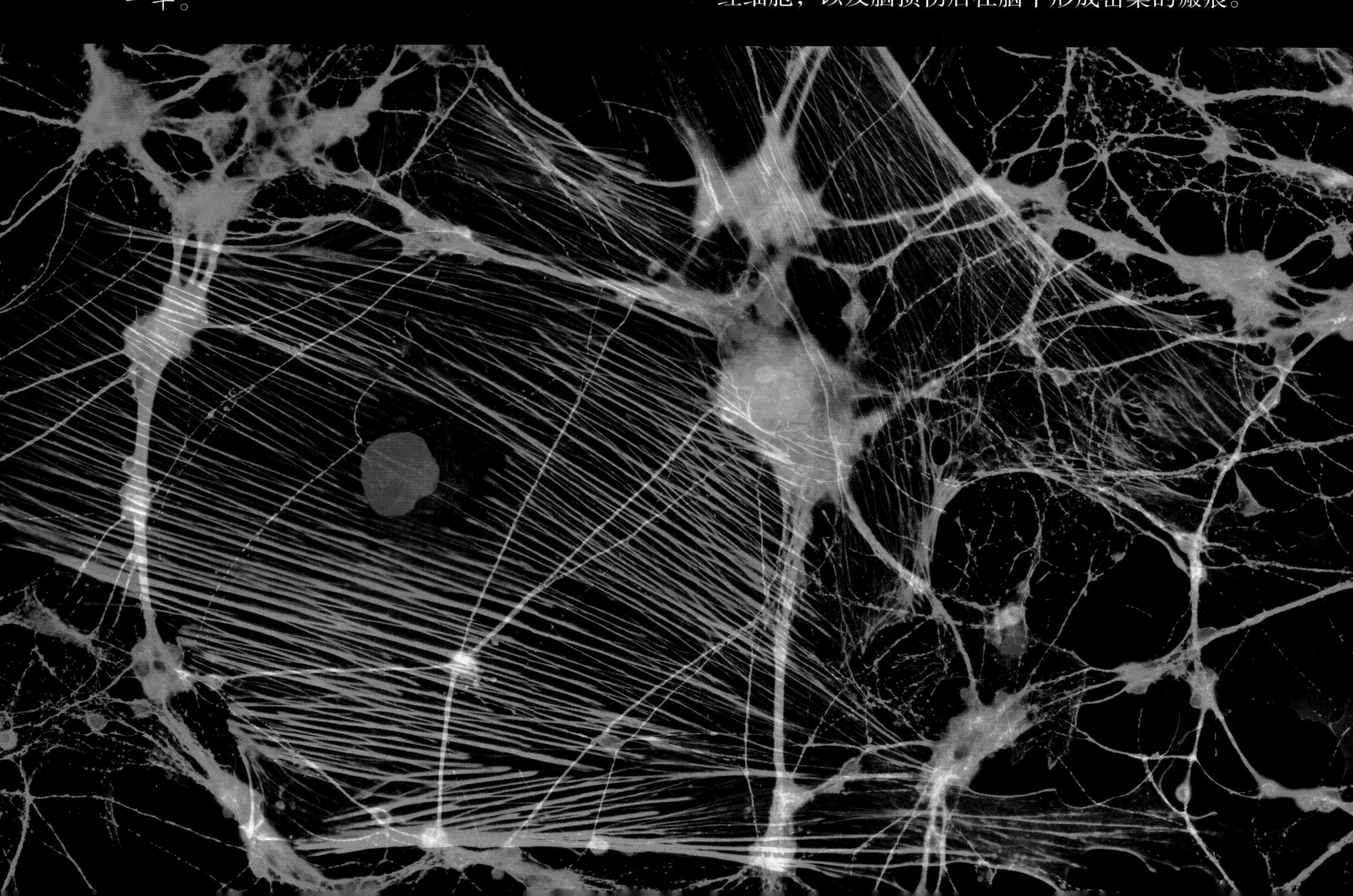

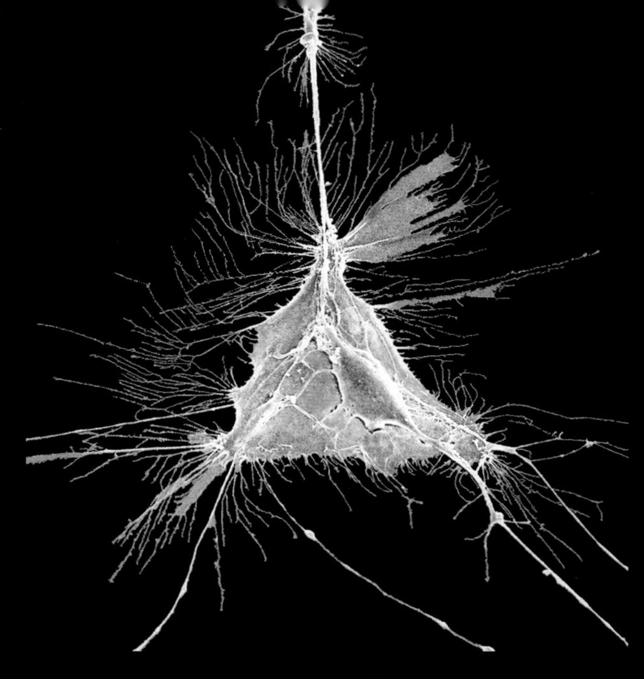

← 左图所示的少突胶质细胞在中枢神经系统中包绕着神经纤维，并形成髓鞘。

少突胶质细胞

少突胶质细胞的重要功能是在中枢神经系统中形成包裹着轴突的髓鞘（在周围神经系统中施万细胞负责形成髓鞘）。髓鞘使轴突保持绝缘，并且保证电信号的传导又快又准确。一个少突胶质细胞可以用它的突起对多根轴突进行多次包绕，从而在那些轴突上形成髓鞘。而未被少突胶质细胞包绕的轴突部分将与星形胶质细胞的终足接触。

小胶质细胞

小胶质细胞比其他胶质细胞小，在脑和脊髓中负责为神经元提供免疫保护。它们的主要作用是吞噬细胞碎片（称为吞噬作用），以及将外源分子暴露给其他免疫细胞，以引起免疫反应。当神经元在发育过程中因脑损伤、脑疾病而死亡时，小胶质细胞就会清除这些细胞碎片。小胶质细胞也会产生一些小分子来吸引其他免疫细胞，如从血液中吸引白细胞进入脑内，以启动免疫反应。

感染 1 型 HIV(human irnmunodeficiency virus，人体免疫缺陷病毒）的病人脑内小胶质细胞的活动增加，这种病毒并不直接影响神经元，而是通过小胶质细胞产生有毒分子（称为细胞因子），以损伤神经元，最终导致神经元凋亡以及一种与 AIDS（acquired immunodeficiency sundrome，获得性免疫缺陷综合征）相关的痴呆症。

胶质细胞的麻烦之处

与神经元不同，胶质细胞在成年期仍有能力分裂出子细胞。这就会出问题。因为胶质细胞及其前体细胞能够导致某种高侵略性的脑瘤出现，而且胶质细胞会参与脑的修复过程，也就是说，当脑或脊髓受到创伤时，胶质细胞便会组织起来清理碎片，随后会生成胶质瘢痕。而瘢痕一方面能够愈合伤口，另一方面会干扰轴突的再生。

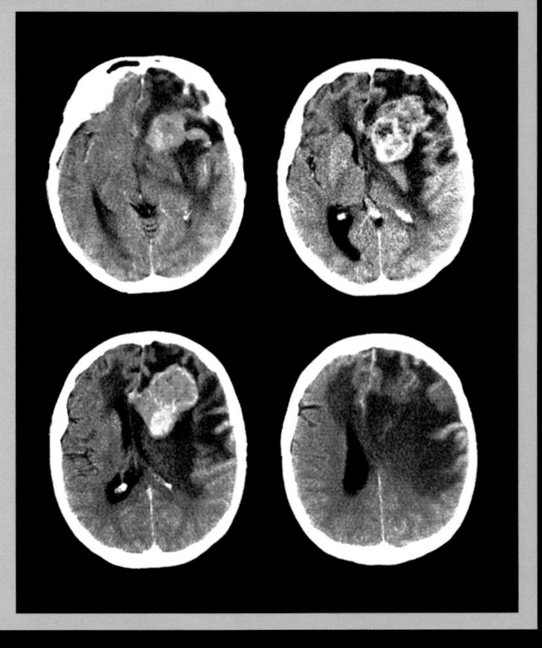

→ 右侧这幅脑部 CT 扫描图中橙色部分为高度恶性胶质瘤。

神经细胞如何工作

神经细胞的基础功能为信息加工和信息传递。尽管有些信息处理过程在细胞内部完成，但是大多数信息加工过程都需要神经细胞网络协同参与。

神经细胞的信息加工功能有时是通过轴突和树突传导电信号实现的。这些电信号可以通过两种方式传导：被动传导，即神经细胞膜上的离子通道没有主动开放，只有带电粒子（带正电的钠离子或钾离子）进出细胞；主动传播，即神经细胞膜上发生了“全或无”的电位变化，直至传导结束。

主动还是被动?

被动地或电紧张式地传播电信号，在神经元的树突中尤为常见。神经元的树突可能会与数以千计的突触相连（神经连接）。每个突触部位的树突膜接收大量的神经递质后，其电学状态就会发生变化——膜上的离子通道被打开，离子进出细胞。每个突触的激活都会在膜上引起电学变化，并使电信号沿着树突树向下传导至胞体。上千个突触部位发生的电学变化最终会影响神经元胞体部位整体的电活动。树突树的形状、不同类型的突触的相对位置（兴奋性突触会增加活动，抑制性突触会减少活动）都会深远地影响神经元整体的兴奋性。这也是神经网络的决策机制之一。

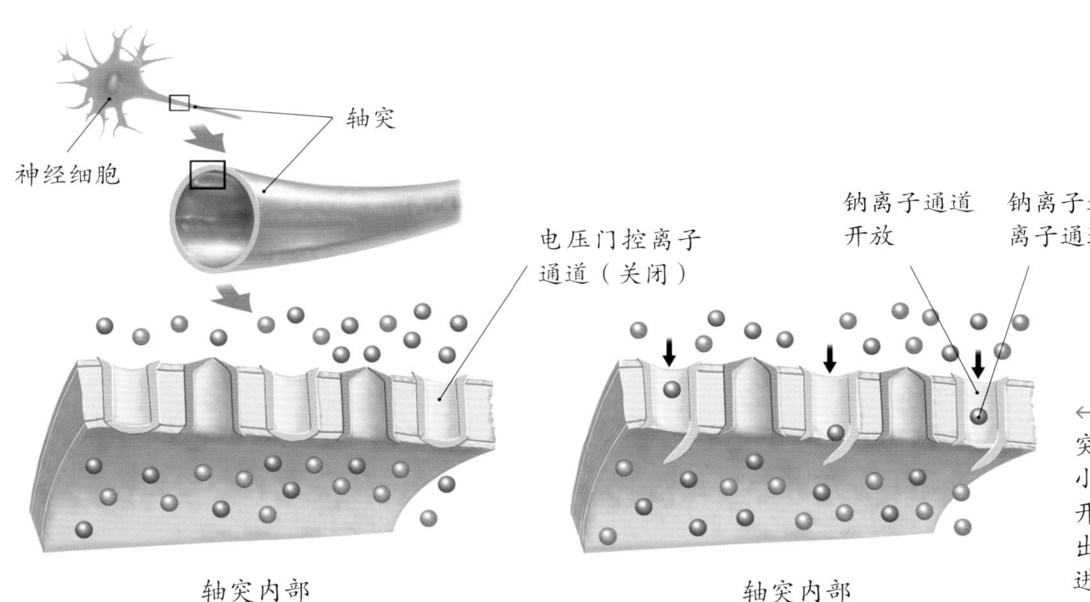

← 神经细胞轴突的膜上有许多小的通道，其打开时允许离子进出细胞。离子的进出将导致跨膜电压改变，这就是动作电位产生的原理。

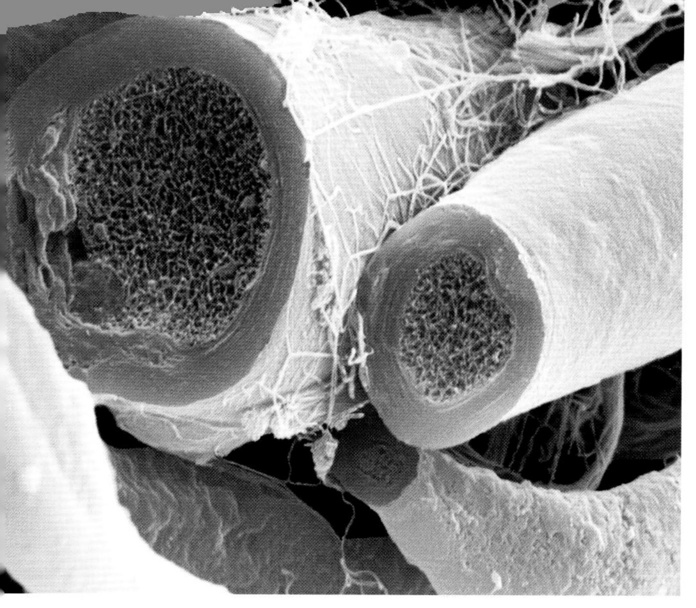

↑ 神经轴突的髓鞘（在这张显微照片中为粉红色）是一个绝缘层，可以快速有效地传导神经冲动。

体内传导速度最快的轴突

人体内最粗、被髓鞘包裹最多的神经纤维有两种：一种是传递关于肌肉伸展情况（本体感觉）的信息的神经，另一种是控制肌肉随意运动的神经。这是因为精确地控制随意运动（如跑步、跳跃或跳舞），相比于体内其他系统来说，需要更快速的信息流传递指令。而痛觉神经的传导速度就慢得多。

电信号的主动传导称为动作电位（或神经冲动），即沿着轴突，以行波的形式传播的电活动。动作电位始于轴丘，其位于轴突与胞体的连接处。有些神经元能够持续产生动作电位（电紧张式产生），而其他神经元则只在受到刺激时产生动作电位（相位式产生）。无论属于哪一类，神经元产生动作电位的概率，都会受到来自其他细胞的突触输入在树突树上引起被动传导的电场强度的直接影响。

动作电位如何产生

动作电位的产生依赖于神经细胞膜上钠离子通道的开放。钠离子通道一旦开放，钠离子进入细胞，跨膜电压就会改变（去极化）；几毫秒后钾离子通道便会开放，钾离子流出细胞，跨膜电压恢复正常（超极化和后超极化）。

值得注意的是，轴突的某个部位（通常位于轴丘）的去极化，将导致轴突附近产生电流，从而激活下一段轴突上的钠离子通道，由此沿着轴突向下传播。这样的过程每秒可能在轴突上发生成百上千次，而信息也通常由每秒产生的动作电位数量编码。因此，相较于微痛的刺激，产生强烈痛觉的刺激每秒将在痛觉纤维上导致更多的动作电位产生。

沿轴突更快地传导动作电位

既然已经知道信息通过动作电位进行传递，那你也许会期待如果动作电位能传导得更快一点，神经系统也就能更高速地执行功能。动作电位的传导速度取决于两个因素：轴突的直径（轴突越粗，传导越快）；轴突是否有髓鞘包被，如果轴突（如痛觉纤维）没有髓鞘包被，信息传递速度为每秒 50 厘米，而如果轴突有髓鞘包被，信息传递速度将达到每秒 100 米。

髓鞘可以看作是电缆的绝缘层，但其结构又与之不同：髓鞘并非沿着轴突排列的连续的膜结构，而是分布在轴突的郎飞结之间的一系列短小的膜节段。动作电位沿着髓鞘包被的轴突传导时，只在郎飞结处引起去极化。这种跳跃式的激活方式称为跳跃式传导，其传导速度比激活整根轴突的传导方式快得多。

化学突触

我们已经知道神经信号如何在神经元内部产生并沿着轴突传递，那么神经元之间是如何交流的呢？大多数神经细胞都会通过化学突触实现交流。而它们所利用的特殊化学物质，称为神经递质，这种物质储存于像纽扣一样的位于轴突末端（轴突终扣）的突触囊泡之中。当接收到指令后，神经递质便会被释放，并作用于另一个神经元。神经递质通常由突触前膜（神经元轴突末端的膜）释放，进入突触间隙，即突触前膜和树突膜、胞体膜或其他神经元的轴突膜之间的空隙。树突膜、胞体膜或其他神经元的轴突膜统称为突

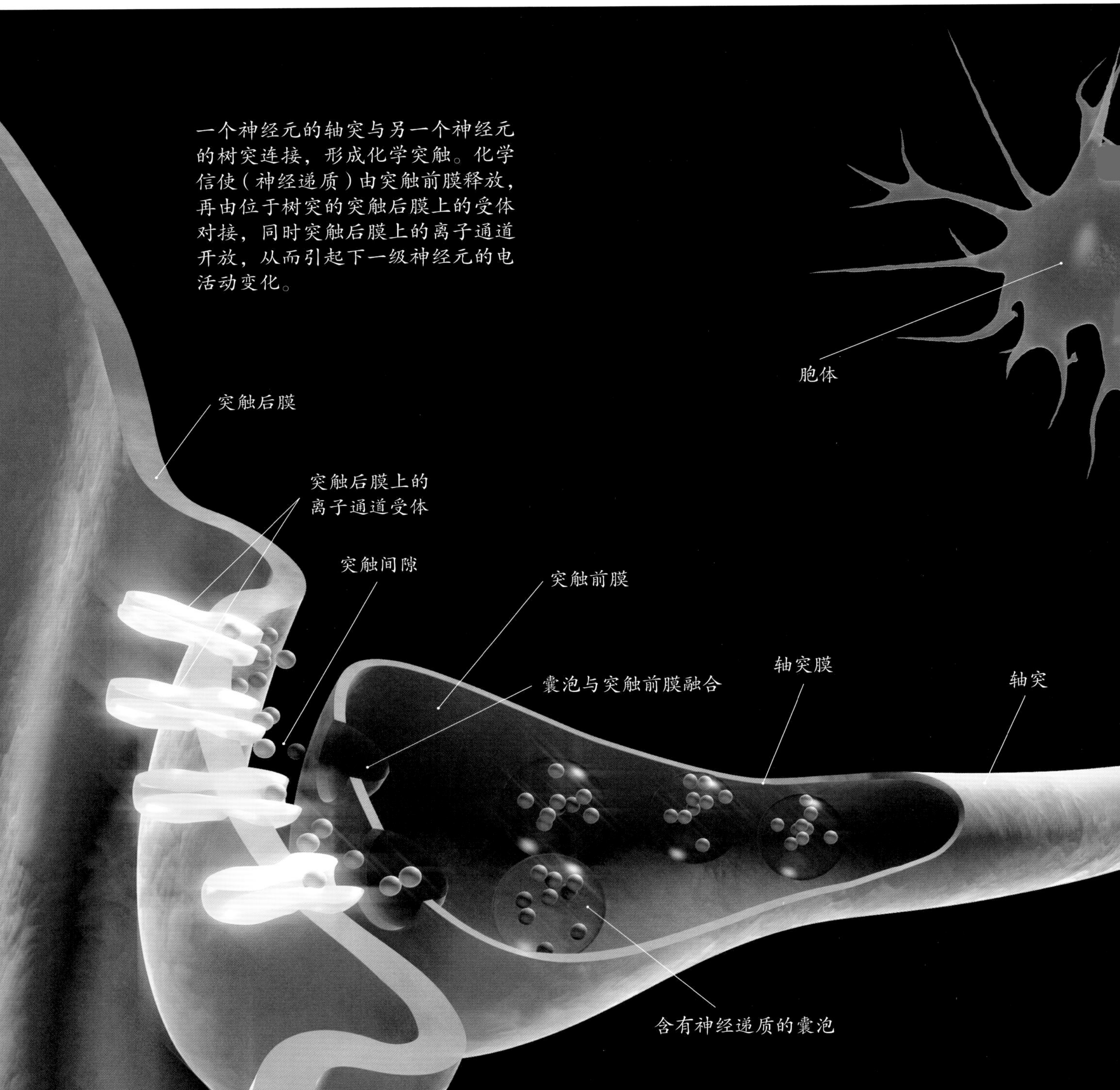

触后膜。突触间隙非常小，大约只有人类头发直径的 1/1000。进入突触间隙的神经递质将与突触后膜表面上的复杂结构——受体结合，随后引起膜对不同离子（钠离子、钾离子或氯离子）的电导（通透性）发生改变，最终改变该神经元的电学性质。

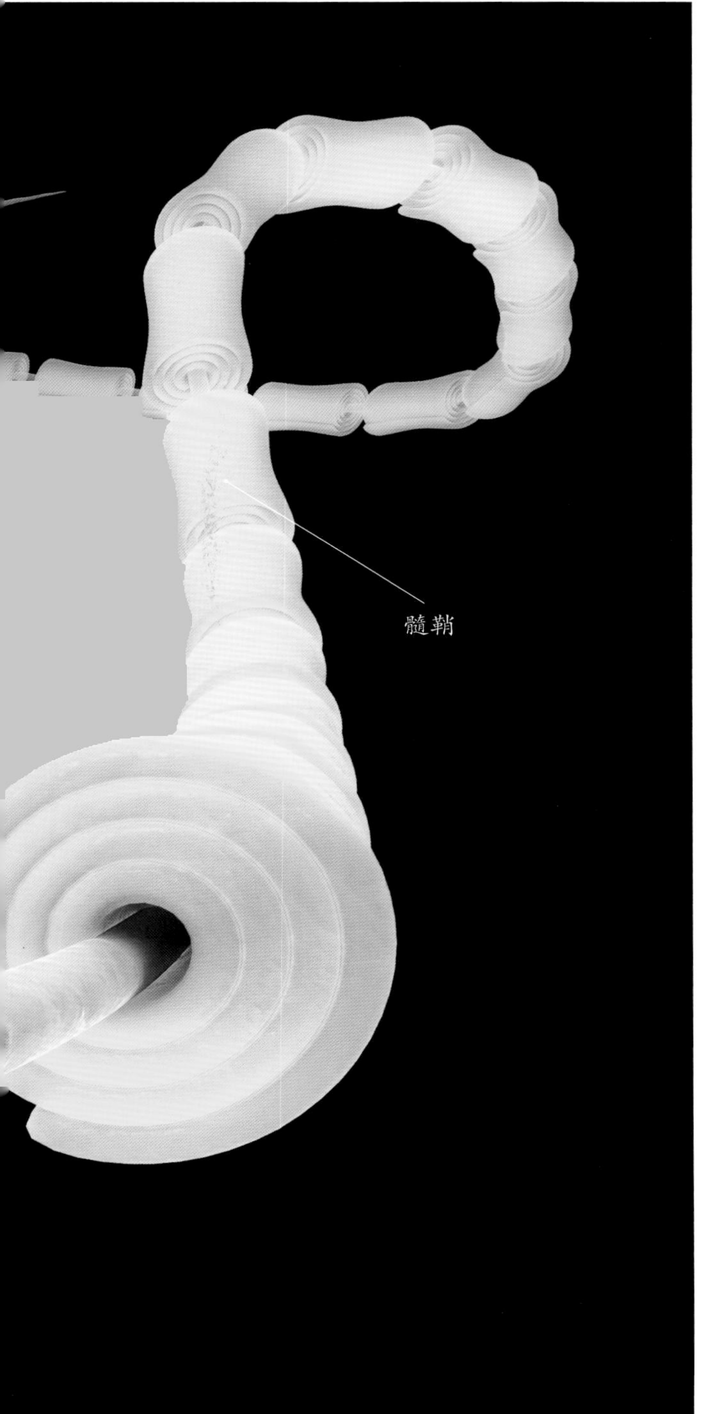

清理神经递质

进入突触间隙的神经递质必须被清理，以免其持续激活受体。如果神经递质永远不被清理，就会一直结合受体，使得离子通道持续开放，直至被激活的神经元能量耗竭而凋亡。神经递质通过其被释放的轴突进行重吸收，通过扩散离开突触间隙，或分解为无活性的成分等方式被清除。一些药物能作用于神经递质的清除过程，比如有一类抗抑郁药 SSRI，能够减慢轴突对 5- 羟色胺的重吸收速度，从而增加突触间隙中 5- 羟色胺的浓度，由此改善情绪。

电突触

有些细胞之间通过电突触进行交流——两个细胞的膜非常接近，几乎没有间隙。一类称为连接蛋白的特殊蛋白质将两个细胞的细胞膜相连，使得一个细胞的电信号能够直接传至另一个细胞。这类突触常见于视网膜的水平细胞以及发育过程中的细胞之间，因为后者彼此之间需要交流信息以调节生长过程。

电突触的优势在于能够直接传递电信号，没有延迟。但人类的神经系统中却很少用到电突触。这是因为通过电突触相连的神经细胞最终形成了一个单一的电学元件。在哺乳动物中，神经系统倾向于让神经细胞作为独立的电学单元，再通过化学突触进行交流。神经细胞之间的化学传递使得它们以离散的形式发挥功能，从而各自执行不同的任务。

脑中的化学物质

神经系统的特殊能力在于其能够根据化学物质繁多的特征来处理信息、控制行为，这些主要与神经元的特殊膜结构有关，由此神经元才能在产生动作电位后，沿着轴突将信息精准地传给附近的其他神经元。

人体内所有的细胞都具有细胞膜，它们负责将细胞质与周围的细胞外液分隔开。神经细胞膜的电学性质对于信息传递和加工来说都极其重要。

细胞膜由复杂的双层脂分子组成，这个结构称为磷脂双分子层。就其本身而言，磷脂双分子层疏水且对带电粒子（钠离子、钾离子和氯离子等）绝缘。镶嵌于磷脂双分子层中的蛋白质允许水和离子在特殊情况下通过。有些蛋白质只位于细胞膜的外表面或内表面，而许多蛋白质会贯穿于整个细胞膜。其中最重要的一类蛋白质是那些负责控制离子进出细胞的贯穿蛋白，因为有离子流动就意味着神经细胞膜上会产生电信号。这些离子通道蛋白的内部都有一个孔道，在需要离子流动时打开，在不需要离子流动时关闭。

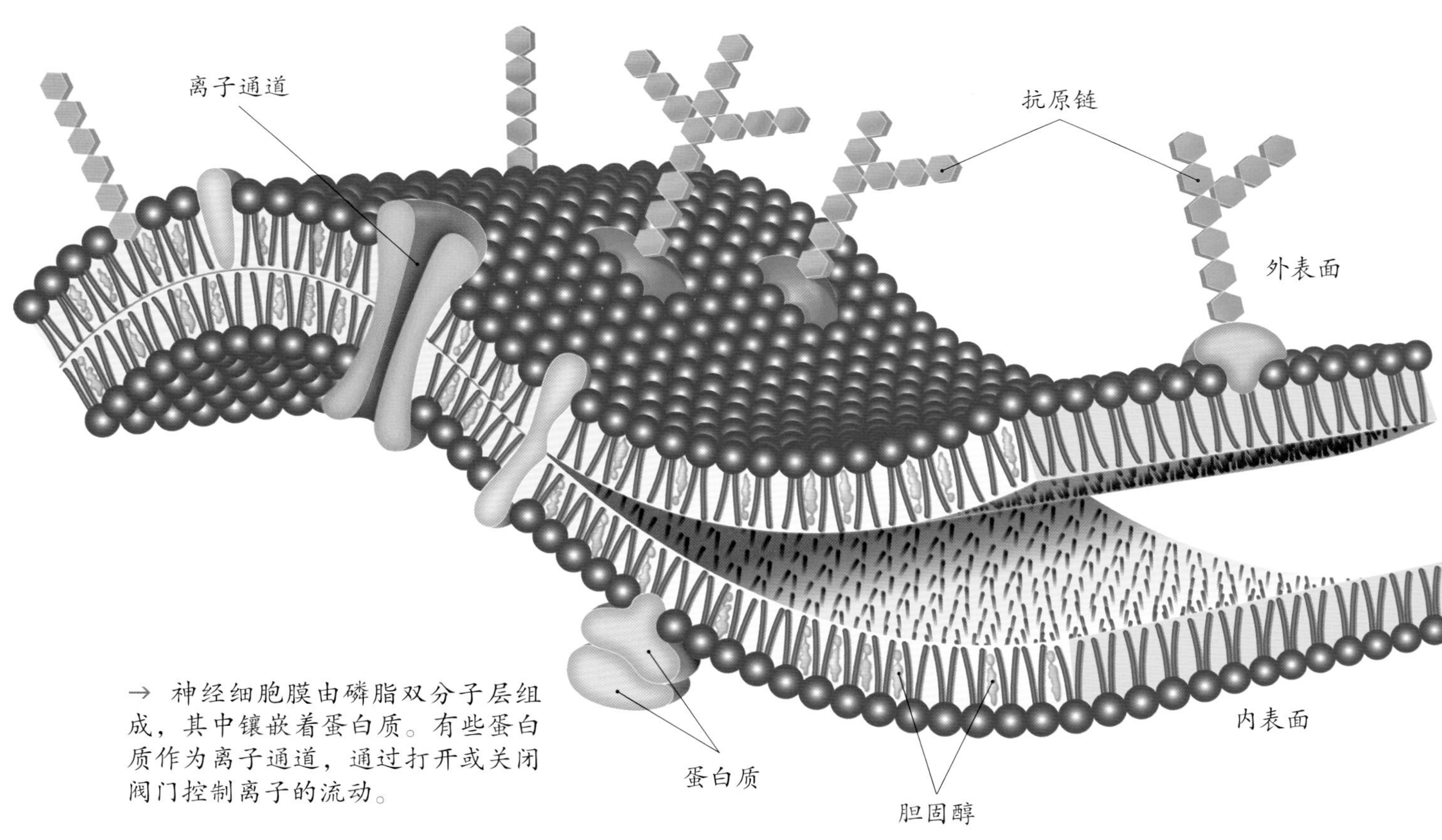

→ 神经细胞膜由磷脂双分子层组成，其中镶嵌着蛋白质。有些蛋白质作为离子通道，通过打开或关闭阀门控制离子的流动。

→ 跨膜电压改变或神经递质与通道上的受体结合时，离子通道就会打开。离子的跨膜运动会改变神经细胞膜的电学状态。

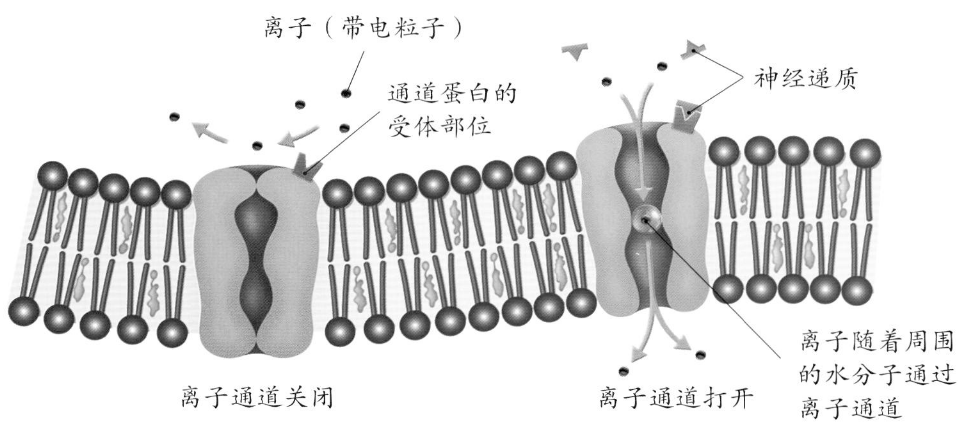

神经信号的大门：离子通道

当跨膜电压改变时，膜上的一些离子通道即电压门控通道便会开放。这些电压门控通道对于“全或无”的动作电位的产生至关重要。也就是说，一旦轴突的某个部位的跨膜电压发生改变，便会导致电压门控钠离子通道开放，使细胞膜持续去极化至产生动作电位，并将动作电位传导至下一段轴突。正是因为轴突上的这些离子通道相继开放，神经冲动（动作电位）才能精准地传至轴突末端。

还有一类离子通道在结合化学物质后打开。这些配体门控通道位于树突和神经元上任何有突触的部分。当神经递质作用于细胞膜，与响应配体门结合后，配体门控通道就会打开，并允许离子进出，从而引起神经元的电学性质发生变化。

还有更多的离子通道开放是因为机械刺激。内耳就是一个很好的例子。当声波经过内耳时，毛细胞末端的突起受到压力发生形变，机械敏感性通道打开，从而导致毛细胞产生电活动，这些电活动将传至大脑并被接收为声音。

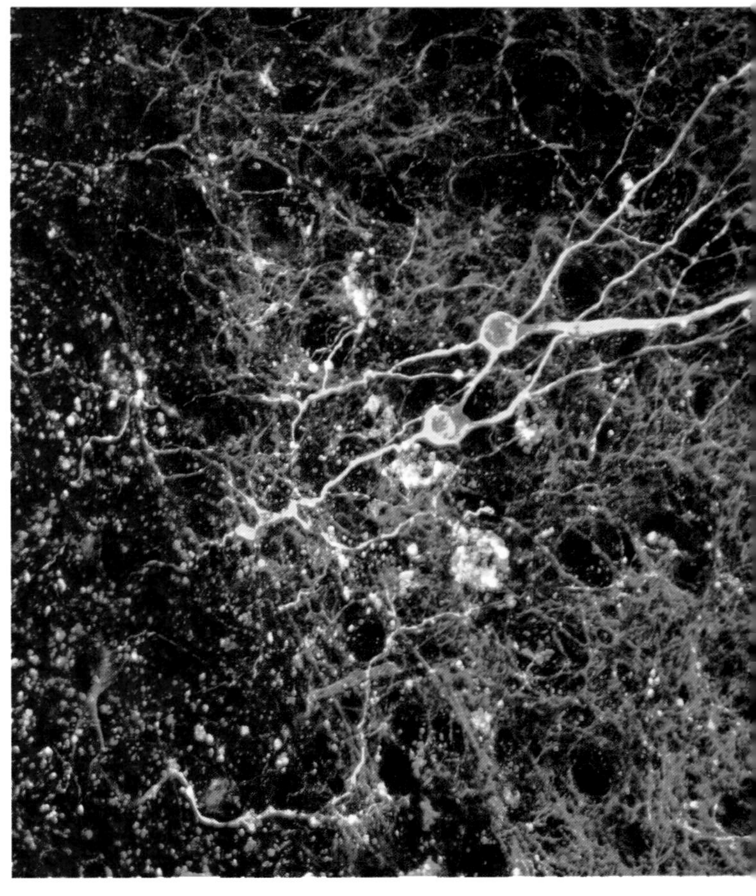

↑ 这幅脑组织的显微图像中的金色区域为离子通道，离子可经此通道跨膜进出。绿色区域为神经细胞。

大脑对“性”息的加工处理

脑中控制性行为的神经细胞的细胞膜上有可以结合性激素的受体。一旦发生结合，性激素就会进入细胞，穿过细胞质进入细胞核，从而影响蛋白质和其他化学物质的产生。事实上，性激素可以作用于很多神经细胞，甚至是那些并不直接参与性行为的细胞。比如，大脑皮质中的许多神经细胞都会被雌激素影响，这可以解释为什么绝经后雌激素下降会导致情绪和认知功能改变。

最后，还有一些离子通道会根据温度的变化开放，作为生物体温计发挥作用。这些通道分布于皮肤之中，当皮肤温度发生改变时，这些通道就会打开，从而导致感觉神经元的轴突产生电活动。这些改变将以神经冲动的形式传至大脑，并被知觉为热或冷。

神经细胞不同部位的膜上分布着不同的离子通道。接受突触输入的树突分布着高比例的配体门控通道。而传递动作电位的轴突上则分布着较多的电压门控钠离子通道和电压门控钾离子通道。

神经细胞内部的化学信使系统

尽管神经细胞之间的多数化学突触或电突触都分布于细胞膜上，但仍然有部分化学物质在细胞内部发挥作用，通过改变内部的代谢机制以影响神经细胞的功能。它们可能会进入细胞核与核内蛋白结合，并对神经细胞的功能产生长期影响。改变神经细胞功能的性激素就是很好的例子。

神经递质的产生及运输

作用于中枢神经系统和周围神经系统的神经递质包括乙酰胆碱、去甲肾上腺素、5- 羟色胺、多巴胺、谷氨酸以及 γ- 氨基丁酸。其中一部分是兴奋性的，即作用于突触后膜时，下一级神经细胞的电导增加（开放的离子通道增多），神经细胞的兴奋性升高；另一部分是抑制性的，即使得突触后膜保持静息状态，神经细胞的兴奋性降低。

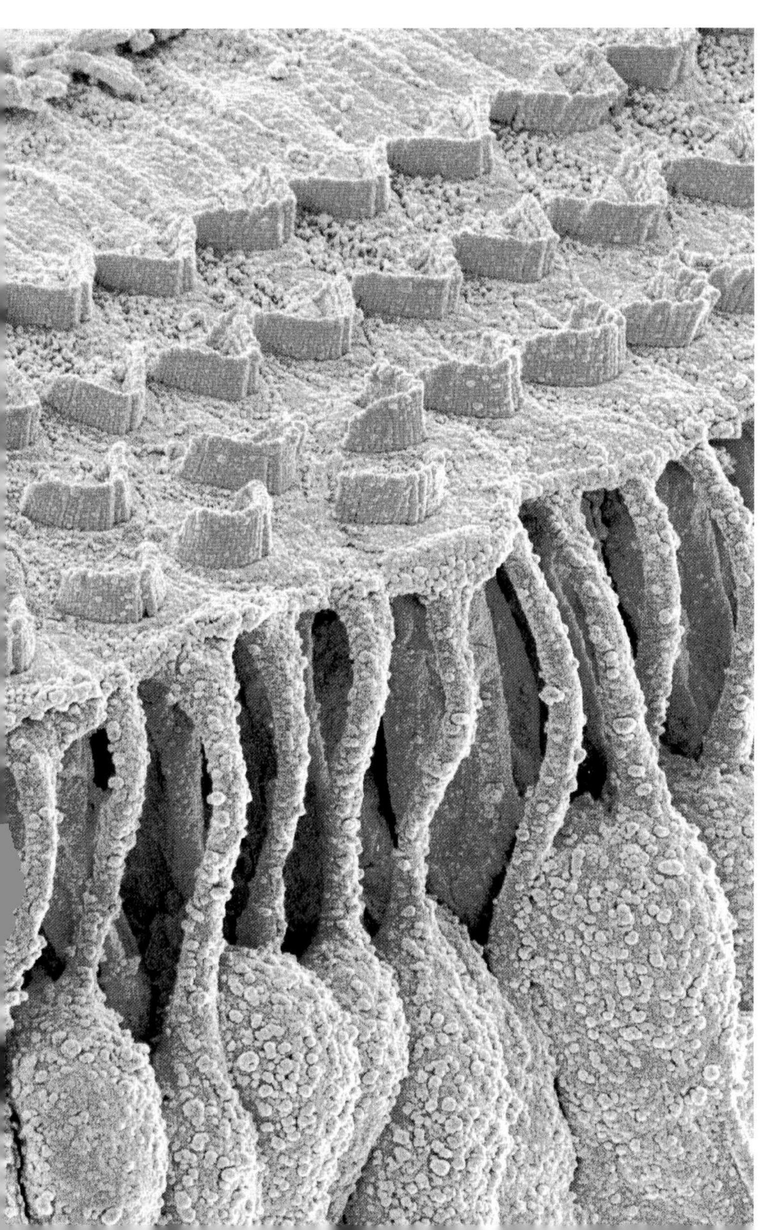

← 一些离子通道可以被机械力激活，比如内耳中的毛细胞（如左图所示）。声波使得细胞上的毛状突起发生形变，引起神经冲动并将其传递至大脑。

神经递质

神经递质是由上一级神经元产生，并作用于下一级神经元的化学物质，常通过化学突触发挥作用。它们必须由神经元源源不断地产生，继而在被运送至轴突末端时储存起来，等待释放。大多数神经递质都是小分子：由构成蛋白质的氨基酸修饰而来，或由称为肽的短链氨基酸组成。较小的分子量对于神经递质来说非常重要，这样既便于合成，在释放时又便于快速扩散。

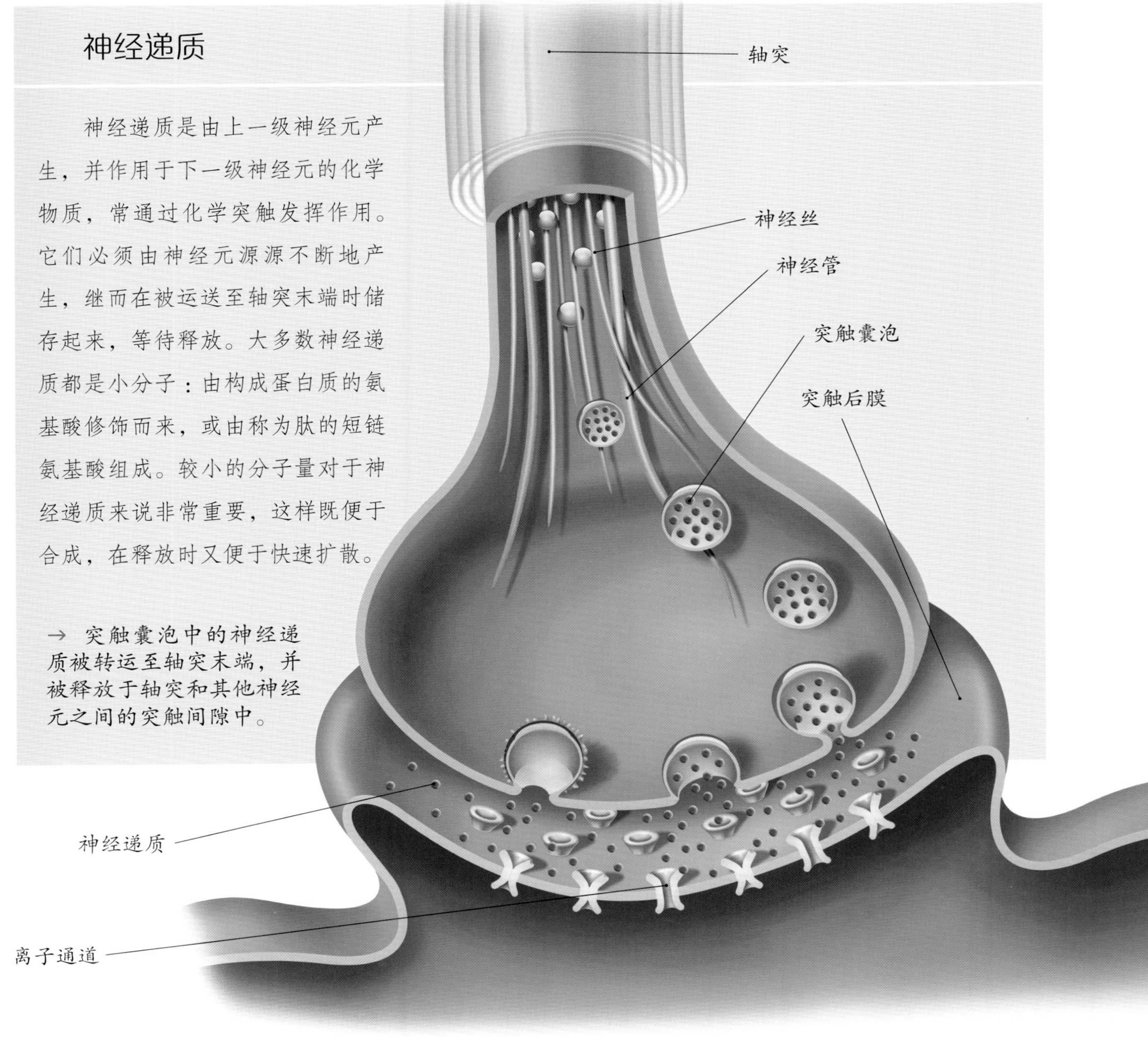

→ 突触囊泡中的神经递质被转运至轴突末端，并被释放于轴突和其他神经元之间的突触间隙中。

指导神经递质合成的程序以 DNA 的形式存储于神经细胞中。随后，指令由信使 RNA 带出细胞核。细胞质中的核糖体利用信使 RNA 携带的指令，合成最终用于制作神经递质的酶或小的氨基酸链，即肽类神经递质。

一旦神经递质生成，高尔基体便会将其装配于用膜包围的容器，即囊泡中，以方便运输。多数神经递质将于距离胞体几毫米至一米远的位置释放，因此神经递质必须沿轴突进行远程运输。快速轴突运输系统沿着神经管以每天 10~40 厘米的速度运输这些囊泡。少部分神经递质（如乙酰胆碱）由轴突末端利用可获得的分子进行局部合成，无须远程运输，但是合成所需的酶仍要从胞体处运送过来。

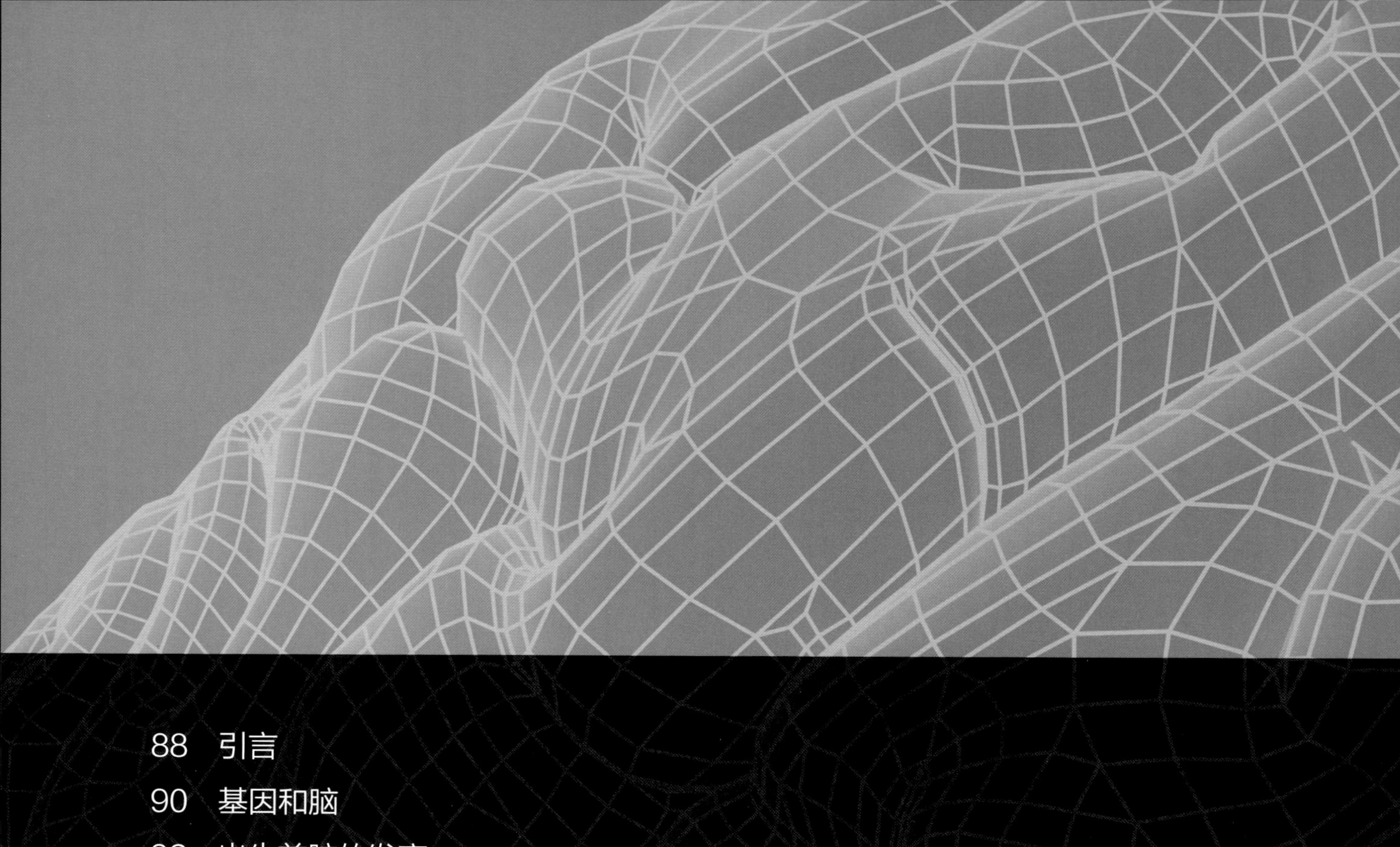

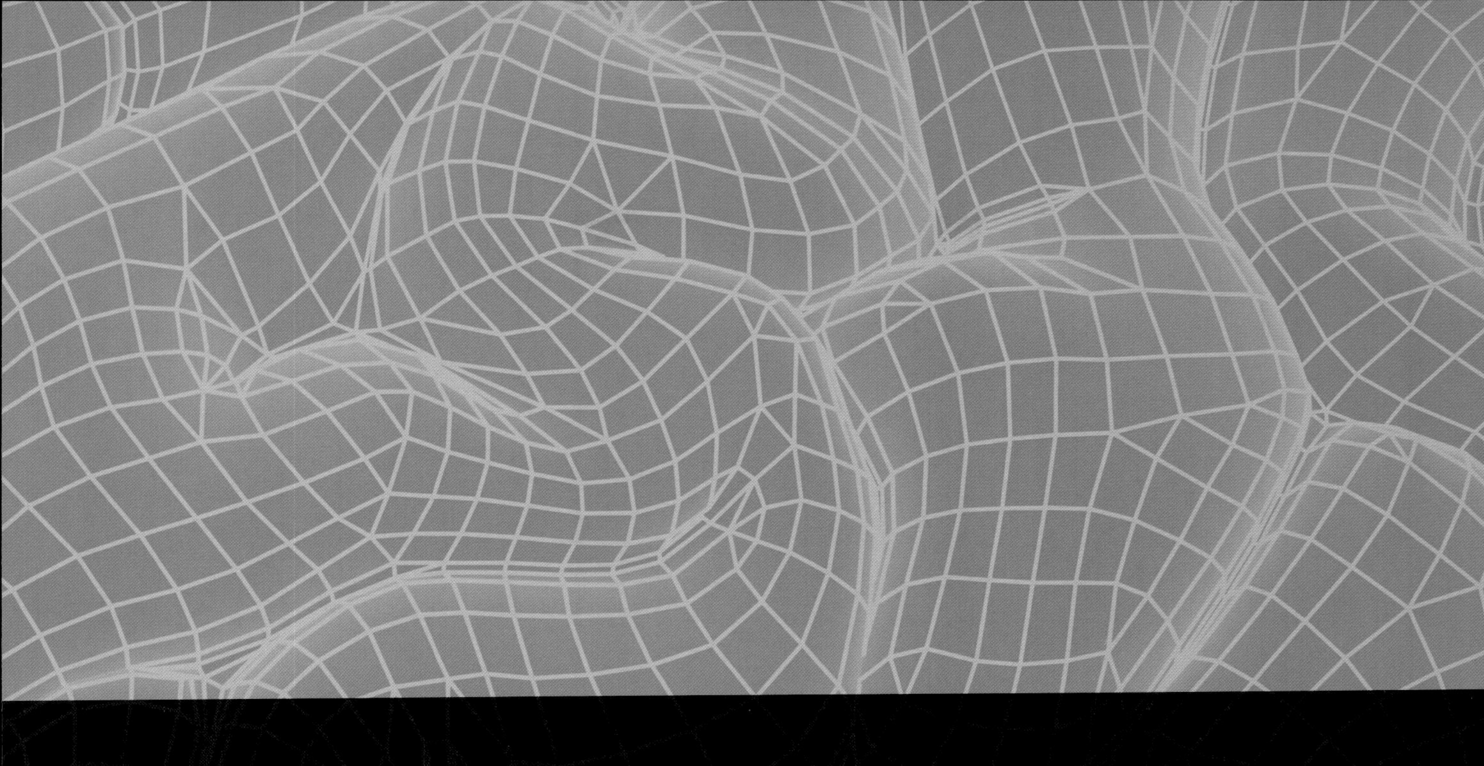

第3章 脑和脊髓的发育

引　言

我们的大脑由一个单细胞受精卵发育而来，这个受精卵携带着父母的遗传信息。我们可能会思考：基因密码如何构建我们的大脑？基因和环境又如何交互影响大脑的发育？而在年老时，我们又需要考虑其他的问题：我们如何避免脑疾病？如何让我们的大脑保持健康？

神经系统的结构远比基因编码复杂得多，以至于我们无法确认单一神经细胞的位置和它们之间的联系。控制大脑发育的基因就像一个管理者，它掌握着关键发育过程（产生神经元和胶质细胞的细胞分化过程）的开关。成年人神经系统中的许多复杂结构是神经元在发育过程中相互竞争的结果。神经元必须通过轴突争夺来自目标脑区的生长因子，得到的生长因子越少就意味着越有可能凋亡。脑区之间的连接同样是通过竞争产生的，这样能确保最有效的神经连接维持至成年期。

大脑的成熟和老化

当我们逐渐老去时，大脑会不可避免地发生变化，主要表现为逐渐失去神经元之间的连接，而非失去神经元胞体。那些失去的连接可能是多余的，所以不一定会导致功能失调。成熟大脑所拥有的经验也会平衡连接丧失带来的影响，尤其是对于 50~60 岁的人来说。当年龄达到 70~80 岁时，连接丧失会发生得更加频繁，我们的智力和运动能力也会逐渐减退。感觉感受器的进行性丧失会剥夺我们对食物味道、香气的感知，削弱我们保持身体平衡、避免摔倒的能力。这些影响会加速并加重我们大脑的老化进程，因此一个脑区的功能丧失会使得其他脑区很难维持正常功能。

维持大脑健康

随着年龄增长所出现的那些神经退行性变性，会不断削弱我们的脑功能，但我们可以通过保持积极的生活方式来抑制或减缓这一进程。身体和心智上的锻炼能够训练已有的神经回路，刺激生长因子的产生，这有助于延迟或暂缓感觉、运动及认知功能的减退。锻炼身体同样能减缓动脉粥样硬化（使通向大脑的动脉变窄）的进程。

→ 在胚胎期和童年，人类大脑的形状和尺寸都发生了显著的变化。在成年早期尺寸达到最大，年老时又慢慢萎缩。

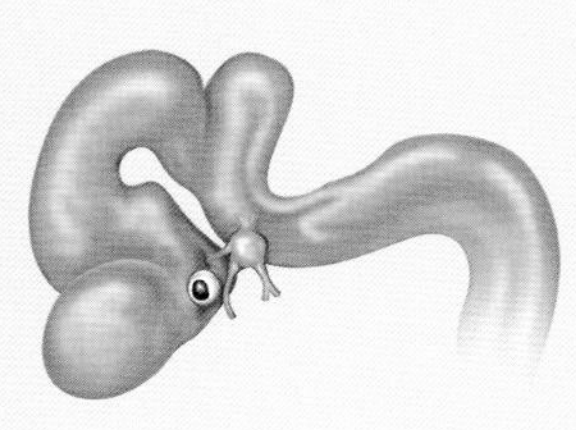
孕期 6 周

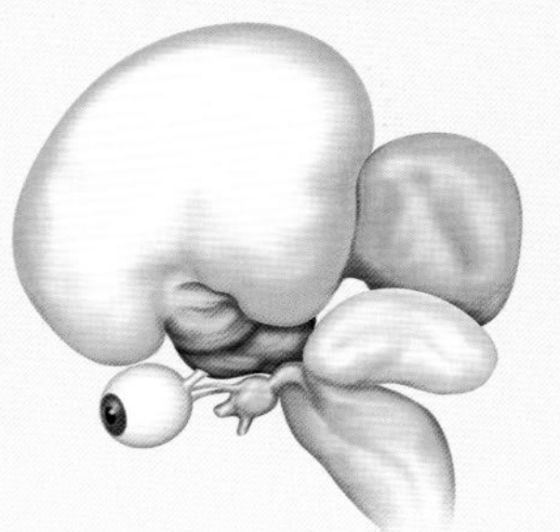
孕期 12 周

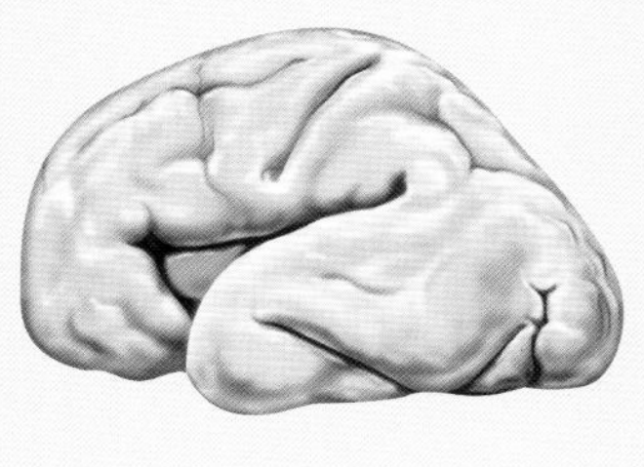
孕期 37 周

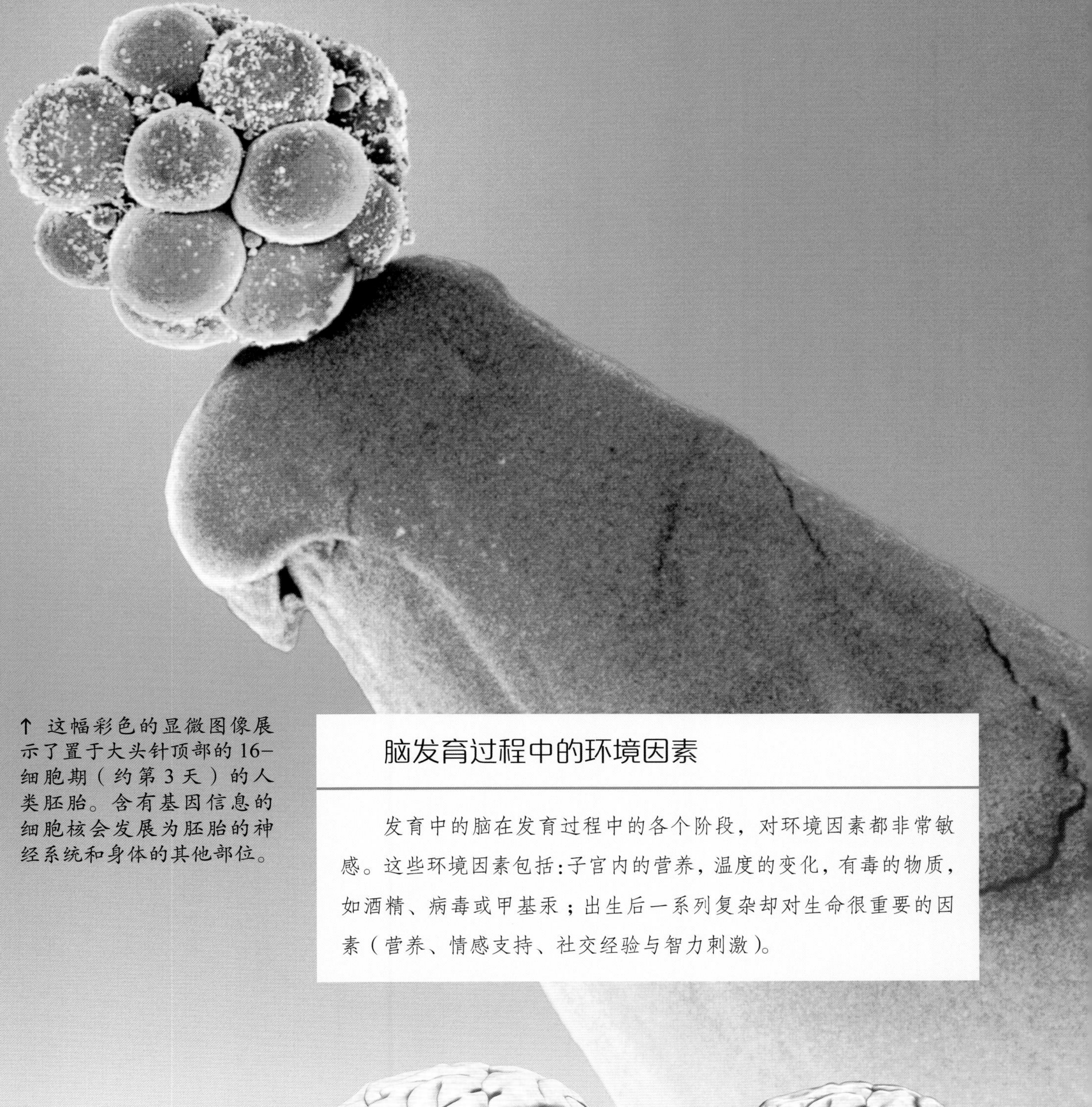

↑ 这幅彩色的显微图像展示了置于大头针顶部的16-细胞期（约第3天）的人类胚胎。含有基因信息的细胞核会发展为胚胎的神经系统和身体的其他部位。

脑发育过程中的环境因素

发育中的脑在发育过程中的各个阶段，对环境因素都非常敏感。这些环境因素包括：子宫内的营养，温度的变化，有毒的物质，如酒精、病毒或甲基汞；出生后一系列复杂却对生命很重要的因素（营养、情感支持、社交经验与智力刺激）。

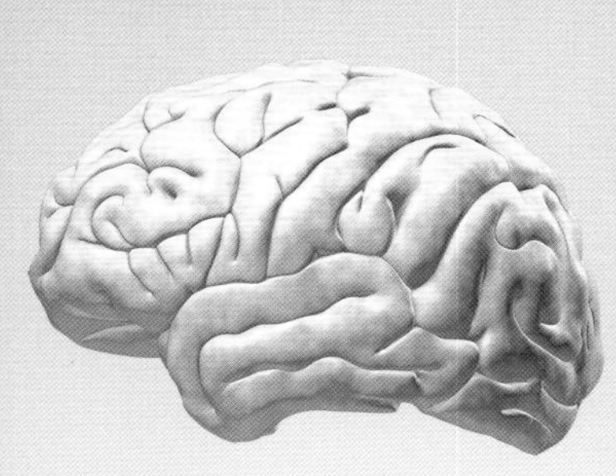

6岁

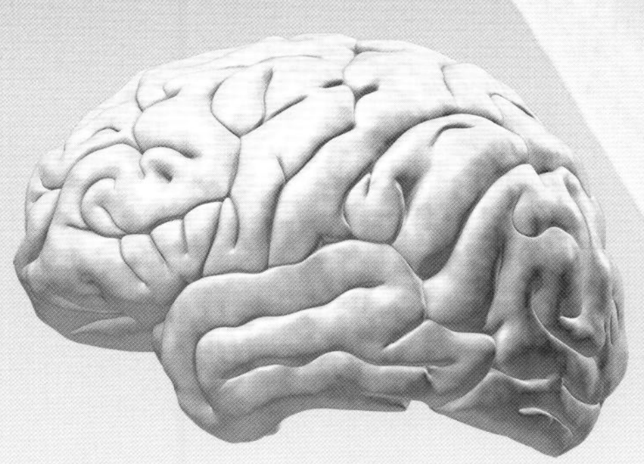

30岁

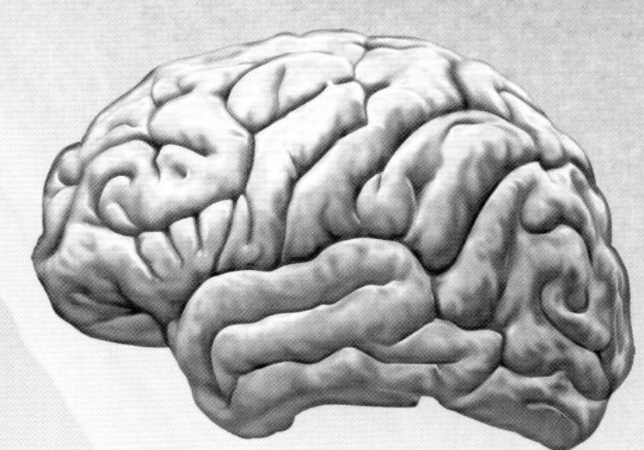

85岁

基因和脑

我们人类的基因组只与近亲猩猩的相差1%，但我们的大脑的尺寸却是猩猩的3倍，各种认知能力也远超猩猩。似乎仅改变几个关键基因，就能对大脑的尺寸和内部组织方式产生深远的影响。

基因表达就是将基因中的信息翻译为蛋白质，这些蛋白质既可以用来影响其他基因，也可以用来执行细胞功能。针对处于发育过程的脑基因表达的研究结果表明，大脑皮质中，几乎有600 个基因的表达都处于上调状态。这些基因都是进化形成的新基因，对于大脑整体的生长，尤其是前额叶的生长有重要作用。外侧前额叶是有关决策的重要脑区，在人类的大脑中尤其发达。

另一组重要的基因负责控制语言区的发育。直到今天，其中还有部分基因无法确定，但是研究得最为透彻的基因，如 FOXP2，对形成理解、使用句法的神经回路有重要作用。

新的或改善的基因?

脊椎动物的整个大脑结构至今已存在了4 亿年，而人类的大脑拥有的偏侧化的功能和特殊的语言区，大约只存在了数十万年。那么就产生了一个问题，人类的大脑是因为旧基因发生了改变，还是因为出现了新基因或进化出了新基因，才发生了这种变化。针对哺乳动物基因组的比较研究表明，人类大脑的扩张是因为产生了人类独有的新基因，尤其是与前额叶有关的基因。

基因并不能解释一切

尽管基因对大脑发育的过程有重要影响，但我们更应该将其视为控制发育进程，以及在发育中的神经细胞之间建立交互作用规则的开关。大脑中复杂的结构是神经细胞之间与轴突之间争夺生长因子、建立联系的结果。就这个意义来说，大脑的发育既受基因控制，又受非基因因素的影响。这些因素中，有的来源于大脑内部，比如神经元为了获得生长因子，与目标细胞进行接触并与其他神经元竞争；有的来源于大脑外部、身体内部，如内分泌系统分泌的激素、胎盘中的营养等。然而影响大脑发育的更多的重要因素来源于外界，如怀孕期间母亲给予的营养、出生后婴儿期获得的营养，以及童年期和青春期的成长环境。

→ 体内每个细胞（生殖细胞和正在分裂的细胞除外）的染色体都是由两条染色单体组成的，每一条染色单体都由编码基因的 DNA 以及组蛋白构成。尽管基因对于发育非常重要，但它并不能解释人脑的所有复杂性。人脑的复杂性是基因、神经元之间的竞争以及环境三者交互作用的结果。

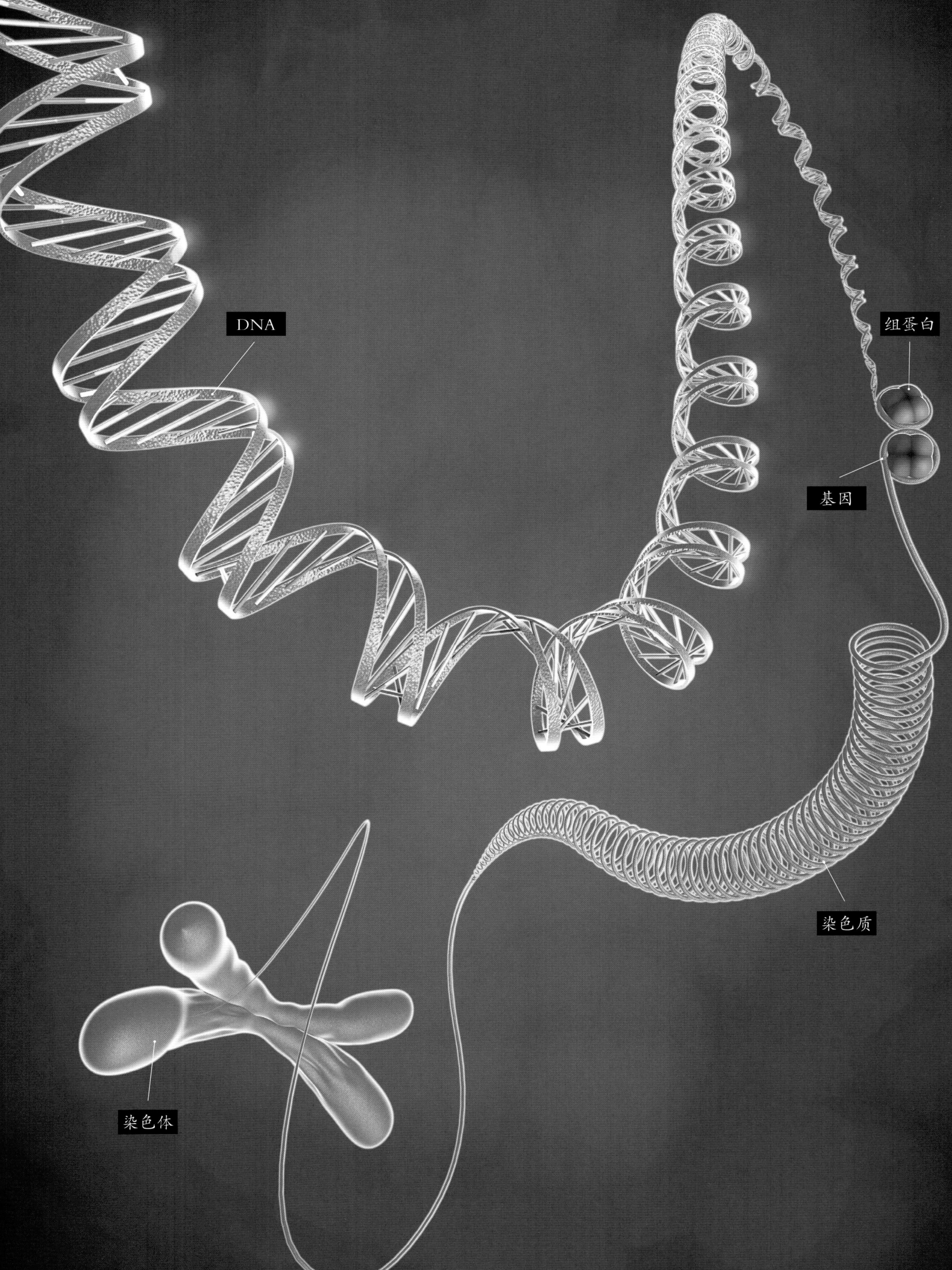
DNA
组蛋白
基因
染色质
染色体

出生前脑的发育

人脑是由数千亿个神经元和胶质细胞共同组成的复杂结构，其根据受精卵中DNA的基因密码中存储的信息进行组建，但也会受到胚胎期和胎儿期的内环境及子宫环境的影响，尤其在怀孕后期最为敏感。

第 18 天的胚胎上表面形成了扁平蝌蚪或网球拍造型的神经板，这是大脑最初的形态。神经板由脊索（棒状的结构，协调周围组织的发育进程）产生。即使在早期，成年人脑部也有部分结构分布于神经板的表面。神经板最前面的区域将会形成前脑，而背面的“尾部”将形成脊髓。

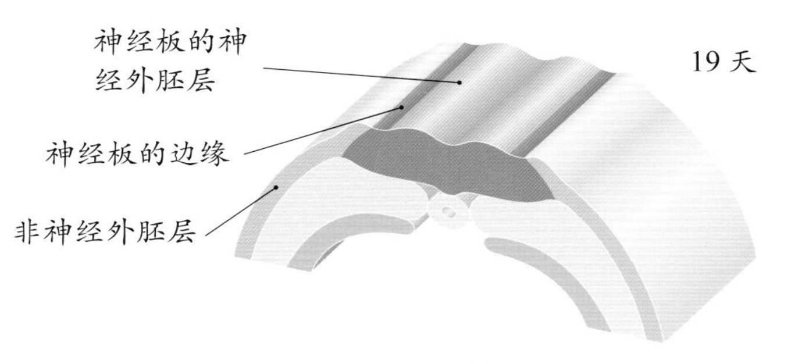

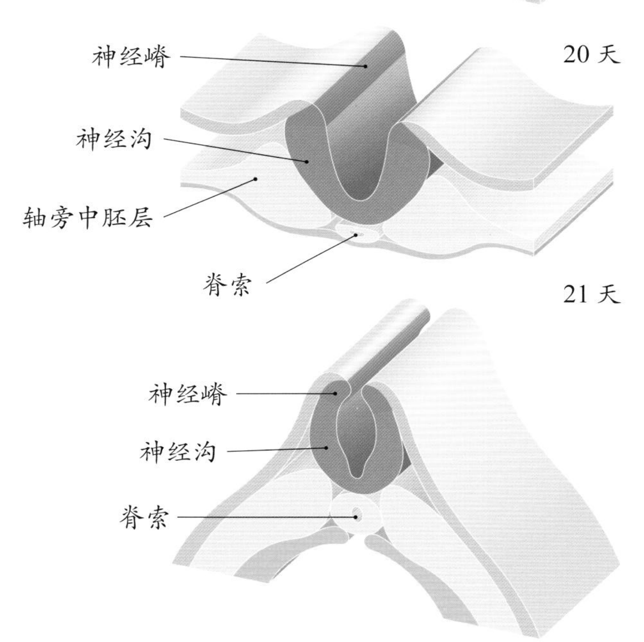

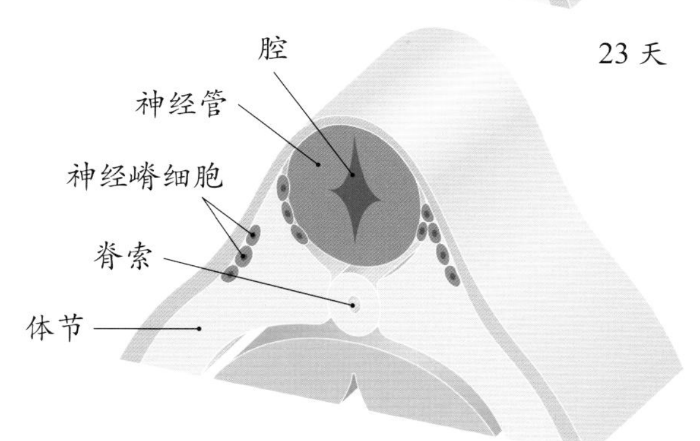

神经管缺陷

两个神经孔距离太近（神经管缺陷）就会导致神经系统前部和尾部发育不完整。如果前部的神经孔不闭合，大脑就无法发育，即无脑儿。如果后部的神经孔不闭合，脊髓就无法正常发育，即脊柱裂。女性受孕前额外补充叶酸能够降低其婴儿发生神经管缺陷的概率。

← 在子宫中，神经系统由脊索产生的神经板发育而来。神经板折叠形成神经沟，最终形成神经管。神经板边缘的神经嵴细胞会形成周围神经系统。

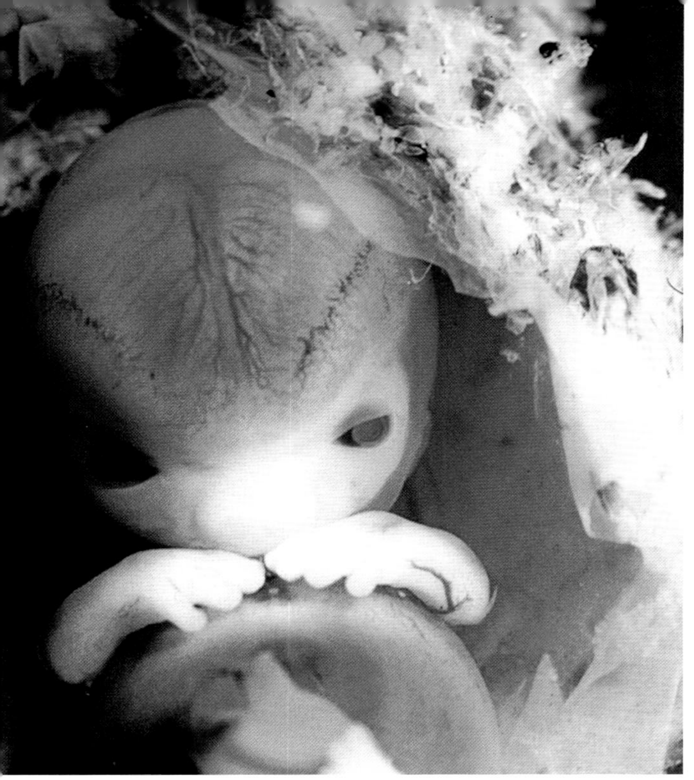

← 这个胚胎大约 7 周大。由于细胞分裂，大脑的发育速度很快。眼睛正在发育，但还不能发挥功能。

神经管

在接下来 3 天，神经板开始向上折叠，形成神经管。神经管中最先闭合的区域对应成年期颈部的下半部分，因此神经管中最先打开的区域为脑部和脊髓尾部，分别称为前神经孔和后神经孔，这些区域在至少 1 周内始终对胚胎周围的羊水保持开放。前神经孔于第 25 天关闭，后神经孔于第 27 天关闭。

神经嵴细胞

神经板处于闭合过程的嵴会产生一群特殊的细胞（神经嵴细胞），它们随后会迁移至全身各处。这些细胞会产生周围神经系统的所有细胞，包括沿着脊髓分布的感觉背根神经节细胞和自主神经节细胞（控制内脏）。在周围神经系统中形成轴突髓鞘的施万细胞也来源于神经嵴，来源相同的还有产生肾上腺素的肾上腺髓质细胞。

其他一些没有明显神经细胞功能的细胞也来源于神经嵴，如皮肤的黑色素细胞（产生抵御紫外线的黑色素），心脏、颅骨的某些部位，甚至是牙齿的细胞。这意味着任何阻止神经嵴细胞迁移至全身各处的先天缺陷都会导致器官出现问题。

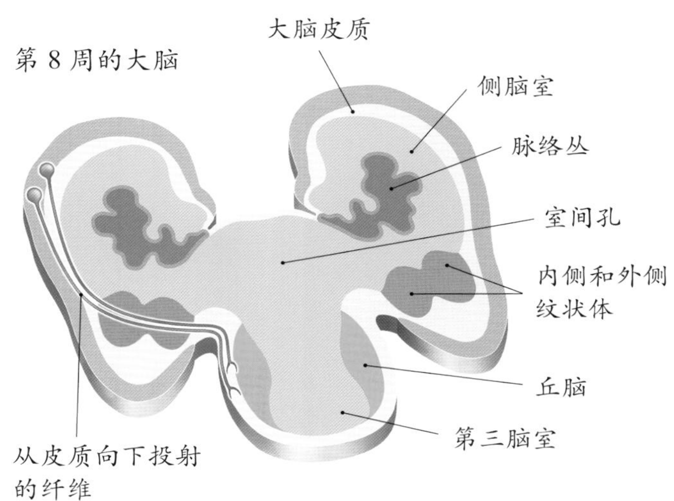

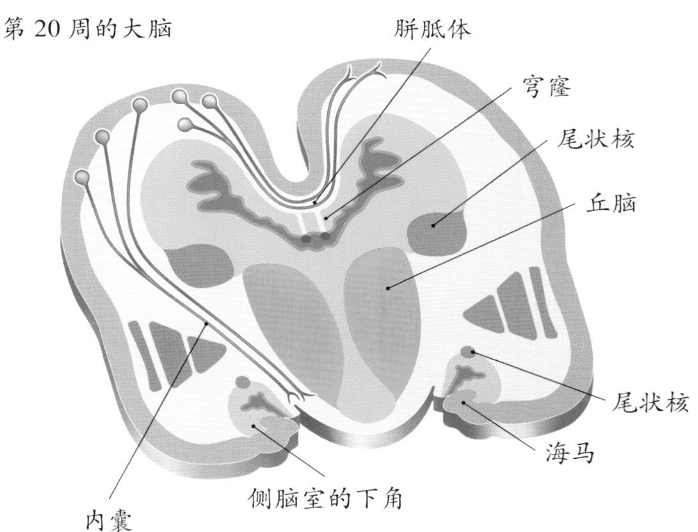

↑ 发育中的前脑的神经细胞由脑室（侧脑室和第三脑室）壁的细胞分化形成。一旦神经元到达可以“休息”的位置，它们就开始长出轴突（绿线），与其他脑区建立联系。这些联系包括跨过中线的胼胝体，也包括那些投向脑干和脊髓的神经纤维（内囊）。

大脑成型

胚胎晚期（第 28~50 天），神经管开始形成复杂的形状。最初，神经管发育出脑末端的 3 个隆起，即大脑的主要脑室，最终形成成熟人脑的前脑、中脑和后脑。当中脑部位的神经管弯曲，而前脑的一侧开始扩张时，大脑半球就形成了。

大脑细胞开始产生

正在发育的大脑中，神经细胞和胶质细胞开始在多个位点伴随着细胞分裂产生。其中最重要的位点为脑泡腔旁的脑室发生区。这是产生新的神经细胞最活跃的位点，尤其是更大的神经细胞（如大脑皮质的锥体神经元）。这个区域在孕期的第 6~26 周最为活跃。渐渐地，脑室发生区的活动减弱，距离脑泡腔更远处的第 2 个重要的神经元新生位点——脑室下区（主要产生小神经细胞和胶质细胞，如星形胶质细胞和少突胶质细胞）开始活跃。一些特殊脑区（如小脑）有额外产生神经细胞的区域，如外颗粒层，负责产生胚胎后期和婴儿早期的神经细胞。

迁徙受阻

如果细胞正常的迁徙进程受阻，无论是新生神经元和放射状胶质细胞间的正确信号被阻断，还是迁徙支架受损，都会导致神经元滞留在脑室附近。这可能是异常基因或环境因素（如病毒感染）导致的。在这些脑室旁移动的神经丛通常无法形成正确的连接，从而导致智力缺陷。

↓ 许多神经元和多数胶质细胞是由神经管壁的细胞分裂(有丝分裂)而来的。部分胶质细胞（放射状胶质细胞）作为脚手架，协助未成熟的神经细胞进行迁移。脑室壁上留存的部分细胞会形成室管膜层。

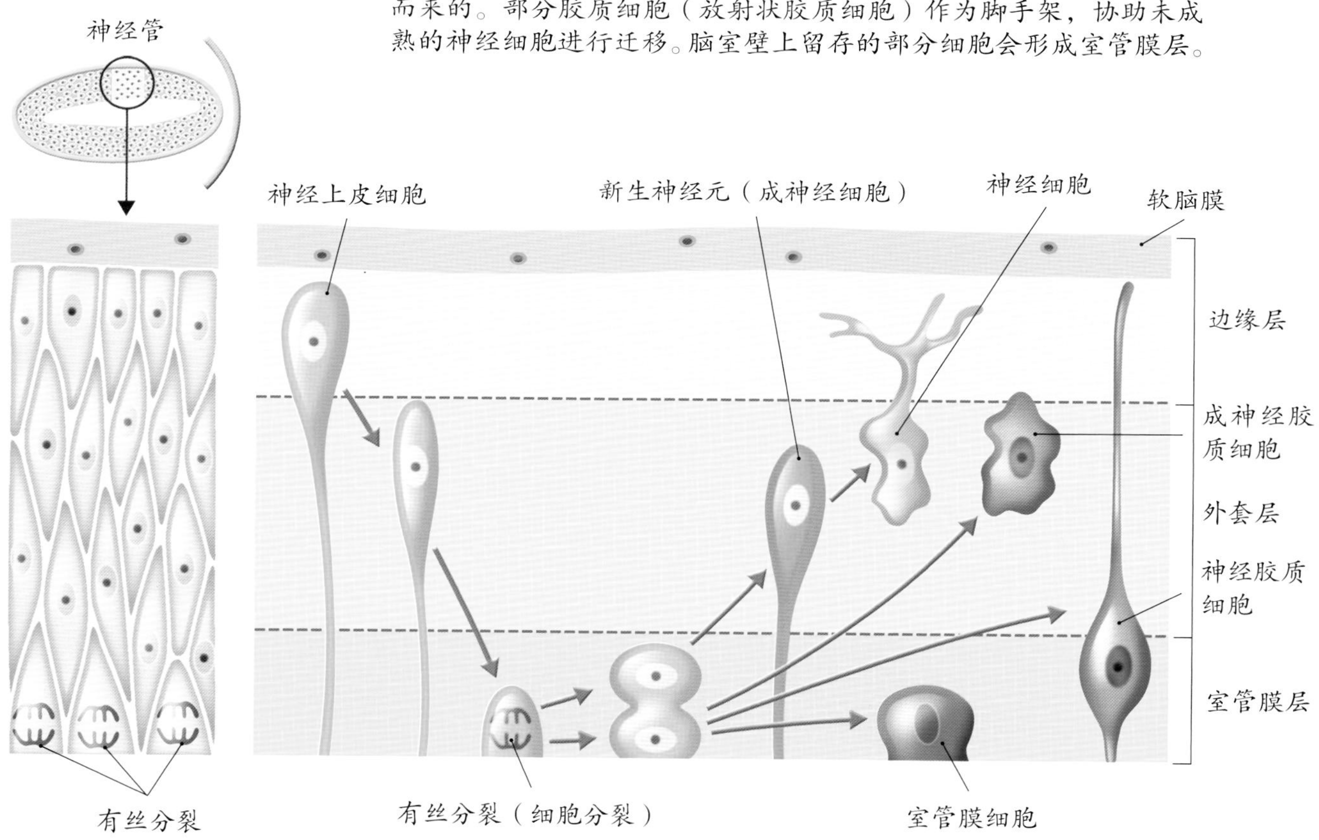

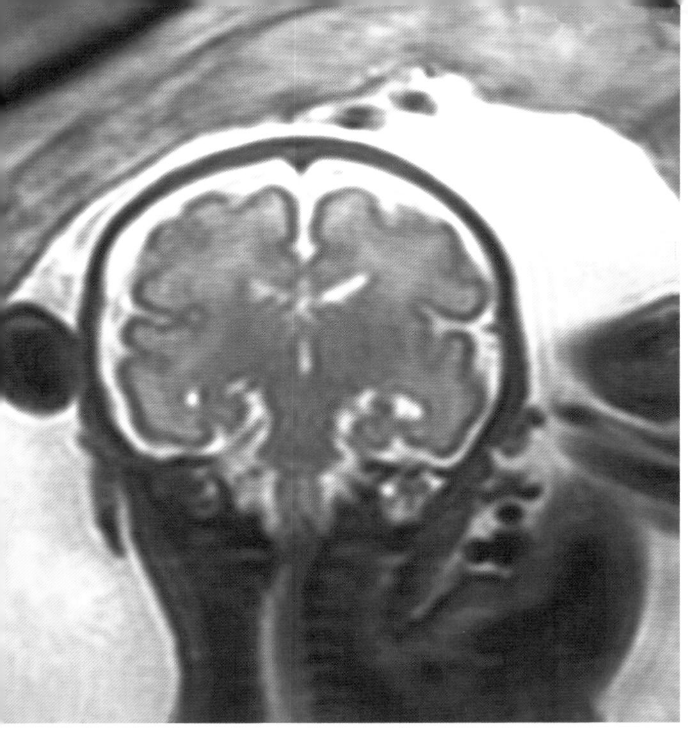

← 在孕期的第 25 周，胎儿脑内的连接仍在发育，尤其是负责情绪、知觉及有意识思考的区域。

↓ 脑的形状由神经管折叠、神经管壁变厚形成。眼睛从前脑长出。

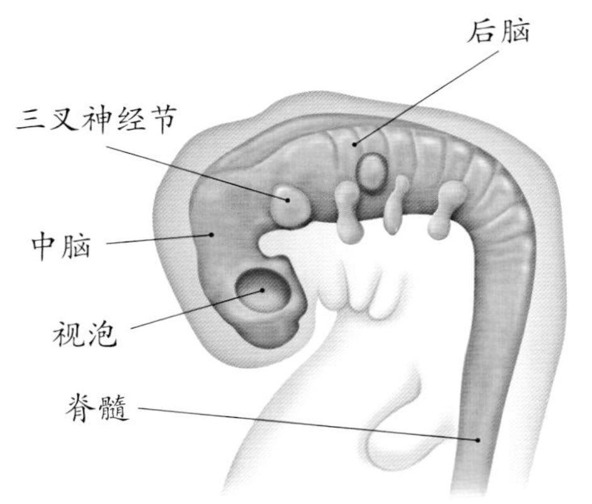

4 周

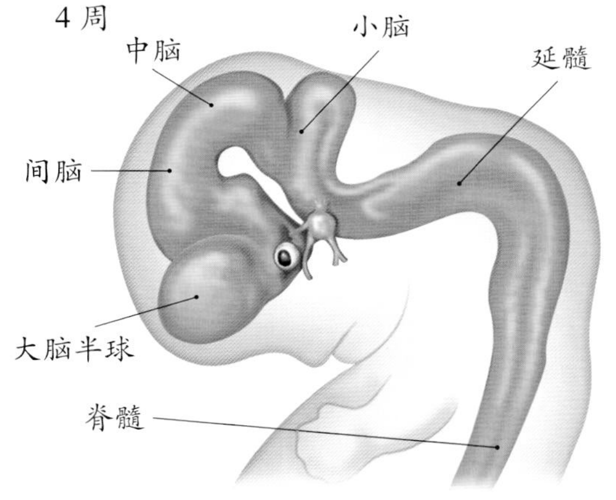

6 周

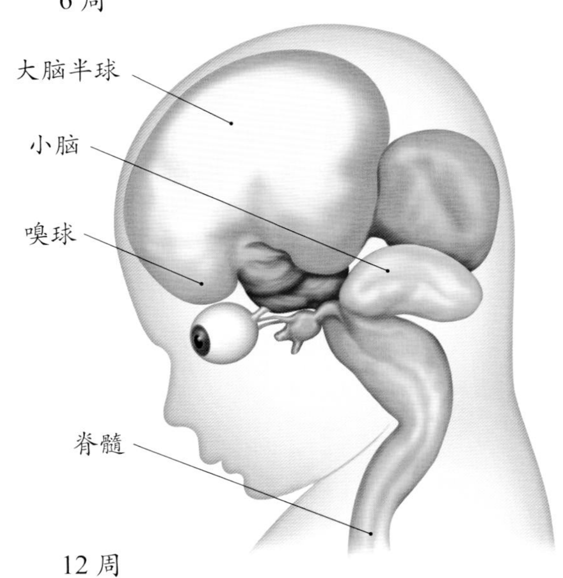

12 周

神经细胞的迁移

脑室发生区的新生神经细胞需要迁移至位于大脑皮质或其他脑区等部位的终点。对较早产生的大神经可以通过细长的放射状胶质细胞所提供的脚手架进行迁移。然而部分神经细胞迁移则不需要这种脚手架。对胚胎脑细胞进行病毒示踪标记后发现，一旦神经细胞进入目的地附近的区域，就会产生很多“小路”。小神经细胞在发育后期产生，最终会形成大脑皮质中的内部回路。这些细胞在胚胎期会随着大脑的曲率进行长距离迁移。部分迁移会沿着之前大神经细胞在发育早期形成的通路进行。

怀孕后期的发育

在怀孕后期，神经细胞会完成迁移，到达终点，并开始向大脑的其他区域和脊髓发出投射。部分脑区（包括前脑的室下区和小脑的外颗粒层）会继续通过细胞分裂产生新的神经细胞。这种持续的细胞分裂意味着在怀孕全程，大脑始终对不利的外部环境因素（药物、辐射、病毒以及母亲升高的体温）非常敏感。部分细胞分裂会一直持续到出生后，这种产生新神经细胞的潜力甚至可能会保留至成年。

婴儿的脑

出生时，婴儿的脑的重量只有成年人脑的重量的25%。大脑的主要发育过程都发生在出生后的前2年，在这期间，婴儿的经验会驱动神经元的分支（轴突和树突）不断生长以及轴突周围形成髓鞘。

出生时，大脑皮质表面主要的沟槽已经形成，脑重约 350 克；出生后 1 年，大脑的重量会增长一倍多，约 900 克；出生后 2 年大脑的重量大约会达到 1000 克。大脑在发育中最重要的区域当属大脑皮质，大脑皮质神经元的树突在出生后的前几年会发生剧烈变化。在这段时期内，大脑皮质神经元的树突分支会延伸至胞体直径几百倍的距离之外；同时，它们也开始与大脑皮质的其他区域的轴突产生连接。

↓ 医生会对婴儿进行体格检查，测试其神经系统的功能是否完好。这个婴儿正在被检查是否有抓握反射。

出生后神经细胞的产生

出生后仍然会产生部分神经细胞（如嗅觉系统和小脑区域）。研究表明，婴儿侧脑室附近的脑室下区有一连串的神经细胞向另外两处迁移：一处为嗅球，另一处为前额叶的底部和中部。这些细胞迁移后可能会在大脑皮质内部变为中间神经元，从而组成神经网络。这些新生细胞在出生后的前 18 个月发育最快，并且会在婴儿社会性发展最快的时期为大脑皮质提供稳定的细胞支持。这些细胞也会在脑损伤初期产生新的神经细胞。此外，室管膜下区（成年后的脑室下区）内的干细胞在成年期仍有可能产生新的神经细胞。

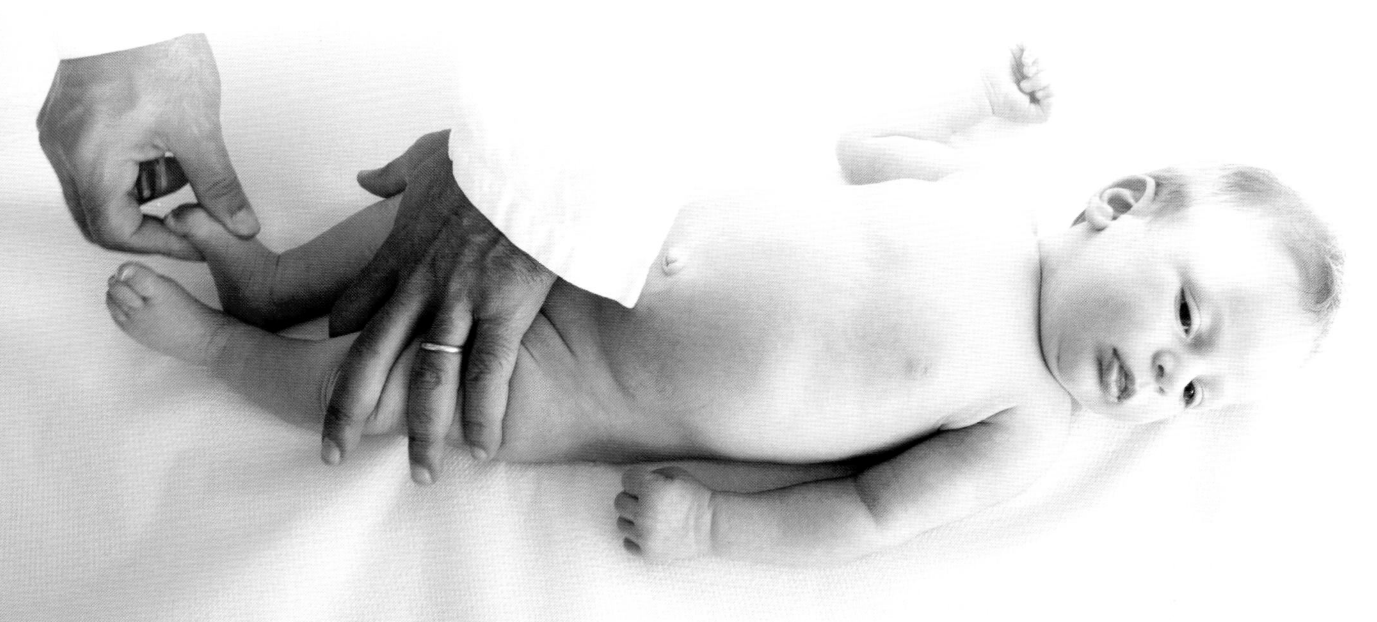

出生后脑内的轴突竞争

神经细胞在发育期间会长出许多轴突，其中有些轴突会延伸至在成年期并不会接触到的脑区。这些过量的连接会相互竞争，以与树突产生连接。在这些连接中，有功能的会被保留，没有功能的就会被修剪。感觉与运动经验之间的相互作用，以及脑内不断产生的连接都会使未成熟的大脑受到经验的影响。在这一关键时期，丰富婴儿成长的环境，提供大量的感官刺激和活动，有助于在以后的生活中建立认知功能和运动技能。有丰富分支的轴突有助于提高年轻人脑的可塑性，并且可使大脑因创伤受损时通过长出新的轴突而从损伤中恢复。

此外，感觉剥夺和身体约束（限制活动）会永久地削弱感觉皮质和运动皮质的功能，并限制儿童的潜力。这也是为什么当婴儿或儿童出现斜视，无法同时用双眼看物体时，必须在发育早期（视觉皮质失去可塑性之前）进行医疗干预。如果早期没有得到有效矫正，儿童就会永远偏好使用一只眼，并且无法使用双眼接收到的信息重构出一幅图像。

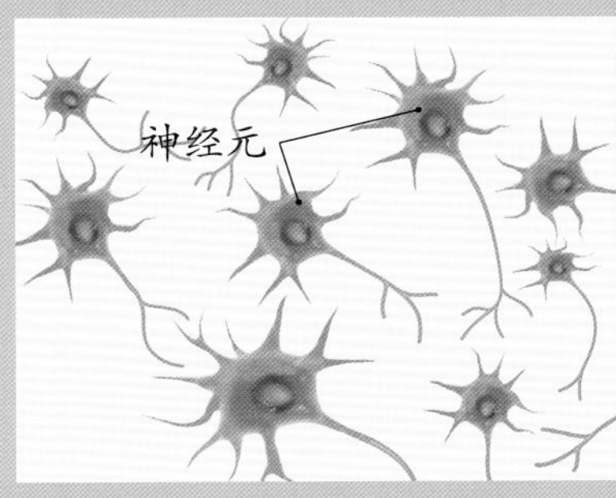

1. 胚胎脑中有过多的神经元。

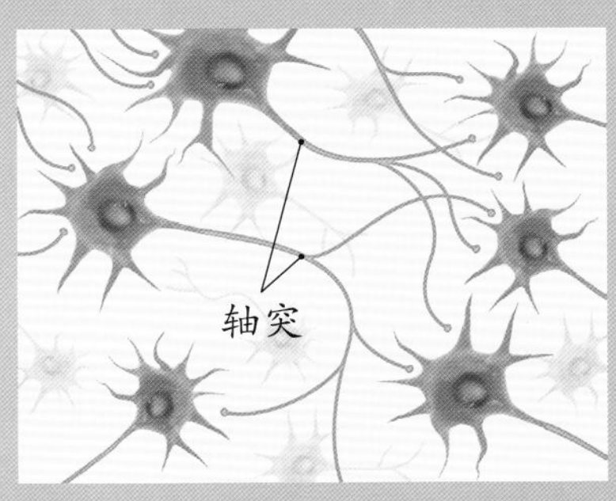

2. 幸存的神经元在轴突末端产生多处分支。

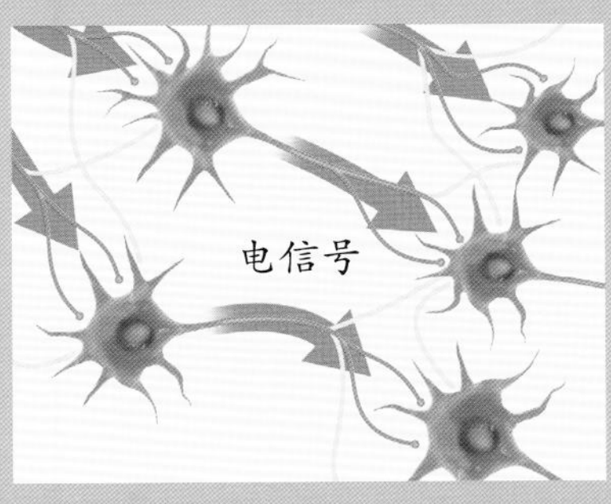

3. 电信号会加强神经元之间的一些连接，而其他连接则会萎缩。

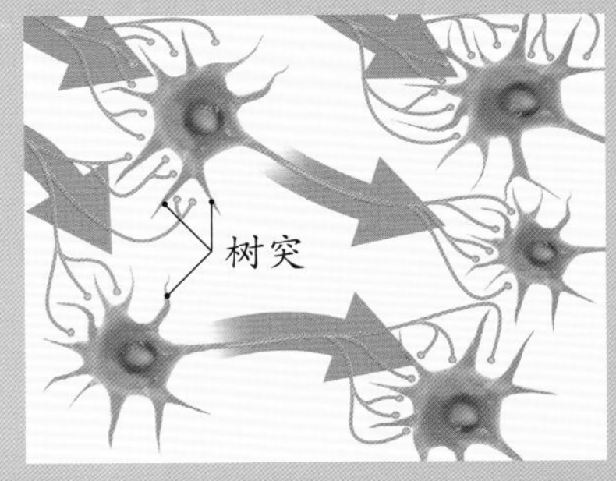

4. 出生后，脑会经历第 2 个发育期，轴突和树突会形成新的连接。

→ 通过神经通路之间的竞争来消除过多的胚胎神经细胞和神经连接。

激素和脑的发育

血液中的激素循环很可能会强烈地影响出生后年幼的大脑。性激素会改变下丘脑和基底核的结构，并产生新的神经元来控制性功能。甲状腺激素对于皮质神经元的树突发育至关重要。无论是因为甲状腺缺陷还是碘摄入不足，只要甲状腺激素分泌不足，就会导致智力和身体缺陷，也就是新生儿甲状腺功能减退（学名为呆小病）。

出生后前 18 个月的发育里程碑

年龄	姿势和动作	视力和操作	听力和语言	社交行为
3 个月	当腹部贴地时，能够抬起头部和胸部。 被直立抱起后能够上下点头	注意警觉并且会观察成人的活动。 会追随附近的玩具	会静静聆听感兴趣的声音 高兴的时候发出“咯咯咕咕”的笑声	开心的时候会表现出来
6 个月	当腹部贴地时，能够伸直双臂使身体直立。 能坐直。 被直立抱起时，能够用双腿负重	能够盯住滚动的球至 2 米远。 能够接近并抓住玩具	能够听到距离耳边 0.5 米远处的声音并转头。 能够发出双音节的声音	对周围的一切保持警惕且感兴趣。 对陌生人仍然友好
9 个月	能够蠕动和爬行。 需要花费 10 分钟左右坐稳(无帮助的情况下)	能够找到被扔到远处的玩具。 能够把一只手中的玩具交给另一只手	能够快速定位耳边轻柔的声音。 开始咿呀学语	能够辨别出陌生人，并且表现出不安。 能够咀嚼较硬的食物
12 个月	能够用四肢爬行。 可以被手牵着走路。 可以单独站立一两秒	会故意扔掉玩具，并观察玩具会去哪里。 会夹取以及用食指触碰小物体	能够理解简单的指令。 不停地学说话	能够向上伸直胳膊配合穿衣服。 会挥手表示“再见”
18 个月	能够独立走路，并且能够捡起地上的玩具而不会摔倒	能够用 3 块积木搭建一座塔，并且会涂鸦	能够使用一些词汇	能够用双手端起杯子喝水。 会要求妈妈注意自己

脑瘫

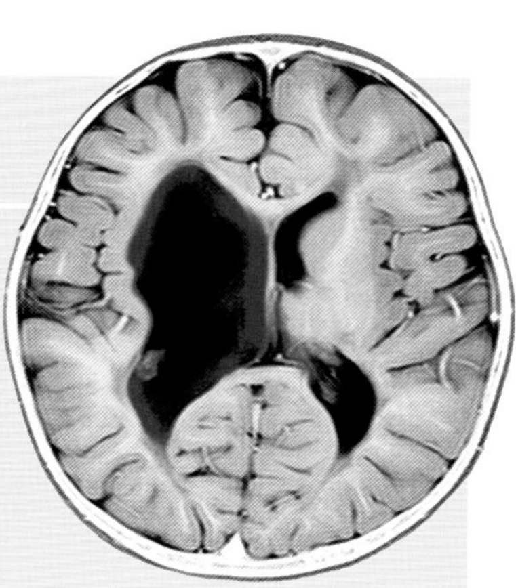

→ 这幅 MRI 脑部断层扫描图来自一个脑瘫儿，显示了异常的充满脑脊液的脑空腔。

脑瘫属于姿势和运动障碍，是因发育中的大脑受到非进行性损伤引起的。脑瘫的发病率为 1/300，致病原因可能是怀孕后期的因素（如传染病或基因异常）、分娩期间的因素（如产伤、分娩时缺氧、低血糖或严重的新生儿黄疸）以及婴儿早期患病（如感染、创伤以及脑血管问题）。

脑瘫最常在半岁时被疑诊，通常是因为发现婴儿的运动发育迟缓。婴儿可能表现为肢体肌肉僵硬（痉挛）、站立不稳、不协调（共济失调）、肢体瘫痪（偏瘫或截瘫）。脑瘫儿还可能表现出非自主运动（舞蹈病或手足徐动症，详见第 177 页）。早期的物理治疗、药物治疗以及矫形外科会帮助脑瘫儿减轻症状，但无法让其在此阶段完全康复。

对婴儿的发育评估

评估婴儿健康的一个重要步骤就是进行发育状况测定。如果婴儿没能在常规时间达到相应的发育“里程碑”，也许只是说明婴儿的发育比较慢，但这表明有必要进行进一步评估——如果原因是婴儿患有可以治愈的疾病，就能及早地对其进行治疗。

发育状况测定包括 4 个方面：姿势和动作、视力和操作、听力和语言、社交行为（详见上页“出生后前 18 个月的发育里程碑”）。

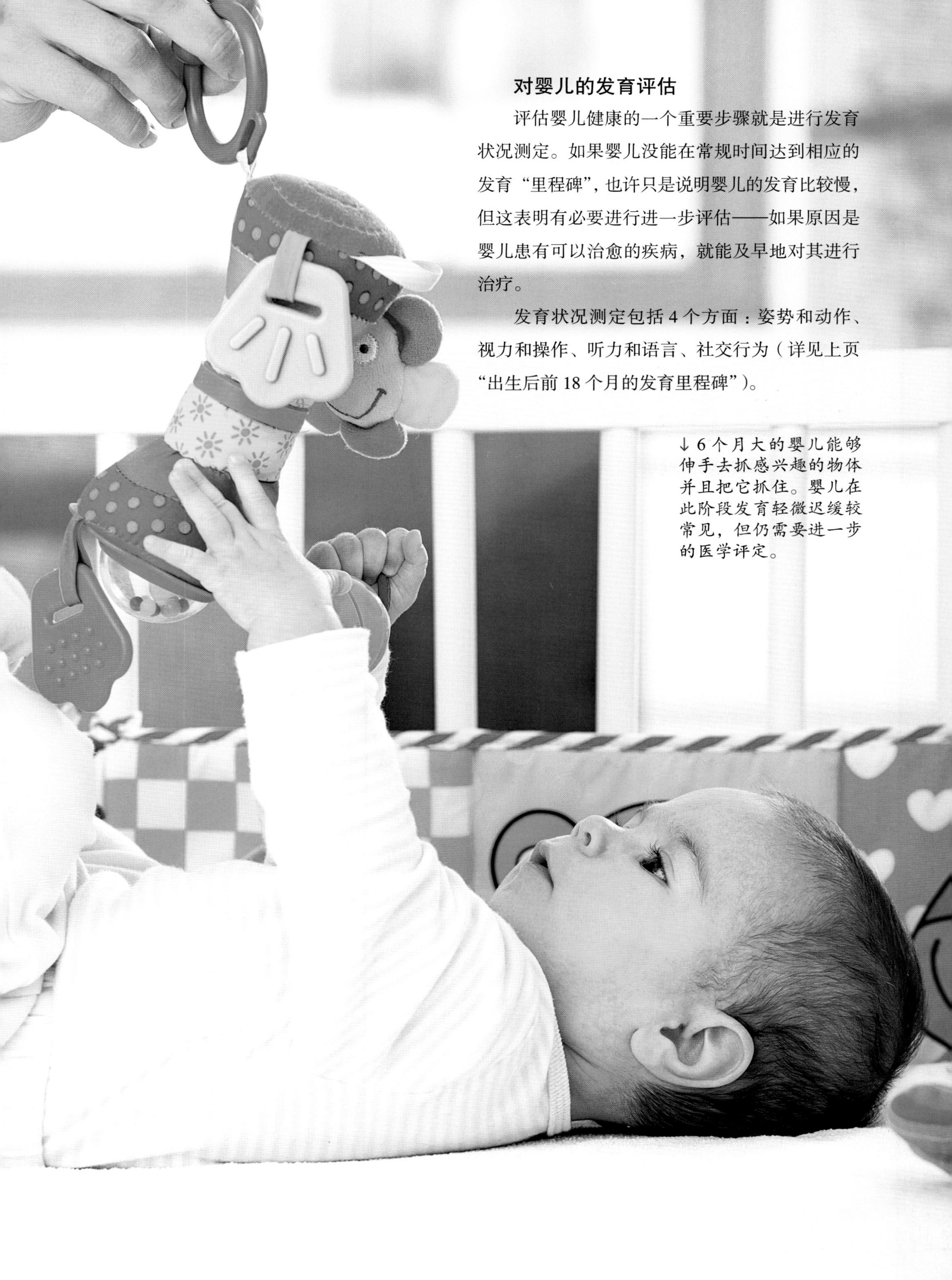

↓6个月大的婴儿能够伸手去抓感兴趣的物体并且把它抓住。婴儿在此阶段发育轻微迟缓较常见，但仍需要进一步的医学评定。

儿童的脑

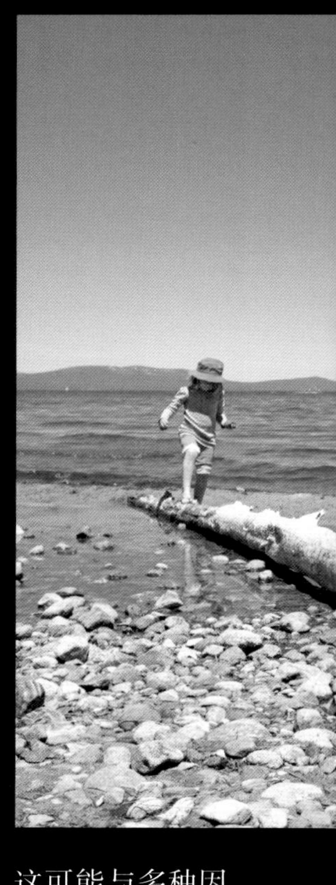

人脑的生长速度在2岁后会变缓。在2~8岁期间，儿童的脑只增加20%的重量，但增加的部分却含有丰富的连接（神经元之间的投射），并使得日后习得重要认知和运动技能成为可能。

当孩子的发育慢于发育里程碑时，父母就会非常担心。在多数情况下，这只是因为孩子的发育处于正常发育里程碑（时间段）的前半部分。儿科医生需要仔细对儿童进行评估，以排除任何患有其他疾病的可能。

我们应该认识到发育中获得的技能就像垫脚石一样。并非所有的儿童都会以同样的速度发展，比如，有些婴儿就是从拖着步子开始学习走路的，并没有经历爬行的阶段；有些婴儿可能会在某个阶段停滞不前，几个星期都没有任何进步，但有时又会在一夜之间习得新技能。有时婴儿会专注于发展某一项技能，而忽视了其他技能的发展。

父母常常担心孩子说话晚，这可能与多种因素有关，如喉部及软腭的运动问题、耳聋、智力障碍、孤独症或周围环境缺乏足够的语言刺激。与婴儿交流或让婴儿与已经开始讲话的儿童相处会促进婴儿语言能力的发展。

← 儿童的脑整体形状已经和成人的脑基本一致，但仍然会产生新的被髓鞘包裹的连接。

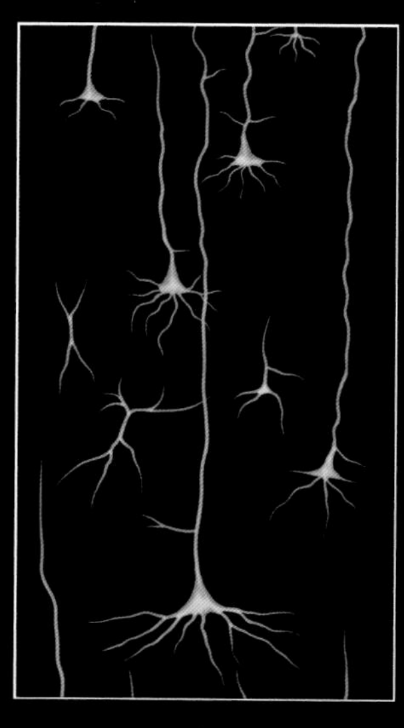
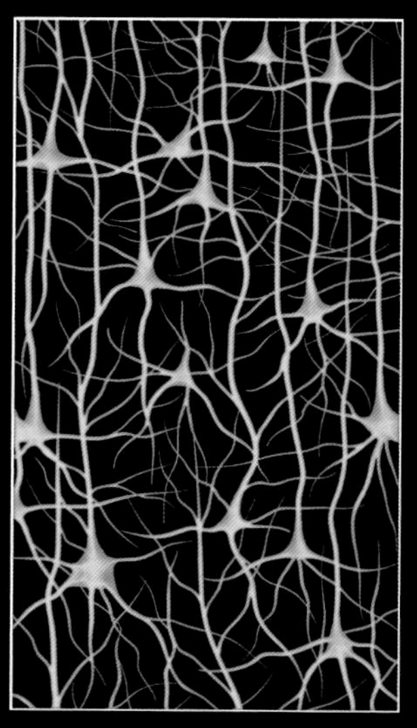
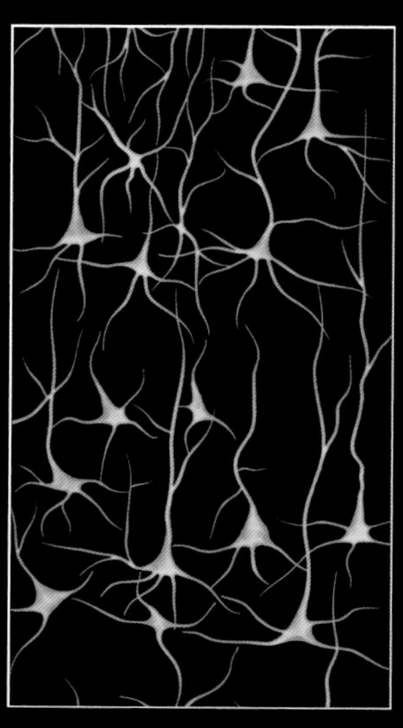

→ 在儿童期，神经元之间会产生许多新连接（左边和中间的图）。这些“枝繁叶茂”的连接会在成年后得到“修剪”。

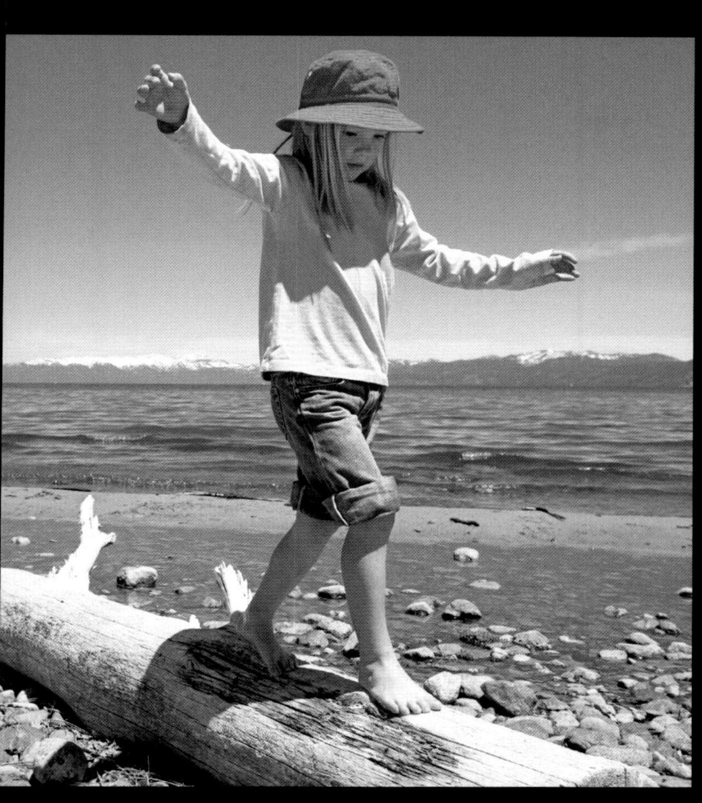

← 锻炼、良好的饮食以及多接触环境中的各种刺激对于儿童脑部的健康发育很重要。

压力的影响

儿童早期的经验无论好坏，都会对其日后的行为产生长期的影响。许多研究表明那些在童年时期被虐待或被忽视的儿童在成年后产生焦虑和抑郁的风险更高。早年的压力会导致血液中的应激激素皮质醇增多，而脑内皮质醇的受体则减少。这些改变被认为会导致其成年后在再次面对压力或遭遇不幸时更易产生焦虑和抑郁。

幼儿的发育里程碑

感觉和运动的发育会贯穿整个学前期。医生根据幼儿的发育过程，设定了一系列可测量的发育“里程碑”。

年龄	姿势和动作	视力和操作	听力和语言	社交行为
2 岁	会跑。 能够在上下楼梯时将 2 步合并为 1 步	会用 6 块积木搭建一座塔	会用简单的词语组合成句	会用勺子。 会通过说话表明需要使用洗手间的意愿
3 岁	能单脚站立 1~2 秒。 上台阶时，1 步上 1 级台阶	会用 9 块积木搭建一座塔。 能够复制画出圆形	能说句子。 能够说出自己的全名	能用勺子和叉子吃饭。 能在帮助下脱衣服
4 岁	能单脚站立 5 秒。 上下楼梯时，能 1 步走 1 级台阶	能够用 6 块积木搭建 3 级台阶。 能够复制画出圆形和十字	会说很多话。 言语中有许多婴儿语	能在帮助下穿衣服、脱衣服
5 岁	能够蹦蹦跳跳。 双臂交叉且单脚站立 5 秒	能画出人体轮廓。 能够复制画出圆形、十字以及正方形	能流利地讲话	能独立穿衣、脱衣。 会洗手、洗脸并擦干

压力、食物和锻炼

在实验动物上研究早期压力的影响后发现，抚慰内心的美食、定期锻炼似乎能抵抗应激激素水平的升高所产生的不良影响。这些有益的影响通过影响海马的皮质醇受体和神经营养因子发挥作用。幼鼠与母亲分离时产生的压力激素会导致皮质醇受体数量和脑源性神经营养因子（brain-derived neurotrophic factor，BDNF）表达量下降，但若幼鼠接受高脂的安慰性食物并增强锻炼，就会使皮质醇受体数量及 BDNF 表达量回到正常水平。

当然，高脂饮食也会有健康风险，因此更推荐的做法是减少儿童所处环境中的压力源，并鼓励儿童定期进行锻炼，从而应对童年时期不可避免的压力。

童年时期的癫痫

癫痫是大脑皮质神经元的异常放电引起的。大约 4% 的学龄前（6 个月 ~5 岁）儿童会发生癫痫，其中最常见的形式是高热惊厥。癫痫通常是由某种疾病（通常为上呼吸道感染）导致体温升高引起的，大约 20% 的患者有家族遗传史。发生高热惊厥的儿童的脑电图往往是正常的，尽管半数曾经发生过高热惊厥的儿童会再次患病，但他们在 5 岁后就很少会发作了。

治疗高热惊厥时需要让儿童平躺，保持呼吸道畅通，随后用温水擦浴逐步降温，并使用药物控制感染。当儿童持续高烧时，可使用抗惊厥药物。

↓ 绝大多数童年时期出现的癫痫是由发热引起的，但有时候也会存在神经系统异常。脑电图能够检测皮质中的异常电活动。

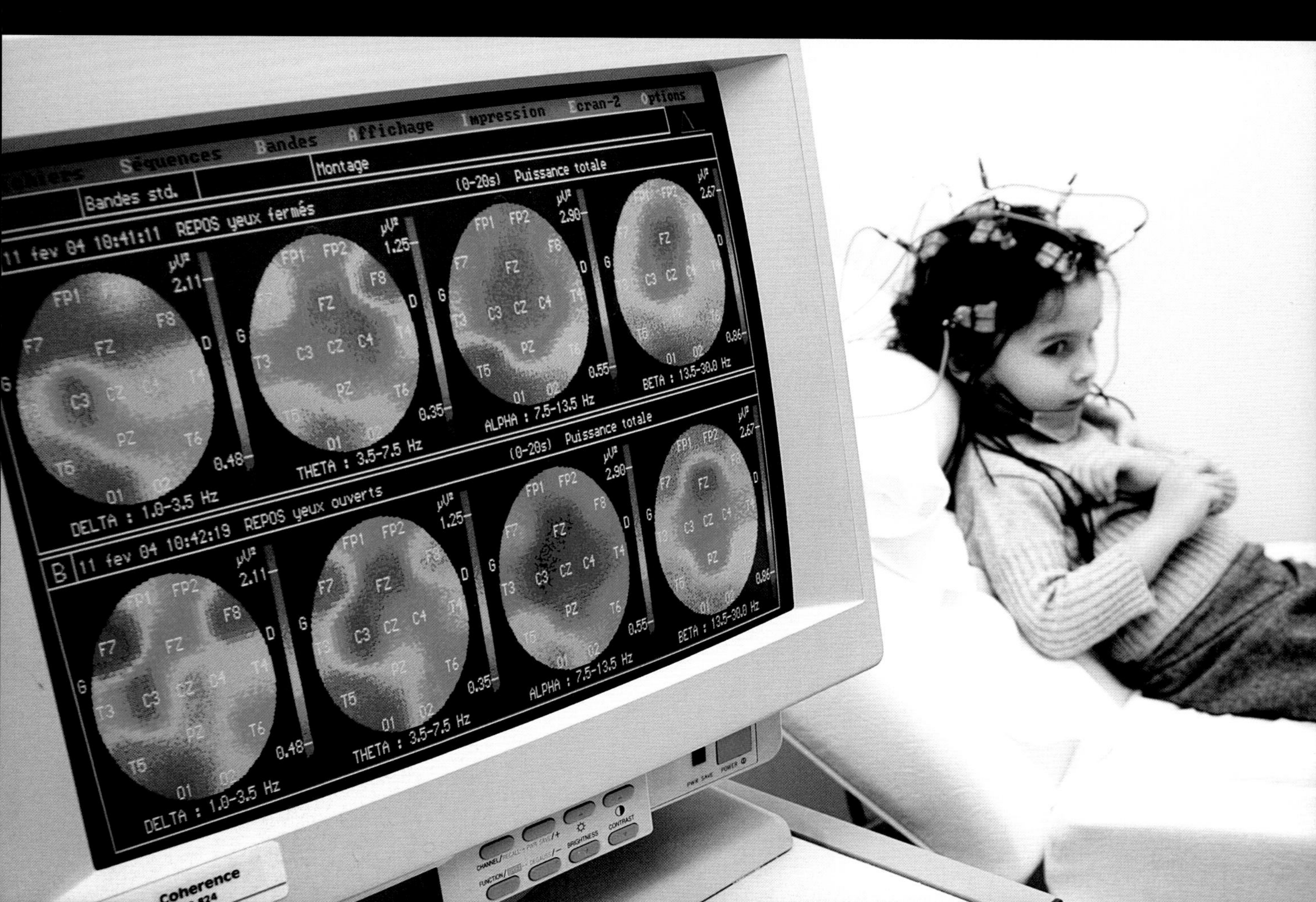

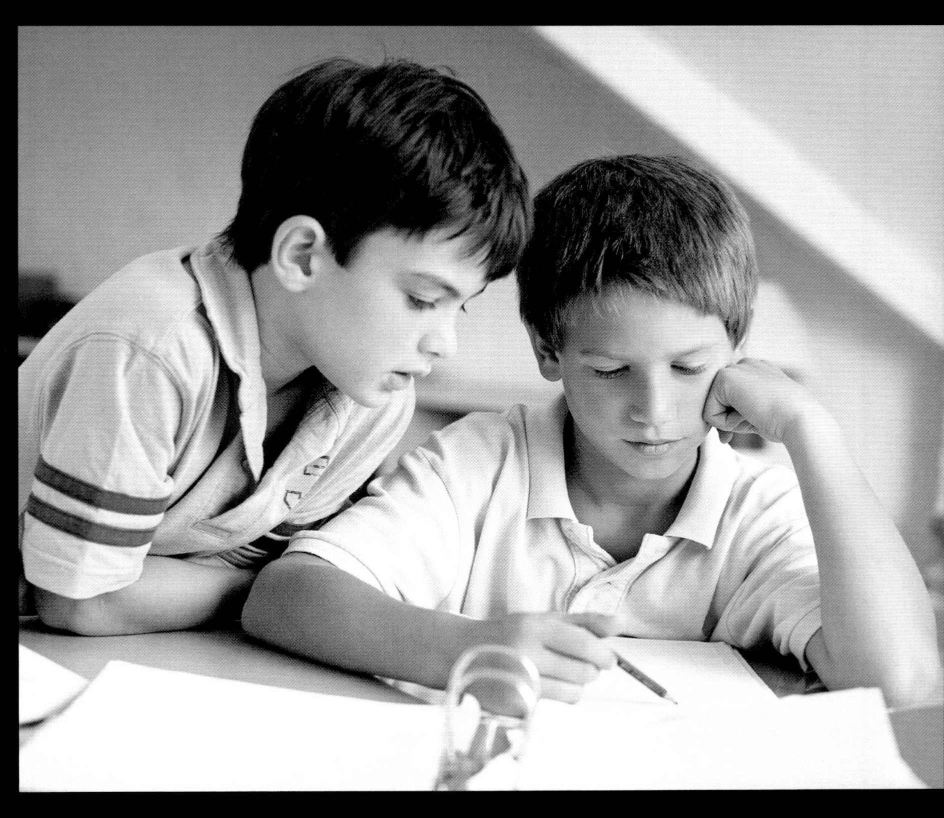

→ 与口语不同，阅读不是与生俱来的能力。阅读需要经过多年的训练，而且似乎男生比女生更难学会阅读。

癫痫是5~15岁儿童发生抽搐的常见原因，主要包括全脑大范围参与的癫痫（癫痫大发作或癫痫小发作）和只有个别脑区参与的癫痫（颞叶癫痫）。癫痫大发作时会先出现一段时间的全身抽搐，随后发生意识丧失。例如电视上的闪光可能会诱发癫痫大发作。癫痫小发作是一种持续不到5秒，并伴有眨眼的非常短暂的意识丧失（失神发作），患者往往智力正常。颞叶癫痫通常会引起幻觉以及奇怪的行为，患者伴有行为问题且智力低下。

阅读能力的发展

阅读通常是在学校中通过持续训练所习得的技能，任何在学校或家庭中的不愉快经历都会对阅读能力的发展产生深远的影响。通常，当幼儿的阅读水平落后于同龄人两年以上时，就需要寻求医疗帮助。阅读困难在男孩中更为常见，尤其是那些家庭经济条件较差、大家庭中的孩子。那些有严重阅读困难的儿童需要寻求有经验的专家的评估和帮助，如临床医生和教育心理学家。

近期的相关成像研究表明有阅读困难的幼儿的阅读能力发展迟缓，大脑皮质体积较小，以及听觉皮质的不对称性降低（两侧大脑半球的差异减少，即大脑功能偏侧化降低）。这些解剖特征，加之视觉信息处理速度较慢，共同组成了阅读困难的主要原因。

↑ 这幅幼儿的MRI脑部扫描图显示幼儿在看镜中的自己时，与自我感知相关的前额叶被激活了。真正的自我意识通常在4岁时产生。

青少年的脑

在青少年时期，大脑的大部分构建过程已经放缓，直到停止，但大脑皮质中重要的功能执行区域的精细成熟仍在继续。在这个时期，青少年即将承担成人的责任，因此需要更复杂的认知和运动能力。

相关成像研究表明大脑白质的体积在 10 岁至成年期间会增长 5%。大脑皮质的厚度不断增加，在童年时期的 11 岁（女生）和 12 岁（男生）达到峰值，随后在青少年时期逐渐下降，这与神经元的成熟、多余突触被修剪以及白质中轴突的增厚有关，这并不一定会导致功能缺失。并非大脑皮质的所有部分都同时成熟：运动皮质和感觉皮质比联合皮质（与判断和计划有关）成熟得更快。

青少年时期的大脑发育似乎也表现出了性别差异。男生的杏仁核的体积增大得最多，而女生的海马的体积增大得最多。这些区域都有密度很高的性激素受体，这意味着它们的生长受到青春期激素激增的影响。

并非所有青少年的脑都会经历同样程度的发展，这也解释了为什么在青春期相比于同伴，一个人的言语智力和非言语智力会上升或下降。言语智力的变化似乎与左侧大脑半球的变化有关，而左侧大脑半球（布罗卡区）与语言的表达有关。非言语智力的变化（在非言语智力测验中表现出来的变化）与小脑前部的变化相关。也就是说，如果青少年的这些脑区发育慢，那么他们各方面的表现在青春期的改善就会变慢。

↓ 当大脑在青春期发育成熟时，大脑皮质的灰质以从后到前的形式衰减。这是因为随着认知能力的提高，不必要的连接被修剪掉了。

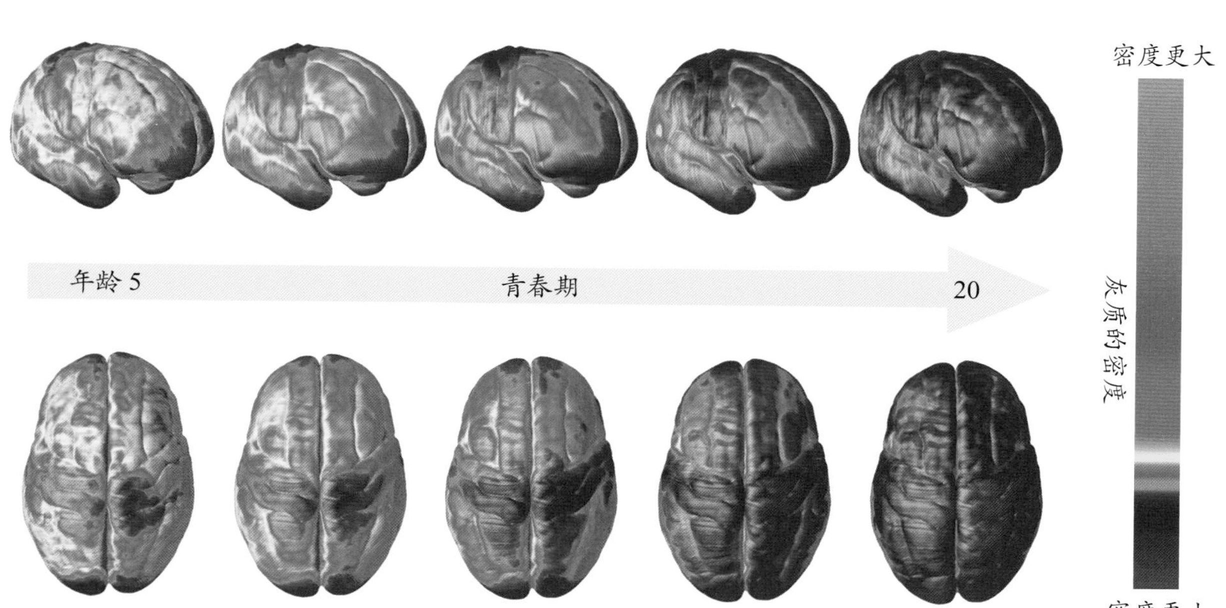

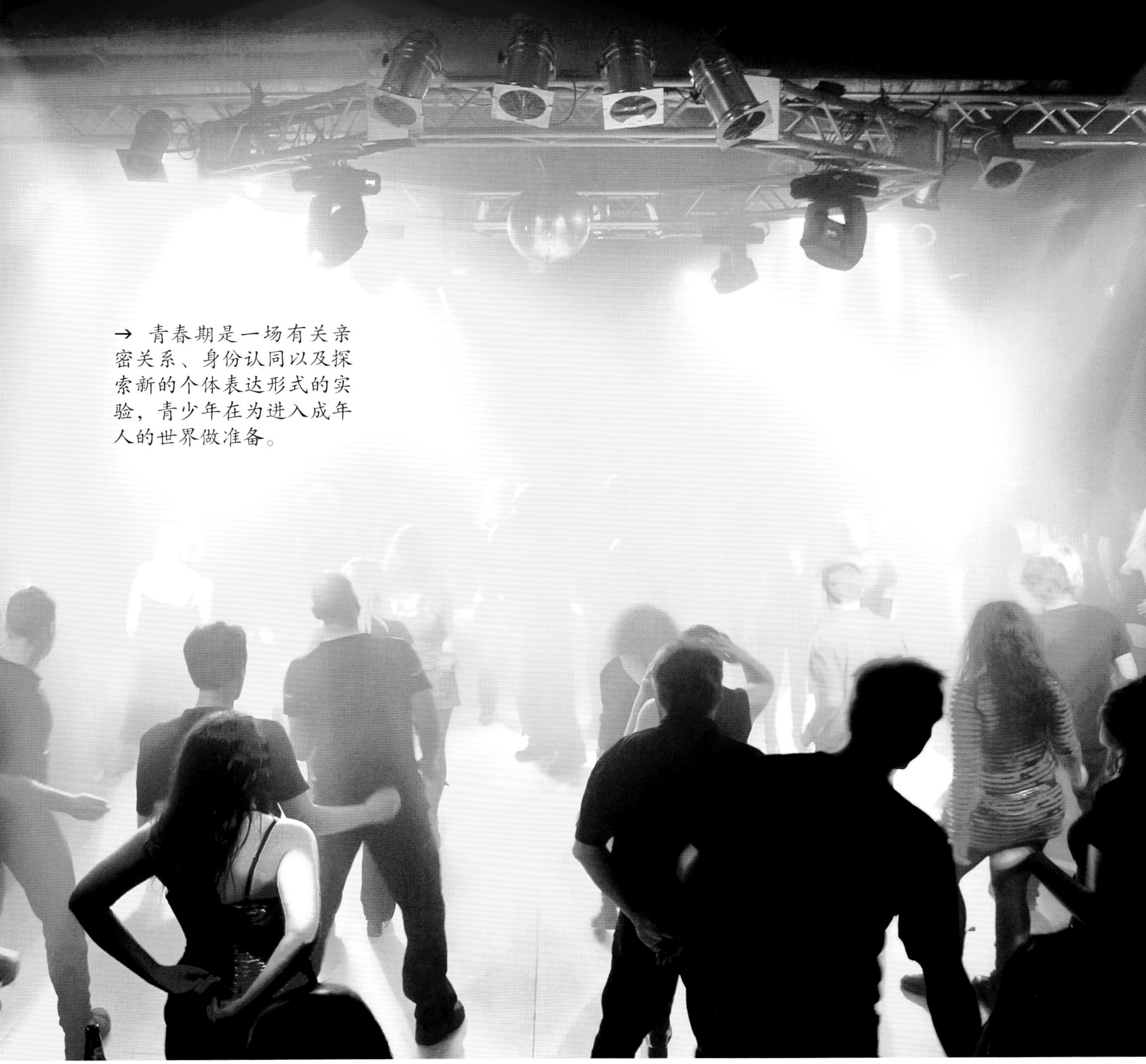

→ 青春期是一场有关亲密关系、身份认同以及探索新的个体表达形式的实验，青少年在为进入成年人的世界做准备。

青少年与冒险

青少年（12~18 岁）和青年人（18~25 岁）比老年人更可能使用违法或危险的药物、鲁莽驾驶或醉驾，以及参与反社会行为。冒险与喜欢寻求刺激、及时享乐、不受约束有关，一些研究者将其与青春期脑结构的改变进程联系起来。那些参与高级执行功能（如判断、计划和组织）的脑区（颞叶上部和外侧前额叶上部）最晚（16~17 岁之后）成熟。同时，青春期雄性激素睾酮的激增导致杏仁核扩张，而杏仁核是与由情绪驱动的冲动行为相关的边缘系统的一部分。有人认为，青少年的冒险行为是由前额叶和边缘系统之间配合不当引起的。童年时期这两个区域仍在发育，但在青春期，边缘系统的发育早于前额叶（尤其是男性），从而导致冲动行为。到了成年期，完全成熟的前额叶就能控制社会行为了。

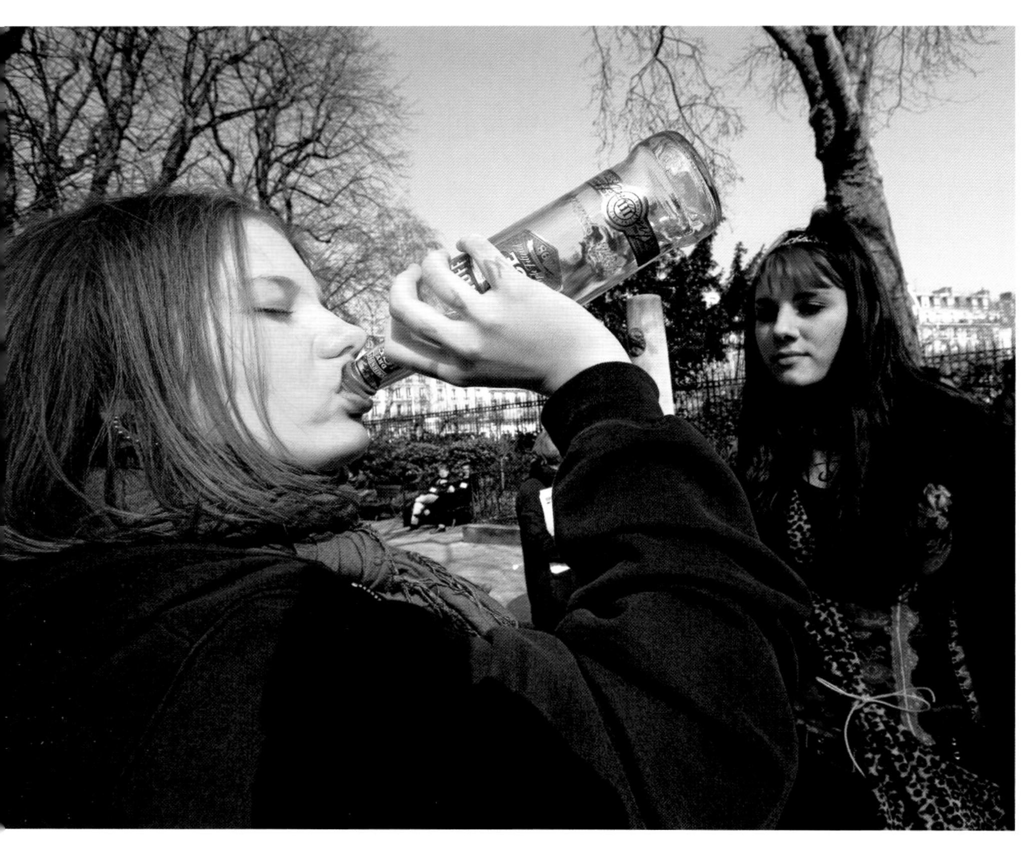

← 青少年尝试使用改善情绪的药物（如酒精）会带来很大的风险，因为青少年脑部的结构和功能仍不成熟。过度饮酒的方式尤其有害，并可能会导致冒险行为。

青少年的社会脑

青少年的身份认同、自我意识以及与他人的亲密关系在青春期会发生深刻变化。因此，青少年脑部的活动模式与成年人有所不同就不足为奇了。当青少年和成年人同时被要求判断说话者的语气是真诚还是讽刺时，青少年前额叶的上部和中部比成年人的激活程度更高。此外，成年人颞叶上部的活动较多。这些发现表明，青少年和成年人在理解他人意图的方式上有所不同，但还需要更多的研究来确定这些区别会如何影响青少年日后的行为。

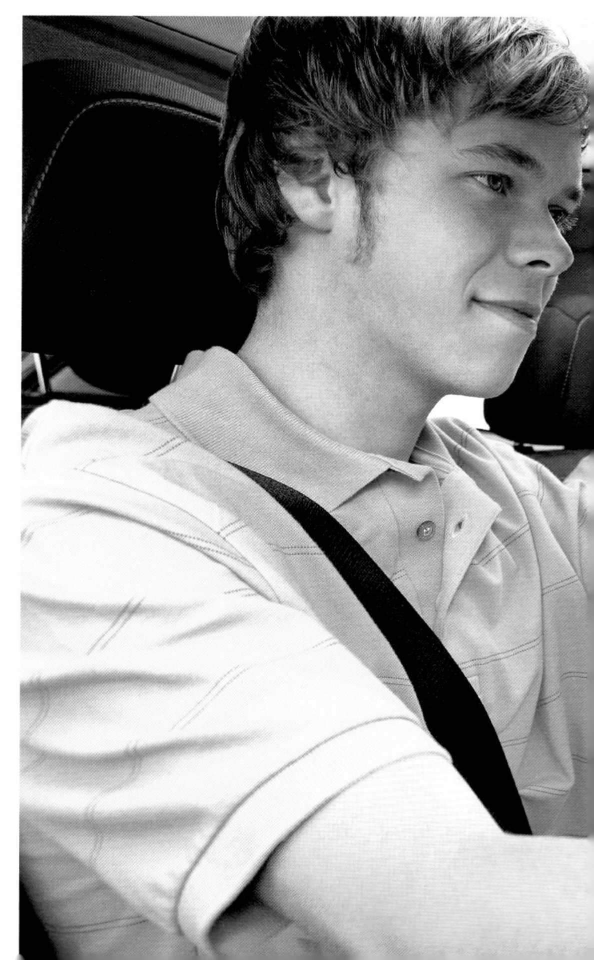

青少年抑郁和自杀

青少年抑郁是全世界普遍存在的问题，每年都会影响约 4% 的青少年，大约 20% 的年轻人会在青春期结束时经历抑郁。导致青春期抑郁的因素主要包括家族遗传和心理社会应激（如霸凌、家庭不和或贫穷）。青少年自杀的风险很高，并且是这个年龄段的第二或第三大死亡原因。青春期抑郁通常会被忽视，这是因为青少年易怒、易产生情绪波动，而且抑郁的主要症状可能不是情绪上的明显变化，如进食障碍、厌学、滥用药物、成绩下降等都是抑郁的迹象。对轻度抑郁症的治疗主要是第一时间进行认知行为治疗和人际心理治疗。青少年服用抗抑郁药来治疗抑郁症的方式仍存在争议，因为他们的脑发育仍不成熟；但如果抑郁症很严重，可能仍然需要使用这些药物。

青少年时期的霸凌

霸凌是青少年的常见问题。霸凌的受害者不仅遭受痛苦，还可能被社会边缘化，在同龄人中地位低下。遭受霸凌的男孩在以后的生活中自残和自卑的风险是其他人的 4 倍。

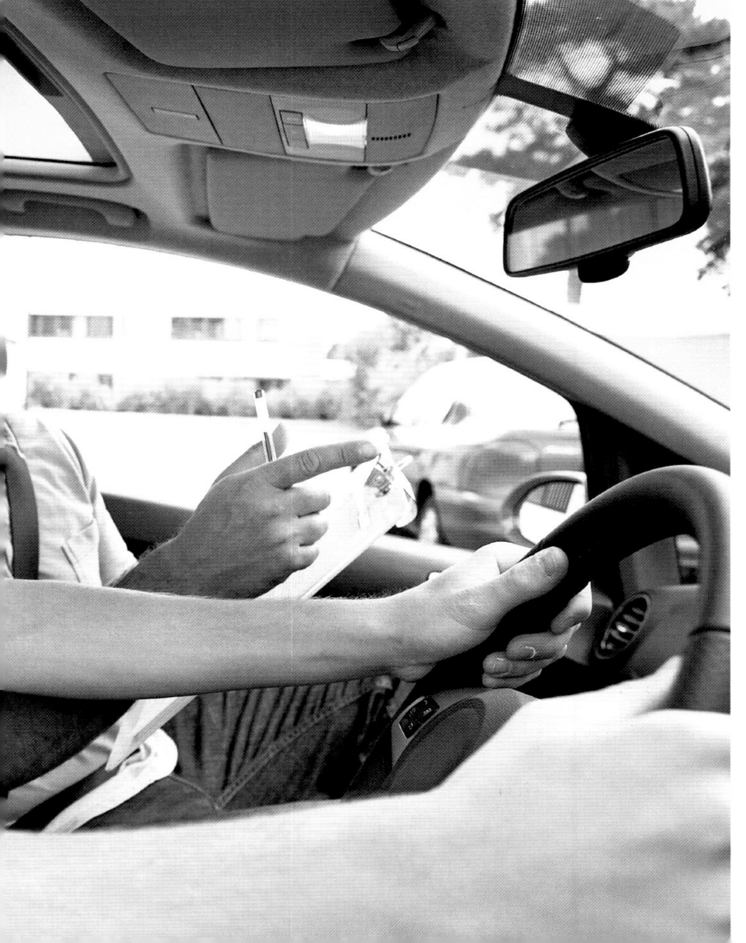

← 青春期是习得复杂运动技能（如汽车驾驶）和承担成年人责任的时期。这些技能可能在具备成熟的判断力之前就已经获得。

中年人的脑

脑功能在青春期后期和中年期逐渐趋于稳定，但脑内仍在发生缓慢的、与年龄相关的物理改变，从而导致微妙的行为和认知改变。这些改变大多是有益的，但我们会逐渐失去年轻时思维的灵活性以及轻易获得技能和信息的能力。

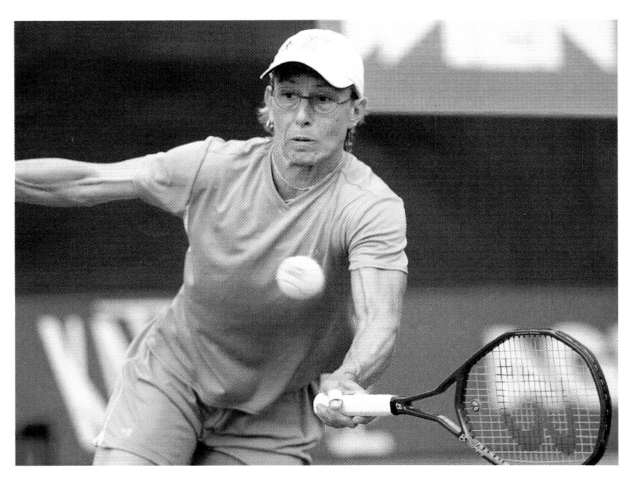

↑ 运动表现的巅峰时期为青春期后期和成年早期，随后反应时间增加，肌肉力量逐渐衰退。尽管一些杰出的运动员，如玛蒂娜·纳芙拉蒂洛娃直到 40 多岁还在参加专业比赛，但大多数职业运动员在 35 岁左右就会退役。

脑容量从 25 岁开始萎缩，从青春期到老年期，脑容量最终会减少近 30%，萎缩的部分主要是神经元的突起（轴突和树突）。早期可能只是修剪多余的连接，所以对脑功能影响不大，但到中年期这一过程便开始加速，导致行为灵活性和反应速度下降。我们无法避免脑结构的这些物理变化，但是保持锻炼和思维活动能够减缓其影响。

经验的益处

中年期的大多数日常活动受衰老的影响较小，这是因为人脑的功能（智力或运动）经过多年的练习已经变得高度自动化，能够抵抗脑部逐渐萎缩的影响。

针对银行职员的研究表明，尽管老员工在推理测试中的表现比年轻员工差，但新老员工的工作表现却一样好。这表明对某项任务的具体经验加以持续训练，能够应对衰老引起的速度和准确率下降，以保证工作表现。

那些持续连通的神经通路更能够抵抗衰老引起的功能丧失，这也许是因为与执行任务相关的神经回路募集了更多的神经元。针对脑力的持续锻炼也会刺激生长因子的产生，从而帮助维持神经连接。

健康的身体配聪明的大脑

常规的体育锻炼、专门的心肺功能训练都有助于抵御大脑衰老的影响。研究表明，良好的有氧代谢能力（高效运输和使用氧气的能力）与年老时更好的认知功能有关。经常有规律地进行有氧运动的人在计划、任务协调以及工作记忆等方面的表现也更好。产生这些影响的部分原因是减缓了动脉粥样硬化（脑血管硬化伴管腔狭窄）的发展。人们如果常吃热量过高的食物且不锻炼，就更有可能发生动脉粥样硬化。

通过锻炼保持神经系统的活跃状态是有好处的。增强体育锻炼能够促进神经营养因子的产生，以支持神经细胞生存。比如脑源性神经营养因子（BDNF），BDNF 能够提高中年期神经细胞的可塑

绝经和脑功能

女性在中年期的一个重要特征就是绝经。这是女性卵巢发生的永久性改变——不再产生卵子，也不再周期性地产生雌激素。大脑皮质的神经元对雌激素的作用很敏感，而且绝经时（50岁左右），激素水平的突然下降会显著影响情绪和认知功能。女性可能会因此抱怨失眠、疲惫、健忘、压力大、性欲降低以及情绪变化。绝经也会与女性生活中的很多社会事件产生联系，如孩子离家、要照顾年迈痴呆的老人、处理丧事，以及转变为祖母的角色。女性在这个时期容易患上抑郁症，可以使用激素替代疗法或抗抑郁药进行治疗。

男性很少受到中年期激素水平变化的显著影响，因为他们血液中的睾酮水平是逐渐缓慢减少的。

↓ 锻炼对于成年人在衰老过程中维持身体和心智健康至关重要。锻炼也会减缓动脉粥样硬化的进程，并使身体保持协调。

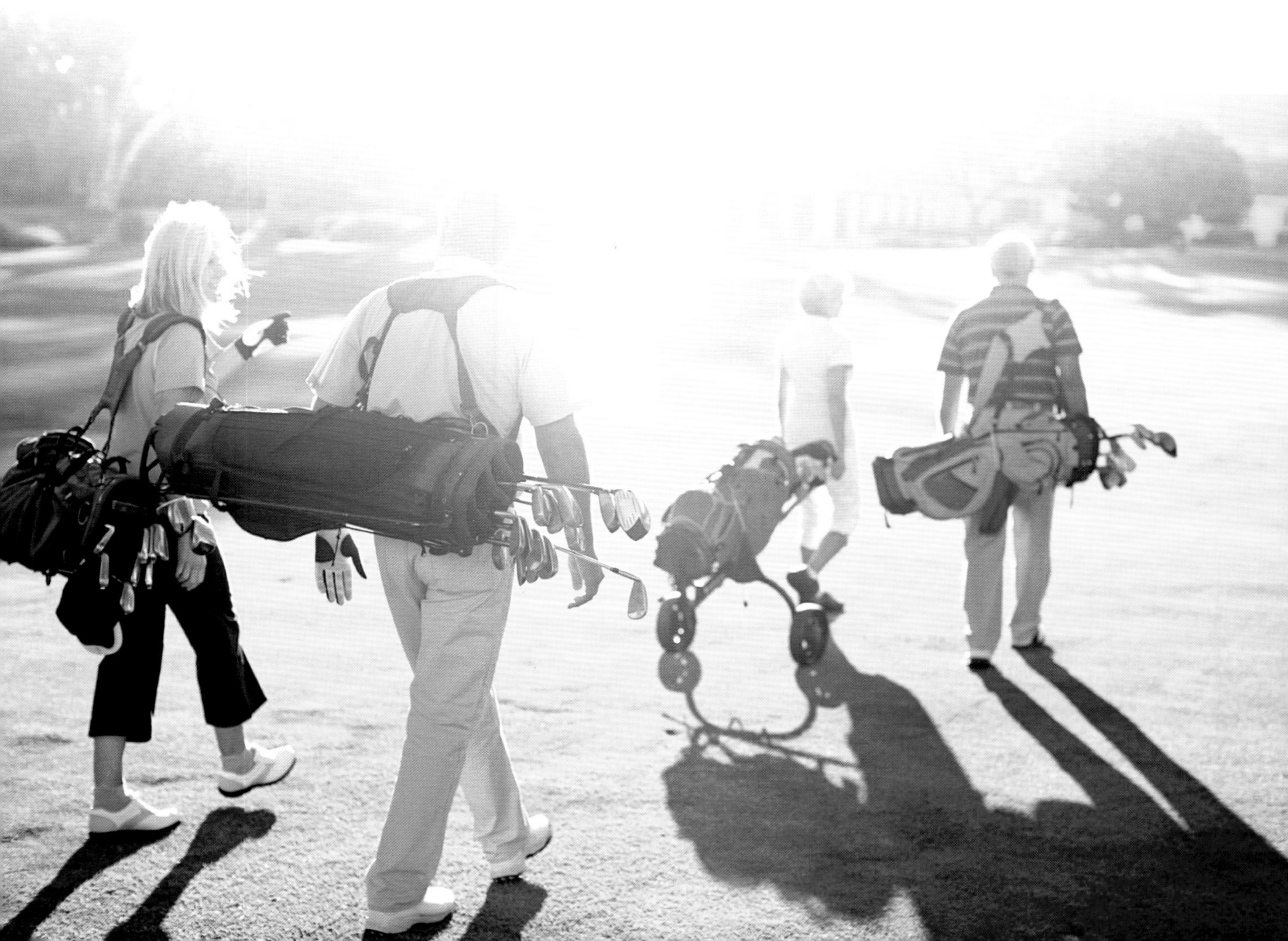

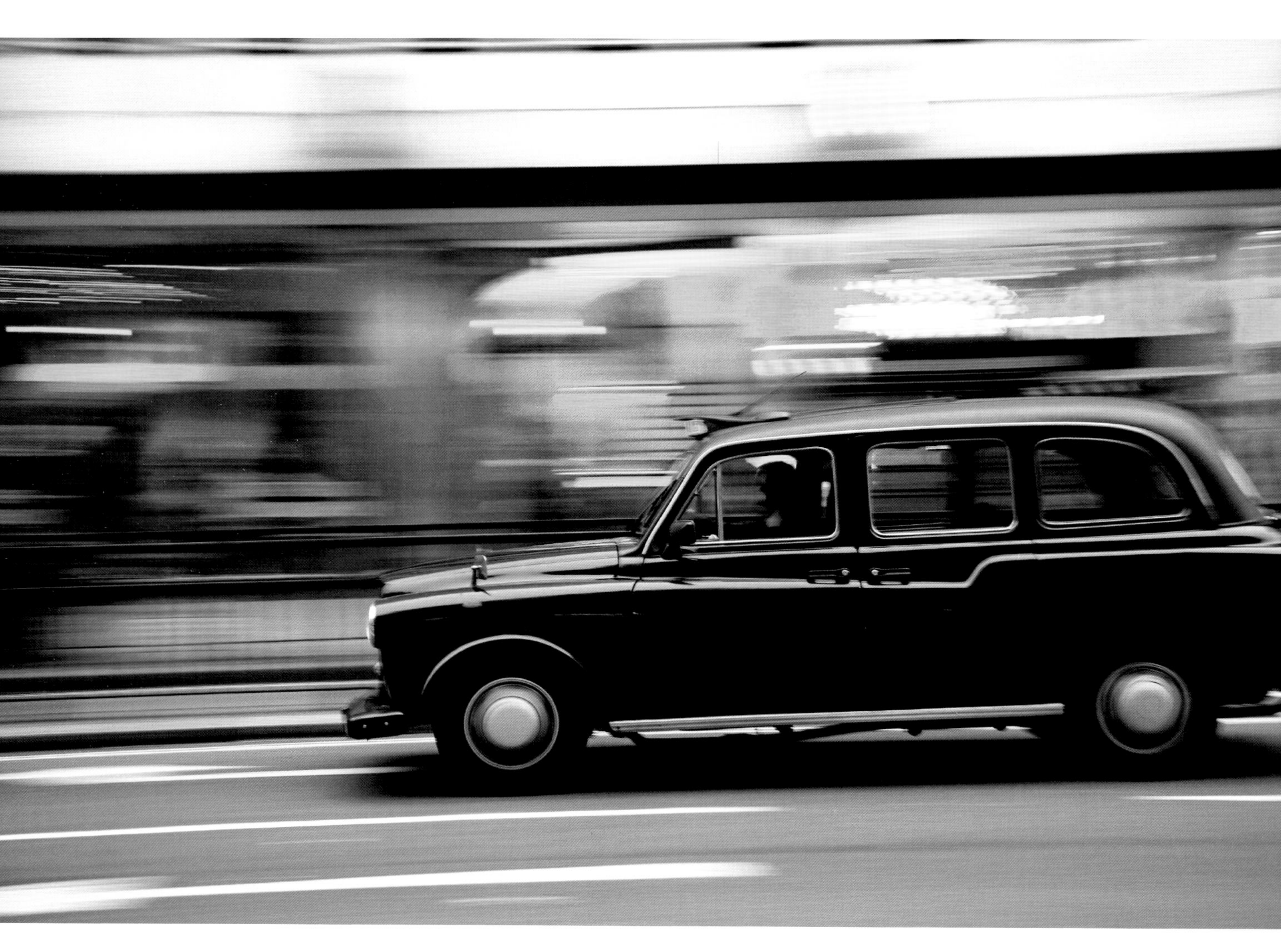

↑ 中年不一定是心智必然衰退的时期。对伦敦出租车司机的研究表明，由于需要记住城市错综复杂的道路网络，经验越丰富的司机其海马的体积越大。

性，而锻炼后会产生更多的 BDNF。

锻炼的好处能够通过成年期，尤其是中年期进行有氧运动得到最大程度的体现。然而，即使晚年进行锻炼，也能够帮助身体保持平衡、减少摔倒的风险。训练神经系统执行需要平衡和协调能力的运动任务，能够保持前庭系统通路及小脑通路在老年期的表现更好。

保持脑血管健康

尽管动脉狭窄和受损的负面影响通常要到老年才会显现，但中年期仍然需要采取健康的生活方式，以保持脑血管的健康。

关于脑血管，一个重要的问题就是动脉粥样硬化。这种病的特征包括大动脉壁、中等大小动脉壁上不断有脂肪、纤维甚至钙化物质累积，这些改变会缩窄血管，并使血管壁更脆弱，因为这有可能导致脑供血突然中断或逐渐受阻，增大了动脉壁破裂的风险，从而引起严重的中风或心智功能减退（血管性痴呆）。

保持大脑健康的小贴士

多数维持老年期大脑健康的方法都来自成语“用进废退”。大脑在进行适度，甚至延伸性训练的过程中会保持最健康的状态。遵循以下几点，能够在很大程度上保持大脑健康。

- 终生保持思维活跃
- 保持适合年龄的体育锻炼
- 与家人、朋友和社会保持交往
- 保持良好的睡眠习惯
- 避免物质滥用（酗酒、吸烟、服用非法精神药物）
- 定期体检（血压、血脂以及空腹血糖）

减少血管疾病

动脉粥样硬化的主要风险因素有高血压、肥胖、吸烟、缺乏锻炼、糖尿病、高血脂以及酗酒。中年期是管理健康、避开这些风险因素的最佳时期。

每一位年过半百的人都需要花时间重新评估事情的优先级，并采取一些手段来改善未来的健康。定期检查血脂和血压，以及进行有氧、减重训练以保持体重处于健康水平，都是非常必要的。

↓动脉粥样硬化即血管壁上堆积了脂肪、胆固醇、纤维以及钙化物质。这些堆积的物质使血管腔变窄，血流减少；如果血管内皮产生溃疡，还会产生血栓。

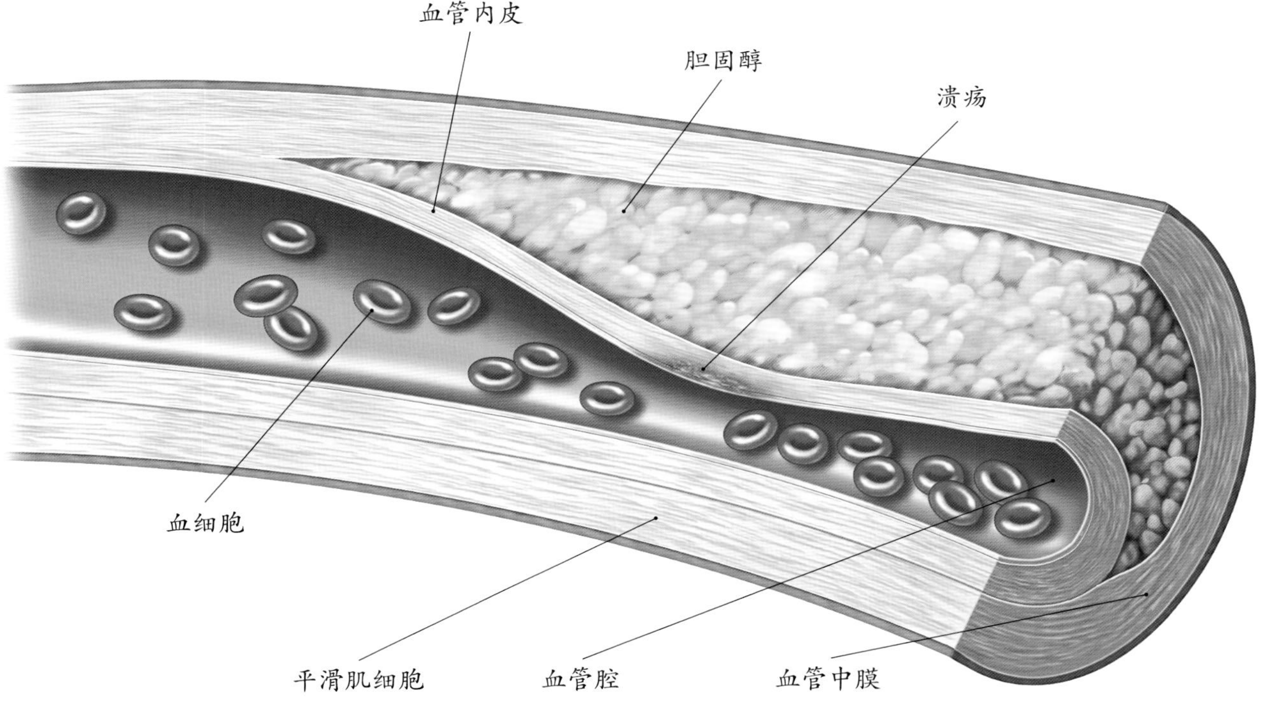

衰老的脑

脑的衰老伴随着脑重量减轻、神经元和突触数量减少，以及神经递质水平降低。尽管我们通常会将衰老与疾病（如阿尔茨海默病和帕金森病）联系起来，但人也很有可能活到老年也不得任何神经退行性疾病。

当想到衰老时脑的结构和功能发生的改变时，我们需要记住并非所有的大脑都会以同样的方式衰老。针对老年人对近期事件记忆的研究发现，尽管老年期记忆力会下降，但近一半老年人和 25 岁年轻人的记忆范围相当！

老年人的心理运动速度（信息处理和指令响应的速度）比年轻人慢，但通常这些差异并不明显，除非运动的准确性和难度较高。老年人如果保持思维活跃，经常锻炼身体，就能够在老年期更好地保持大脑活力。

弹性功能

部分脑功能随时间的推移改变较少。人格会在成年早期至老年期保持相对稳定，仅在前额叶皮质发生严重退行性变化，无法维持原有的行为模式时才会发生人格改变。老年期的长期记忆也保存得相对完整，因此老年人是智慧和成熟见解的宝贵源泉。

尽管老年期脑的可塑性降低，但保留的可塑性能够帮助老年人将连接丢失的脑区的功能转移到其他脑区。

中枢神经系统结构和功能随年龄的增长发生的改变

与年龄相关的改变	对日常生活的影响
联合皮质的脑区萎缩	认知能力整体下降
流向脑部的血液减少	认知表现变差。 易患中风和血管性痴呆
突触损失，神经元树突的尺寸变小	认知表现变差。 心理运动速度降低，导致反应时间变长
神经递质（谷氨酸、乙酰胆碱、多巴胺和去甲肾上腺素）水平降低及其受体减少	认知功能出现问题，难以维持注意力，更容易出错
可塑性降低	从脑损伤（如中风）中恢复的能力降低
海马萎缩	对近期事件的记忆变差
前额叶萎缩	执行任务时保存临时事件记忆力的能力变差
小脑外侧萎缩	精细运动的协调性变差
感觉感受器及神经元减少（味觉、嗅觉、听觉、平衡觉及视觉）	失去享受美食的乐趣，听力减退，容易摔倒、骨折，阅读困难

衰老伴随着脑萎缩

针对人脑尺寸的研究发现，男性和女在 25 岁时大脑的平均重量分别是 1400 克和 1300 克；到 80 岁时，重量会减少到 1250 克和 1150 克，大约减少了 10%。但减少量也许被低估了，因为这项研究并没有考虑到内部脑室扩大的部分。事实上，从青春期至老年期，脑组织损失的体积可能高达 20%~30%。

脑部各区域并非均匀地萎缩。萎缩主要发生于额叶、顶叶及颞叶中参与高级加工和功能执行的区域。其他受影响的区域包括海马、小脑外侧以及基底神经节的尾状核。

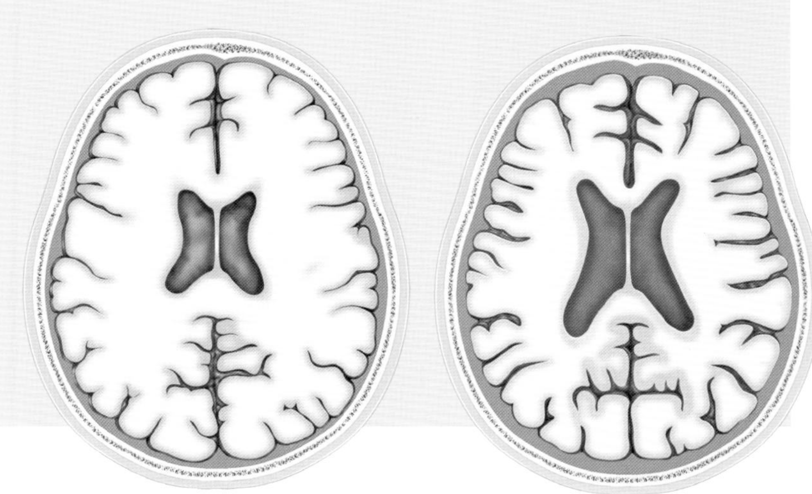

→ 典型的 30 岁的脑（左）比 90 岁的脑（右）多出 10%~30% 的体积。萎缩的部分包括脑组织表面的灰质和内部的白质。

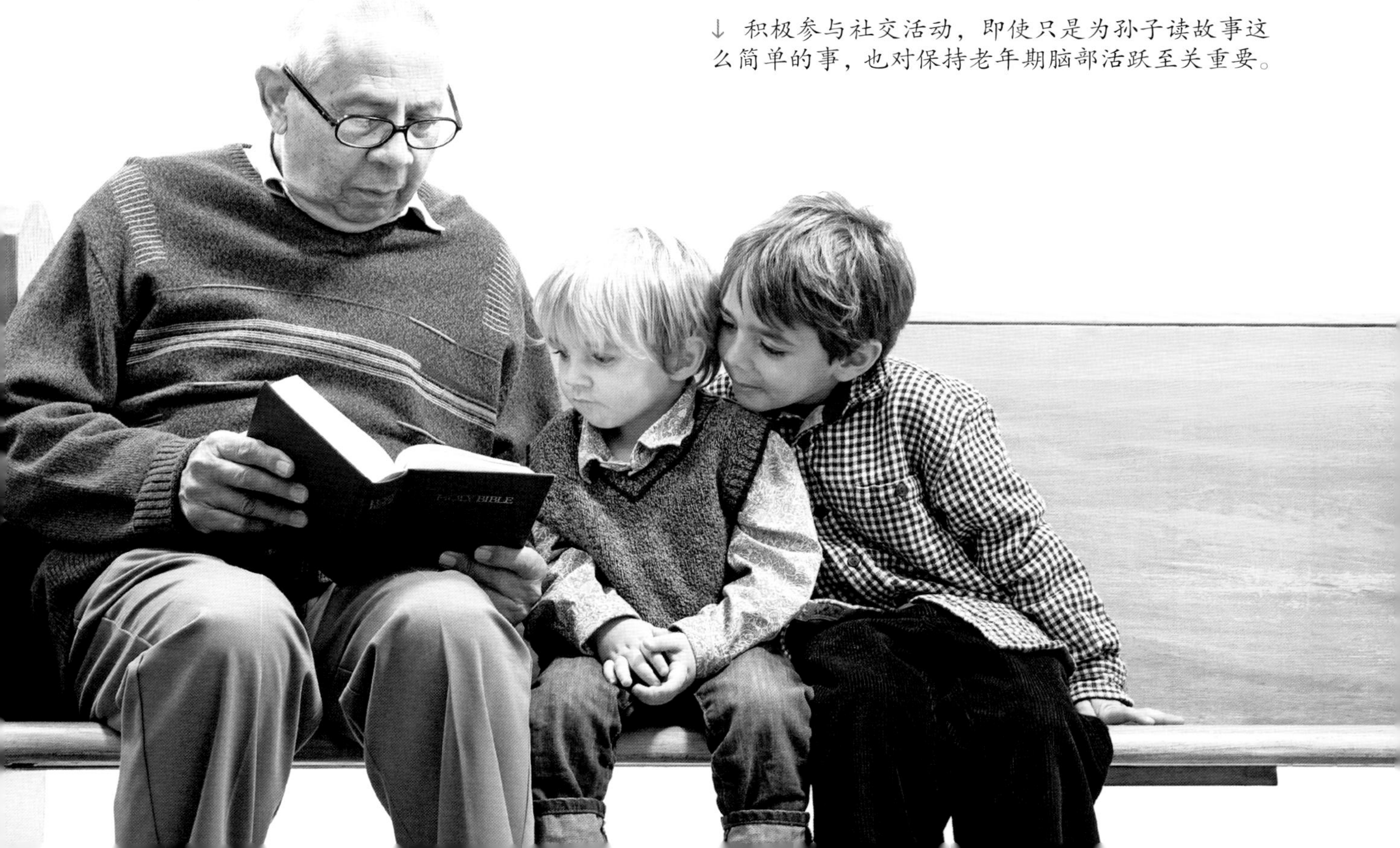

↓ 积极参与社交活动，即使只是为孙子读故事这么简单的事，也对保持老年期脑部活跃至关重要。

感觉神经元的丧失

全身感觉系统的感觉神经元会因衰老而逐渐丧失。味蕾、嗅觉感受器的丧失剥夺了老年人享受美食的乐趣。肌肉与肢体关节之间的本体感觉纤维、内耳中的感受器丧失使得老年人难以保持平衡，容易摔倒，从而导致髋部和手腕骨折。

老化的神经系统更容易丢失感觉神经元，这是感觉通路中神经连接的本质导致的。在大脑内部，信息通常是由多通道并行处理的，因此只损失一组连接不会影响整体的功能；但很多周围感觉通路依赖于串联或成链的神经元，因此如果损失一个神经元，整个通路就无法运行了。

髓鞘包裹更厚的纤维比薄的更容易受到衰老的影响，前者传导神经冲动更快，因此前者的损失会使从感官到大脑的信息流传递得更慢。

当我们年老时，会损失多少神经元

尽管年老时，脑体积明显减少，但神经元的数量所受的影响较小。一些研究发现，从成年早期至 90 岁，大约只会减少 10% 的皮质神经元；然而还有一些研究发现，神经元的数量并没有减少。因此，我们需要记住，大脑皮质的神经元数量可能会在 100% 以下浮动，并且个体之间有很大的差异，10% 的损失或许并不算多。

损失神经元之间的连接

衰老过程中脑部只损失很少的神经元，但脑部的整体体积却显著减小，几乎所有减小的体积都源于神经元突起（分支数量和尺寸）的减少，这些突起既包括树突的分支，也包括轴突末梢和突触。损失这些突起在功能上的影响远比损失任何神经元的影响大，因为损失突起表明已习得的功能对应的成熟神经通路被切断，学习时建立新神经通路的能力被削弱。

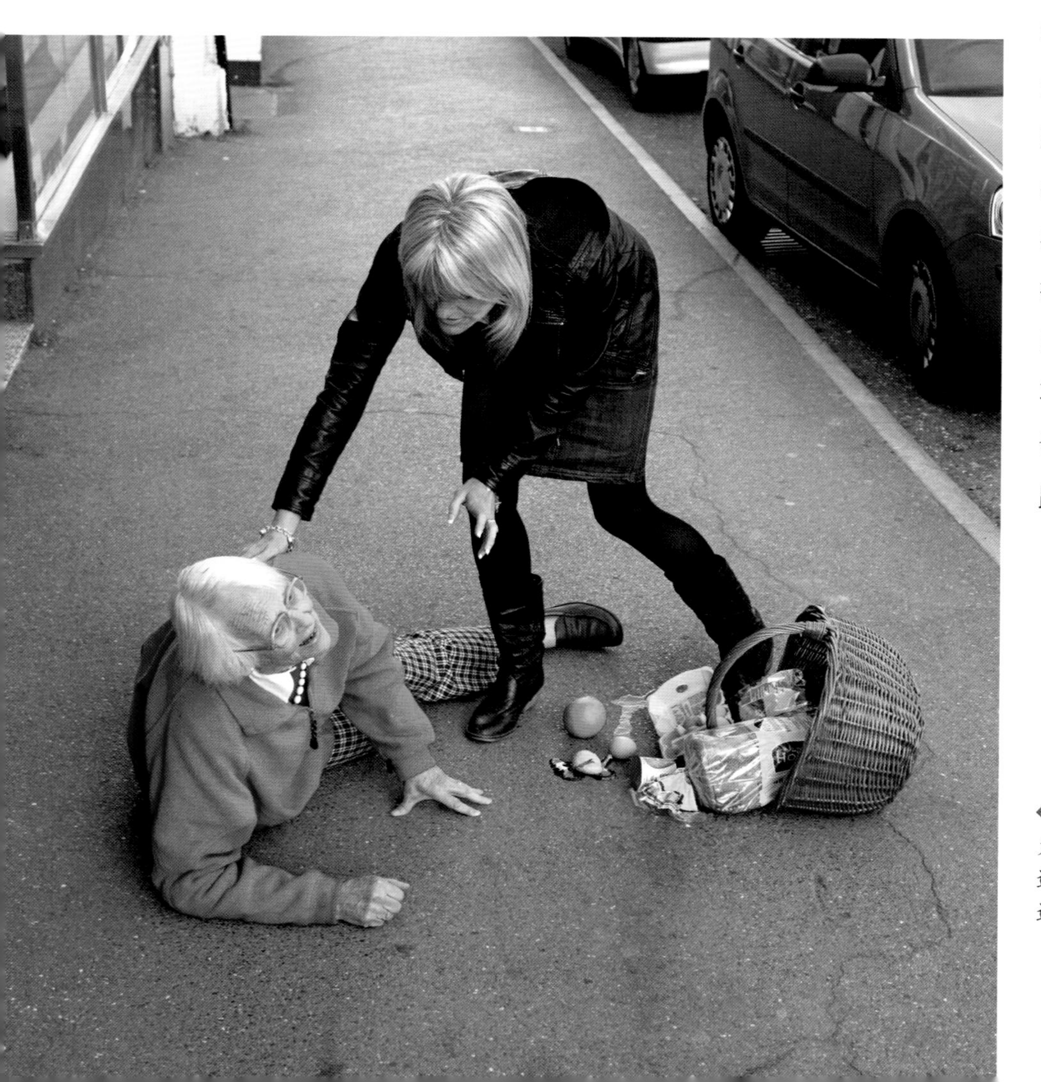

← 老年人容易摔倒，这是因为老年人的平衡感信息的传递质量和速度都下降了，对运动的反应时间也更长。

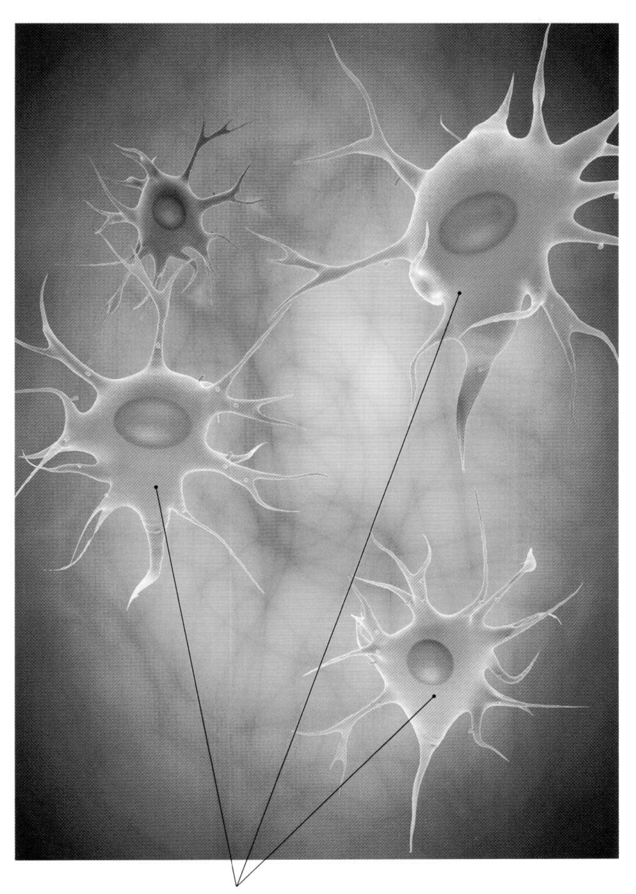

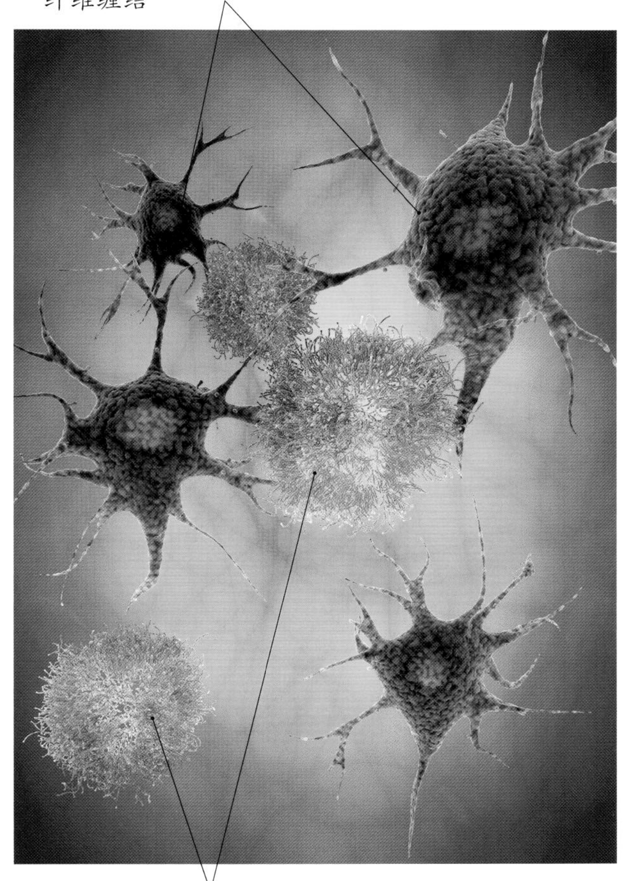

↖↑ 衰老的大脑发生的变化包括神经元内部神经纤维缠结的累积和神经元之间形成淀粉样蛋白斑块。这两种异常改变多见于阿尔茨海默病。

损失的大多数脑组织都是那些在皮质区域内部互相连接，且包裹着厚厚髓鞘的轴突。这些髓鞘的结构也发生了改变，从而导致神经冲动的传导速度变慢。不同皮质区域之间的连接，如前额叶和顶叶或颞叶联合皮质，对于高效快速地完成与思考和推理有关的信息传递至关重要。这些连接的损失是老年人反应变慢的主要原因。

衰老的过程中也会损失突触。针对猴子的研究表明，成年早期至老年期，猴子会丧失皮质中大约 30% 的突触连接，其中大部分都来自大脑皮质表层，即大脑皮质各区域之间的连接；而位于更深层的突触，即负责向大脑深部和脊髓传递信息的神经元的突触所受的影响较小。增加大脑皮质活动的兴奋性突触似乎比减少大脑皮质活动的抑制性突触更容易受影响。

在老年期保持脑健康

老年期的脑功能会不可避免地有所衰退，但我们仍然可以采取措施尽可能地保持大脑健康。尽管成年早期是采取行动延缓大脑老化进程的最佳时期，但在任何时期行动起来都会有好处。

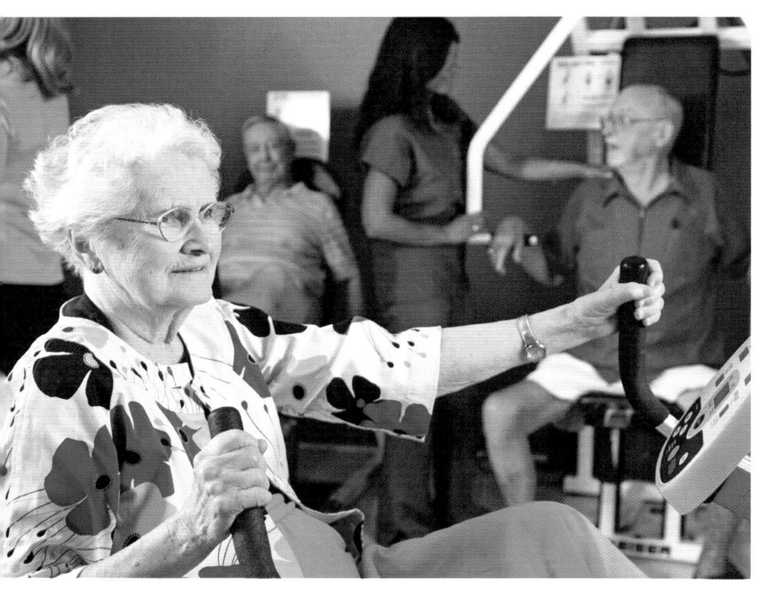

↑ 温和的、持久的、适合年龄的体育锻炼对于维持脑健康至关重要。

当大脑的所有功能毕生都得到锻炼时，大脑就会保持最健康的状态。研究表明，那些经常通过复杂的智力活动（如十字迷宫或学习新语言）使大脑保持活跃、挑战大脑能力的人，总体来说认知功能更好、衰老时认知功能减退更少、更不容易发生痴呆。

体育锻炼和脑健康

规律的体育锻炼不仅对于控制体重、避免脑血管疾病很重要，而且能够帮助保持那些负责控制平衡、协调和运动规律的神经系统的健康。研究表明，经常进行体育锻炼的人的脑萎缩程度比不运动的人更低。

保持脑健康的最佳饮食

不吃高脂食物，遵循政府卫生部门的饮食建议能够保持脑血管的健康。比如，保持低精制糖、少反式脂肪或饱和脂肪、膳食纤维丰富的饮食，每天吃 2 种水果和 5 种蔬菜；保持体重指数处于 20~25；减少腹部脂肪，保持腰围小于身高的一半；定期进行锻炼；戒烟，避开二手烟；限制饮酒（每天不超过 20 毫升）；定期去医院体检，测量血压、血脂、空腹血糖，遵循医生推荐的生活方式。

健康的脑血管

那些保持不良饮食习惯的人都有可能患上严重的动脉粥样硬化症，这种疾病会使全身，尤其是脑内的动脉被部分或完全阻断（详见第110~111页）。最常见的诱因就是动脉内壁上形成了脂肪沉积（脂肪斑块）。除了不良饮食，其他的致病因素包括吸烟、未经治疗或控制欠佳的糖尿病、酗酒、未经治疗的高血压或高血脂。

动脉粥样硬化会导致大血管疾病，引起动脉阻塞或破裂甚至脑功能突然丧失（中风）；而小血管疾病会导致缓慢且持续的、进行性的大脑功能丧失（小血管痴呆）。

社会活动和脑健康

研究表明，拥有强大的社交网络的人患上痴呆的可能性比拥有脆弱的社交网络的人更小。加入社区组织成为志愿者能够很好地增加你的社交活动，并使你的思维保持敏锐。社会活动有助于减轻压力和抑郁。

睡眠

睡眠对于保持大脑健康很重要。每个人的睡眠需求会有所差异，但通常都是每晚7~8小时。尽管睡眠的总需求量在整个成年期都是一样的，但随着人们逐渐变老，其睡眠也会变得越来越浅。睡眠问题在严重的脑疾病中非常常见，比如阿尔茨海默病。一旦睡眠问题越来越严重，就会引起身体损伤，并导致意识混乱、沮丧或抑郁。睡眠可以帮助身体储存能量和营养，我们的免疫系统需要能量和营养来保护人体不受传染病的侵犯。保持良好的睡眠习惯：制订一个日程安排表，定期锻炼，睡前放松，避免睡前喝咖啡等刺激性食物，伴着太阳醒来，从而保证下丘脑在正确的时间得到最大程度的激活。

↓ 学习一门新语言或参与智力迷宫等活动是保持认知灵活性和良好表现的绝佳方法。那些需要形成新连接，而非依赖已形成的神经通路的活动，对我们来说是最有益的。

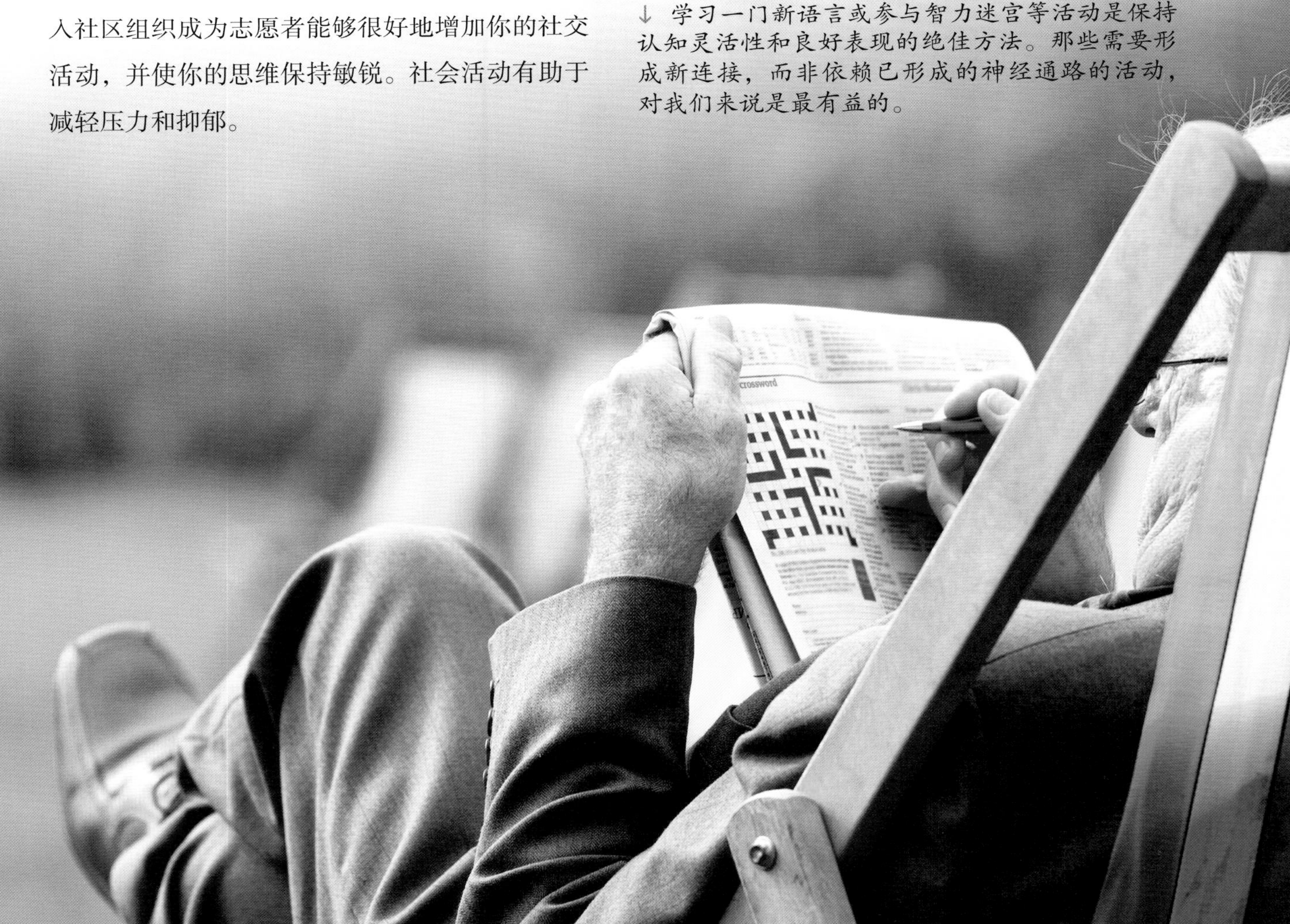

性别、性取向和脑

性别差异在身体结构、性行为和大脑皮质及其连接等方面很明显。关于脑结构在性别或性取向方面的差异都基于小样本的研究，并且不是没有争议的。

两性之间最明显的差异在于男性的脑比女性的大 10%，但这仅仅表明男性的脑需要更多的神经元来控制更高大的身体，并不意味着更高级的智能。

女性的颞平面（参与语言加工的脑区）比男性的更大，这可能与更流利的语言表达相关。研究也发现女性的颞叶和顶叶的灰质比男性更厚，男性大脑皮质的神经元密度更高，这意味着女性的神经元拥有更多的突起，而这可能有利于认知功能。但是，这些结论仍然存在争议，因为很难获取足够的两性大样本并对其进行分析。

性行为和大脑

尽管目前机制不明，但两性在性生活中表现不同的部分原因很可能是下丘脑存在差异。对大鼠的研究表明，雄性和雌性的下丘脑结构不同，并且发现这些差异出现在生命早期神经元细胞的发育凋亡。针对人类下丘脑的研究表明，男性有

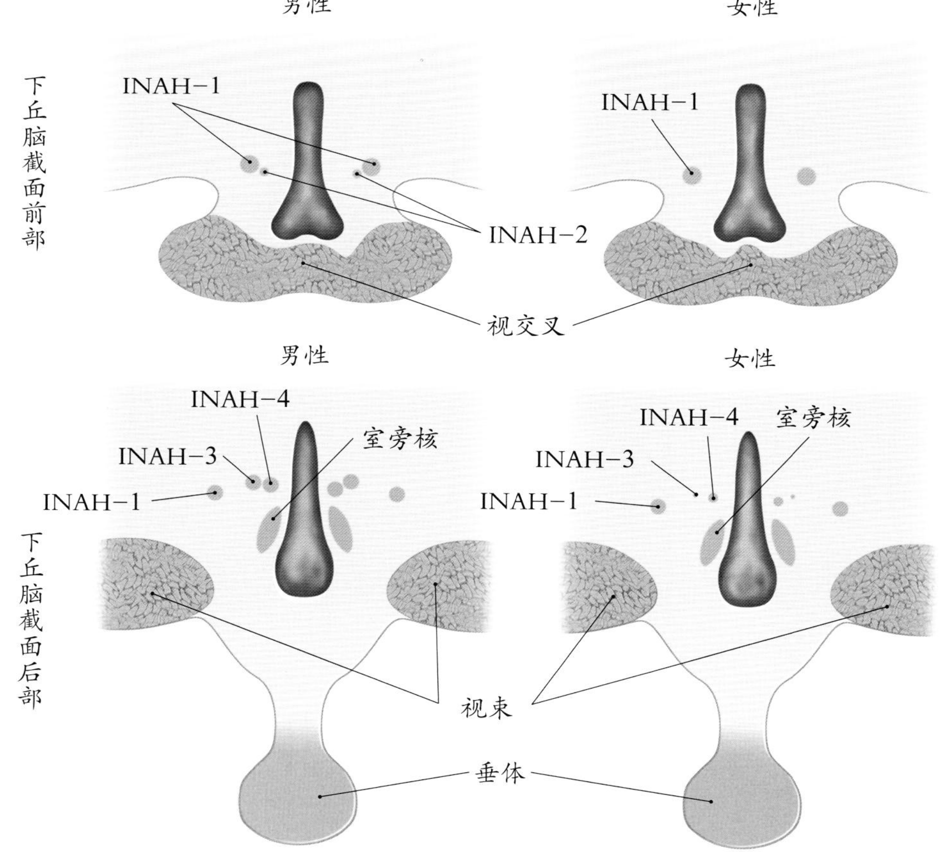

← 这些是两性的下丘脑在神经元排列方面存在的差异，这些差异很微妙但是非常重要。特别地，男性下丘脑前部的间质核 2 号（INAH–2）和 3 号（INAH–3）大于女性的这部分结构。

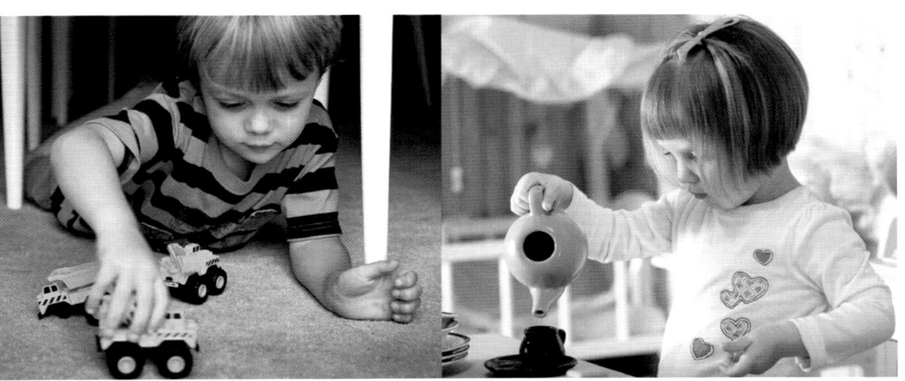

← 虽然娱乐模式可能部分受到成年人的影响，但行为和兴趣方面的性别差异在很小的时候就出现了，这可能是由于与激素相关的大脑结构的差异。

两个神经细胞群（下丘脑前部的间质核）比女性的更大。这些研究都基于小样本，且仍然存在争议。关于大脑结构差异与性取向（同性恋和异性恋）和性别认同有关的说法也存在争议。

皮质功能的性别差异

男女之间的功能差异是基于严格的心理测验发现的。男性在执行视觉空间任务时表现得更好，如想象一个三维图形在空间中旋转。此外，有一种明显的性别差异稳定存在：男性的高级数学推理能力更好，与女性相比约为 13 ∶ 1。而女性更擅长执行语言流畅性任务，其知觉速度更快，精细运动能力更强。尽管这些差异在统计学上是显著的，但它们往往只出现在对大量人群研究中。因此，两性之间会存在大量的重叠，而性别之间的平均智力差异也远小于同性之间。

男性的脑功能可能比女性更偏侧化，但这一观点还有争议。有的研究认为女性的胼胝体比男性大，这与女性大脑两侧的信息传递能力更强是一致的；而其他科学家则认为较小的大脑（见女性）倾向于拥有一个比例较大的胼胝体，而不管其功能如何。临床上发现，当中风损伤到皮质的语言区时，女性更容易恢复语言功能，这表明当有需要时，女性更能让非优势半球进入工作状态。

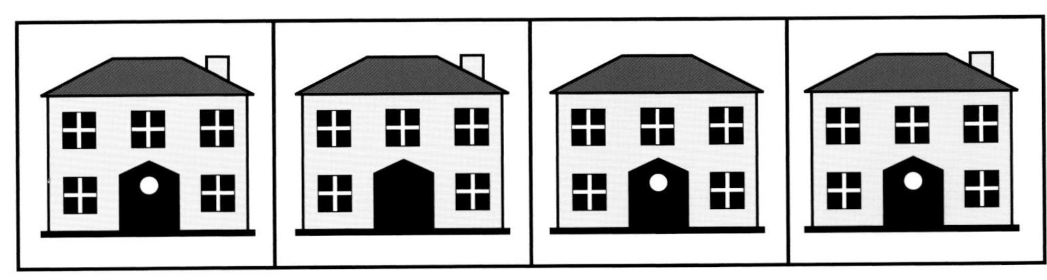

女性——知觉速度：哪两个房子完全匹配?

→ 女性在完成匹配图片的任务时表现得更好（平均情况），而男性在完成涉及三维物体的心理旋转任务时表现得更好。

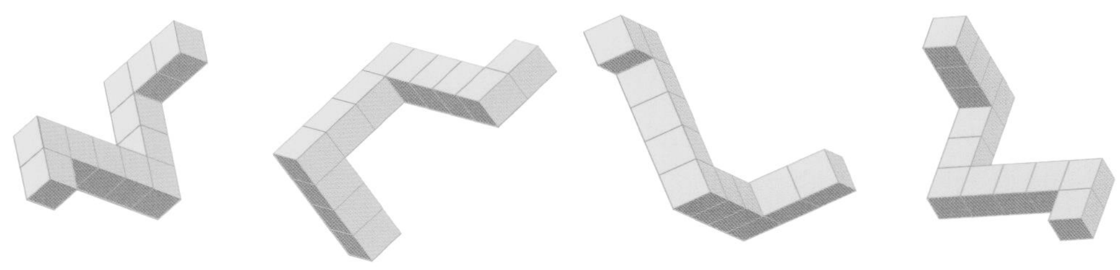

男性——空间任务：哪两个物体完全一致（只有角度不同）？

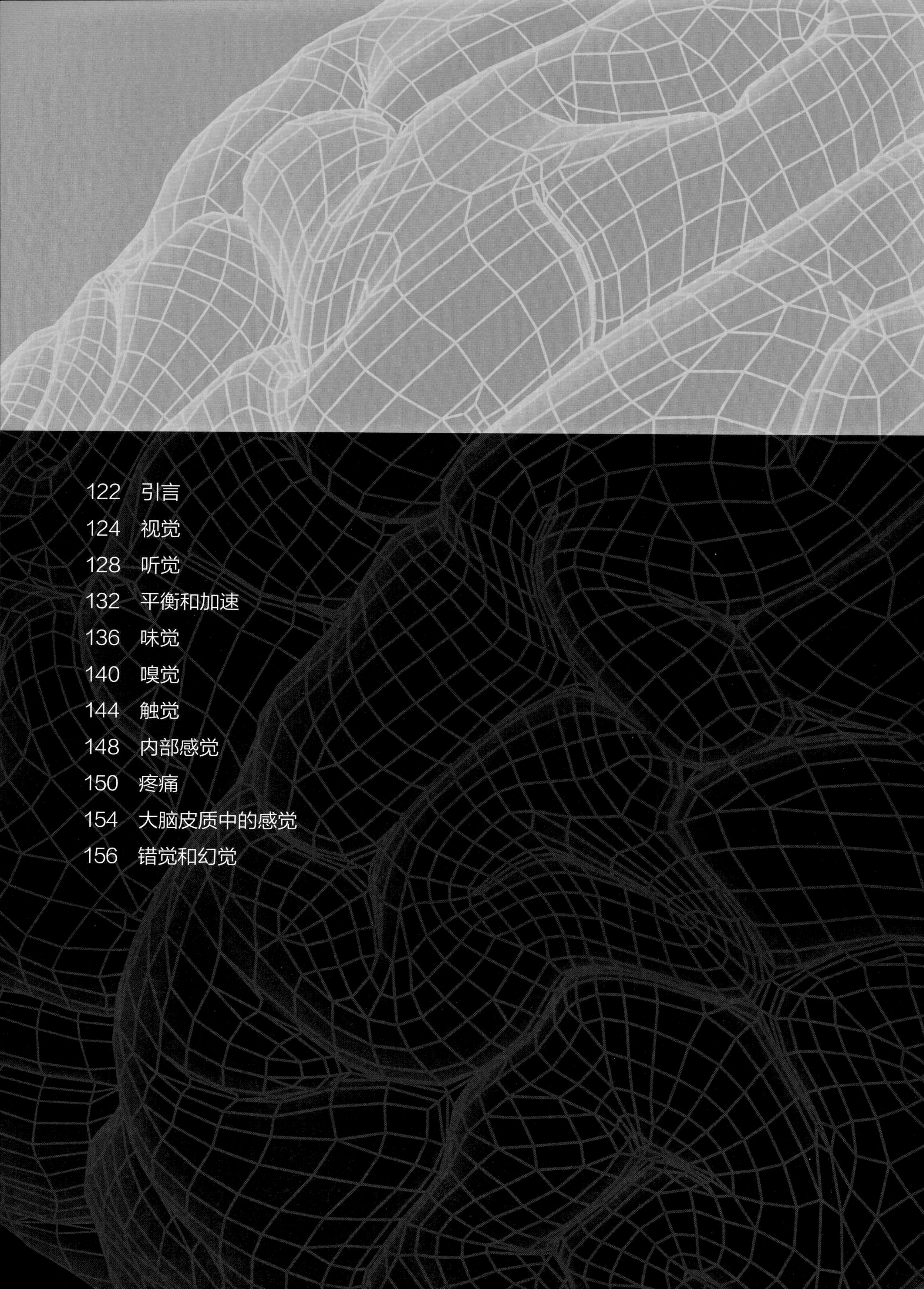

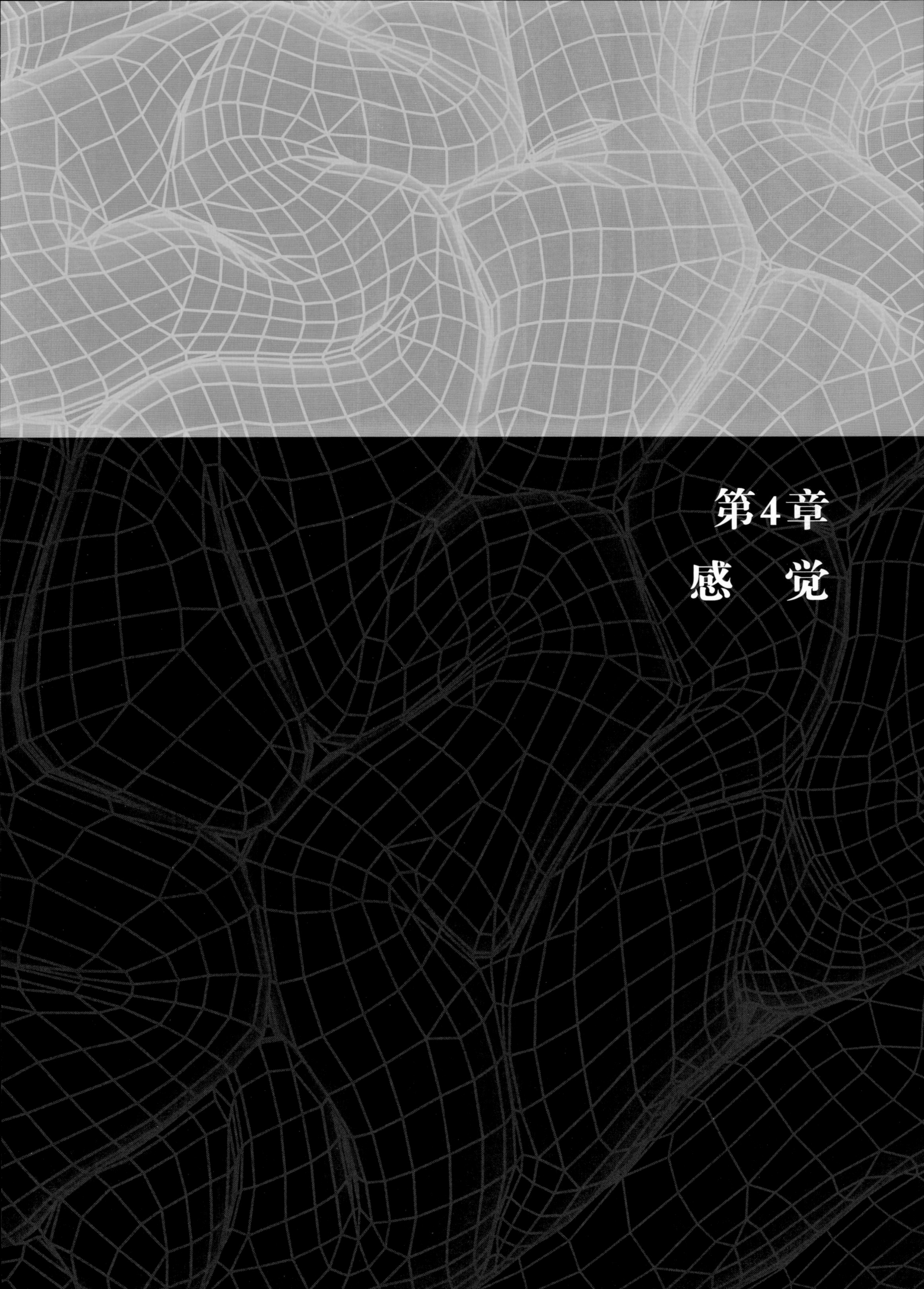

第4章 感　觉

引　言

我们体内遍布具有特殊功能的细胞，它们接收着源源不断的感觉信息，从而使我们对周围世界有了感知。我们最重要的感觉就是视觉和听觉，其他感觉包括化学感觉（如嗅觉和味觉）、对皮肤表面所受刺激的感觉（触觉、痛觉及温度觉），以及不太熟悉但同样重要的感觉，如前庭觉和调节身体内环境的感觉。

人体内大约有不到 3000 万个感觉神经细胞（而人脑有 800 亿 ~900 亿个神经细胞），其中大多数都与脊髓相连。大多数由感觉器官接收到的信息都必须在其对我们的有意识和无意识的行为产生影响之前被加工。这些工作由位于感觉输入处（脊髓）以及更高级脑区的中间神经元所组成的复杂网络完成。

感觉神经细胞

感觉神经细胞是大多数感觉通路的第 1 站。在这些细胞中有的直接对刺激做出反应，比如感受压力和温度变化的细胞；有的与受体细胞（非神经细胞）紧密相连。这些受体细胞和感觉细胞最基础的任务就是将外部能量（光、热、声、触碰或振动）或环境中的化学物质（气味、信息素、味道）中所携带的信息转换为神经冲动。

将一种形式的能量或化学物质转换为另一种形式的过程称为传导。传导通常借助受体膜上特定的门控离子通道进行。其中一些是机械门控离子通道，在受体细胞顶部的纤毛弯曲时打开。内耳对压力波的探测就是这个过程很好的示例。还有一些是配体门控离子通道，在特殊化学物质与膜表面的配体蛋白结合时打开，如味觉和嗅觉之类的化学感觉。另外还有一些离子通道是温度门控离子通道，根据温度的变化开放或关闭。离子通道开放的最终结果是受体细胞的电学性质发生变化，而这些变化能够激活感觉神经纤维。

理解感觉神经冲动

只有感觉信息经过加工，并从中提取出了重要的行为信息，信号转换过程才有意义。自然而然地，在所有感觉信息中，只有那些我们最熟悉的，才是对于祖先生存来说最重要的信息。这就是为什么我们的视觉能够帮助我们熟练地判断我们与物体之间的距离、从遍布树叶的环境中找出像成熟果实一样的有颜色的物体。这些特征都继承自我们曾住在树上，并摇晃着树枝

← 左图中间的粉色组织就是舌头上表面的一组味蕾。味蕾是由化学刺激激活的感受器。

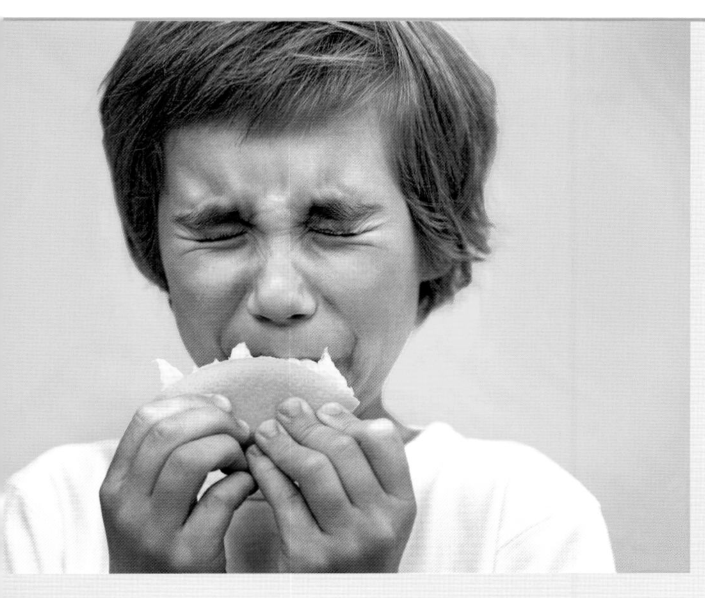

↑ 像柠檬这样的柑橘类水果中的酸可以被舌头上的味蕾检测到，并被认为是发酸的——酸是5种基本味觉之一。

的灵长类祖先。这些动作需要对来自平行的（感觉）信息通道的视觉信息进行复杂的分析，而大脑皮质中最大的感觉皮质就是进行这种复杂分析的重要区域。

难以感同身受

尽管我们能推测别人的感觉，比如有人被绊倒时的感觉，但感觉是很私人化的。我们无法准确地了解他人如何体验他们的感觉世界，更别提准确了解其他动物的感觉了。我们无法体会那些慢性病患者所经历的持续的痛苦，也无法向天生失明的人生动地描述夕阳西下的色彩。

异于常人的感官体验

所有脊椎动物可能获得的感觉共有20种左右。一些感觉无法被人类接收，对我们来说很陌生。无颌鱼、鲨鱼、部分雷鳍鱼、部分两栖动物以及单孔类哺乳动物（鸭嘴兽和针鼹）能够感知电场。一些脊椎动物（例如蛇）几乎能用敏锐的视觉感知红外线（热）辐射，并以此在一片黑暗中捕食小型恒温哺乳动物。许多水生动物（鱼类、幼龄两栖动物以及部分成年两栖动物）能够感知周围水域的低频压力波。此外，部分鱼类、两栖动物以及鸟类能够感知磁场，并在迁徙中利用地球磁场。

↓ 嗅觉和味觉一样，属于化学感觉。一些花的花蜜中含有易挥发的化学物质，即气味，可以被人类的鼻子感知。

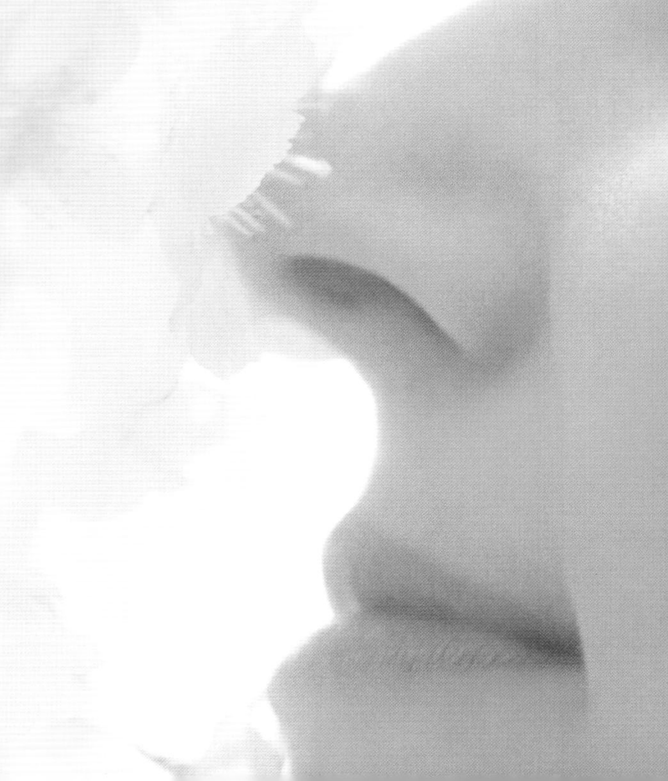

视　觉

我们的眼睛可以感知从微弱的星光到明亮的阳光的各种影像，亮度差异可达10亿倍；能在30厘米远处分辨出长度只有0.2毫米的线段。眼睛是胚胎脑组织发育过程中的副产物，而每只眼睛中对光线敏感的视网膜则是脑组织不可或缺的一部分。

人眼中有两个结构通过屈光使其在眼球背面的视网膜上形成图像。第 1 个结构是眼球前方透明的角膜。实际上，角膜承担了图像生成过程中的大多数任务，但它无法改变自身形状以聚焦于近处或远处的物体。第 2 个结构是角膜后面透明的晶状体，它能够通过周围的肌肉、韧带系统调节自身形状。晶状体聚焦近处物体时较圆，聚焦远处物体时较扁平。

视网膜

角膜和晶状体将物体的倒像投射于视网膜上，而视网膜将光信号转换为电信号，并通过视神经传递信息。视网膜上视神经汇聚并穿出眼球的部位称为视神经盘（也称视乳头）。视神经盘处无感光细胞，因此相当于视觉的盲点。人类视网膜的内表面有丰富的血液供给。

视网膜中最敏感的视觉通路直接聚集在晶状

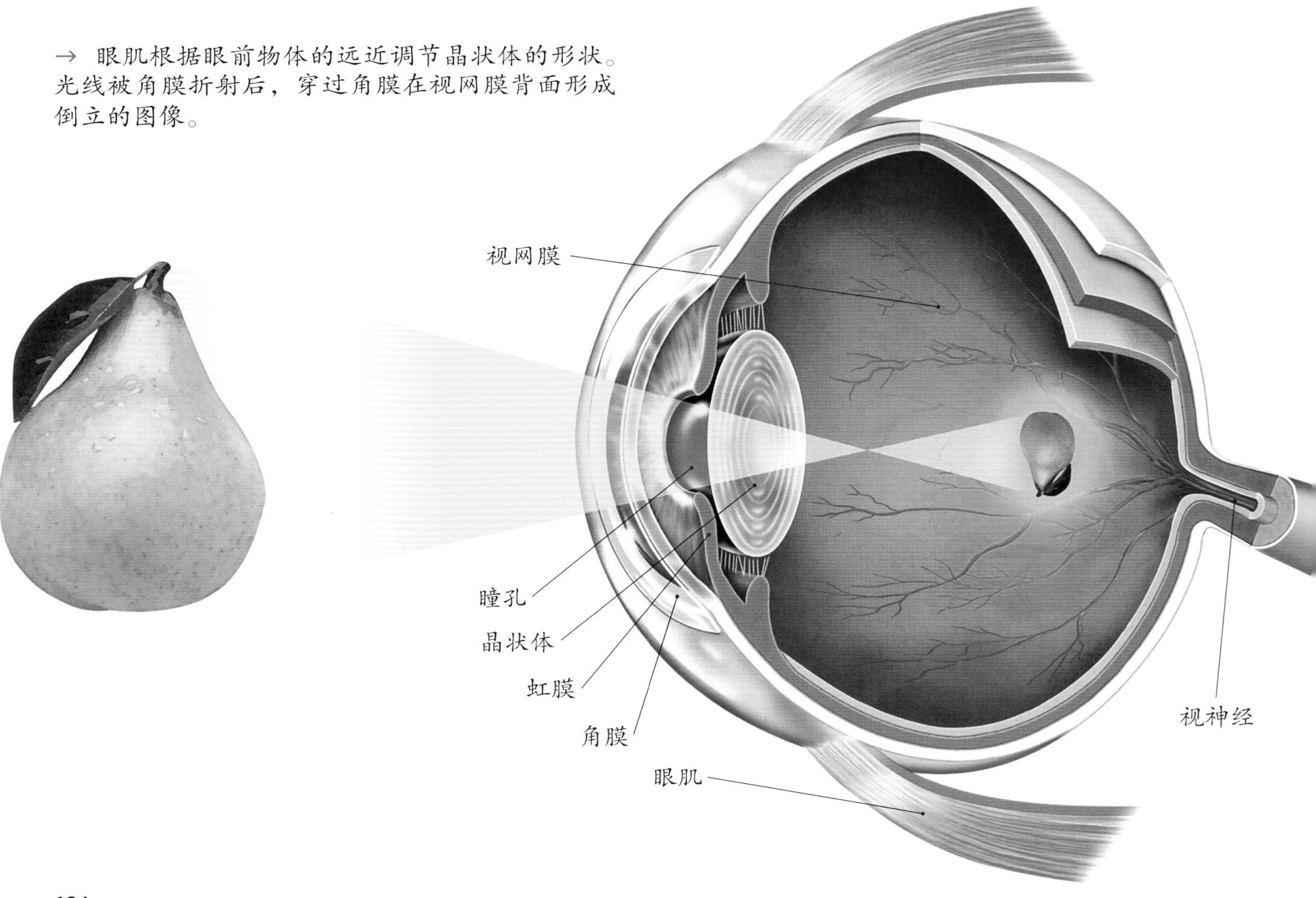

→ 眼肌根据眼前物体的远近调节晶状体的形状。光线被角膜折射后，穿过角膜在视网膜背面形成倒立的图像。

体中央的背后。此处有直径约 1.5 毫米的凹陷，称为中央凹，其负责非常精细的视觉，且含有大量负责颜色视觉的感光细胞，即视锥细胞。中央凹周围约 5 毫米宽的淡黄色区域称为黄斑，其含有可吸收蓝光的色素，以减少精细视觉区（即中央凹）光的散射。眼球运动能够让中央凹聚焦于环境中我们感兴趣的物体。

视网膜的外周主要用于监测运动、向大脑发送信号以转动眼球，从而通过中央凹查看周围环境中的物体。

昼夜节律

一类特殊的视网膜神经节细胞含有一种称为视黑蛋白（或视黑素）的光敏蛋白。这些视网膜神经节细胞通过视网膜至下丘脑视交叉上核的通路整合昼夜节律，通过视网膜至松果体的通路调节褪黑素的产生。

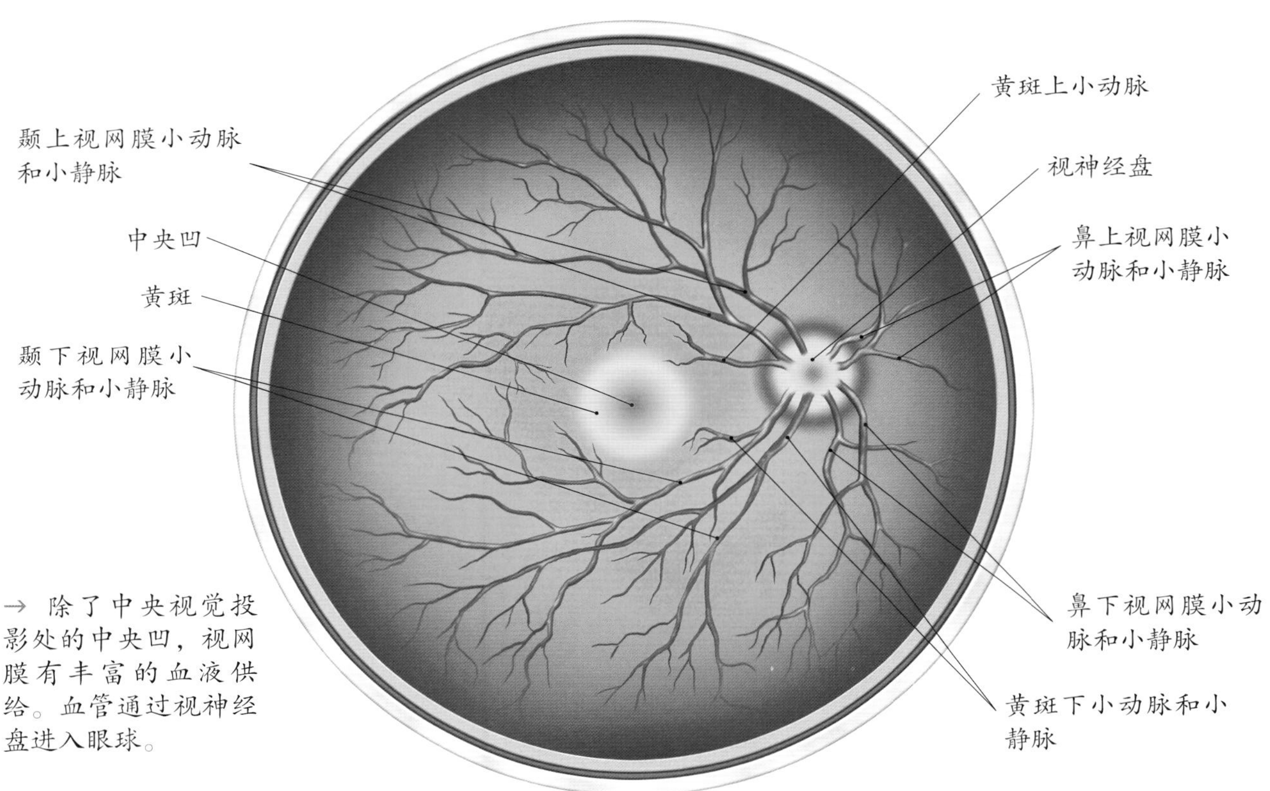

→ 除了中央视觉投影处的中央凹，视网膜有丰富的血液供给。血管通过视神经盘进入眼球。

感光细胞

眼球中有两种感光细胞：视杆细胞和视锥细胞。12 亿个视杆细胞对弱光敏感，对色彩不敏感；而 600 万个视锥细胞负责感受色彩，对弱光不敏感。感光细胞对不同波长的光线的反应取决于其中所含的感光色素。视杆细胞含有视紫红质，而视锥细胞含有 3 种视蛋白之一。

每种视蛋白都含有一种叫作视黄醛的感光分子，当它受到光能（光子）撞击时，就会令视网膜改变形状。对黑暗敏感的视杆细胞非常敏锐，甚至能够监测到单个光子的出现。当视黄醛改变结构时，感光细胞的电学性质随之发生改变，引起与之紧密接触的双极细胞释放谷氨酸。

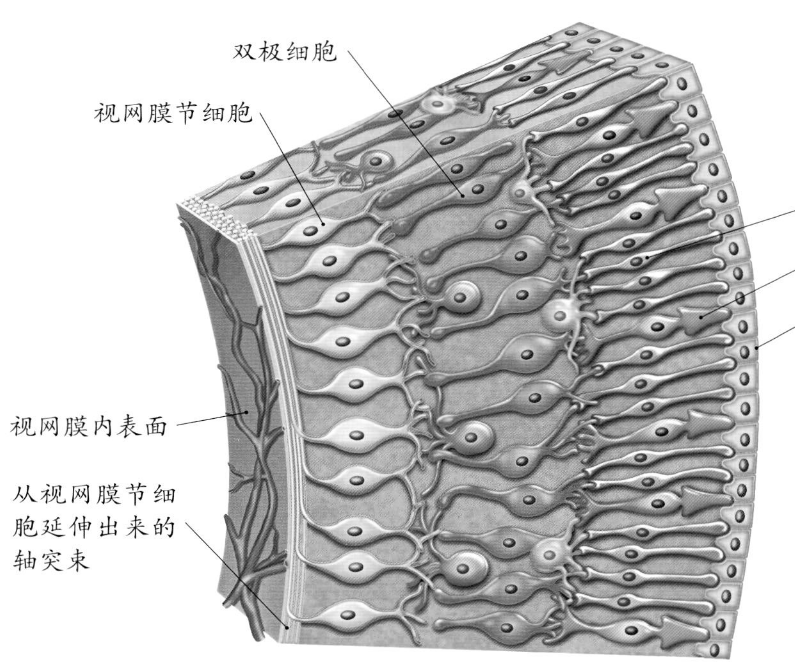

← 左图所示为视网膜的横截面。光线必须穿过两层细胞（视网膜节细胞和双极细胞）才能接触感光细胞（视杆细胞和视锥细胞）。

视锥细胞密集地分布于中央凹内，密度可达 200000 个 / 毫米 ^{2}。视杆细胞在视网膜周围的分布密度可达 15000000 个 / 厘米 ^{2}，但中央凹内没有视杆细胞。

视网膜中央凹的双极细胞和节细胞都很小，称为侏儒细胞，依次紧密地进行排列。这使得单个视锥细胞所发送的信息只能激活两个侏儒双极细胞，随后分别激活单个侏儒节细胞。一个视网膜节细胞在光线变亮时提高神经冲动的发放率，另一个则在光线变暗时提高发放率，随后信息被传向大脑。正是视网膜中央有这样密集的组合以及连接之间会聚最小化，才使得中央凹区域能够检测精细视觉。

视网膜中的信息处理

感光细胞—双极细胞—视网膜节细胞的通路传导意味着视杆细胞和视锥细胞的分解转换成了有重要行为意义的视觉成分：视网膜周围的运动区、不同颜色之间的边界以及视网膜中央的亮度。

双极细胞负责检测明暗边界，比起整体亮度范围，它们对明暗的边界更敏感。这意味着即使亮度改变，眼前的物体仍然清晰。

视网膜节细胞负责检测视觉中央和边缘亮度的对比或反差。部分视网膜节细胞（ON 中心细胞）对感受野中央的光线敏感，表现为提高神经冲动的发放率；部分视网膜节细胞（OFF 中央细胞）则会降低神经冲动的发放率。不同类型的视网膜节细胞拥有不同大小的感受野、对不同颜色的敏感度以及不同的发放时程。

彩色视觉

视网膜中含有 3 种不同的视锥细胞：蓝色的 S 视锥细胞对蓝光（420 纳米波长的光）最敏感；绿色的 M 视锥细胞对绿光（531 纳米波长的光）最为敏感；L 视锥细胞尽管被认为是红色视锥细胞，但实际上其最敏感的是黄绿色的光（559 纳米波长的光）。光谱中的任何颜色都能与这 3 种颜色的组合相匹配，每种颜色激活一种视锥细胞。

不同人群中，3 种视锥细胞的比例也有所不同。即使是视力正常者，L 视锥细胞与 M 视锥细胞的比例也可以从 1∶1 到 15∶1。所有人的 S 视锥细胞在全部视锥细胞中约占 5%。

大约 2% 的男性会患红绿色盲（分别称为红色盲和绿色盲），因为他们的感光细胞缺少红或绿的视色素。这些男性很难从绿色中分辨出红色。

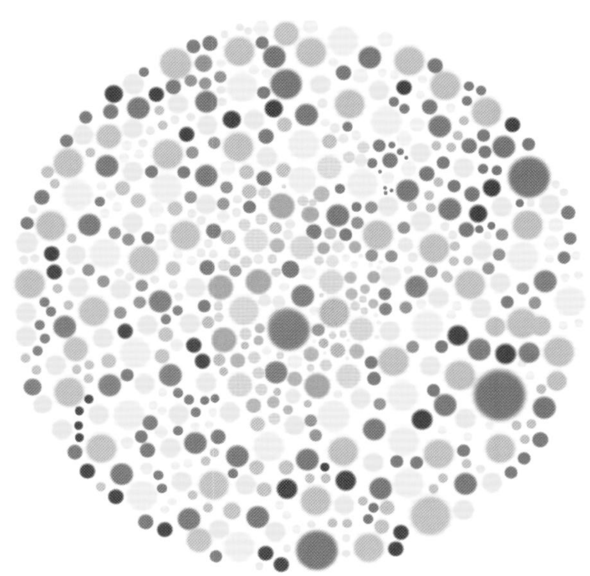

↑ 视力正常者看到这幅色盲测试图时，能够看到中央有个“6”，而红绿色盲者只能看到一些点。

红、绿视色素的基因紧邻，位于 X 染色体上，而男性只有一条 X 染色体，因此色盲通常只见于男性。女性拥有两条 X 染色体，而两条染色体上同时出现基因缺陷的概率非常低，因此几乎不会导致色盲。

蓝色盲在两性中都罕见，这是因为蓝视色素的基因位于 7 号染色体，该染色体在两性中都存在两条。

视交叉

由于双眼相距几厘米，因此两只眼的视野也会稍显不同。双眼比较信息的能力使我们能够准确地判断距离。视网膜节细胞的轴突在一个称作视交叉的交点分开，由此，来自一侧视网膜（靠近鼻侧）的信息将传至脑的另一侧。随后，图像在视觉皮质中被组合和理解。

在将信息传递到脑的过程中，视网膜被分为两半：靠近鼻子的一半（鼻侧）和靠近太阳穴的一半（颞侧）。鼻侧的轴突在脑的视交叉处与来自另一只眼的颞侧的轴突结合后进入外侧膝状核。

↓ 双眼的视野有重叠的部分。图像经过翻转、倒置后被转换为神经冲动，通过视交叉传入视觉皮质，并在此被组合和理解。

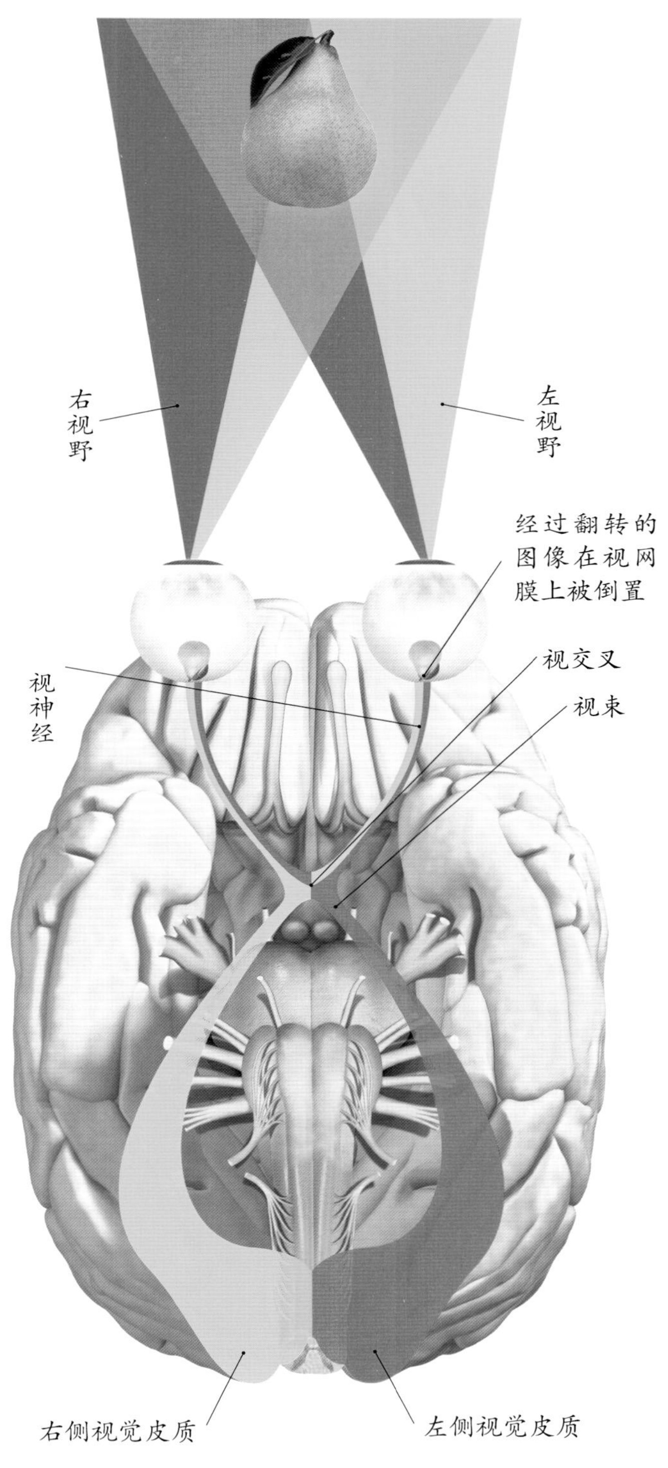

听　觉

负责听觉的感觉器官位于致密的颞骨之下。精细的鼓膜和听骨链将外界环境中的振动传至内耳，振动的机械能量由此转换为脑中的电信号。

人耳能够探测频率（音高）为 20~20000 赫兹的声波，且对 1000~3000 赫兹的频率最为敏感，这一范围对应着讲话的音高，我们甚至能听到比窃窃私语（对幼年的耳朵来说小于 10 分贝）更轻柔的声音。一场高亢的管弦乐演奏会的声压级（约 100 分贝）大约是能听到的最微弱声音的 50000 倍。

↓ 耳朵分为外耳、中耳、内耳 3 部分，外耳负责将声音传至鼓膜，中耳的 3 块听小骨和拥有感觉毛细胞的内耳负责听觉、平衡和加速度。

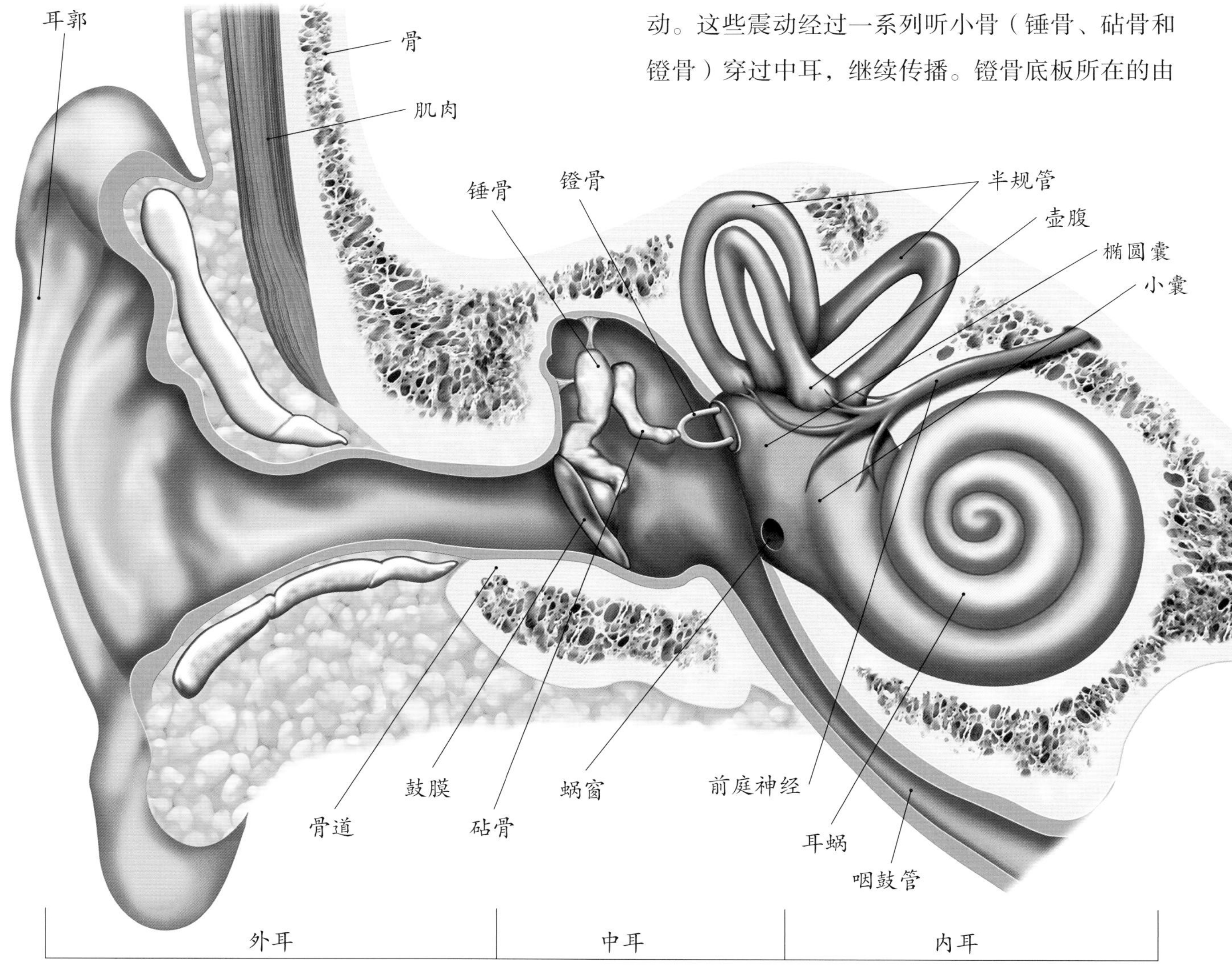

外耳和内耳

声波沿着外耳向内传播，并导致鼓膜产生震动。这些震动经过一系列听小骨（锤骨、砧骨和镫骨）穿过中耳，继续传播。镫骨底板所在的由

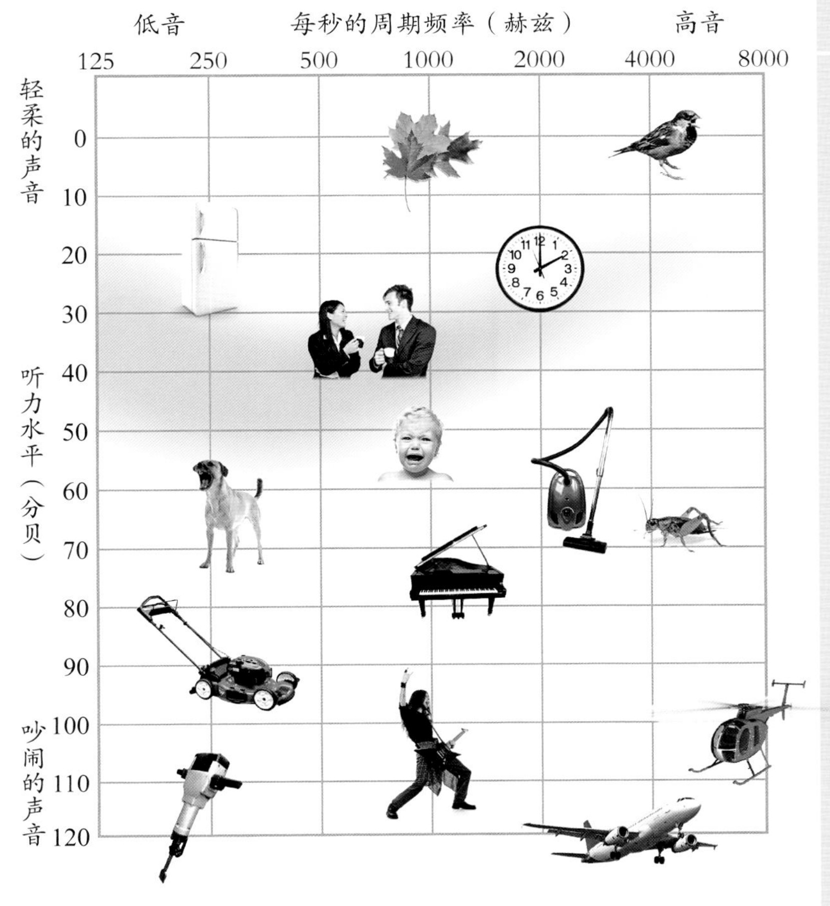

↑ 人耳能够探测到20~20000赫兹的声音，但最常听到的范围为150~8000赫兹。图中蓝色阴影区对应着正常对话的音高范围。

基础放大器

内耳螺旋器（又称科尔蒂器）中有两种毛细胞：内毛细胞和外毛细胞。大多数通向脑干的声音感觉纤维（90%~95%）来自内毛细胞，但如果外毛细胞受损，只能依赖内毛细胞，那么我们的听力就会差到勉强才能听到非常大声的对话。尽管外毛细胞只向脑干发射极少的感觉纤维，然而它们却发挥着重要的放大作用。当压力波激活外毛细胞时，由此产生的电位变化会导致细胞长度剧烈变化。由于外毛细胞的纤毛被埋在盖膜中（详见下页插图），这些变化会导致盖膜运动，内耳中的液体也会因此刺激内毛细胞。

膜覆盖的小孔称为前庭窗，震动由此传至内耳的液体中。

鼓膜的面积比前庭窗大得多。由此，鼓膜结合沿着听骨链固定排列和自由移动的枢轴，可将声音的震动放大3倍左右。

从压力波到神经冲动

内耳的听觉部分是一个卷曲盘绕的结构，称为耳蜗。耳蜗从其底部到顶部螺旋环绕2.75圈，包含3个液体区域：前庭阶、蜗阶（也称蜗管）、鼓阶。由镫骨底板从前庭窗上传来的压力波经过前庭阶，向上传至耳蜗螺旋器。随后，震动经过蜗阶到达鼓阶后产生的压力波又向下回传至耳蜗底部，最终在中耳的蜗窗上产生震动。

蜗阶中分布着内耳的听觉器官——螺旋器，其中约3500个内毛细胞排成一列，约15000个外毛细胞排成3~5列，螺旋环绕着铺在耳蜗中。这些感觉细胞的毛结构称为纤毛。外毛细胞的纤毛被胶质盖膜覆盖，内毛细胞的纤毛则不然。底部基底膜的震动会使外毛细胞的纤毛弯曲，而周围液体的运动则会导致内毛细胞的纤毛弯曲。外毛细胞的纤毛插入盖膜中，使得它们发挥着类似放大器的作用（见上页的“基础放大器”）。纤毛的微小运动将打开毛细胞顶部的机械门控离子通道，导致受体细胞产生电位变化，并以神经冲动的形式传至脑干。

听觉通路

来自内耳听觉部分的神经冲动沿着耳蜗处的听神经传递，经过脑干两侧的一系列神经元群，到达脑干的下丘。随后，神经冲动先被传至丘脑的内侧膝状体，再传至初级听觉皮质。每侧听觉皮质得到的信息大部分来自对侧耳朵，部分来自同侧耳朵。

声音信息的编码和传递

声波携带的部分信息必须沿着听觉通路传递，如音高（频率）、响度及音色（频率的相对混合程度，即复杂度）。

听觉系统为传递音高信息使用了两种神经信号传输模式（即神经编码）：地点编码和频率编码。地点编码是指当听到某一特殊频率时，相应区域的螺旋器的毛细胞便被激活。例如，高频率的声音引起耳蜗基部的基底膜震动，因此只有该处螺旋器的毛细胞才能产生动作电位。而频率编码更适用于编码低频声音（因为神经元的最大放电频率约为 1000 赫兹，远远低于我们听到的最高频率），其依赖于细胞的放电频率与基底膜的震动频率同步进行编码。因此，频率编码的神经活动与声波的震动频率密切相关。

对响度或声音振幅的检测是通过募集不同数量的听神经实现的。也就是说，声音的响度越大，

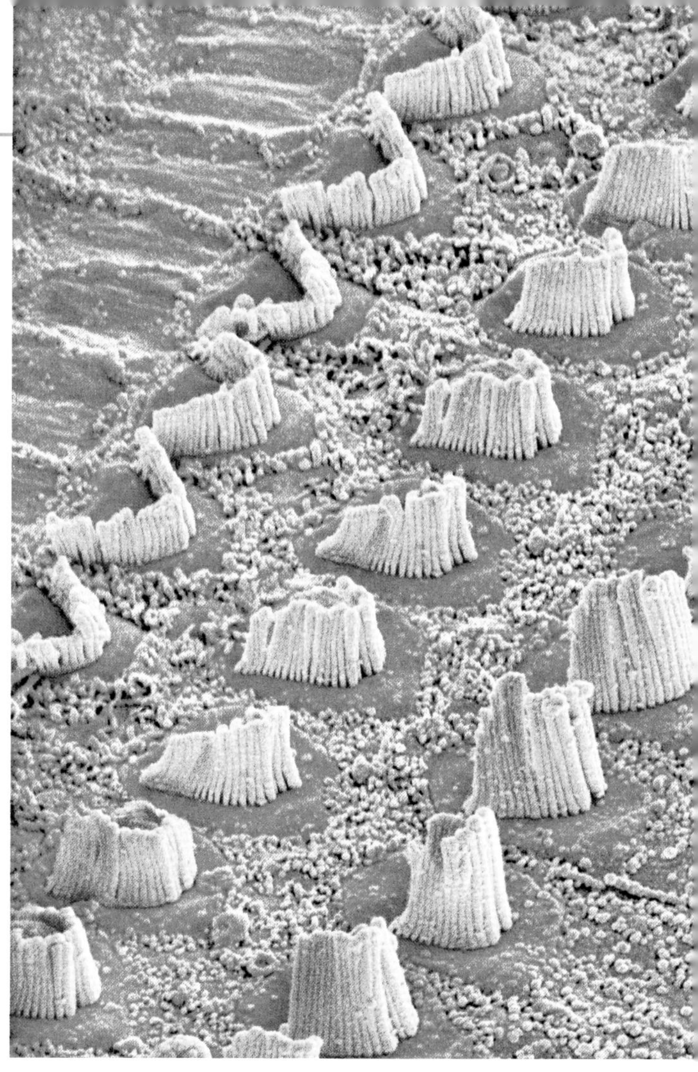

↑ 这幅伪彩色显微图像展示了内耳中的纤毛。每簇位于顶部的按新月状排列的纤毛都对应着一个独立的内毛细胞。

↓ 螺旋器顶部精细纤毛的运动向大脑提供有关声音强度和音高的信息。

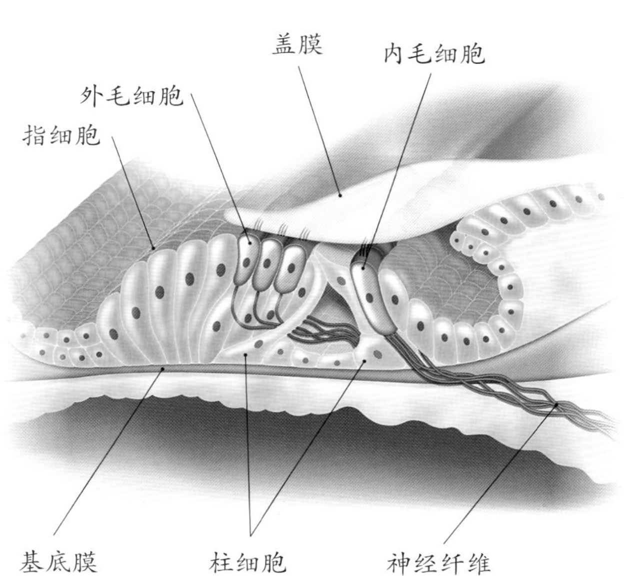

↓ 每只耳朵所接收的信息通过前庭蜗神经的耳蜗神经（橙色线）传至脑干的耳蜗核，然后经过一系列脑干核团传向下丘和丘脑的内侧膝状体（紫色、绿色和红色），最后到达到双侧大脑皮质的听觉区（蓝色线）。

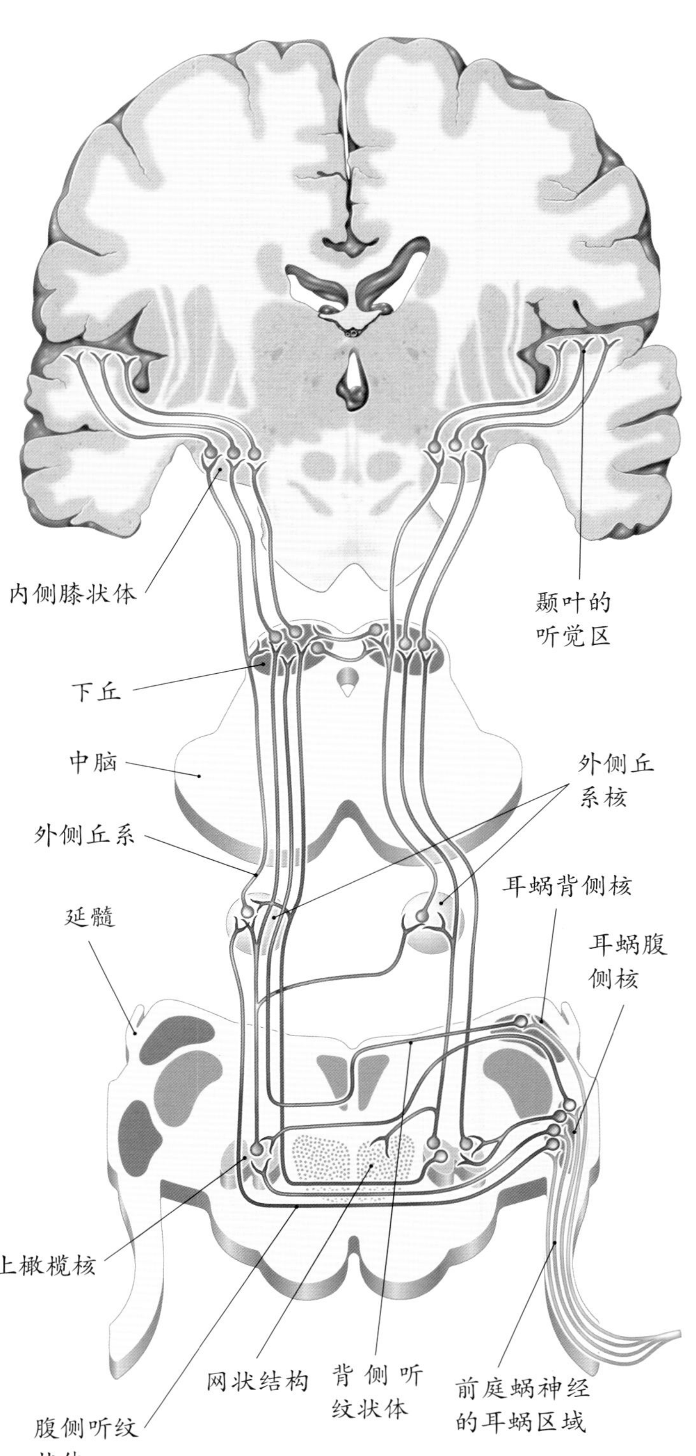

耳蜗神经中被激活的轴突越多。

对音色的检测依赖于听觉系统分析复杂声音所含有的各种基础频率，并且只在听觉皮质中进行分析。

定位声音的方向

听觉系统能够结合各种线索定位声源。外耳的形状适合用来传递来自前方和头部两侧的声音。

双耳相距 10~18 厘米（不同年龄和性别的人会有所不同），因此来自一侧的声音达到该侧耳朵的时间更短。声音也是一种压力波，这意味着声音其实是空气经过压缩和稀疏后所呈现的序列。定位低频声音的方向时应依据声音到达双耳的时间差和相位差（即比较空气压缩的时间）。而对于高频声音，大脑利用两耳所接收声音的强度差来确定声音来自头部的哪一侧。

脑干中的上橄榄核对于判断声源的位置非常重要。内侧上橄榄核通过强度差定位声源，外侧上橄榄核通过声音的时间差和相位差定位声源。

平衡和加速

无论我们是完全静止、走钢丝还是坐过山车，庭神经都能让我们保持平衡感、体位感和加速度感。

前庭器官位于充满液体的内耳。我们对身体位置的感知在极大程度上取决于视觉以及向大脑传递信息的关节和肌肉中的感受器。

感知重力和线性加速度

重力和直线加速度都能刺激内耳中的感觉结构，因此我们对二者的感知是有关联的。二者的感觉结构（球囊斑和椭圆囊斑）中分布着一片感受细胞，其顶部有精细的动纤毛（绒毛）。动纤毛的末端覆盖着凝胶。细小的碳酸钙晶体为凝胶增加了额外的重量（耳石），因此头部的运动会使动纤毛弯曲，并打开受体细胞上的机械门控离子通道。受体细胞跨膜电位的改变被转换为神经信号，沿着前庭蜗神经的前庭部分传输至脑干，而前庭蜗神经承载这类信息的部分区域只有几千个轴突。

每个内耳都有两个斑状结构，即椭圆囊和球囊，二者互成直角，用于感受不同类型的直线加速度。椭圆囊主要定向水平方向，因此当头部向前、向后运动或从一侧运动到另一侧时，纤毛顶端就会大幅运动。椭圆囊并不专门感知头部的竖直运动或头部所受的重力。而球囊负责在与头部中线平行的竖直平面进行定向，因此，球囊对头部向前、向后运动以及上下运动最为敏感，同时也对正常头部位置的重力敏感。

每个黄斑的敏感性能够通过在精细尺度上进行提升。它们都有朝向不同方向的毛细胞，因此，即使头部轻微倾

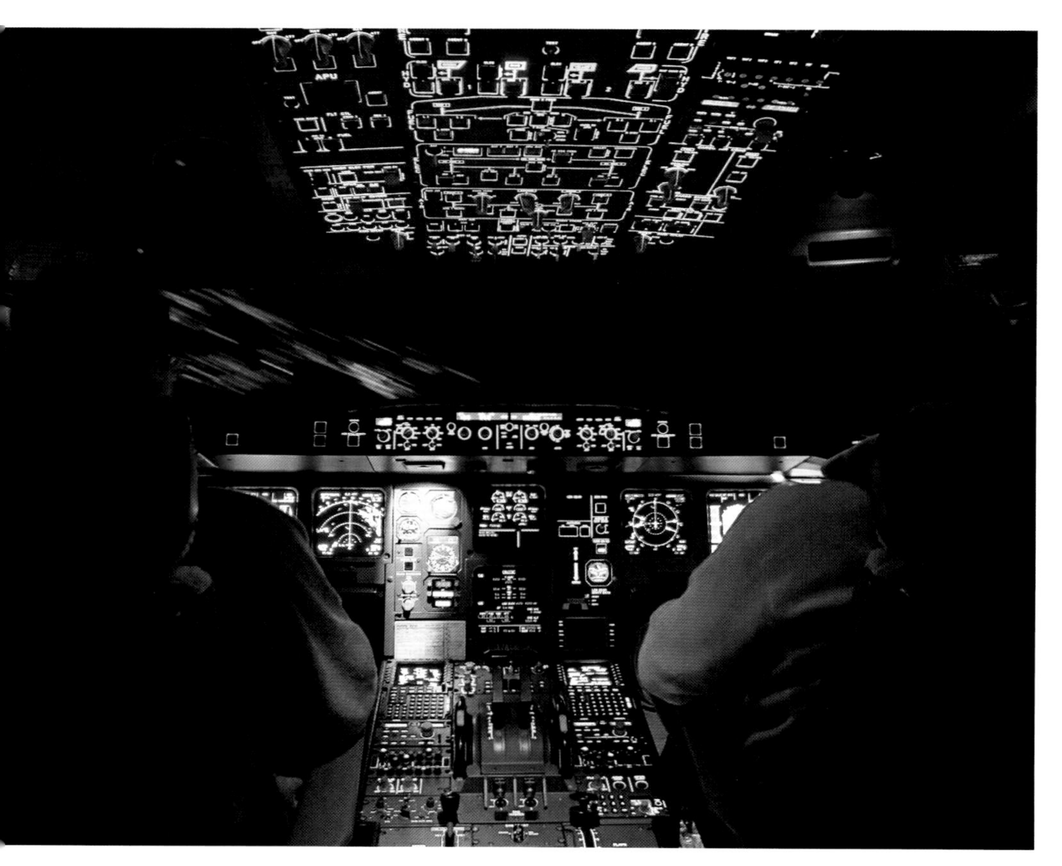

← 移动过程中，如果没有视觉线索，那么前庭觉就很容易使我们感到困惑。飞行员被教导要完全信任仪器，即使自己的感觉与仪器显示的内容不一致。

→ 内耳中的2个斑状结构和3个半规管彼此成直角排列。它们共同形成对应于空间的3个平面的位置觉和运动觉。

后部
水平
上部
后半规管平面
90°
前半规管平面

↓ 当内耳的前庭器官中的液体经过感觉毛细胞时，前庭器官便能检测到头部旋转以及线性加速度。旋转通过半规管进行检测，而重力和直线运动则通过椭圆囊和球囊进行检测。

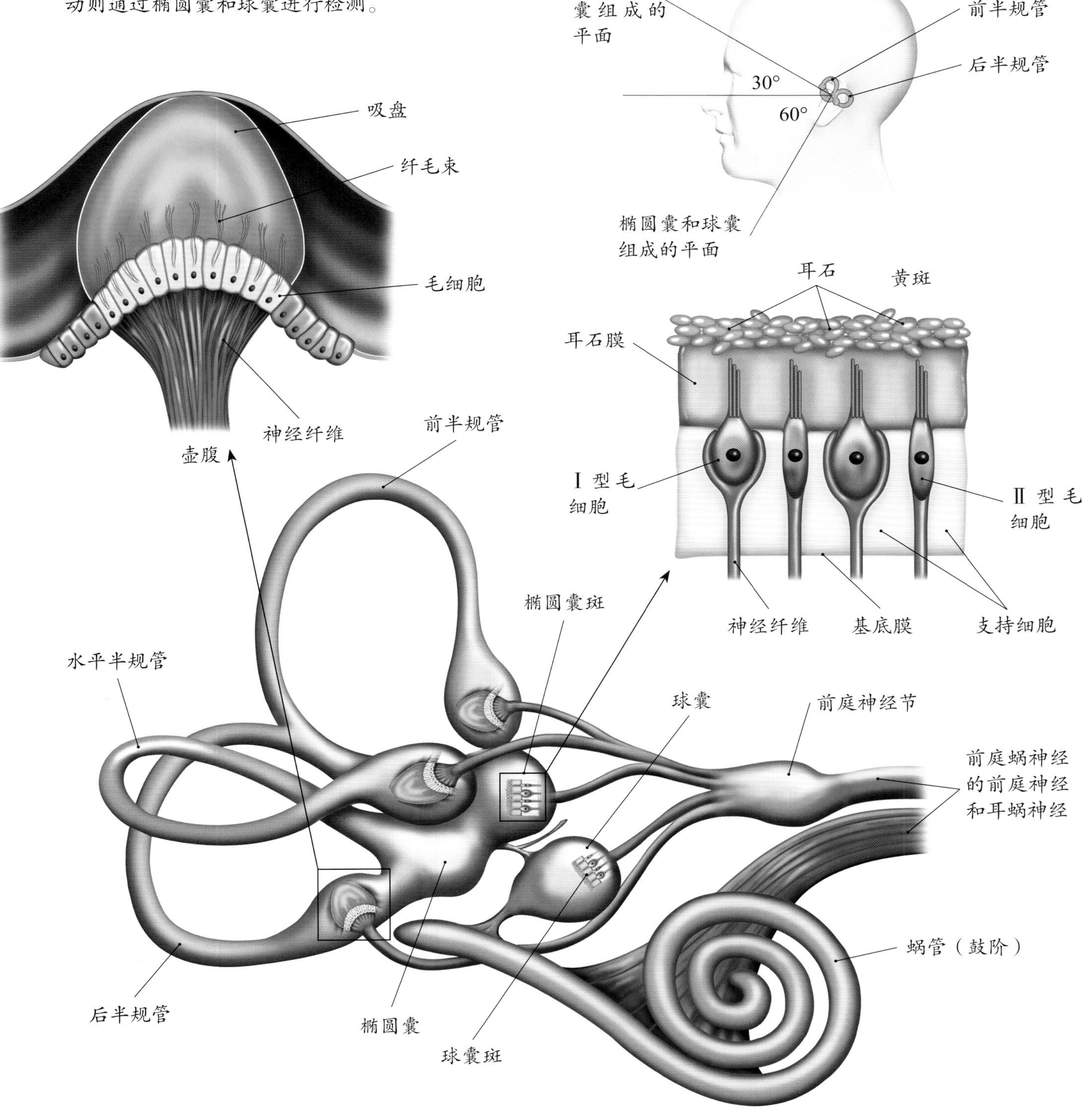

天旋地转

衰老或头部受到撞击都可能导致耳石（小晶体）从椭圆囊斑的凝胶上脱离，进入半规管，该过程称为良性阵发性体位性眩晕。由于后半规管位于椭圆囊下方，因此当头正立时，耳石最常进入后半规管。在进行类似床上翻身的头部运动时，半规管中的液体流动，耳石也会随之运动，从而产生强烈的眩晕。当耳石离开半规管后就能减轻症状。如果症状持续存在，临床医生可以帮助患者进行一系列头部运动，使耳石重新回到椭圆囊。

斜也能对囊斑的某个部位产生刺激，从而无论头部位置如何，都能在前庭神经上产生独特的神经冲动。这些独特的神经冲动能让我们检测到头部的倾斜，哪怕只倾斜了几度。

感受头部旋转

每个内耳中都有 3 个半规管（水平、上、后半规管）。头部两侧的成对半规管能够协同作用，彼此垂直排列，在三维空间轴中检测头部旋转。2 个水平半规管围绕与垂直方向 30 度角的轴线检测水平运动；一侧的前半规管与另一侧的后半规管组合，围绕与中线成 45 度角的轴线检测旋转。

每个半规管都含有液体，而液体的惯性质量会阻碍旋转。就像当我们旋转玻璃杯时，杯中的水倾向于保持静止一般，当我们转动头部时，这些半规管中的液体也倾向于保持静止。当然，这些液体会相对于旋转的半规管运动，因此，头部旋转导致的液体流动会经过半规管壁，半规管壁中的毛细胞就将这些刺激（头部运动所产生的）转换为神经冲动。每个半规管都有感觉区域，称为壶腹。壶腹的内部结构和椭圆囊斑、球囊斑都有机械敏感性毛细胞，这类细胞的顶部被吸盘（凝胶）覆盖的纤毛称为静纤毛。半规管中的液体流动会使壶腹的凝胶和插入其中的纤毛发生形变，刺激感觉毛细胞产生更多的动作电位，随后神经冲动通过前庭蜗神经的前庭部分传至脑干。

前庭眼球反射

视网膜的光感受器以非常慢的速率将光信号转换成神经信号，因此，如果我们需要在旋转头部时保持图像在视网膜上静止不动，那就必须非常准确地转动眼球。前庭眼球反射实现了这一过程，这是前庭系统最重要的功能。

即使在完全黑暗的情况下，前庭眼球反射也能够实现，并且完全由脑干和小脑控制。前庭眼球反射依赖于脑干中的前庭神经核和小脑中的绒球，经过网状结构（详见第 46~49 页），沿着内侧纵束，抵达控制眼球运动的肌肉的神经元。由于大多数头部运动都是水平运动，因此控制眼球向左或向右运动的肌肉是最重要的。

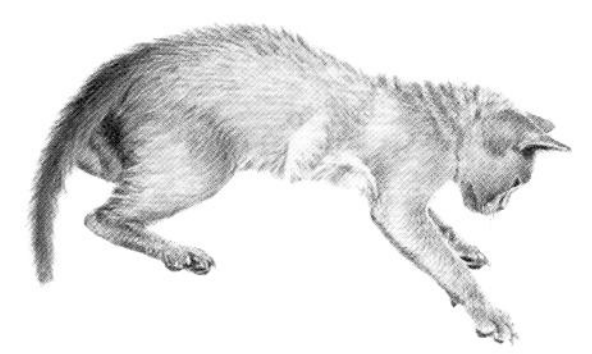

→ 几乎所有的哺乳动物都有前庭器官，并且与我们的非常相似。然而，爬行类动物（比如猫）有更强的平衡感和更快的前庭反应速度。

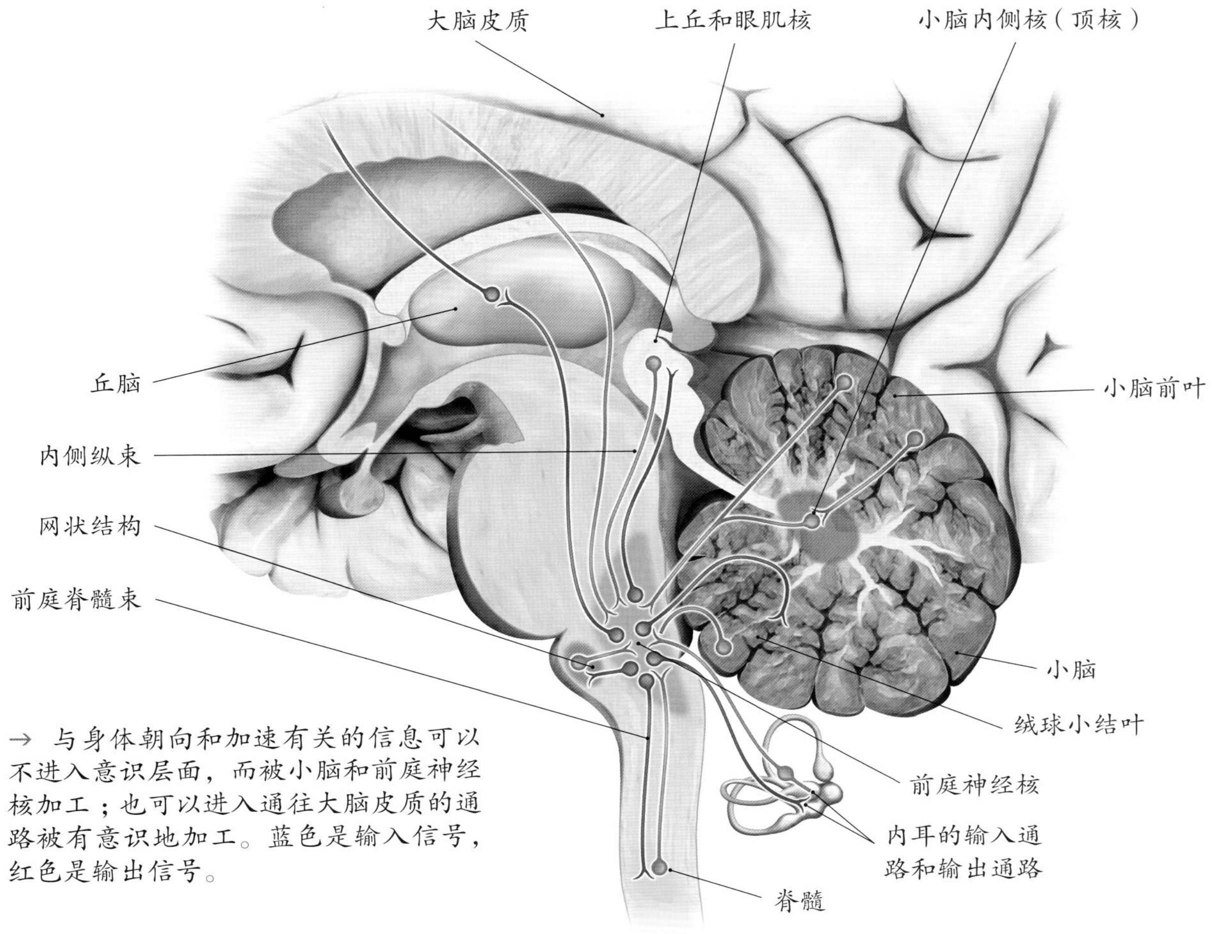

→ 与身体朝向和加速有关的信息可以不进入意识层面，而被小脑和前庭神经核加工；也可以进入通往大脑皮质的通路被有意识地加工。蓝色是输入信号，红色是输出信号。

保持直立

头部在空间中的位置信息由脑干中的前庭神经核进行加工。大部分位于外侧的神经元通过一种被称为外侧前庭脊髓束的轴突控制脊髓中的运动神经元来控制驱动“反重力”肌肉。这些肌肉群位于身体中线以下，能够对抗重力并保持姿势。

脑干中线附近的前庭神经元负责控制颈部肌肉，保持头部位置，以及协调眼球和头部的运动。

梅尼埃病

梅尼埃病的病因为内耳积水，发病率约为 2/1000。内耳积水的原因可能是过量的盐分摄入、中耳或呼吸道感染以及脑损伤。内耳的肿胀感常常使病人感到天旋地转、头晕目眩，耳鸣，以及呈波动性的听力损失，而且随着病情的发展，症状会逐渐加重。

前庭意识

在绝大多数时候，我们无须思考就能保持平衡，但不能因此就说前庭觉与我们的意识经验无关。一些信息通过丘脑通路和通向大脑皮质的通路进入意识。而在大脑皮质中，参与保持平衡的部位包括听觉皮质附近的后岛叶，以及体感皮质中负责脑部区域的一小部分顶叶。

味 觉

味觉既能让我们享受食物和饮品的美味，也能警告我们远离有毒的物质。味觉既包括分布在舌头上的受体细胞产生的精细感觉，也包括口腔黏膜上的神经末梢接收到的相关信号，以及下颌或舌头上的触觉感受器所感受到的纹理信息。

舌头表面分布着许多小突起，称为乳头，大部分乳头的内部都分布着特殊的感觉细胞，称为味蕾。目前在舌头上共发现了 3 类乳头：200~300 个菌状乳头分布于舌头前 2/3 处，每个乳头中都有 3~5 个味蕾；15 个虎纹样的叶状乳头分布于舌头的两侧，每个含有 100~150 个味蕾；还有 9 个城堡和沟壑样的轮廓乳头，每个乳头含有约 250 个味蕾，并以“V”字形分布于舌头后 2/3 处。

总之，整条舌头上大约有 5000 个味蕾，但不同个体之间的差异很大。

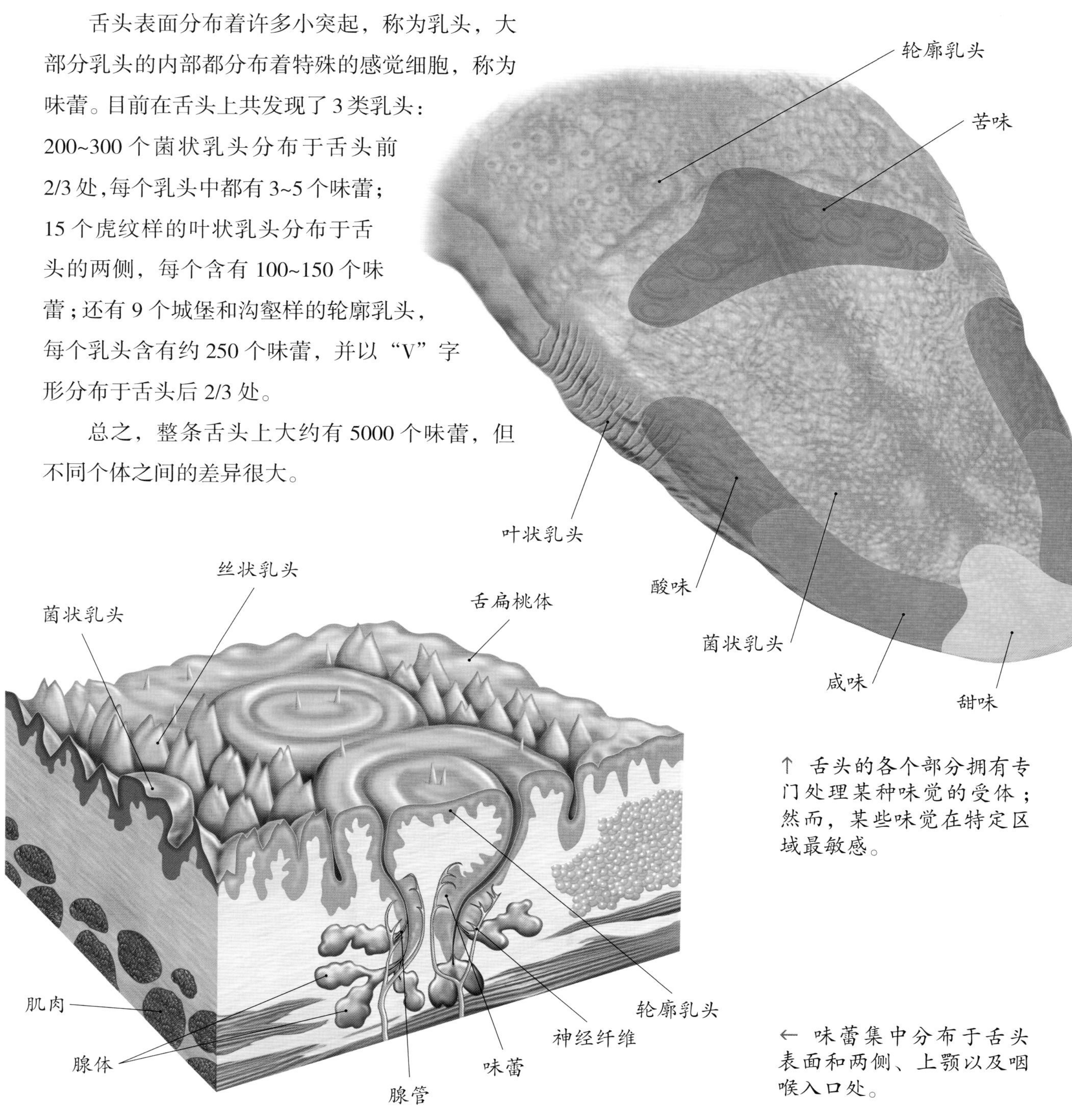

↑ 舌头的各个部分拥有专门处理某种味觉的受体；然而，某些味觉在特定区域最敏感。

← 味蕾集中分布于舌头表面和两侧、上颚以及咽喉入口处。

味蕾的结构和功能

每个味蕾都包含感受细胞和支持细胞，这些细胞呈大蒜样组合在一起。味觉感受细胞的顶部拥有精细的突起，这些突起穿过微孔与口腔中的唾液接触。它们的膜嵌入了能够结合特定形状分子的受体。当溶解于唾液的味觉分子（引起味觉的物质）与这些突起接触时，如果其形状与受体匹配，便会与之结合，随后刺激受体产生电信号，并通过孤束核、舌咽神经或迷走神经传向脑干。

味觉感受细胞持续暴露于有潜在有威胁的口腔环境中，寿命只有 10~14 天。处于味蕾底部的感受细胞在整个生命周期内都会保持更新，但年老时更新的效率会降低。

有多少种味觉?

经典的 4 种基础味觉（甜、咸、酸、苦）并不能涵盖人类能够感知到的所有味道。还有一种重要的味道是“鲜”，即谷氨酸所带来的“提味增香”的效果。还有的受体细胞对脂肪酸敏感，原因在于脂肪含量高的食物通常更香、更好吃。

味觉的求生功能

在自然界中，对甜食的味觉非常有用。因为这些食物包含能量，而且不太可能有毒。但是过量食用甜食仍会对身体造成伤害。食物有咸味通常是因为氯化钠的存在，但也可能是因为存在氯化钾。对咸味食物的偏好反映出盐对于维持健康的重要性。盐在天然食物中的含量很少，但在加工食品中盐含量超标是很危险的。酸味食物含有酸，水果中通常含有少量果酸。在自然界中，感受食物中苦味的能力对于生存非常重要，因为苦味通常意味着有毒。然而，我们能够克服由苦味产生的厌恶感，进而开始享受某些食物，比如含有奎宁的苦味柠檬饮料。

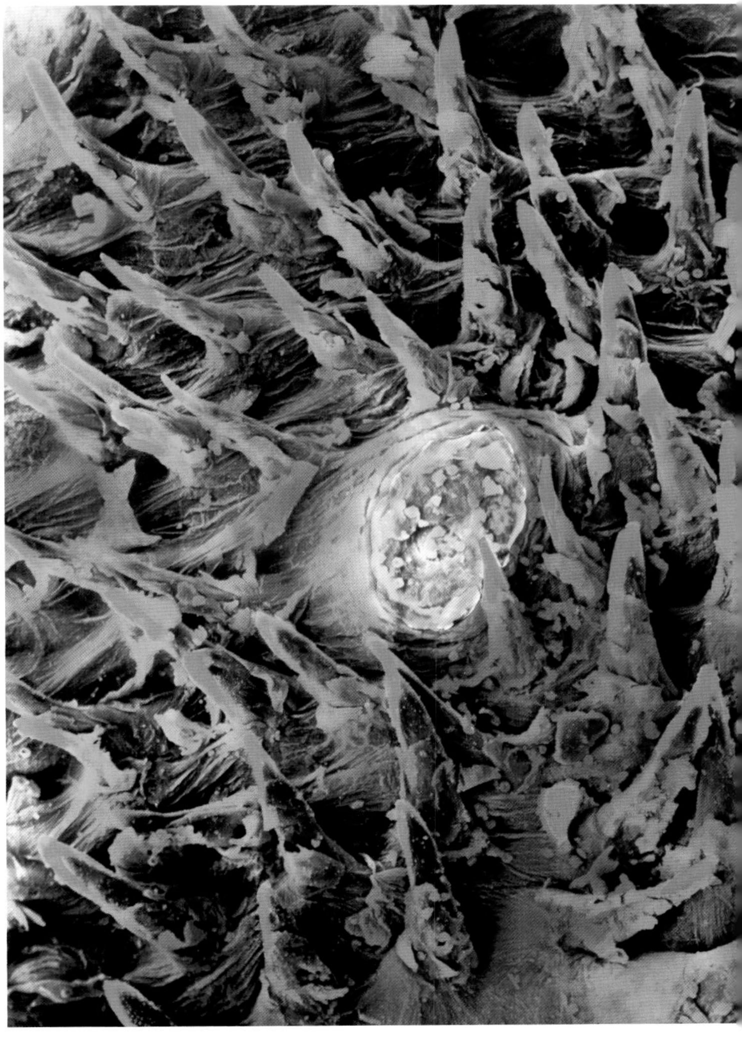

↑ 上图中间的蓝色区域所示的味觉小孔是舌头表面的开口，向下通往桶状的味蕾。

其他的口腔感觉

除了这些味觉受体细胞所传导的特殊味觉，一些食物和饮料中的添加物也能刺激口腔中的神经末梢，比如辣椒引起的灼烧感、绿薄荷引起的清凉感。食物中的辣椒能引起灼烧感，是因为辣椒中含有辣椒素，能够激活痛觉纤维。

此外，还有许多感觉是由食物带来的，并为人们进食带来了乐趣。例如，食物的温度会强烈影响食物的口感。类似地，一些味道只有在挥发性气味进入鼻腔后才能被感受到。那些失去嗅觉的人们常常会抱怨食物没有味道。

食品制造商认为食物的质地（口感）和咀嚼时的酥脆声能够增强我们享受美食时的愉悦感，比如早餐中的谷物和一些小吃。这些食物的物理性质是通过位于口腔壁上的触觉感受器、牙齿上的压力感受器以及颌骨与颅骨之间的关节被人们感受到的。

味觉和味觉通路

一些味觉信息能够自动触发脑干的神经反射（唾液、吞咽以及咳嗽），但多数味觉信息在有意识参与的情况下进入大脑的高级区域。味觉对于支配行为非常重要，它能够促使我们去寻找或规避部分食物，因此味觉信息一定能够影响大脑皮质和边缘系统中的记忆、动机。

脑干中对于味觉来说最重要的神经核团就是孤束核。孤束核的顶部负责对来自面神经、舌咽神经和迷走神经的味觉信息进行初级加工。而从孤束核投向网状结构的神经通路控制着增加唾液分泌、刺激吞咽以及咳嗽的神经反射（当吞下了

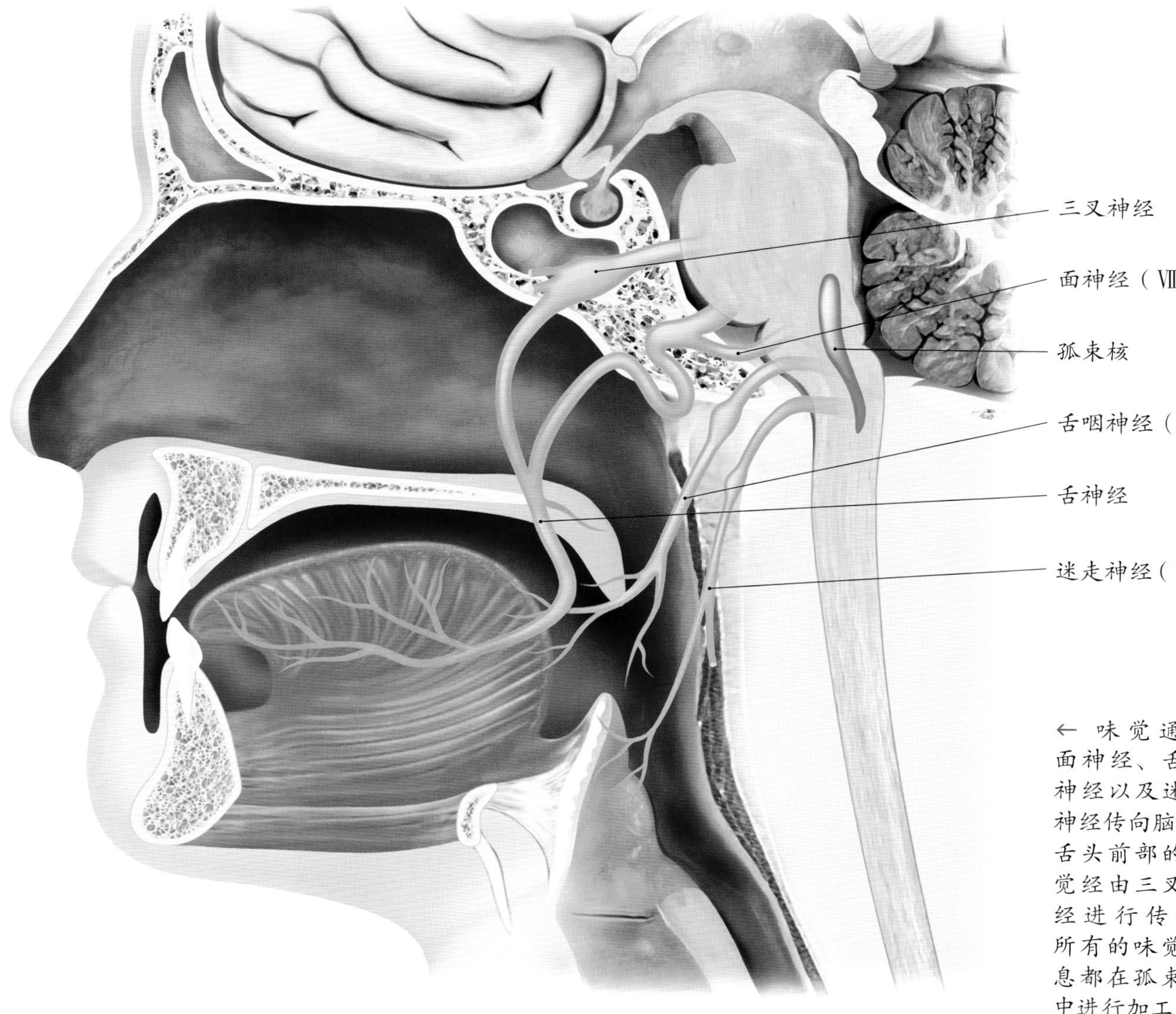

← 味觉通过面神经、舌咽神经以及迷走神经传向脑干。舌头前部的触觉经由三叉神经进行传递。所有的味觉信息都在孤束核中进行加工。

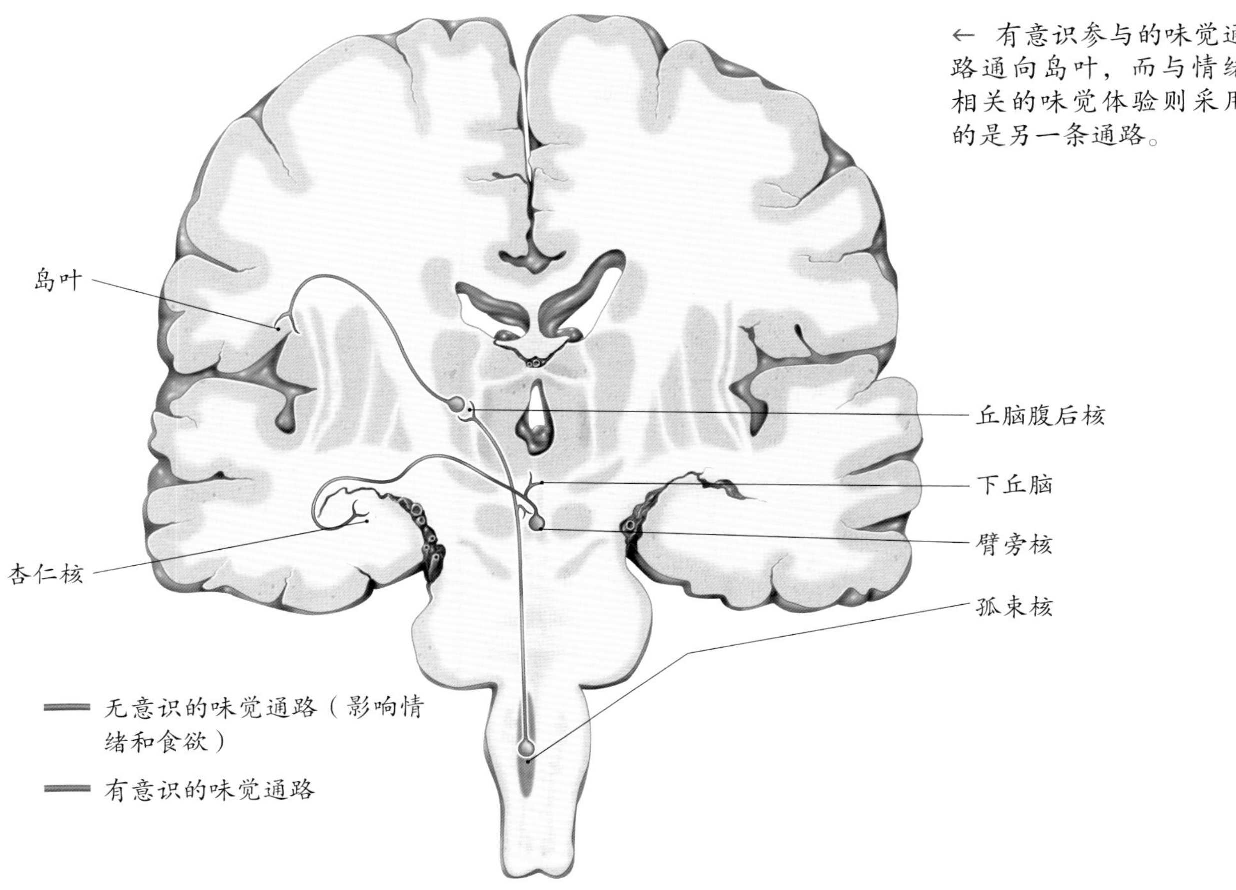

← 有意识参与的味觉通路通向岛叶，而与情绪相关的味觉体验则采用的是另一条通路。

超级味觉者

超级味觉者是指那些比普通人有更强的味觉体验的人。超级味觉者之所以拥有超高的味觉敏感度，是因为他们的舌头上有非常多的菌状乳头。亚洲人，尤其是亚洲女性，或非洲人中存在较多的超级味觉者。

尽管超级味觉者通常更享受食物，但他们也能感受到大多数人无法察觉的苦味，或许还会因此被评价为"吹毛求疵、挑三拣四"。他们不太喜欢某些酒精饮料、咖啡、苦味果汁、辣椒，以及部分蔬菜（球芽甘蓝、羽衣甘蓝、菠菜和西蓝花）。超级味觉有潜在的保护意义，他们在这个充斥着垃圾食品的世界中用超级味觉很好地武装了自己。因此，这些人很少会胖。

有害物质，并可能导致呼吸道肿胀或堵塞时，机体便会产生咳嗽反射）。

起自孤束核的神经向上传递味觉信息至丘脑腹后核，随后传递至大脑皮质的味觉区。味觉区位于岛叶（藏在外侧裂内的深部皮质）和额叶附近的皮质。味觉区随后将信息分流，一部分传向额叶底部（眶额皮质），进行味觉和嗅觉的信息整合；另一部分传向杏仁核，到达与情绪和食欲控制有关的大脑皮质区域。这些过程都是无意识的，但会与记忆产生联系：当我们品尝到美味的食物时，我们会产生愉悦感；当遇到曾经使我们生病的食物时，我们会产生厌恶感。

嗅　觉

对人类而言，嗅觉不像对其他哺乳动物那样重要，但接受过训练的人能够分辨出上千种不同的气味。嗅觉和味觉通常协同发挥作用，即使脑内的嗅觉通路和味觉通路在到达大脑皮质前是完全独立的。

嗅觉感受细胞

嗅觉系统始于鼻腔顶部的一部分感受细胞。作为嗅觉区，这部分细胞能够很好地接收吸入鼻腔或由喉咙上部传来的口中食物的香气。嗅觉区面积为 1~2 平方厘米，包含大约 300 万个感受细胞。每个感受细胞的独立树突投射至嗅黏膜，并在嗅黏膜表面发出 10~30 根纤毛。气味分子必须溶解于嗅黏膜的黏液中，或结合特定的嗅觉结合蛋白，才能接触嗅觉感受细胞的纤毛。嗅黏膜下方的嗅腺可以持续分泌嗅黏液，从而保证鼻黏膜保持湿润。

每个嗅觉感受细胞都有一种特定类型的嗅觉受体蛋白。人类有上千个编码嗅觉受体蛋白的基因。由于嗅觉对于人类并不像其他哺乳动物那样重要，这些基因大约占人类基因的 1%。并非所有的基因都会执行功能，因此人类鼻腔中大约有 300 种不同类型的嗅觉感受细胞。每种受体蛋白可能对一组气味分子产生反应，但这组气味分子也可能与其他受体蛋白结合。对不同受体的反应进行平衡便于识别各种不同的气味，毕竟我们不能指望每个受体细胞只响应 1 种气味。

当一种气味分子与受体细胞结合后，它能够

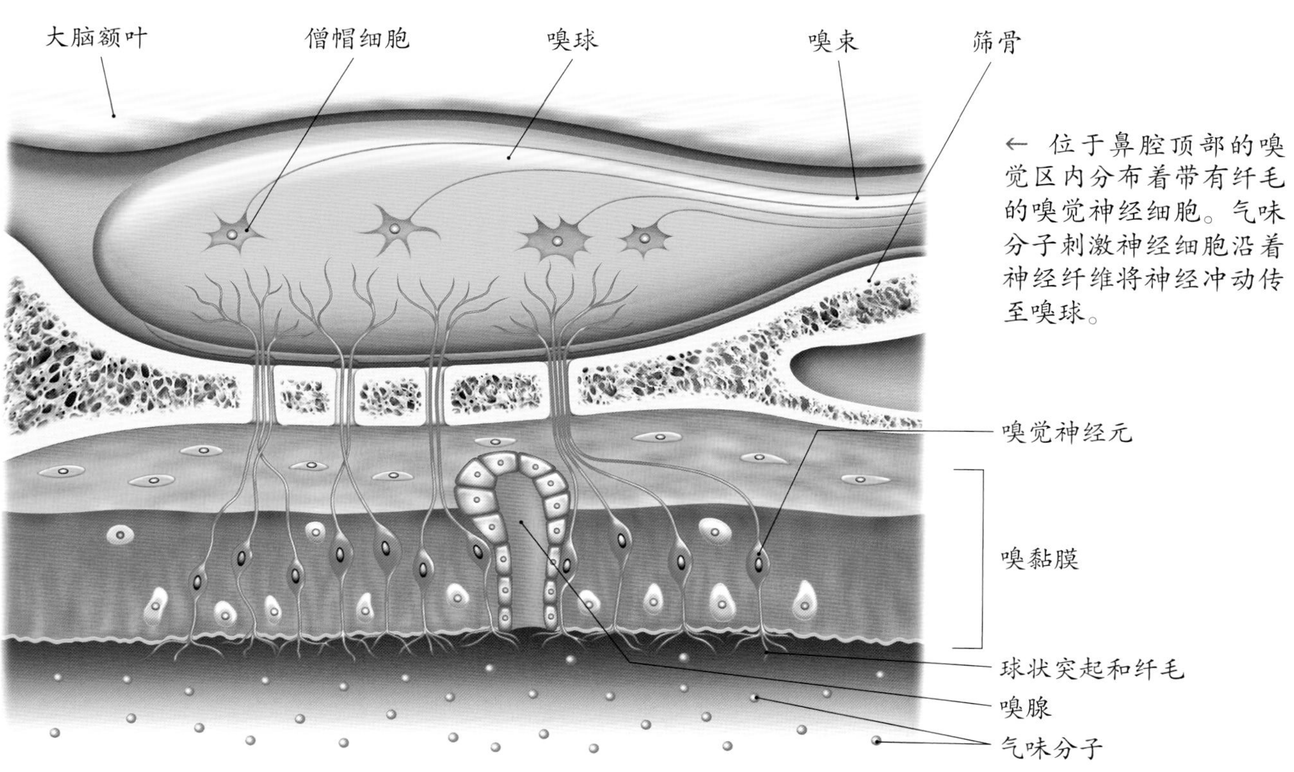

← 位于鼻腔顶部的嗅觉区内分布着带有纤毛的嗅觉神经细胞。气味分子刺激神经细胞沿着神经纤维将神经冲动传至嗅球。

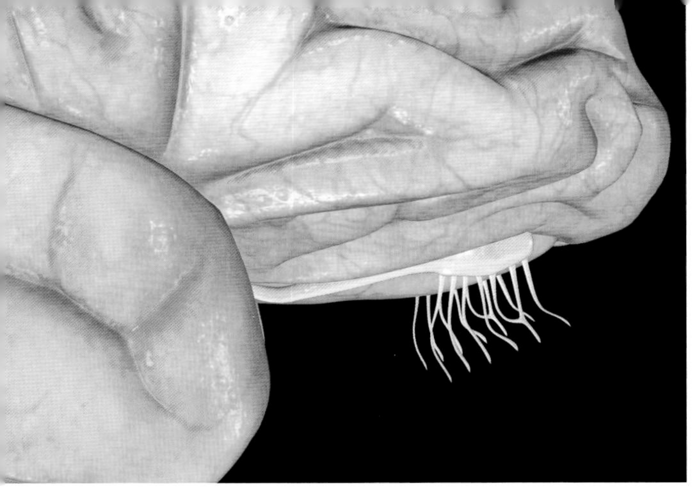

↑ 嗅球位于大脑额叶的正下方，接收来自鼻腔顶部的嗅觉神经元发出的数十根纤细的轴突束。

刺激感受细胞的轴突产生一串动作电位。这些动作电位沿着神经纤维经过鼻腔顶部。即使气味浓度不变，感受细胞对气味的反应也会逐渐减弱，这也是为什么我们能迅速适应长期存在的气味。

不断生长的轴突

在神经系统中，嗅觉神经元分布于鼻腔顶部，会受到灰尘、微生物以及干燥空气的影响，因此，它们仅能存活几个月，并需要持续再生。不仅这些神经细胞在不断更新，它们投向大脑的轴突也必须不断更新。而嗅觉神经元的支持细胞（嗅鞘细胞）为轴突再生提供了环境和条件。一些神经科学家通过在受损的轴突中种植嗅鞘细胞，从而帮助脊髓受伤的病人进行轴突再生。

嗅觉通路

嗅觉神经元的轴突通过鼻腔顶部进入位于前脑的嗅球。嗅球为层状结构，其中分布着球状的嗅小球，嗅小球向后连接嗅束。在每个嗅小球中，嗅觉神经元的轴突会与僧帽细胞的树突接触。这些具体特定受体蛋白的嗅觉神经元的轴突会在嗅小球的局部汇聚，因此，不同气味的不同化学性质，会模式化地激活嗅小球的不同部位。

嗅球也会接收来自其他脑区的投射，表明我

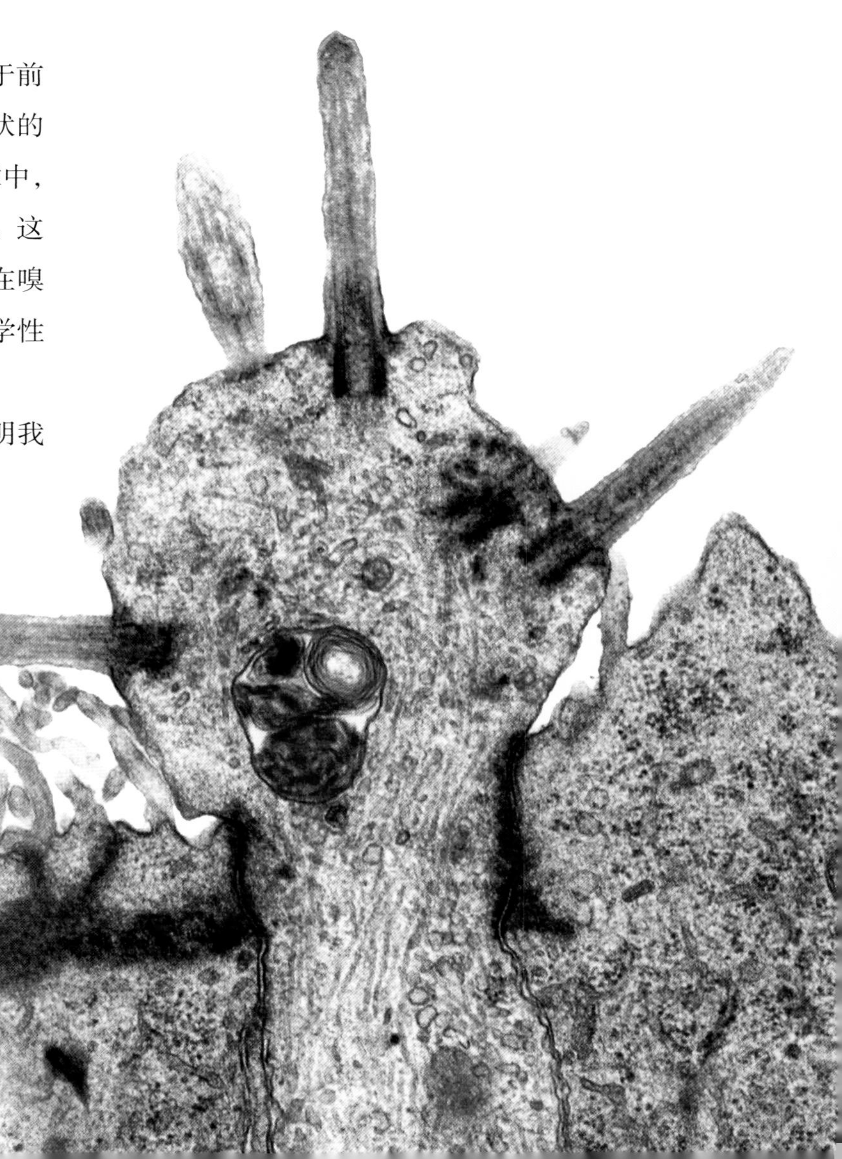

→ 这幅伪彩色显微图片展示了发自嗅觉神经元的纤毛。人类鼻腔中大约有数百万个嗅觉神经元。

们的嗅觉可以被其他脑区的状态影响。来自脑干的轴突释放的去甲肾上腺素或 5– 羟色胺，可能会帮助我们调节自身对某种气味的敏感程度。

记忆与情绪的嗅觉通路

嗅觉通过僧帽细胞的轴突向外发出投射，即通过外侧嗅束连接前脑的其他区域。外侧嗅束的投射区域之一为颞叶的初级嗅觉皮质。由此，信息被分流至包括海马和杏仁核在内的边缘系统，从而使嗅觉能够影响并标记我们的记忆和情绪。嗅觉皮质投向下丘脑的其他通路控制着生殖周期（详见“信息素感知”），并有可能影响食欲。

嗅觉与味觉结合

初级嗅觉皮质将关于香味的信息分流至丘脑的背内侧核，随后传至额叶下方的眶额皮质。味觉与气味信息在此进行整合，因此眶额皮质成为处理味道的联合皮质。眶额皮质的神经元的反应稍微有些复杂，单一的神经元不仅对气味和味道产生反应，也对食物的口感和外观有反应。换句话说，关于某种食物的 4 种感官信息会汇聚到同一个神经元中。这些神经元还会参与评价食物和饮品。

嗅觉丧失

尽管嗅觉对于人类来说不是最重要的感觉，

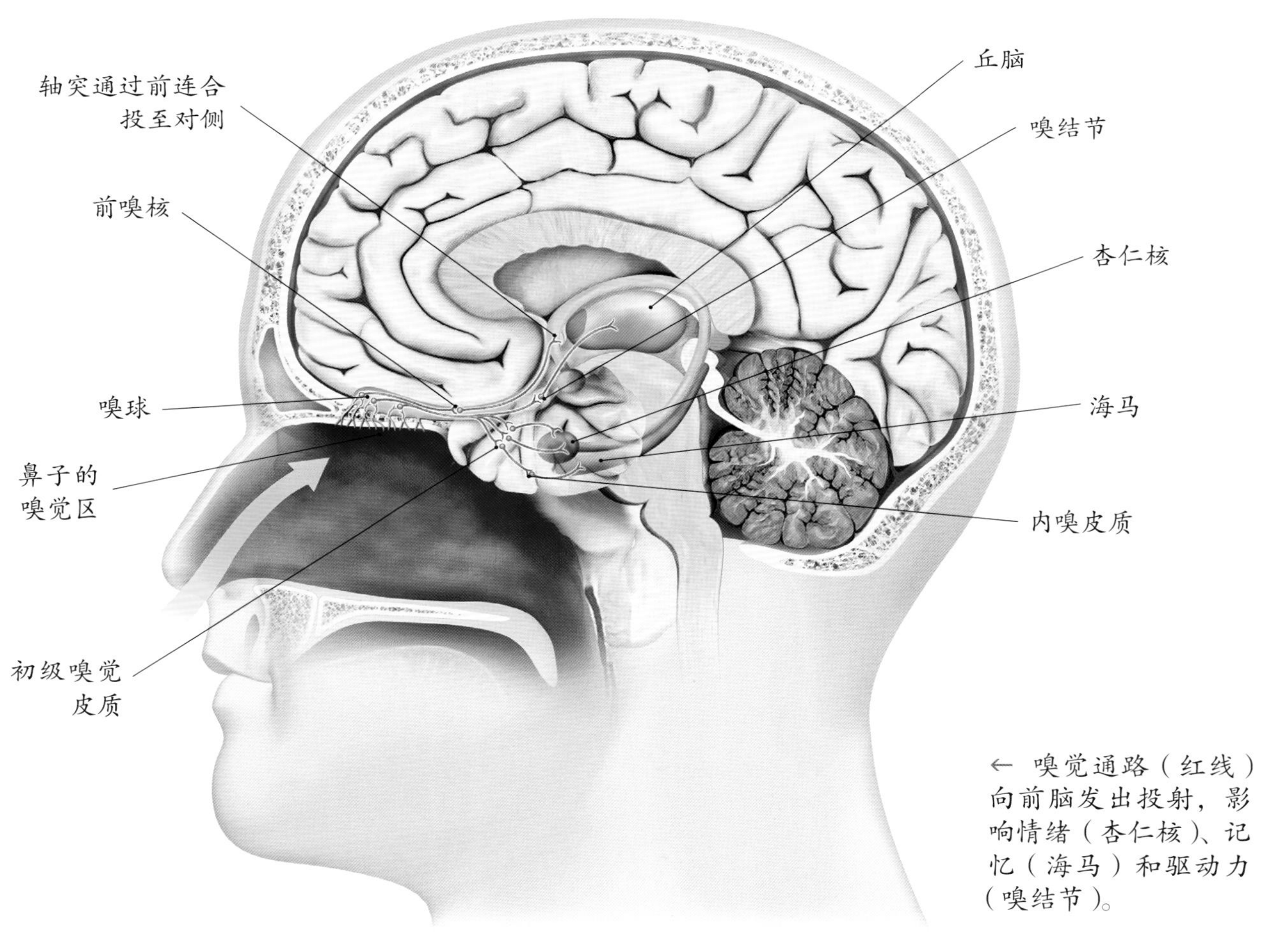

← 嗅觉通路（红线）向前脑发出投射，影响情绪（杏仁核）、记忆（海马）和驱动力（嗅结节）。

→ 我们的嗅觉与情绪和记忆紧密相连。那些训练有素的专家，比如法国格拉斯的调香师，就能分辨多达 10000 种不同的香味。

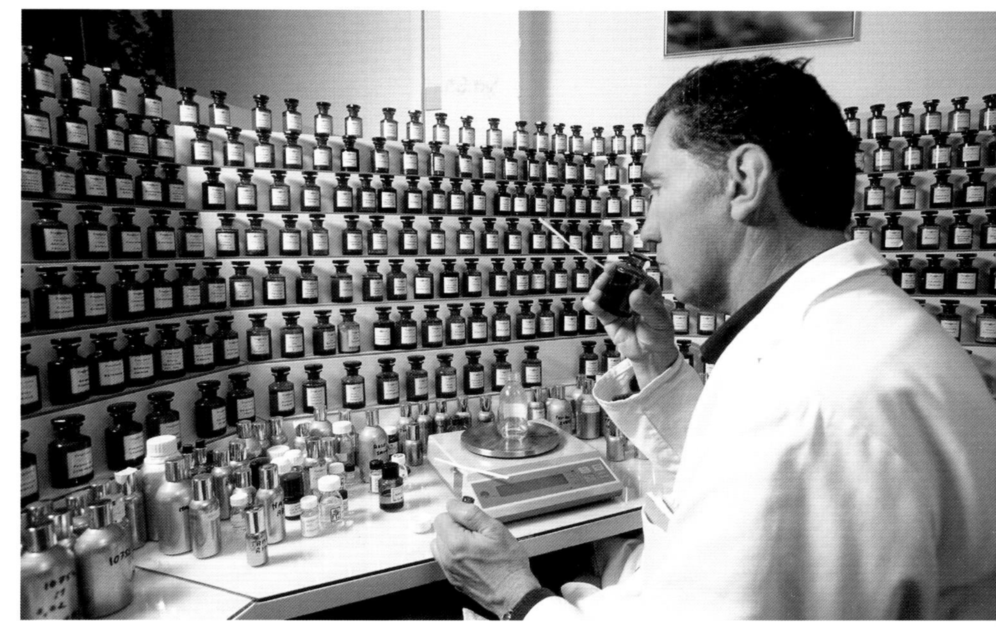

但嗅觉丧失仍会减少我们生活的乐趣，尤其会剥夺我们享受食物香气的乐趣。脑损伤会使脆弱的由鼻腔投向前脑的嗅觉神经元轴突断裂。神经退行性变性疾病（如帕金森病和阿尔茨海默病）患者的嗅觉通路中的神经元发生病变或脑干中的去甲肾上腺素能神经元的轴突死亡时，患者就会失去嗅觉。

信息素感知

信息素是由动物产生的一种化学物质，在很低的浓度下，就能对同物种的其他成员产生特殊影响。许多哺乳动物用尿液、腺体分泌物或阴道分泌物中的信息素来影响同性或异性的性行为和激素周期。绝大多数信息素通过鼻中隔的犁鼻器执行功能，但在人类行为中的作用还不清楚。对于人类，犁鼻器和起自犁鼻器的副嗅觉神经通路在发育过程中逐渐退化，因此无论哪种信息素都必须通过主嗅觉通路发挥作用。女性腋窝的分泌物能够影响周围女性的月经周期，因此，在宿舍中，住在一起的女性通常会出现月经周期同步的现象。

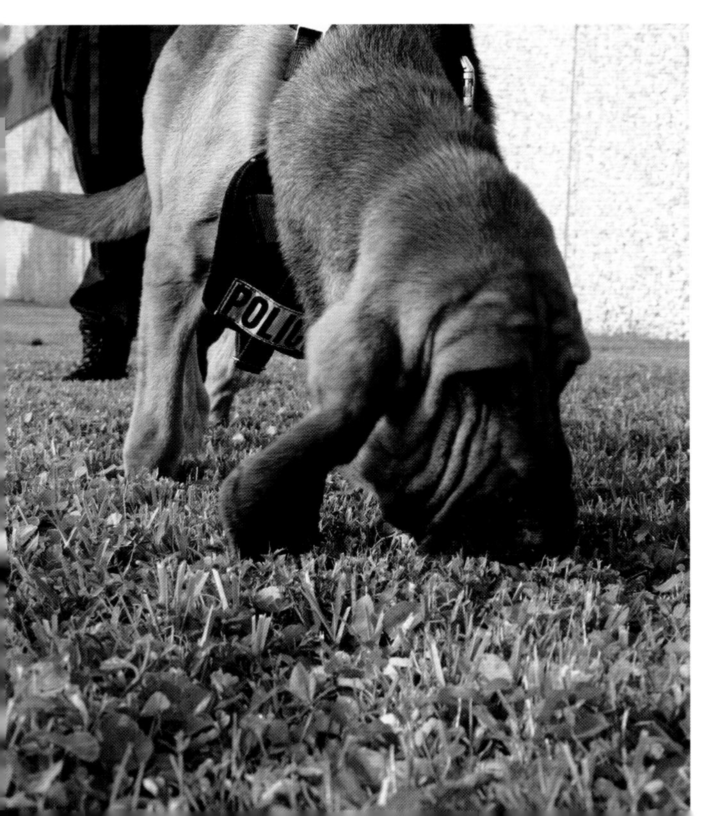

← 与绝大多数哺乳动物相比，人类的嗅觉相形见绌。狗的嗅觉比人敏感 10 万~1000 万倍（取决于不同的品种）。

触　觉

触觉远比看起来复杂得多。触觉不仅是感知接触的能力（如羽毛落在皮肤上），也是感知压力（压力觉）、区分我们能否辨别两个距离很近的刺激点（两点辨别感觉），以及评估表面纹理的能力。

皮肤表面及皮层分布着成千上万感觉神经轴突末梢为我们提供触觉。它们能够探测到不同程度的疼痛（疼痛将在第 150~153 页进行讨论）、压力和振动。

触觉和压力受体

因为能够检测到皮肤上的机械变化，触觉和压力受体统称为机械刺激感受器。绝大多数受体都分布于表皮层和真皮层之间，还有一些位于真皮层深部，靠近结缔组织和肌肉。

一些机械刺激感受器上包绕着厚厚的弹性结缔组织，这些组织充当着机械刺激过滤器，在接触深部的感觉神经末梢前负责改变和传播机械刺激。这一过程确保机械刺激能够随时间发生变化，比如，振动物体在皮肤上产生压痕的周期性变化，会在感觉神经末梢产生最多的神经冲动。这些被

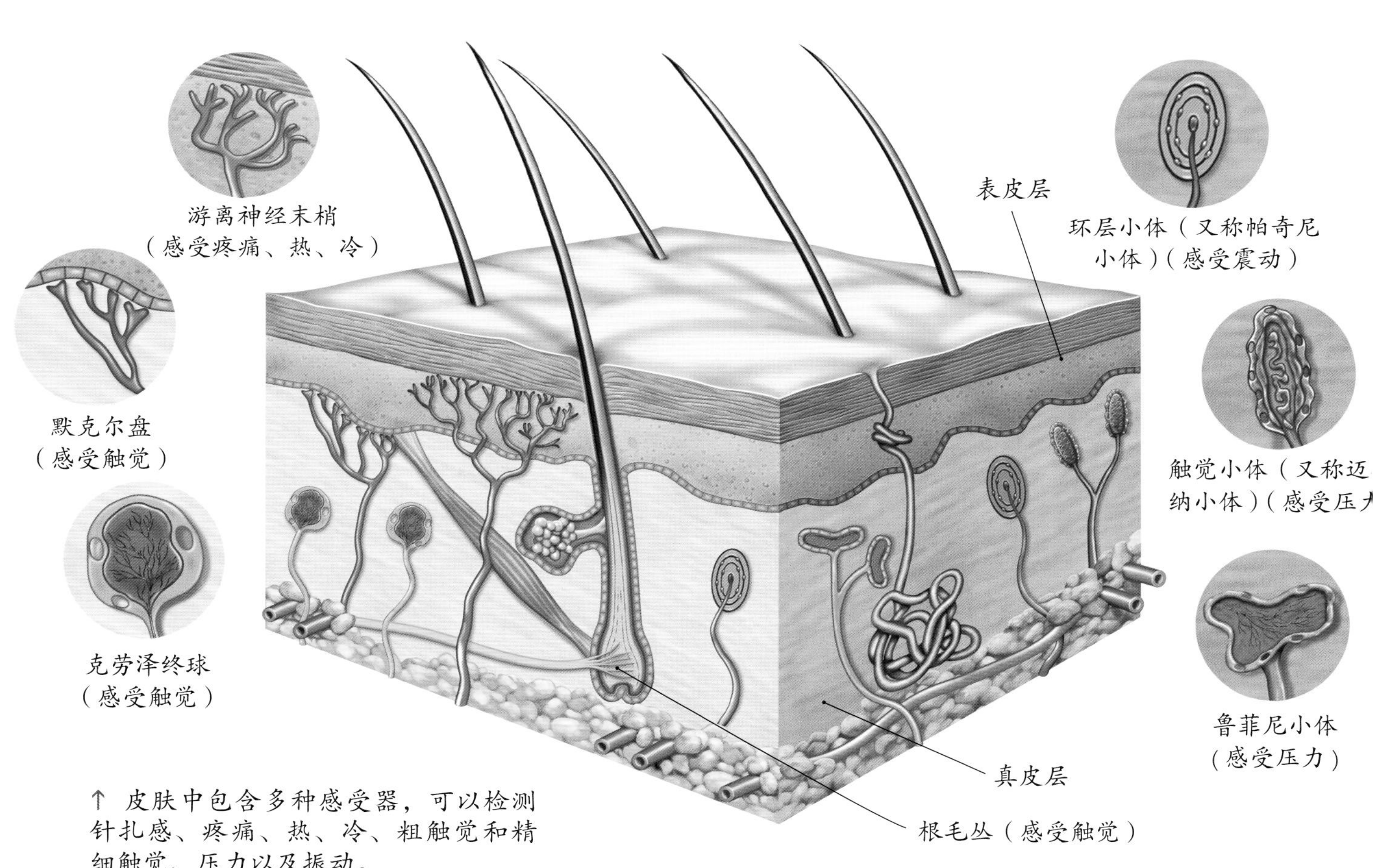

↑ 皮肤中包含多种感受器，可以检测针扎感、疼痛、热、冷、粗触觉和精细触觉、压力以及振动。

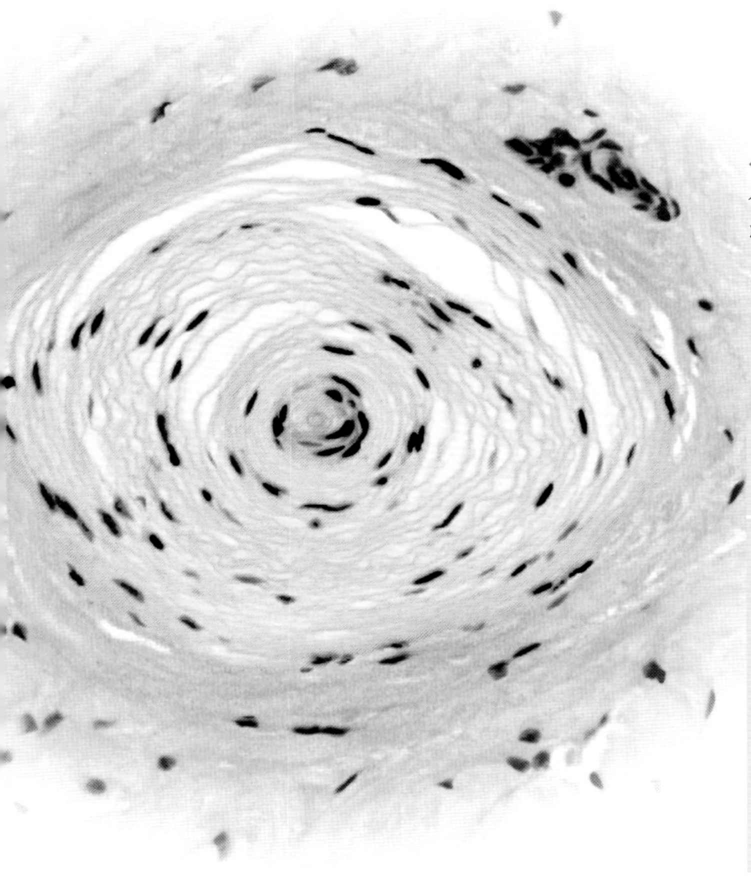

← 环层小体负责检测振动和判断纹理信息。每个环层小体都含有一个轴突终末，并被结缔组织以同心圆的方式环绕。

指尖的触觉

指尖和面部下方的皮肤对触觉很敏感。指尖的触觉感受器密度为500~1000个/厘米^2，即使2个刺激点的间距仅为1毫米，我们也能分辨出来。然而，腹部皮肤的触觉感受器每平方厘米仅有5~10个，即使2个刺激点间隔1 厘米，我们也无法分辨。

弹性结缔组织厚厚包裹的机械刺激感受器具有快适应性，因为它们能够非常快地适应持续电脉冲的刺激（如将钝物压向皮肤），并停止发送电脉冲。

其他的机械刺激感受器要么被包裹得较少，要么完全没有包裹。这些都属于慢适应性的机械刺激感受器，对持续性的机械力最为敏感。其中包裹较少的感受器对不变的压力最为敏感，而无包裹的感受器对不间断地轻触皮肤表面最为敏感。

另一些感受器由毛发根部周围的神经末梢组成，毛发弯曲时便会激活感觉末梢，从而产生动作电位。但对于这类感受器来说最敏感的刺激是毛发被触碰或吹动，而非毛发保持弯曲。

精细触觉的检测

检测精细触觉的能力取决于皮肤表面的感受器所接收的信息。通过整合来自不同感觉的各个感受器的信号，上传至大脑皮质，并比较皮层不

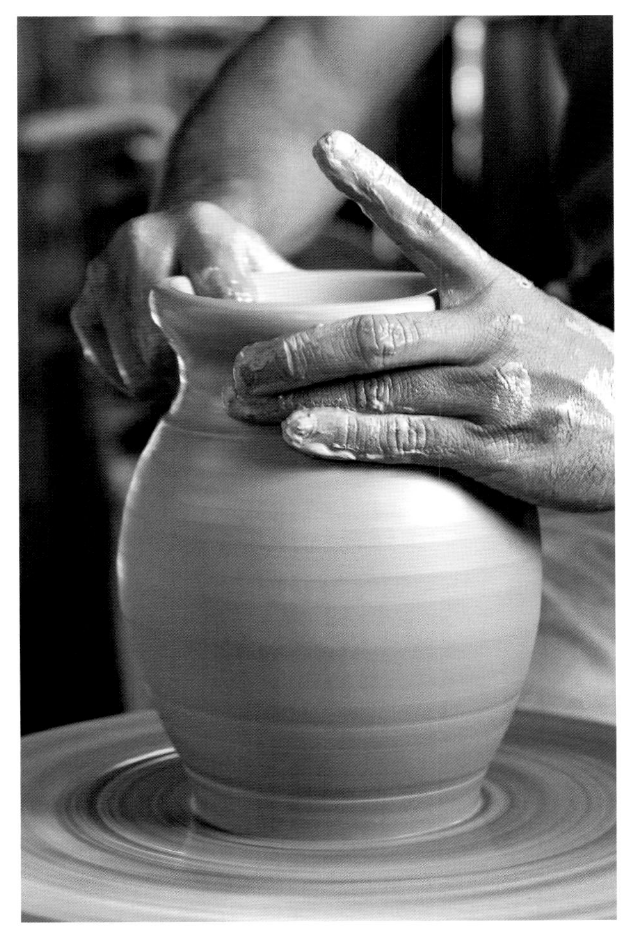

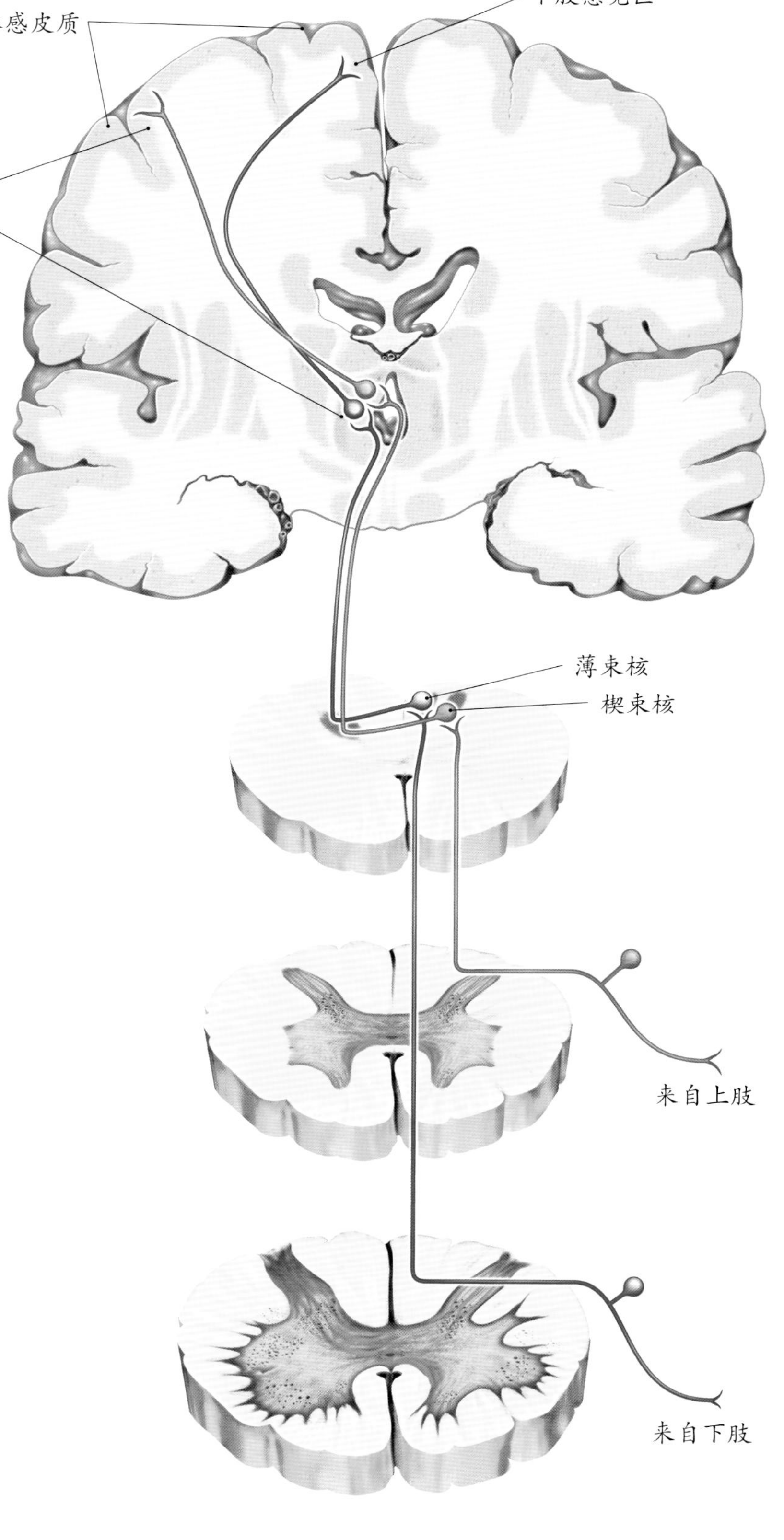

↑ 关于精细触觉的信息被传递至对侧大脑的初级体感皮质。

同部位所接收到的信息，我们的大脑就能感知引起触觉的物体的形状、大小、质地和位置。皮肤表面的感受器挨得越近，大脑感知地图的尺度就更精细。因此，皮肤表面的感受器密度对于精细触觉非常重要，在某些部位，反馈对精细肌肉控制很重要，如下面部和手部，这里的感受器密度是最大的。

触觉通路

皮肤机械刺激感受器被激活后，会在周围神经中产生神经冲动。这些神经中的感觉轴突组成了背根神经节细胞的一部分，而这些细胞的另一支突起进入了脊髓的后角，并与脊髓中的其他神经细胞形成连接，完成触觉的局部反射。

其他轴突经过脊髓，但不与任何神经细胞产生接触。这些轴突携带的信息与精细触觉、振动觉和肢体位置相关，并进入脊髓后方（脊髓背柱或后柱）的白质。这些轴突与其他神经细胞彼此孤立，直到它们到达髓质，才能接触到背柱核的神经细胞。脊髓背柱核的神经细胞将这些信号传递到丘脑腹后核的外侧。

中枢的一些轴突会与两个相连的神

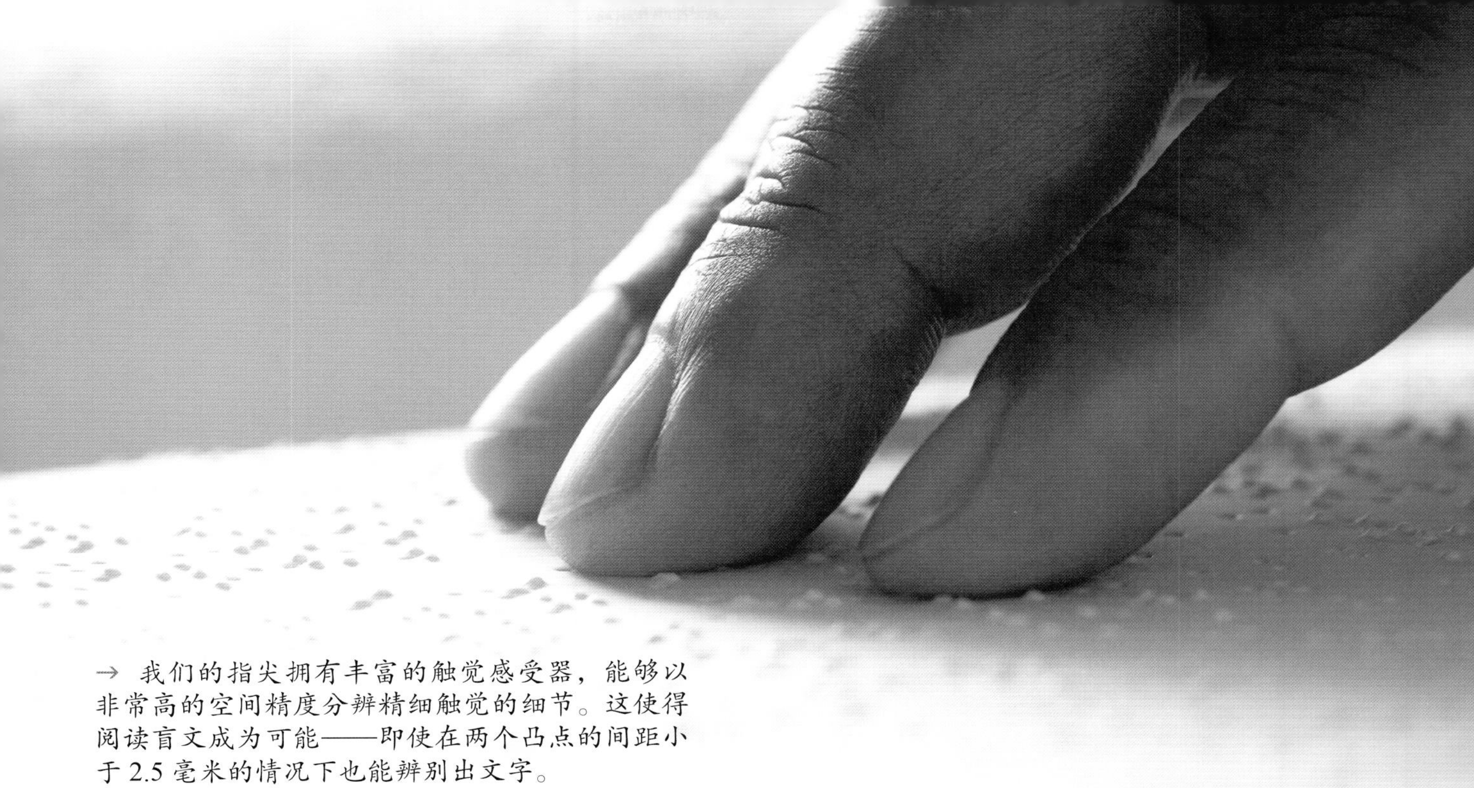

→ 我们的指尖拥有丰富的触觉感受器，能够以非常高的空间精度分辨精细触觉的细节。这使得阅读盲文成为可能——即使在两个凸点的间距小于 2.5 毫米的情况下也能辨别出文字。

感受质地

当我们想要判断物体的表面是光滑还是粗糙时，我们便会用指尖拂过物体的表面来感受质地。物体使皮肤表面发生的形变和移动会激活被厚厚包裹的神经末梢，即对震动敏感的环层小体。环层小体能够对振幅为 0.001 毫米的震动产生响应，大约为影印纸厚度的 1/100。

经元产生接触，这串神经元发出的投射从脊髓直至丘脑。这条脊髓—丘脑通路主要传递关于痛觉和温度觉的信息，但部分轴突也传递关于粗触觉的信息。

还有一些通路负责传递关于毛发和一些触觉感受器的运动信息到脊髓颈段的颈外侧核，再从颈外侧核传递到丘脑的核团。

携带来自身体不同部位信息的轴突在许多层次中保持独立。这些轴突在空间中的分布形成了体内的微型地图。这种微型地图存在于轴突束、脑干、丘脑以及大脑皮质中处理感觉信息的神经元群中。

无意识的感觉

皮肤表面接收到的有关触、压的信息，以及连通肌肉牵张感受器的信息用于协调运动。这些信息（不会进入意识层面）通过脊髓小脑束（下肢）或楔小脑束（上肢）向上传递至脊髓和小脑。

遗传性疾病弗里德赖希共济失调会损伤这些神经通路，并导致共济失调，因为患者小脑无法接收触觉信息、肢体和位置信息以及无法确定动作是否被正确执行。弗里德赖希共济失调患者的触觉感知意识也容易出现异常。

触觉失认症

当患者的背柱被肿瘤压迫或损伤时，其两点辨别的感觉能力就会下降，对关节位置的感知能力也会降低。但最严重的影响还是实体感觉缺失，即在没有视觉参与的情况下，丧失以触觉分辨物体的能力，比如手拿着硬币或笔等日常物品却不知其为何物。

内部感觉

内脏器官的状态会基于内脏感受器提供的信息进行小范围的变化。有时候，这些信息会进入意识层面，但通常不会被我们注意到。

内部感觉对于控制维持生命功能的心脏、肠道、肺以及膀胱至关重要。

监测心血管系统

关于动脉血压及心率的感觉信息能够调节血管和心脏。例如，颈动脉和主动脉弓血压的突然上升会在舌咽神经和迷走神经上产生一串动作电位，并传向脑干，（主要）止于延髓两侧的孤束核下部。这些信息并不会被我们意识到，但会刺激延髓前表面的神经细胞通路，最终会导致那些维持动脉壁平滑肌状态的交感神经系统中的神经元活动减少。

感知位点

在食用有毒或受污染的食物后，我们可以通过在产生有害结果之前呕吐来避免严重后果。当消化道受刺激部位（食管、胃或肠道上部）周围的神经细胞向血液中释放大量 5- 羟色胺时，呕吐反射就开始了。5- 羟色胺浓度升高激活了迷走神经的神经纤维，这些神经纤维会投向控制呕吐的孤束核以及延髓后区。其他因肠道疾病产生的毒素能够通过血液循环进入延髓后区，从而引起恶心和反胃，并刺激机体产生呕吐行为。

感知呼吸（呼吸觉）

对呼吸的控制依赖于对肺和胸壁膨胀情况的准确感知。肺膨胀的信息被肺壁和肺部气道的牵张感受器感知，随后沿着迷走神经传至脑干。其他牵张感受器位于胸壁的关节处。

膀胱的饱满状态

对膀胱状态的感知，不仅对于知道膀胱是否饱满很重要，对启动清空膀胱的反射回路也很重要。当膀胱内尿液超过 250 毫升后，膀胱壁的牵张感受器就会被激活，其中的神经元将神经冲动传至脊髓的骶骨段，并刺激机体产生排尿反射（这是对于婴儿而言的，成人则不会）。神经冲动通过始于脊髓骶骨段的感觉通路传至中脑导水管（周围的灰质）、下丘脑、丘脑腹后核的中部。对膀胱扩张状态有意识的感知产生于外侧裂深部的岛叶。

对膀胱反射的控制

当膀胱中的尿液超过一定体积时，婴儿就会通过膀胱反射排出尿液，然而成人可以抑制此反射。对于成人，中脑导水管周围的灰质在综合关于膀胱的扩张情况、当前场合（来自前额叶和边缘皮质）的信息之后，才会激活位于脑桥的排尿中枢，再舒张括约肌（通常负责防止尿液外流，以及使膀胱壁的平滑肌收缩，导致开始排尿）。这种抑制膀胱反射、有意识地决定何时开始排尿的能力，婴儿一般在 2 岁时获得。

↓ 中枢神经系统会接收来自内脏器官的各种持续不断的信息流，如血压、血氧水平，肺、膀胱以及肠道扩张状态。这些信息被用于控制身体的内环境。

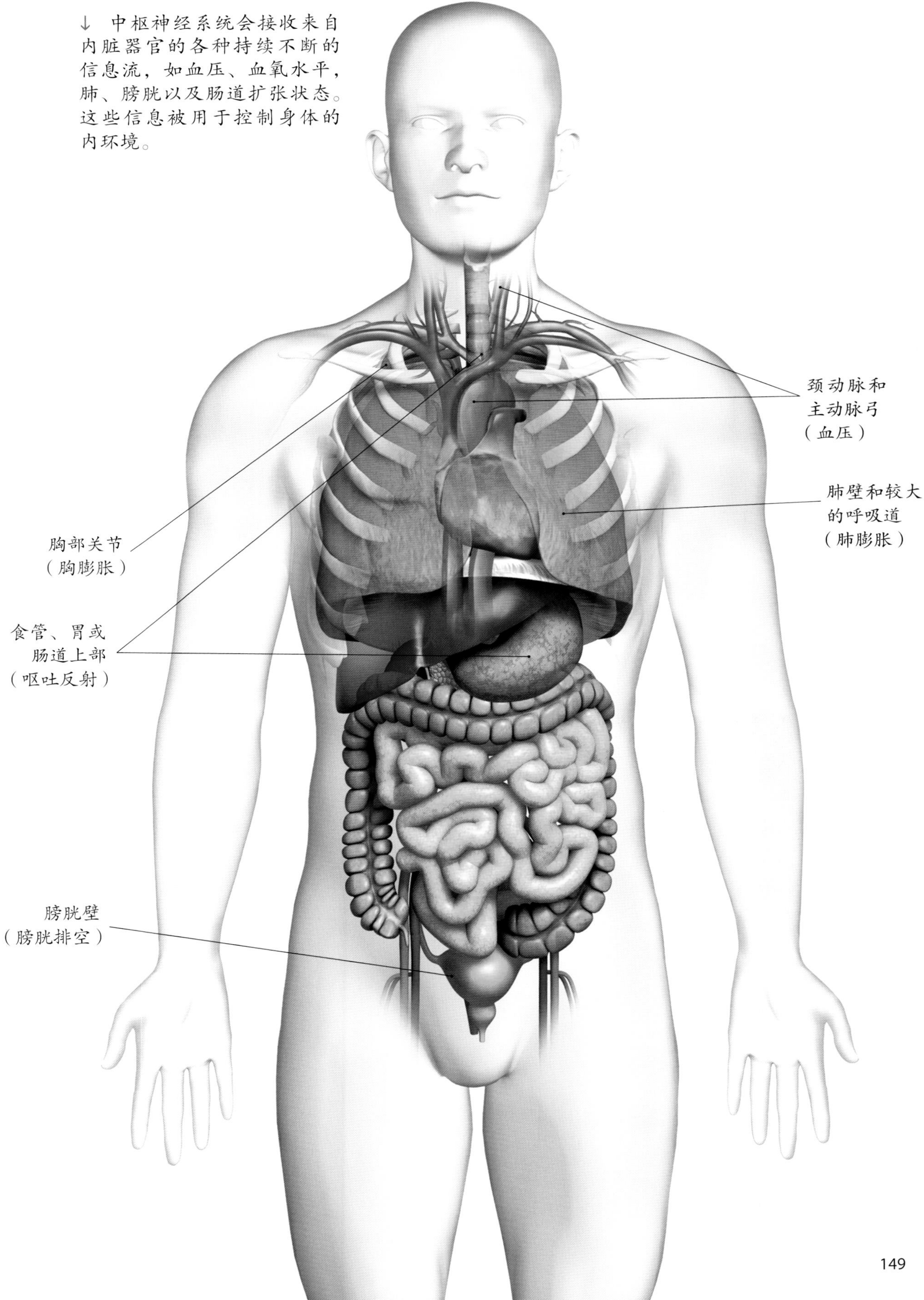

疼　痛

疼痛是一种与身体实际或潜在损伤有关的不愉快经历，通常是组织受损的信息，并督促身体休息，以便从损伤中恢复过来。不幸的是，疼痛也许会持续到治愈之后，可能存在无法被完全消除的原因。

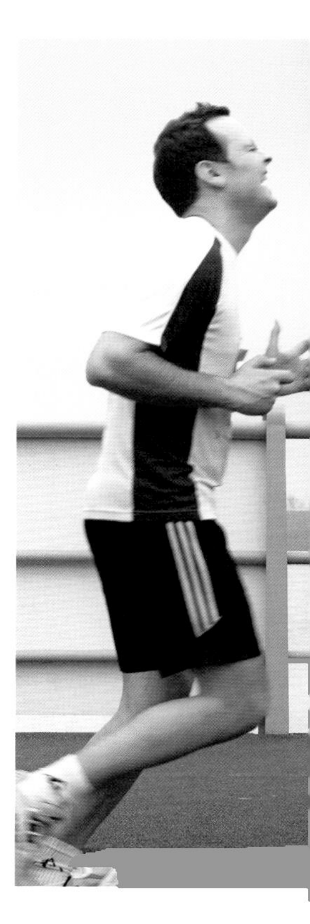

疼痛可以是阵痛（如针刺）警告身体要快速远离潜在的危险源；也可以是持续的，即由创伤或炎症导致的长期组织损伤。这些不同类型疼痛的传导通路也可能不同。

→ 长时间的锻炼可能在肌肉中释放乳酸导致疼痛，也可能会释放出内源性阿片类物质使机体感到愉悦，从而缓解疼痛。

伤害感受器

检测受损组织或潜在危险源的神经末梢称为伤害感受器。那些可能会刺伤或撕裂皮肤的强烈的物理刺激（如掐、割），在皮肤、关节或肌肉上施加化学物质，以及可能会导致损伤的热刺激或冷刺激，都会激活伤害感受器。

↓ 这幅 PET 扫描图展示了心痛发作时脑部被激活的区域。第一行中，脑部中间的丘脑正在分流感觉信息。第二行中，患者在感受到疼痛时，额叶和顶叶被激活。

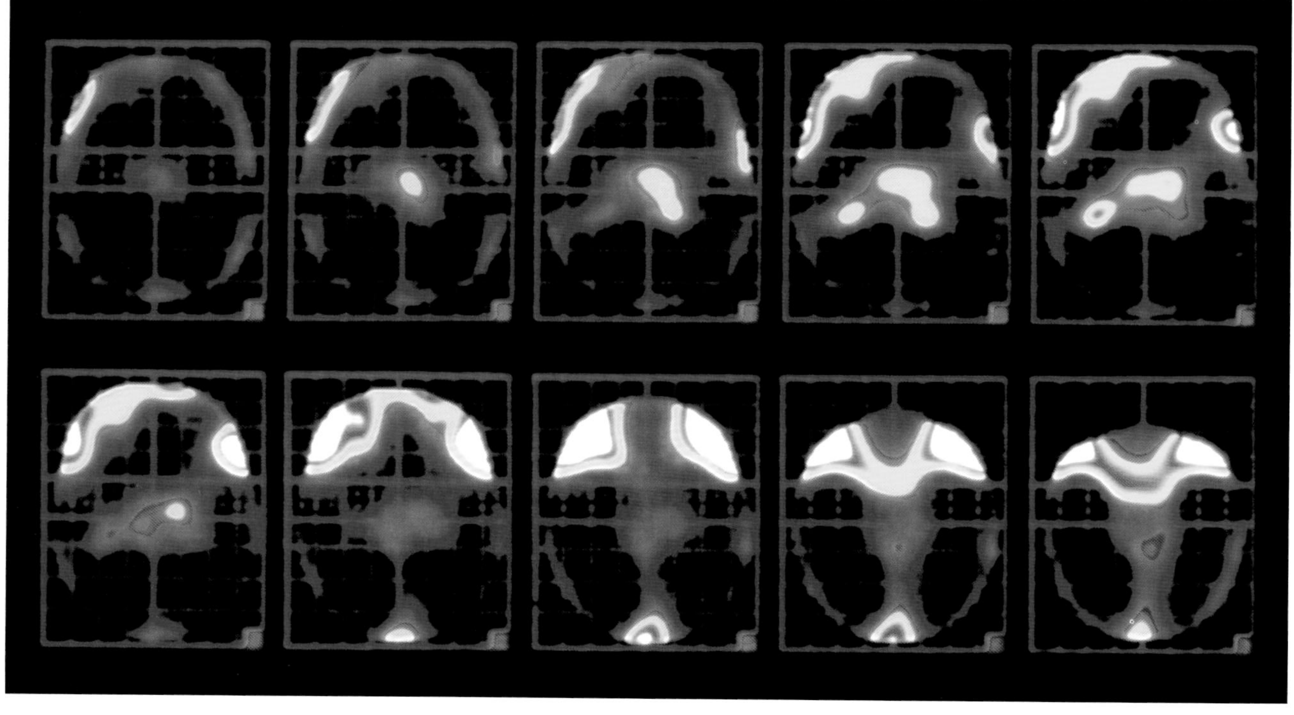

→ 身体接收的疼痛信号通过脊髓丘脑束沿脊髓上传，到达初级感觉皮质后进入意识层面。

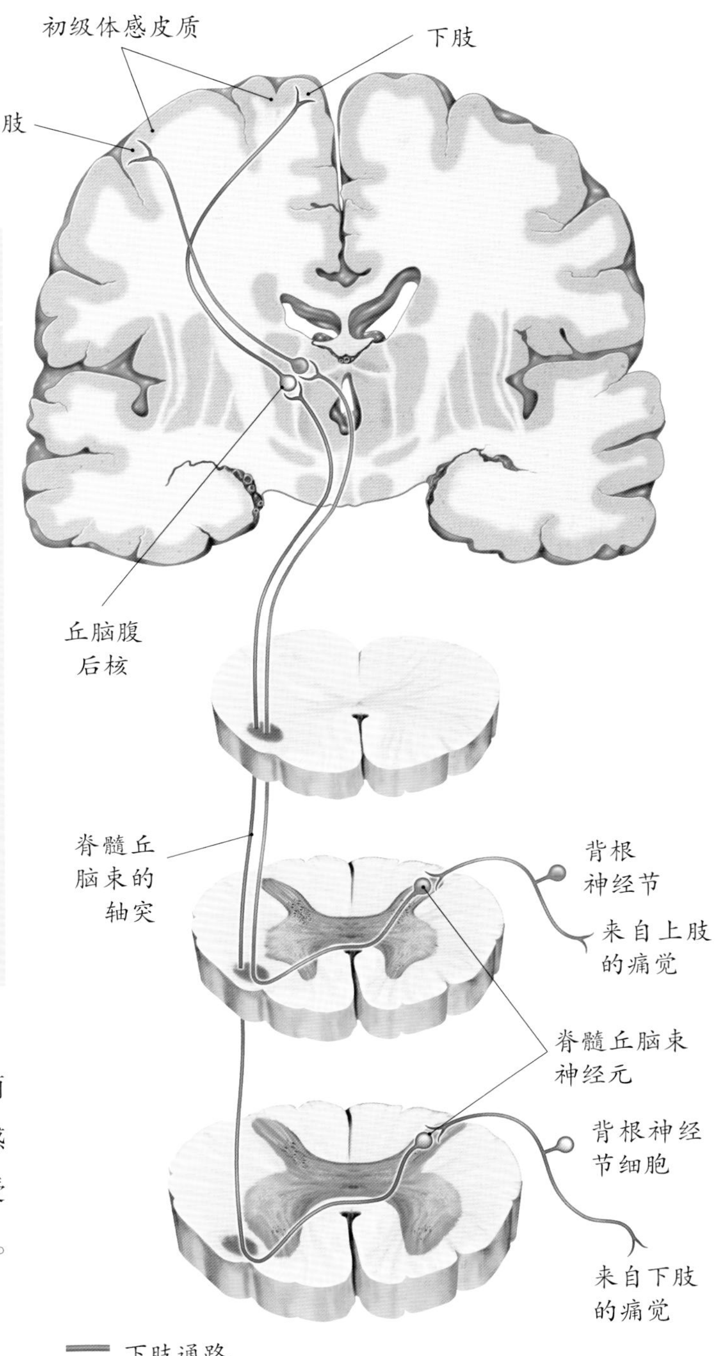

无痛人生的“痛苦”

疼痛会提醒我们组织发生了损伤，并督促我们让受伤的身体部位休息。因此，感受不到疼痛是一个非常严重的问题。部分人缺少传递疼痛和温度信息的无髓鞘纤维，或缺失疼痛感受器。那些无法感受疼痛的人会习惯性地伤害他们的皮肤，因为他们无法感受到那些本可以使他们远离危险的针刺感或灼烧感。无法感受到关节的疼痛，他们就会不停地错误使用关节，最终导致永久性的关节损伤；无法感受到骨头的疼痛，他们就会继续使用受伤的肢体，从而导致损伤加重。

疼痛感受器由皮肤、关节、肌肉或内脏中简单的神经末梢组成。事实上，除了大脑，疼痛感受器无处不在。大多数内脏或肌肉中的疼痛感受器在常规活动中不会被激活，除非患病或受损时。

进入意识的疼痛通路

疼痛信息从伤处沿着上行的感觉通路传至脊髓前方和侧方。脊髓丘脑束携带有关针刺、温度、粗触觉的信息，传至身体对侧的丘脑腹后核，形成突触后，再由下一级神经元携带信息传至初级体感皮质。最后，我们会意识到痛觉刺激的本质（烧伤、刺伤、酸痛）以及疼痛的精确位置。

脑干中缝核至脊髓的下行通路能够通过修正脊髓部位的信号传递影响我们对痛觉的感知。

锐痛之后是钝痛

我们对锐痛的感受是非常灵敏的，如当我们踩在锯齿状物体上时，大约在 100 毫秒内就能被我们感受到。这种锐痛是由有髓鞘轴突向脊

局部麻醉

传递钝痛信息的无髓鞘轴突相较于传递尖锐阵痛信息的有髓鞘轴突，对局部麻醉更敏感。在局部麻醉的初级阶段，病人会失去对钝痛的感知，但仍然能感受到尖锐的刺痛感。只有在病人对两种痛觉都失去感知的情况下，医生才会进行手术。

髓传递的，可能不需要思考，就会诱发退避反射以保护身体；或通过脊髓上传至丘脑，再到皮质，从而被注意到。

随之而来的钝痛可能会在刺激消失后持续很久。这种钝痛由无髓鞘轴突缓慢传至脊髓。

痒和抓伤

组织损伤可能发生于一块极小的区域，以至于都不能完整地激活一束痛觉纤维。这种现象常见于皮肤病，尤其是那些导致细胞表皮分离、产生水泡的皮肤病。当昆虫向皮肤中注入少量刺激性化学物质或寄生虫钻入皮肤之下时都会产生类似的感觉。这种小范围的组织损伤会被感知为痒，并促使人开始抓挠。

局部炎症和肿胀

伤口周围的皮肤通常会红肿，即使那里的组织并没有受到直接的损伤。这是因为轴突反射涉及传递疼痛信号的无髓鞘纤维。这些轴突通常会在一大片区域内产生分支，因此，由一处组织损伤激活的痛觉纤维产生的信号会传遍它所支配的区域。痛觉纤维的末梢会向周围组织释放神经递

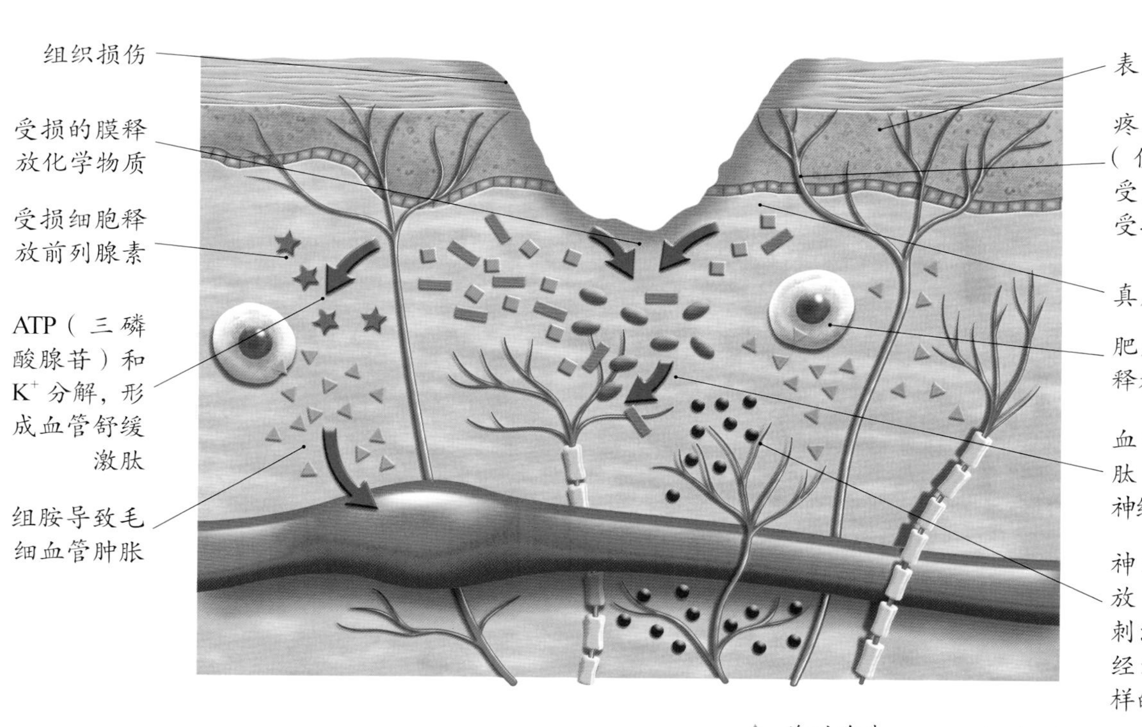

↑ 疼痛是组织受损时的反应之一。炎症期间释放的化学物质会激活真皮层的疼痛感受器。

质谷氨酸和神经肽，导致血管舒张（变红）、血管内液体流出（组织肿胀）。

身体某部位发生肿胀（如拇指被锤子砸到），会压迫经过该处的神经末梢。这种压迫会阻断有髓鞘纤维（传递锐痛），但不会影响无髓鞘纤维（传递钝痛）。这就是为什么由肿胀的身体部位引起的异常感觉是分离的：这个部位对触觉麻木，但会一直疼痛。

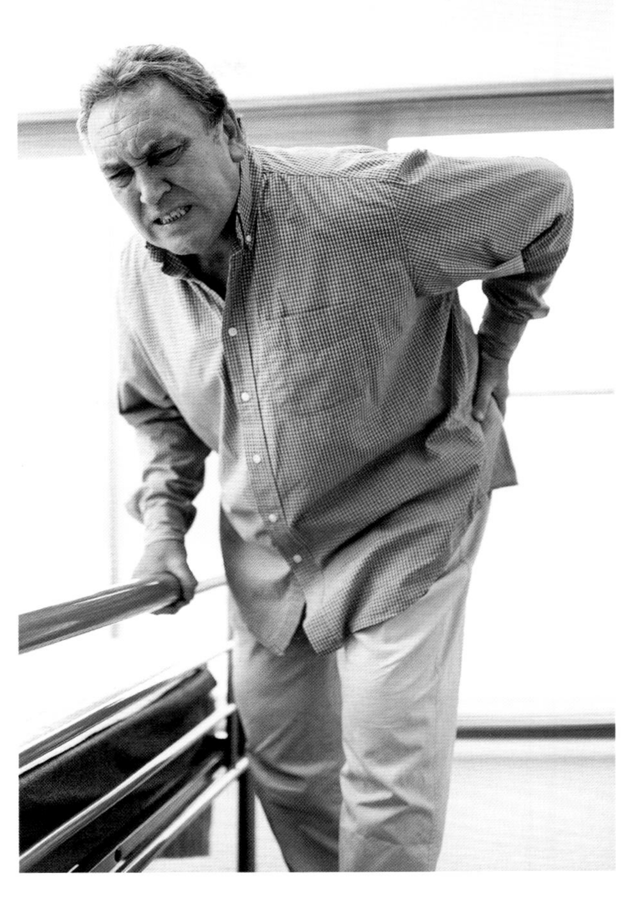

↑ 长期背痛导致的持续性疼痛会压制缓解疼痛的药物效力。

长期疼痛和炎症

疼痛的作用在于能让我们注意到危险源，但在患慢性病的情况下，疼痛会令人倍感折磨。

当身体发生炎症时，我们对疼痛和触觉的感知可能会被歪曲。平常只会让我们感到轻微不适的刺激会变得非常令人讨厌（痛觉过敏），即使只是被轻轻地触摸，我们也会感到很痛（痛觉超敏）。受损组织会释放各种化学物质，如受损细胞释放的钾离子、血小板释放的5–羟色胺，以及一系列炎症介质，如血管舒缓激肽、组胺等。这些物质会在受损组织附近的区域增敏痛觉神经末梢。痛觉神经末梢释放的谷氨酸可能同样会增敏周围的神经。

脊髓内部的痛觉通路连接重组可能也会导致伤口周围的区域增敏。

疼痛和不适

疼痛常常伴有不适的感觉，这种感觉并不源自某个具体的部位，这可能是由于我们只是感受到了部分疼痛，并产生笼统的不适感，所以很难精确定位。疼痛还会引起控制血压、心率以及肠道活动的自主神经系统发生变化。这些疼痛的信息通过从脊髓到脑干、下丘脑和中脑的通路进行传递。

大脑皮质中的感觉

全脑各处每秒都在实时处理大量来自全身的感觉信息，但大脑皮质是体内绝大多数感觉通路的终点。

每种感觉在大脑皮质中都有相应的区域，以处理和分析这类信息。这些区域通常会根据它们所处理信息中最重要的方面进行组织和分布。

作为并行处理器的视觉皮质

初级视觉皮质以对侧身体所接收到的视觉信息，点对点地进行组织和分布。也就是说，如果你正在看符号“+”或字母“A”，那么视觉皮质中的神经细胞将同样以符号“+”或字母“A”的模式被激活。这张地图可以被倒置或轻微拉伸，但视野中的每一点都在视觉皮质中有其对应的位置。在这张视觉拓扑地图中，一系列的功能柱开始描绘图像的各种属性：边缘的朝向、颜色、深度及动作。这些属性会沿着并行通路被传递至初级视觉皮质周围的其他区域。相较于依次处理，并行或同时处理图像的每一种属性，能够更快地评估当前的视野。

并行处理过程中，颜色和深度信息会与大小和形状信息同时被处理。对物体颜色和形状的分析（物体是什么）是通过一系列次级或视觉联合区域向颞叶下后方传递（腹侧视觉通路）进行的。对物体位置和运动的分析（物体在哪里）则由延伸至顶叶的视觉联合区域处理（背侧视觉通路）。

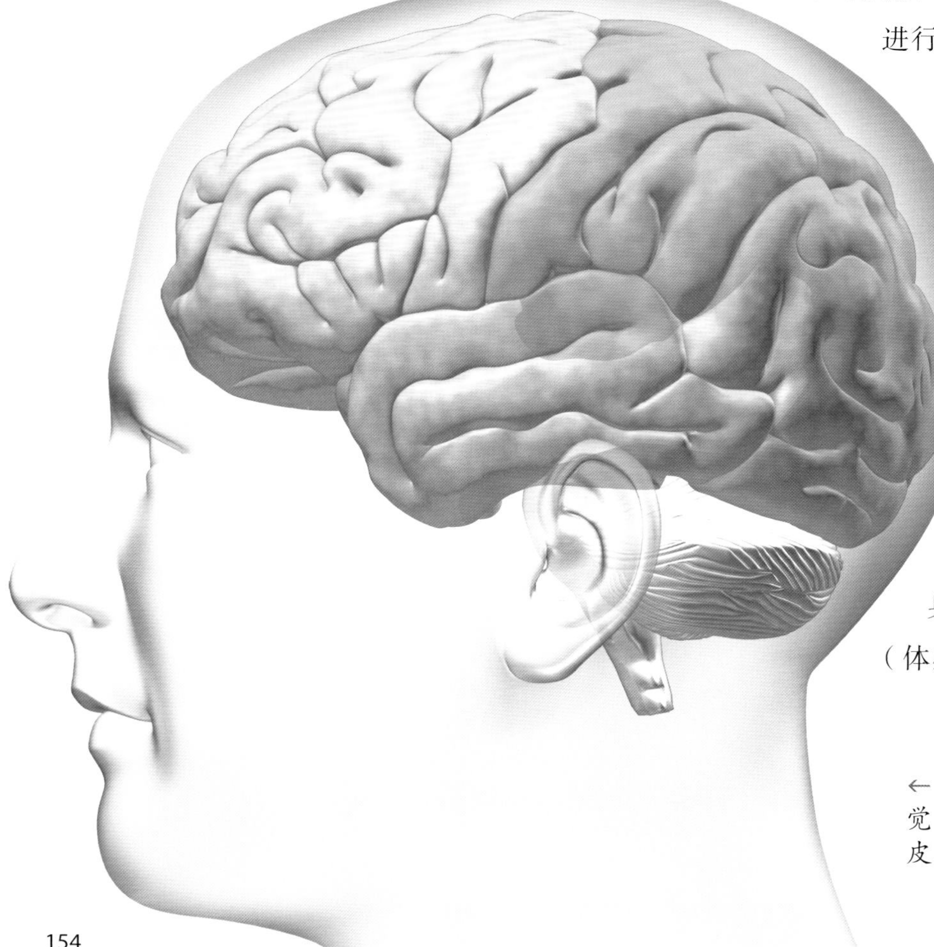

初级体感皮质

有关触觉和痛觉的信息到达大脑皮质的初级体感皮质（顶叶前方的狭长区域）。两侧的体感皮质都有来自对侧身体的感知地图，从下往上（体感皮质最下方至大脑中线的

← 对身体主要感觉（视觉、触觉和听觉）的意识集中于大脑皮质的后部。

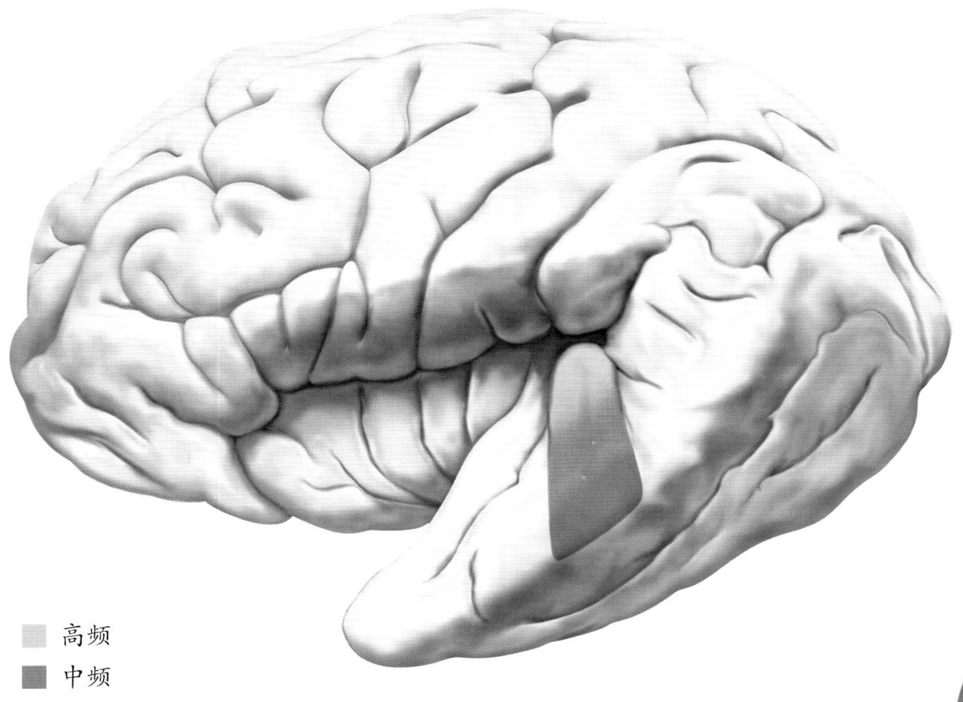

← 听觉皮质根据音高进行组织和分布。高频的声音（由靠近内耳耳蜗基部的感觉神经元检测）由听觉皮质的中、后部处理，而低频的声音（由靠近耳蜗顶部的感觉神经元检测）由听觉皮质的前、外侧部处理。

耳蜗音调地图

部位）依次是面部、上肢、躯干、下肢。

初级体感皮质由 3 条平行的窄带组成。特定类型的感觉信息（如触觉或痛觉）激活前方的窄带，而更复杂的触觉信息（如肢体位置、手中物体的形状）则激活其他两条窄带。

旁边的第二躯体感觉区（又叫次级体感皮质）负责处理触觉信息中更复杂的部分，尤其是岛叶（外侧裂旁边和深部的皮质），负责处理来自皮肤或内脏的疼痛信息。

面孔失认症

因中风损伤了颞叶底部的病人可能会遇到面部识别困难，如难以识别熟悉的家庭成员、名人或物体的类别（如某种动物）。这是因为损伤了视觉的腹侧通路。这种疾病称为面孔失认症。

初级听觉皮质

双耳接收到的信息会传到位于两侧上颞叶的初级听觉皮质。初级听觉皮质根据音高或声音的频率排列，高音会激活初级听觉皮质后部的神经细胞，而低音则激活初级听觉皮质前部的神经细胞。初级听觉皮质旁边的高级听觉区负责处理复杂的声音信息，如和弦。听觉皮质的腹侧通路负责翻译声音的含义，而背侧通路负责处理声音的位置信息。

错觉和幻觉

经过数百万年，我们的感觉不断进化，给了我们生存和发展的最好机会。这些感觉为我们提供了外部世界与内部身体的丰富信息和细节。但这些感觉真的一直可信吗？

特殊类型的刺激会导致我们误解信息的本质、来源，甚至会让我们错判信息本身是否存在。这些错觉与感觉通路的独特性有关。而幻觉则是由于感觉皮质功能失调导致的复杂的知觉错误。

触觉错觉

部分简单错觉是由感觉通路的局限性导致的，如格林热错觉。拿出 3 枚硬币，将 2 枚硬币放入冰箱冷藏，一段时间后拿出，随后把第 3 枚硬币夹在中间。用你的食指和无名指接触两枚冷藏后的硬币，再用中指接触中间常温的硬币。这时，中间那枚常温的硬币就会被感知为与旁边两枚硬币一样冷。这是因为皮肤的温度觉通路很难辨别距离很近的物体的温度。

施加于腕关节的振动也会误导身体部位位置信息的通路传递，造成四肢收缩的错觉。

视错觉

视错觉可能是简单的，也可能是复杂的。一种简单的视错觉是视觉皮质填补了与盲点对应的视觉空间，这样我们就不会意识到我们视野中的这个缺陷。（详见“找找你的盲点”）

其他视错觉的产生是因为视觉系统倾向于根据明暗边界判断物体的形状。卡尼萨三角是指白色三角呈现于边界形状的前景处，而这些边界形状只突出了三角形的 3 个角。

米勒莱尔错觉是指相同长度的线段会因为端点处线段的朝向不同（向内或向外）而被感知为更短或更长。如果将一个透明的三维物体置于背景中，视角不同也会影响对线段长度的判断。

位于颞叶的视觉皮质在提取可识别的形状时甚至会产生更复杂的视错觉，如面部或动物的形状、明暗区域的边界。

→ 视觉皮质善于检测物体与周围环境之间的边界，以及基于透视规则判断空间位置。这些错觉会利用我们的认知倾向。

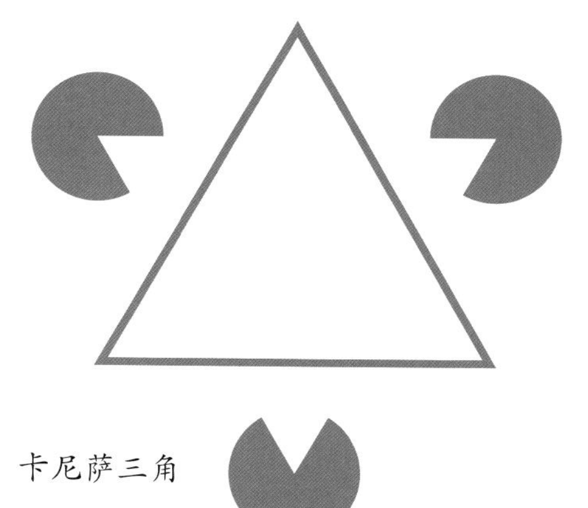

卡尼萨三角

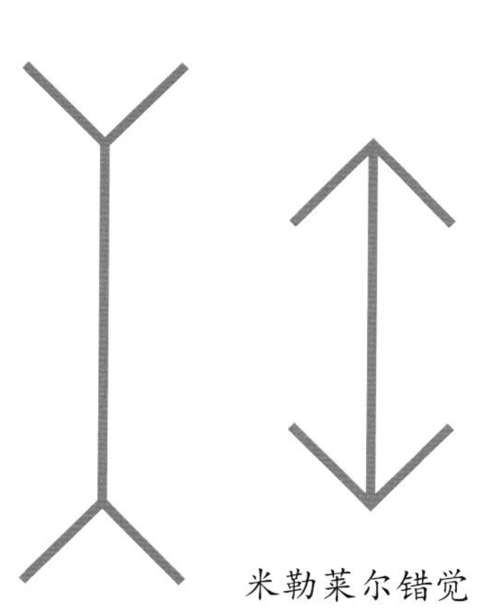

米勒莱尔错觉

幻觉

幻觉很复杂，比如看见一个完整的人或听到一句完整的话。这种复杂性表明幻觉肯定源于高级感觉区或语言区的功能失调，而非那些只处理简单感觉信息的区域出了问题。

听幻觉，如听到了实际不存在的声音是精神分裂症的常见特征。通常这些声音带有侮辱或指责意味，和病人的偏执情绪一致。这些声音似乎由右脑中与语言的情绪性内容有关的脑区产生。

嗅幻觉，如闻到莫名其妙的难闻气味，可能在颞叶前部癫痫的早期出现，这里正是嗅觉区所在的位置。嗅幻觉通常也是此区域出现恶性肿瘤的迹象。

在实验中对高级感觉区进行经颅磁刺激或偏头痛发作前皮质表面血液供给失调都有可能导致幻觉。许多人在偏头痛发作之前，都会感觉看见了一系列工整的或弯曲的线条。一些偏头痛患者甚至看到了完事的人形。

找找你的盲点

遮住你的右眼，并用左眼在距离这张纸 30 厘米远的位置盯住这个红色十字，你就能够在周围视野中看到一个模糊的黑点。将这张纸缓缓地拉近，同时继续盯着这个十字。在某个位置，黑点会消失（当红色十字落在盲点处时）。睁开双眼，当物体的像落在一只眼的盲点时，我们就看不到盲点了。

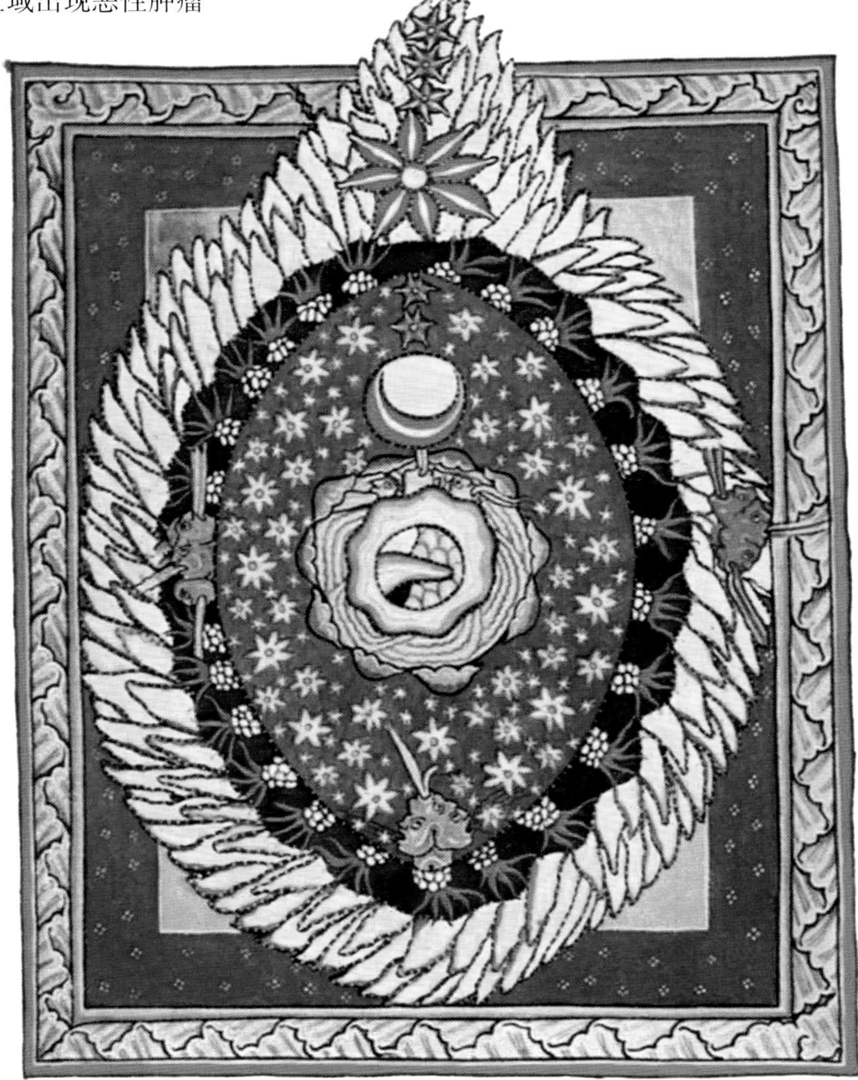

→ 希尔德加德是 11 世纪的女修道院院长，曾出现过幻觉，右图是她描绘的出现幻觉时看到的画面。画面中闪烁的光点很可能是偏头痛发作期间出现的幻觉。

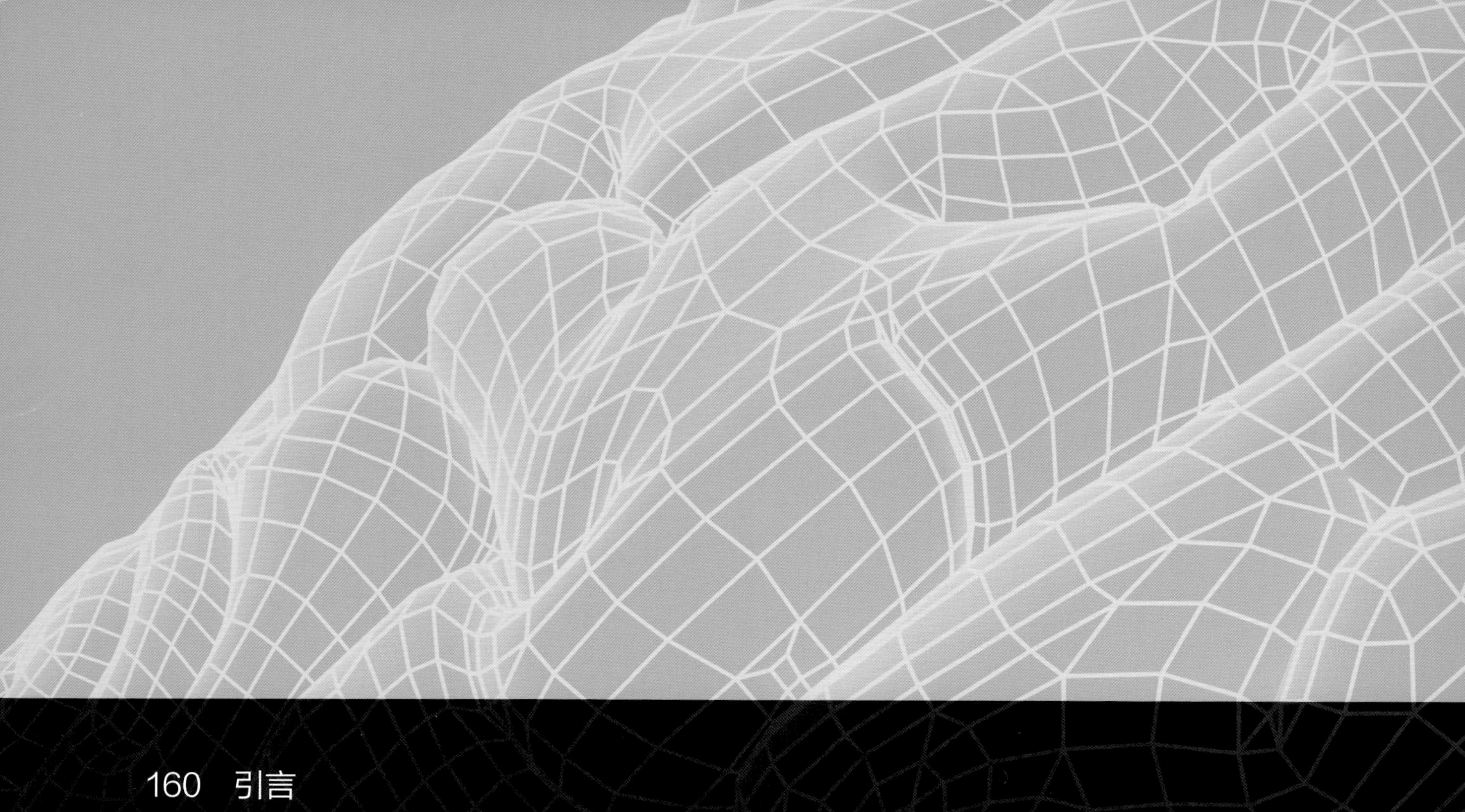

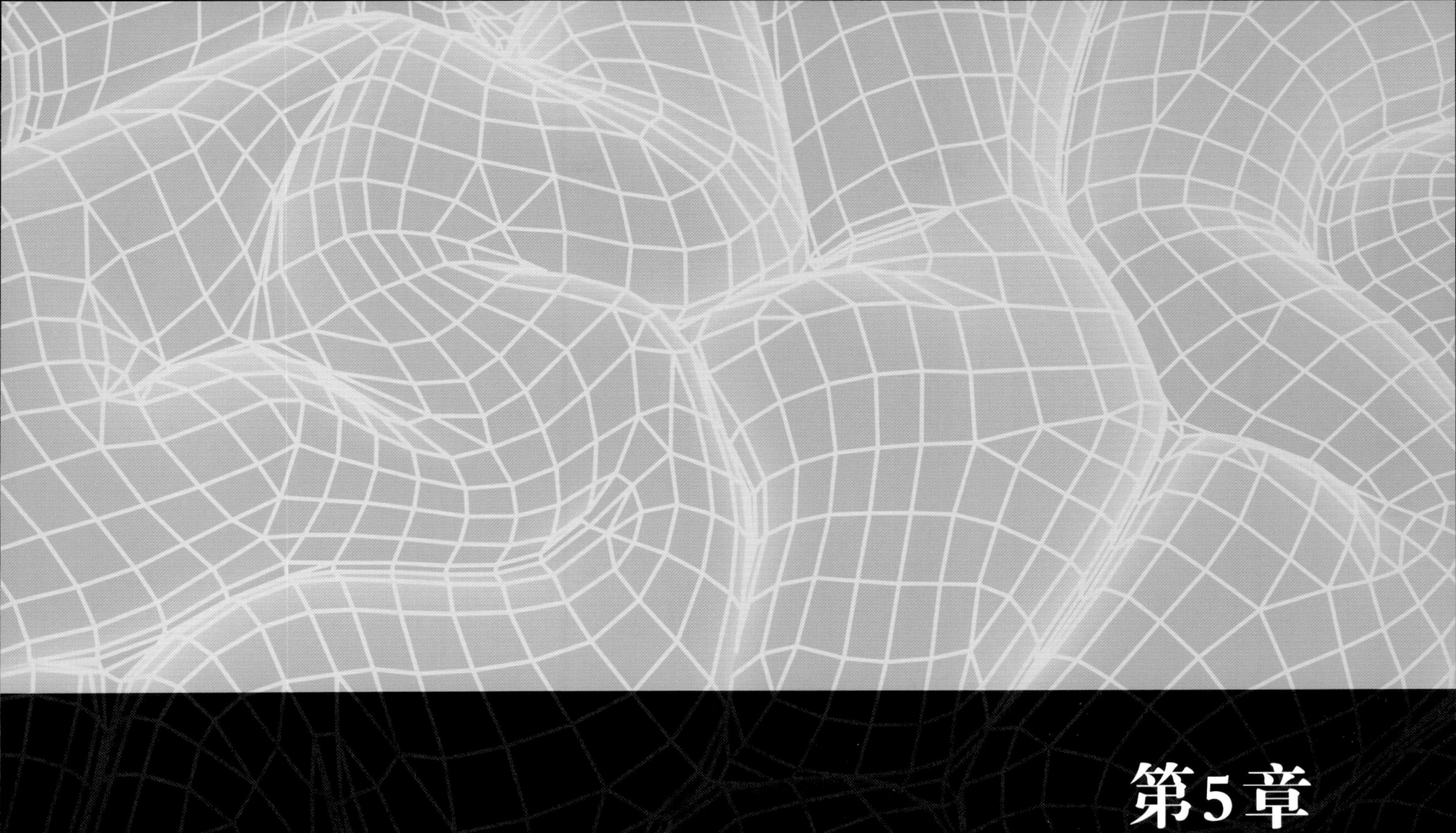

第5章

引　言

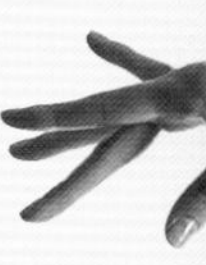

大约只有100万个运动神经元直接控制我们的随意肌，但这些运动神经元的上游却包括：编码日常动作运动程序的大脑皮质的大片区域；确保每个动作都能流畅且精准执行的位于基底神经节和小脑的神经网络。

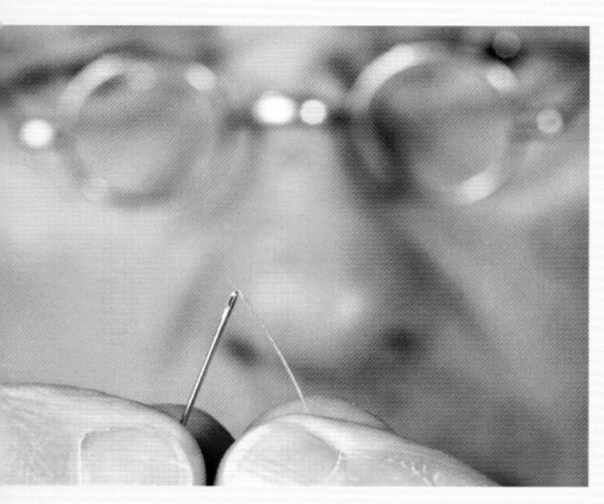

← 像穿针这种精细动作需要手部的许多小肌肉配合，尤其依赖位于基底神经节和小脑的神经回路。

每侧的初级运动皮质都包含着对侧身体的表征地图。那些对行为更重要的身体部位，在初级运动皮质中就有广泛的表征。对面部肌肉的精细控制对于口语和非口语交流都非常重要，同时，能够精细控制手指是我们人类最大的优势之一。手部和面部在初级运动皮质中都有大面积的表征，尤其是嘴唇和手指。更大的皮质面积意味着每个神经元都能够独立控制一小部分肌纤维，即实现精细控制。

运动控制的级别

每当我们在清醒状态下计划或想象动作的过程时，大脑皮质就会被激活，并最终向脑干和脊髓发出指令，使其根据正确的动作序列和持续时间激活相应的肌肉。

任何随意运动都是被持续监控着的，以确保运动正确执行。因此，经过基底神经节和小脑的反馈回路对于运动系统非常重要。反馈回路由来自肢体、关节和肌肉的感觉信息激活，因此，运动系统很少独立于感觉系统行动。同时，小脑也会发出指令，以正确激活执行精细运动的肌肉，并使得这些指令在运动开始之前到达。

脑干的网状结构与可以独立于脑（中枢模式发生器）进行工作的脊髓内部的神经网络负责控制日常习惯性动作，而脑干和脊髓的低级运动神经元则负责驱动肌肉收缩。

半自动的动作

对呼吸和眼部肌肉的控制可以在有意识的情况下进行，比如当我们唱歌或夸张地转动眼球时，也可以在半自动的情况下进行，如喘气、惊讶地睁大眼睛时；还可以在完全无意识的情况下进行，比如当我们在专注于其他运动任务的情况下呼吸，或眼球跟随运动的物体移动时。这些情况表明当进行特定运动时，脑内不同的运动中心可以互相超越，以主导运动。随意控制由大脑皮质发起，但更多的自动化反应及动作由脑干、小脑或脊髓发起。

反射

许多无意识的动作都属于反射，负责保护身体不受危险动作或有害因子的影响。这些反射都是神经系统的固有反应，不随经验的改变而改变。一些反射会被随意肌的收缩指令阻止，但只在非常努力收缩时才会发生。

反射回路可以非常简单，比如痛觉纤维的轴突反射或腱反射；但通常回路中都会有中间神经元网络，以协调反射。

内部控制系统

维持内环境的稳定对于生存来说至关重要。许多内部系统无须思维或意识的干预，就可以持续不断地保持最佳的状态。只有当我们受到这些复杂的反射通路功能异常导致的影响时，这些反射才会被注意到。

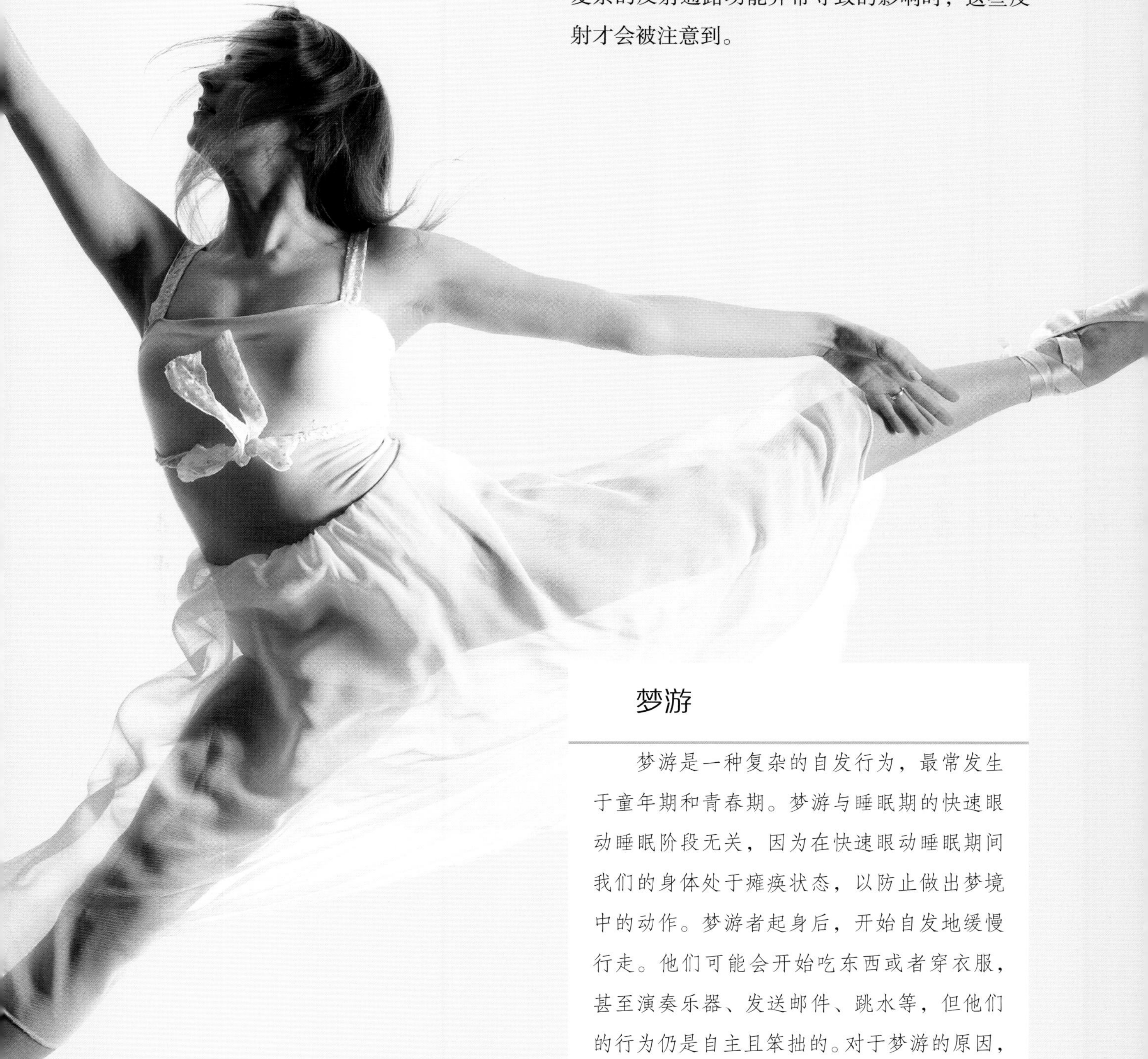

↑ 执行大幅度的动作时需要向大脑运动中心高速传递有关关节、肢体以及躯干的位置的信息，并加速信息的处理过程。

梦游

梦游是一种复杂的自发行为，最常发生于童年期和青春期。梦游与睡眠期的快速眼动睡眠阶段无关，因为在快速眼动睡眠期间我们的身体处于瘫痪状态，以防止做出梦境中的动作。梦游者起身后，开始自发地缓慢行走。他们可能会开始吃东西或者穿衣服，甚至演奏乐器、发送邮件、跳水等，但他们的行为仍是自主且笨拙的。对于梦游的原因，我们至今仍知之甚少，但常常认为其与压力、睡眠剥夺、噪声或药物的影响有关。

自主运动中心及通路

运动控制依赖于大脑皮质中各个脑区的分级治理，如选择和发起运动指令，以及一系列强化、调节或协调肌肉激活的神经回路。一些涉及极其重要的行为的运动任务有其独特的神经回路。

即使执行最简单的运动任务，不同的脑区都必须按照正确的序列被激活。

当我们决定做出一个动作时，比如从桌子上拿起物体，最先激活的就是前额叶。随后，前额叶命令前运动皮质制订有关运动的计划，并执行动作的运动程序。这些运动程序储存于小脑的外侧区域（大脑小脑）中，因此，连接大脑皮质和小脑的回路甚至在运动开始前就已经被激活了。如果在执行动作之前需要身体两侧的参与、发出声音以表达情绪，或在脑中预想接下来的一系列动作，那么辅助运动区也会被激活。

在运动开始前，前运动皮质和辅助运动区便向初级运动皮质发出指令。初级运动皮质拥有巨大的神经细胞，称为贝兹细胞，该细胞向脑干或脊髓发出较大的轴突。贝兹细胞的轴突分

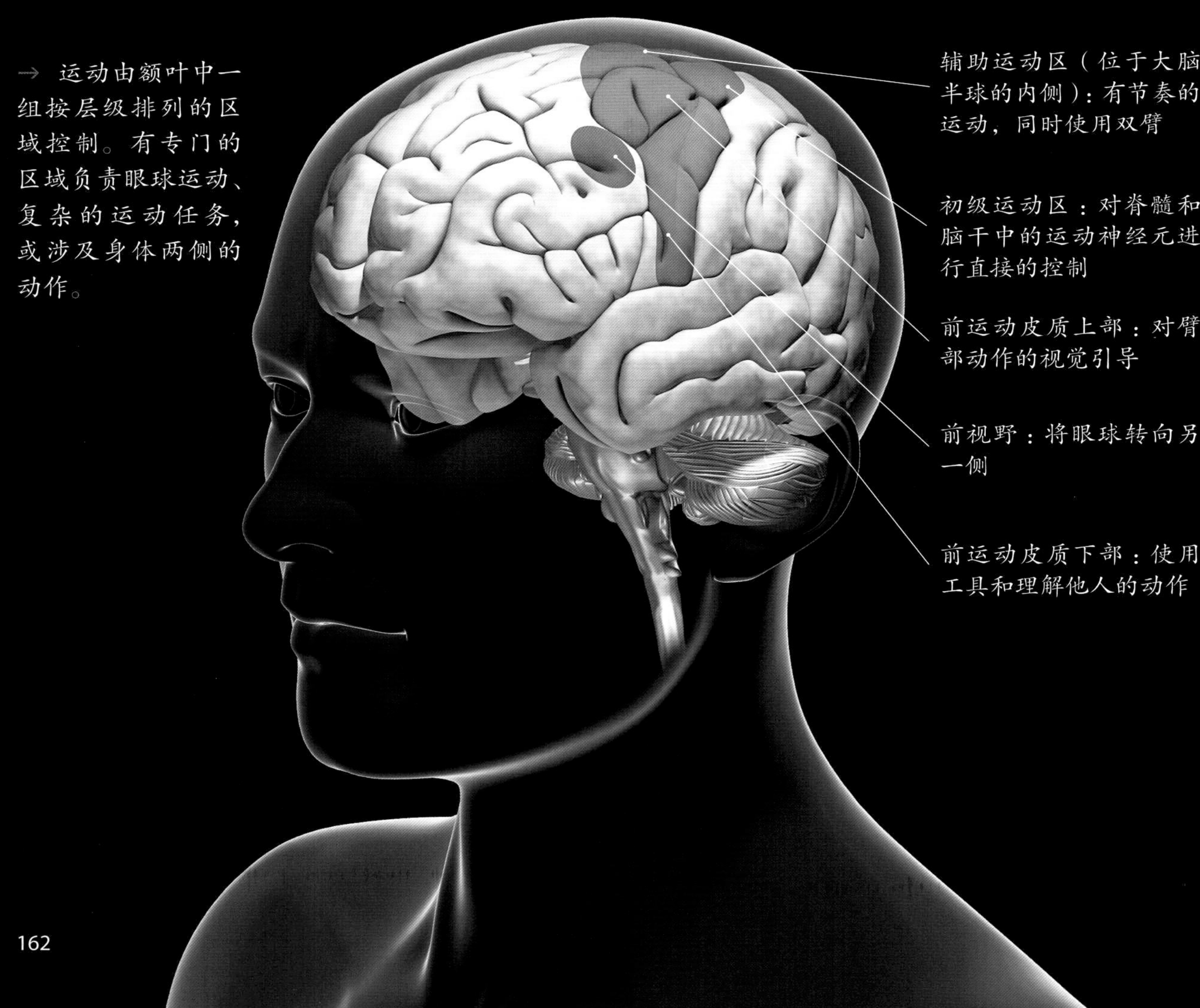

→ 运动由额叶中一组按层级排列的区域控制。有专门的区域负责眼球运动、复杂的运动任务，或涉及身体两侧的动作。

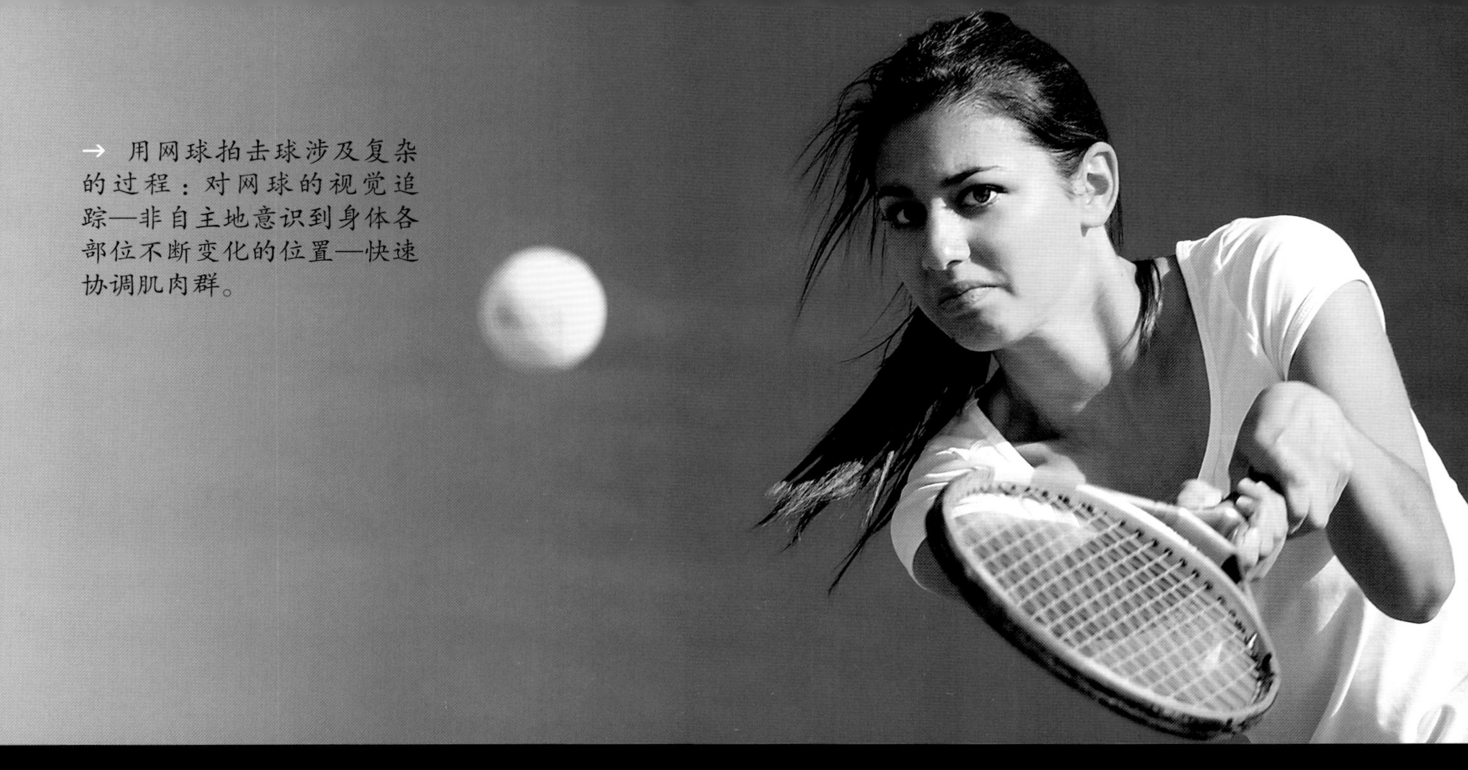

→ 用网球拍击球涉及复杂的过程：对网球的视觉追踪—非自主地意识到身体各部位不断变化的位置—快速协调肌肉群。

支也投向其他的脑区（包括基底神经节、丘脑以及脑干的网状结构），参与反馈回路以协助运动学习或协调。当运动正在进行时，连接小脑和基底神经节的回路将关于当前状态的信息传回运动皮质，以保证运动流畅地进行并得到良好的控制。

从皮质发出的运动通路，一部分由大脑皮质直接投射于脊髓；另一部分则从大脑皮质发出，经过中脑或网状结构再进入脊髓，随后驱动运动神经元收缩肌肉。

眼球运动

为了更好地生成详细的视觉图像，需要将图片置于视网膜中央凹（1 个直径约为 2.5 厘米的区域）至少保持 100 毫秒。进行要求更高的深度感知时既需要双眼同时聚焦于物体，又需要移动头部或者物体。视觉追踪的过程也是一个巨大的挑战。

眼球的随意运动指令来自额叶的前视野。这些指令传向上丘和脑干网状结构的特殊神经元群，这些细胞负责协调眼球在水平面（即脑桥旁正中的网状结构，又称侧视野中心，Paramedian Pontine Reticular Formation，PPRF）的运动。PPRF 再向运动神经元发出指令，驱动控制眼球在水平面运动的肌肉。脑干中的其他神经元群控制眼球在竖直方向上的运动。

头部旋转时，协调眼球运动的指令来自脑干和小脑的神经回路（见第 134~135 页的前庭眼球反射）；但保持头部静止，让眼球追踪移动的物体时（视动反应或平稳追随运动），需要视觉皮质与控制眼球运动的回路之间持续进行反馈。视动追踪始于视觉联合皮质的运动敏感区（负责计算运动速率），随后由其向前视野发出指令，以一定的速率移动眼球以追踪物体。

与物体的间距改变时也需要眼球运动：当物体靠近时，我们需要向内转动眼球以跟随物体。视觉会聚依赖于判断视觉深度的视觉皮质区，随后这些区域将指令传向中脑网状结构的神经元。

面部表情的控制

人类主要通过在面部下 2/3 的区域做出丰富的面部表情来表达情绪。嘴唇周围和嘴角的肌肉、眼周的肌肉一致行动，做出如微笑、皱眉等一系

理解微笑

面部肌肉可以被大脑皮质随意控制，也可以在产生情绪反应时，由脑干中心不随意控制。也就是说，微笑可以是真诚温暖、彬彬有礼的，也可以是别有用心、算计伪装的。真诚微笑与刻意微笑所使用的肌肉略有不同，眼周肌肉在真诚微笑时更活跃。当一个人用微笑来影响另一个人时，他通常会认真地注视对方的表情，从而评估微笑的作用。因此，寻找眼睛中是否有专注的目光，可以判断这个人的微笑是否真的来自情绪反应。

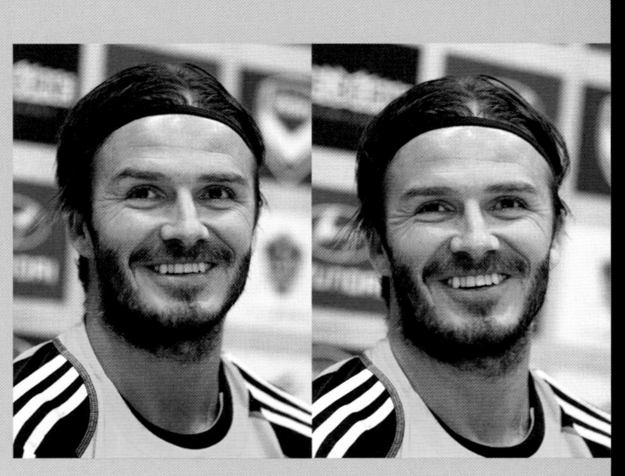

↑ 右侧的不随意微笑需要眼周肌肉（眼轮匝肌）的被激活程度更高，从而导致眉毛略低，眼周的“笑纹”更深，嘴巴张开的幅度更大。

列丰富的表情。

对面部肌肉的控制始于位于大脑皮质的前运动皮质和初级运动皮质。初级运动皮质中有很大一片区域专门用于表征面部，这表明对面部运动进行精细控制的重要性。直接驱动面部肌肉的运动神经元位于脑桥中的面部运动神经核。运动皮质通过皮质延髓束向面部神经传递信息。驱动眼部下方肌肉的运动神经元位于肌肉对侧的大脑皮质，而对面部上 1/3 区域的肌肉的控制由两侧大脑皮质的运动神经元负责。

针对脑损伤病人的研究表明不止一条运动通路能够控制面部肌肉。例如，由中风导致半侧身体和面部瘫痪（偏瘫）的病人，仍然能够在听到笑话后，整张脸都扬起笑容；帕金森病患者在正常情况下面部表情呈面具样，很难随意微笑，但也能够在听到即兴笑话后产生笑容。

熟练运动的通路

大脑皮质拥有一套直接连接脑干和脊髓的运动神经元的独立通路。这些通路对于面部或手部的精细而熟练的动作来说尤其重要，此外还参与其他肌肉群的运动。

大脑皮质中也有投向脑干和脊髓的间接通路，由中脑的中间连接和脑干的网状结构组成。当大脑的直接通路受损时，这些间接通路便会进行部分补偿。然而，直接通路对于精细运动至关重要，如演奏乐器或穿针，这是人类天赋的标志。

常规动作

我们平常的许多动作都具有常规的、习惯性的运动模式。走路、游泳、跑步、吞咽、吮吸以及打哈欠，都是由位于头部、躯干以及肢体的复杂但基本固定的肌肉激活序列组成的。对于大脑皮质来说，控制这些运动的每个细节过于耗费精力，因此在常规运动中，大脑皮质就在脑干网状结构的神经网络中为激活肌肉预先设置了程序。

大脑皮质只需要指向脑干发出指令来激活某个常规程序即可。

网状结构的细胞向脑干发出的投射可以控制吞咽、吮吸或打哈欠，向下方的脊髓发出投射可以控制走路、跑步或游泳。某些动物的脊髓中还有充当中枢模式发生器的神经元，即使与脑干分离，它们也能产生节律性的协调运动。

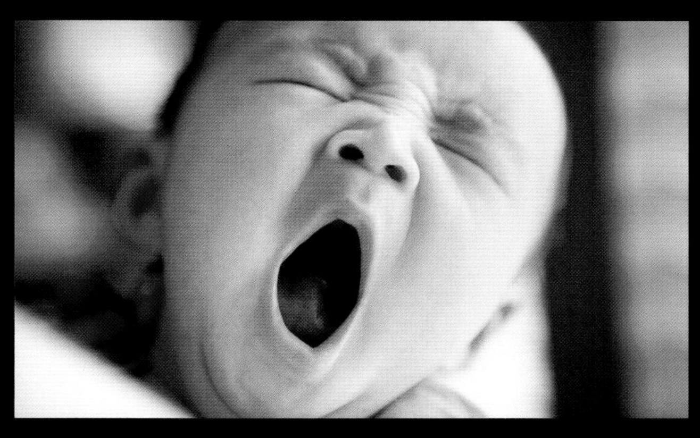

↑ 打哈欠是由脑干神经元群控制的不随意运动，其产生的原因仍不明确。

运动神经元

无论运动指令发自大脑皮质还是脑干，最终都是由运动神经元（通常称为下运动神经元）驱动我们头部、躯干以及肢体的肌肉运动的。眼周、面部以及颈部的下运动神经元聚集在脑干（眼部肌肉核、三叉神经运动核、面运动核和疑核），控制肢体和躯干的下运动神经核位于脊髓前角。

↓ 复杂的运动需要快速激活很多小肌肉。下图所示的运动（演奏乐器）由大脑皮质向脑干和脊髓发出的直接通路控制。

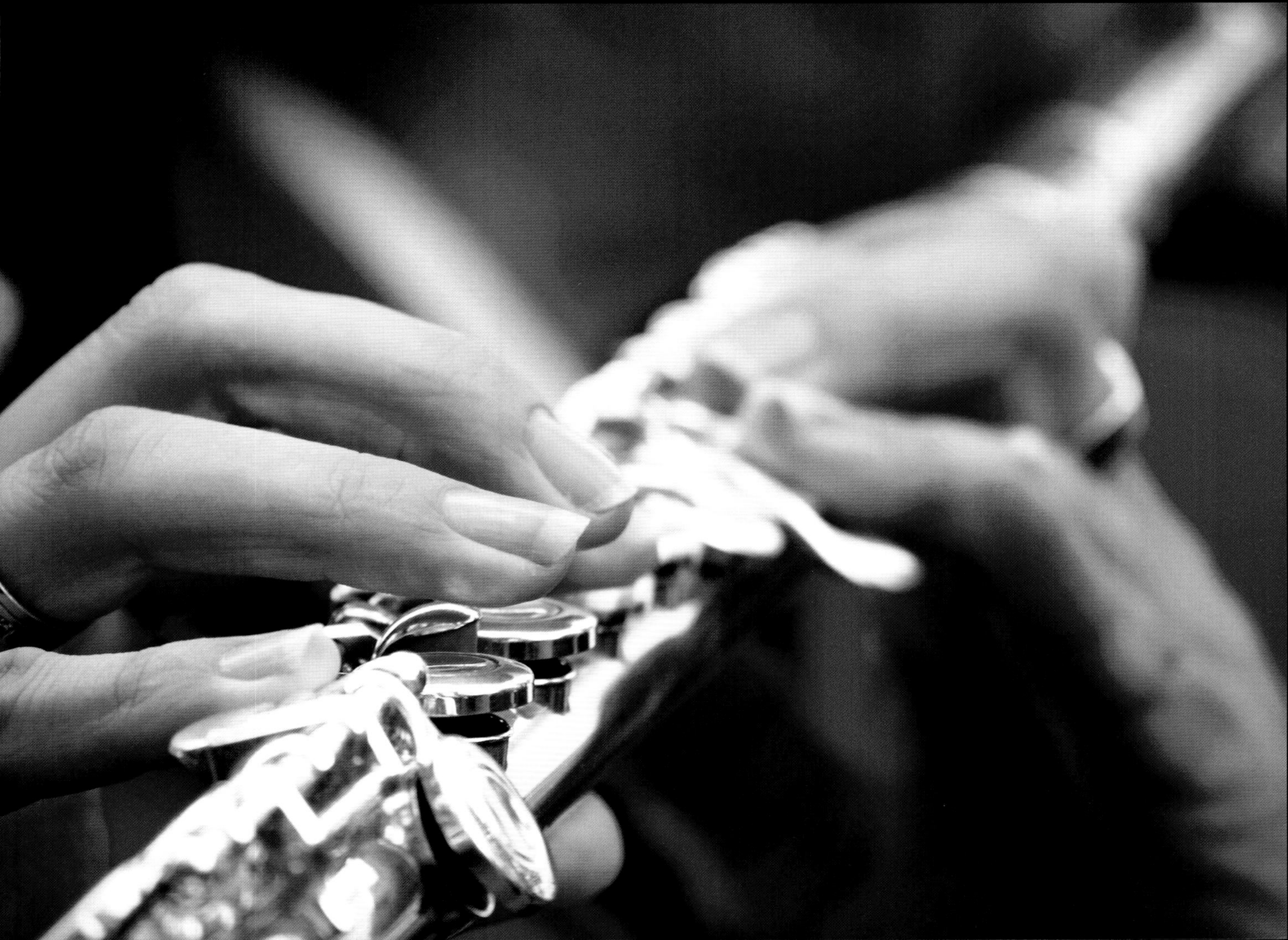

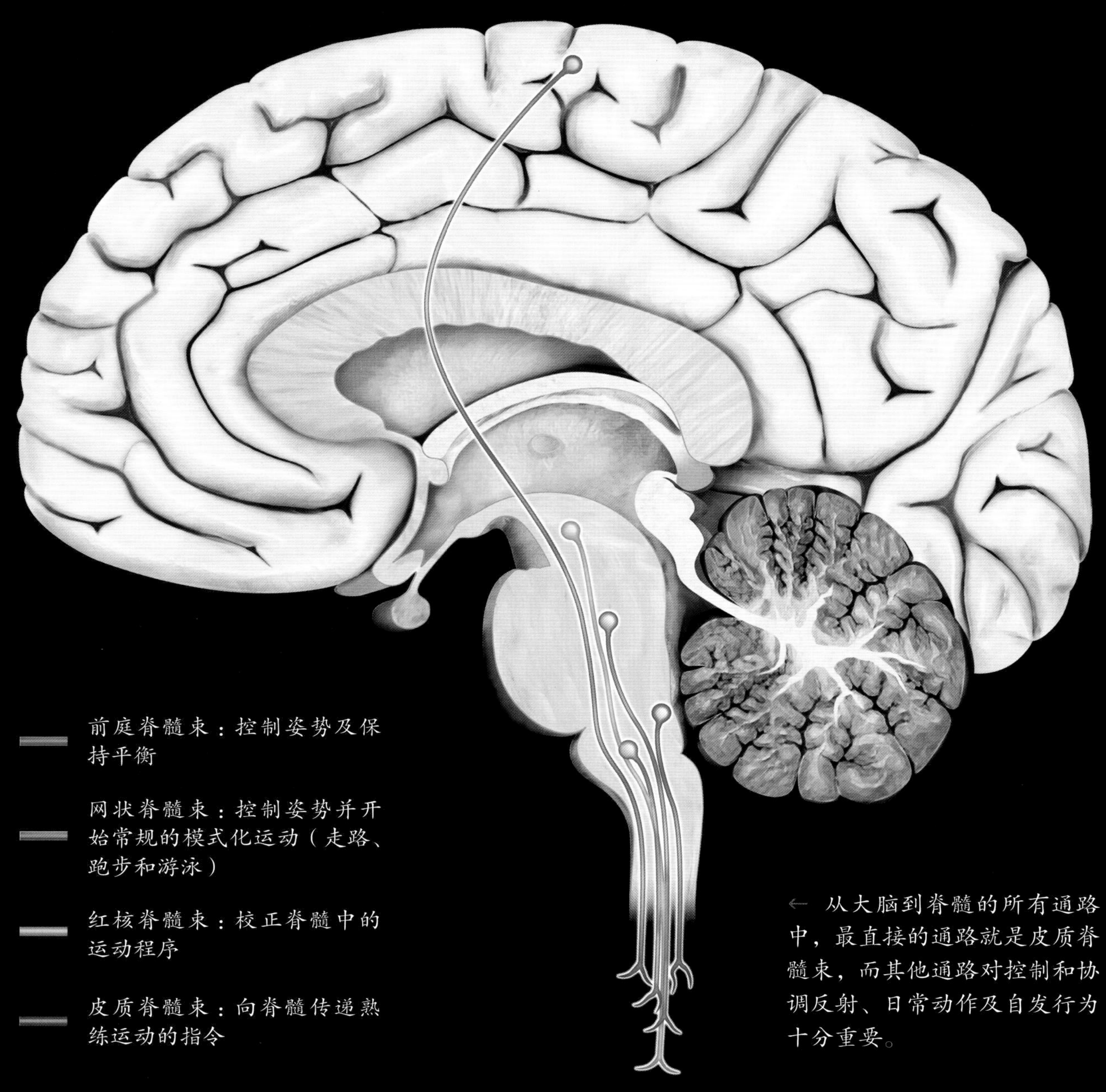

← 从大脑到脊髓的所有通路中，最直接的通路就是皮质脊髓束，而其他通路对控制和协调反射、日常动作及自发行为十分重要。

颈段脊髓中的膈神经核是一群相对较小的运动神经元，负责驱动胸部和腹腔之间的膈膜。如果高位脊髓损伤，膈神经核与脑干分离，除非立刻治疗，否则病人会因呼吸停止而死亡。

部分运动神经元会持续活跃，以保持姿势或括约肌闭合，而其他神经元则只在执动特殊动作时短暂地以簇状产生动作电位。运动神经元一般可分为两类：一类负责驱动大部分肌肉产生明显的运动；一类则负责调整肌肉组织中拉伸感觉器官内小肌肉纤维的紧张度。

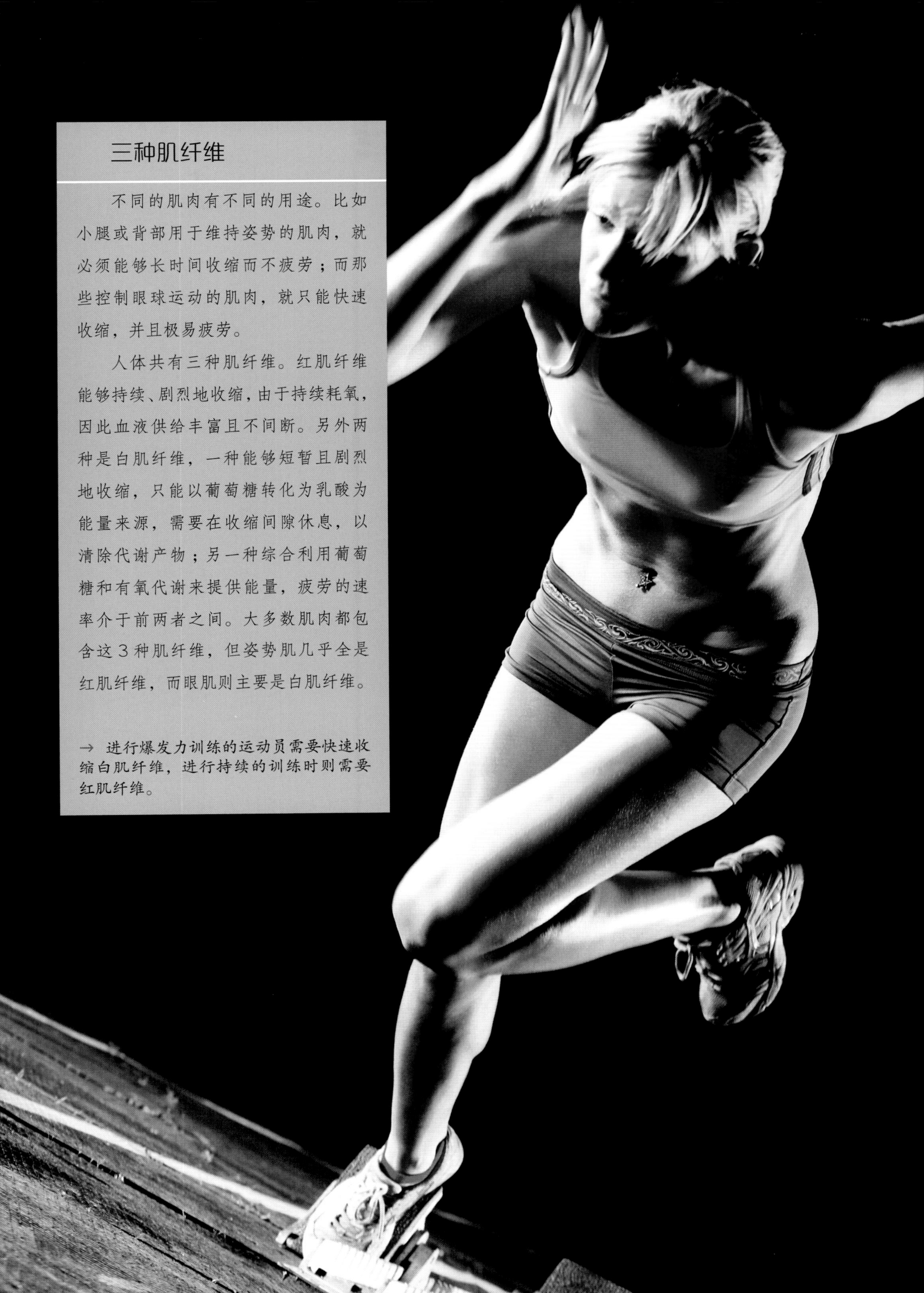

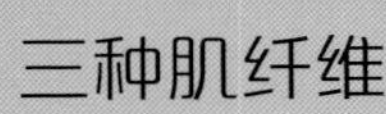

三种肌纤维

不同的肌肉有不同的用途。比如小腿或背部用于维持姿势的肌肉，就必须能够长时间收缩而不疲劳；而那些控制眼球运动的肌肉，就只能快速收缩，并且极易疲劳。

人体共有三种肌纤维。红肌纤维能够持续、剧烈地收缩，由于持续耗氧，因此血液供给丰富且不间断。另外两种是白肌纤维，一种能够短暂且剧烈地收缩，只能以葡萄糖转化为乳酸为能量来源，需要在收缩间隙休息，以清除代谢产物；另一种综合利用葡萄糖和有氧代谢来提供能量，疲劳的速率介于前两者之间。大多数肌肉都包含这 3 种肌纤维，但姿势肌几乎全是红肌纤维，而眼肌则主要是白肌纤维。

→ 进行爆发力训练的运动员需要快速收缩白肌纤维，进行持续的训练时则需要红肌纤维。

动作的协调和强化

运动的产生远不是大脑皮质发出指令，肌肉根据指令收缩那么简单。如果我们没有一个系统用于协调那些兴奋的肌肉，那么我们的运动就会失控，出现肌肉痉挛以及精疲力竭的情况。

即使是最简单的动作——抓住门把手，都需要几十块肌肉按照正确的次序、持续正确的时间以正确的力量被激活。过程中即使只出现一点失误，都将产生非常严重的后果。经过小脑的回路确保我们的运动得到控制并且保持协调。基底神经节的作用与小脑稍有不同，但也同样重要：强化需要的行为，消退不需要的行为。

自发的眼球运动

一些眼球运动受意识控制，其指令来自大脑皮质，但当我们转动脑袋时，眼球的许多自主运动是由小脑底部的一小块区域进行协调的，即前庭小脑。内耳前庭可以监测头部旋转的感觉，而前庭小脑接收其输入的丰富信息。转动头部将刺激内耳半规管中的感觉细胞，随后这些感觉信息被传向脑干，或直接传向小脑。对协调眼球运动十分重要的其他信息来源包括颈部的运动和眼球自身的运动。前庭小脑表面的浦肯野细胞接收这些运动所携带的信息，并决定如何转动眼球，以追随眼前的物体。

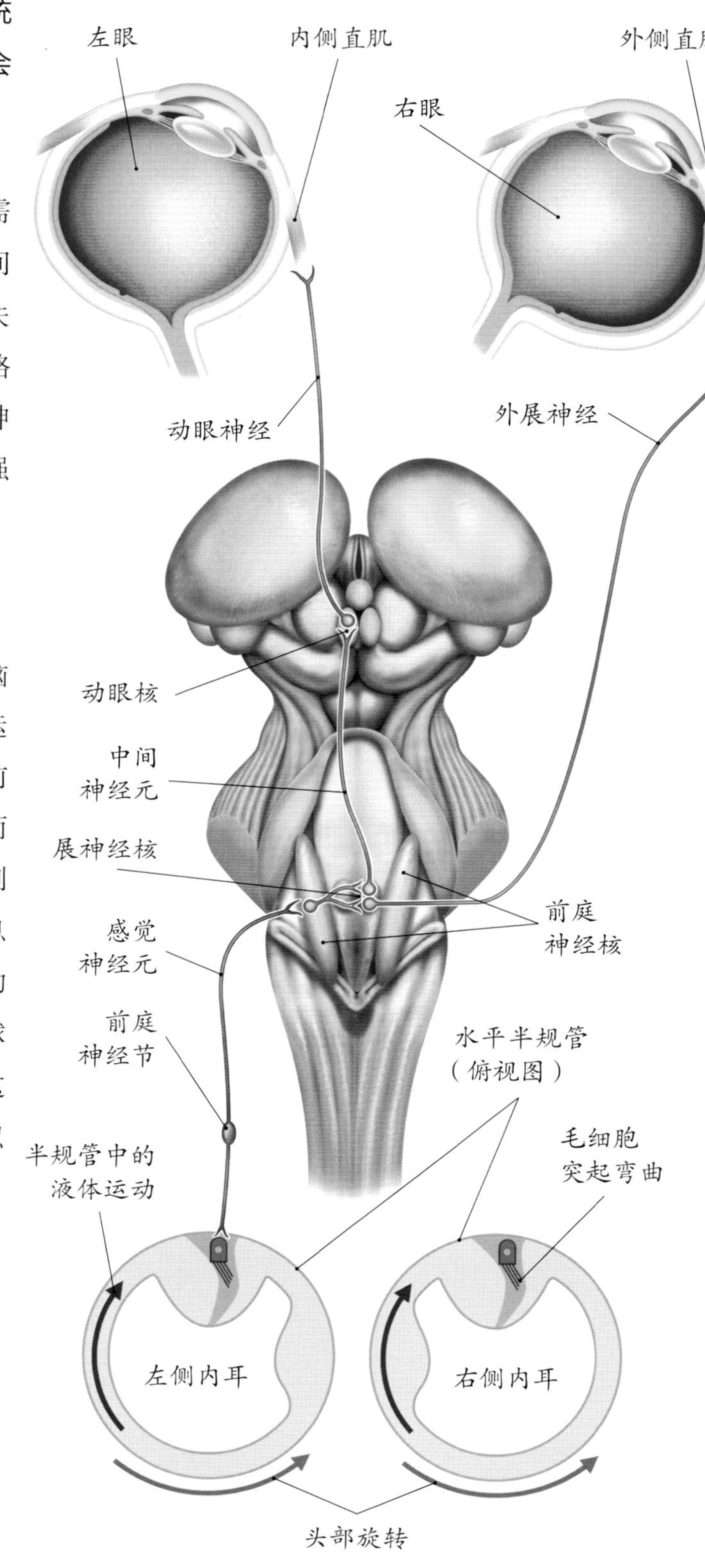

→ 转动头部时自发的眼球运动依赖于内耳的半规管来感受旋转，其与脑干和前庭小脑（未展示）中的前庭神经细胞共同协调眼球运动。

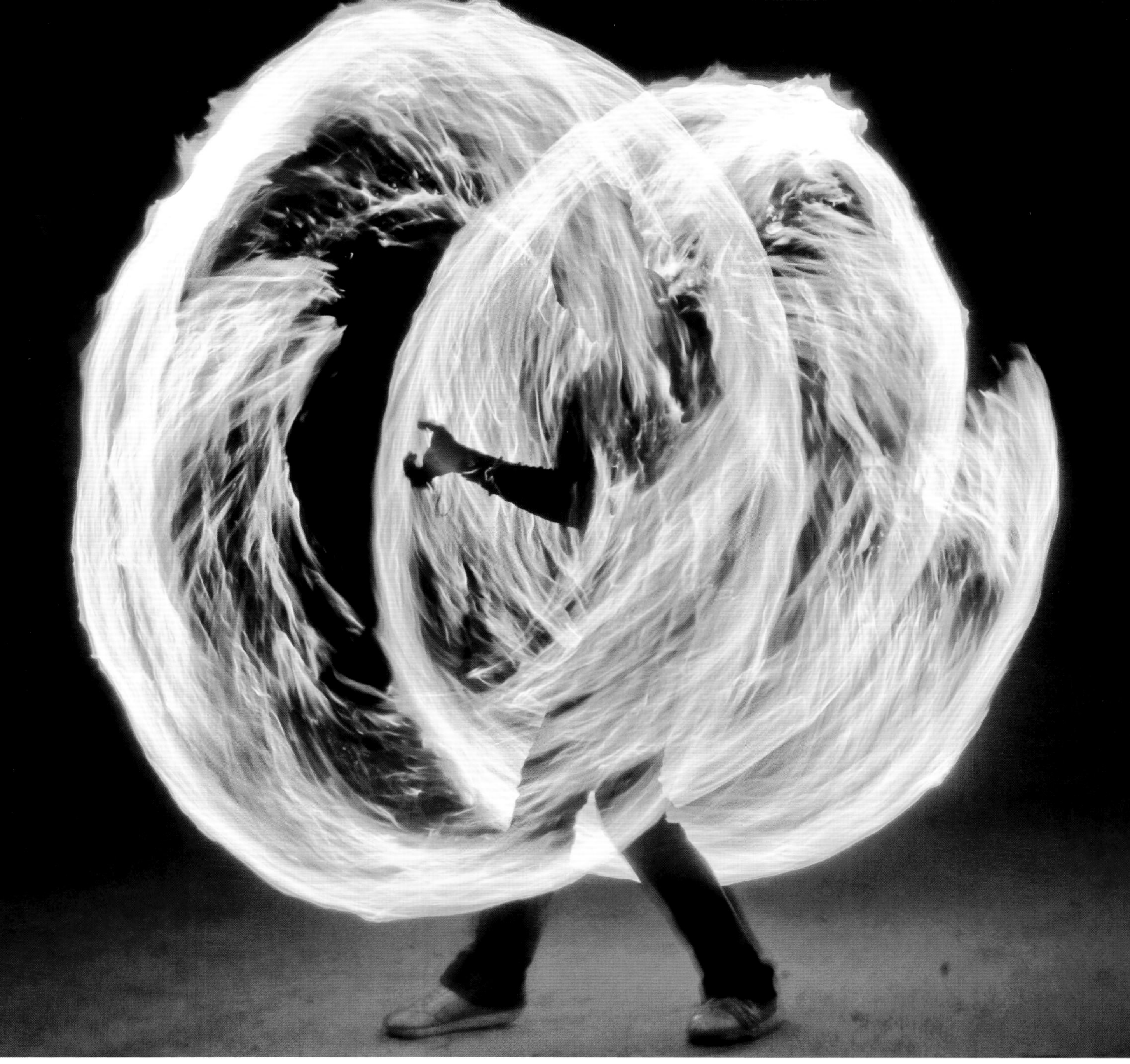

↑ 肢体的快速协调需要向小脑蚓持续反馈关节的位置信息，从而快速、精准地协调肌肉群。

姿势动作

位于小脑中线部位的小脑蚓，依据来自脊髓小脑束和楔小脑束的信息，构建了躯干的感觉地图。背部肌肉和关节中的牵张感受器提供躯干的感觉信息，并告诉小脑这些信息来源于躯干的左侧或右侧。小脑蚓加工这些信息，并决定激活某组肌肉使躯干回到中立位置。随后，信息传向脑干中的前庭神经核以及网状结构，其中的神经元群与脊髓之间的神经通路将使身体中线部位的肌肉收缩。

小脑蚓也与习惯性动作的协调有关，比如走路和跑步就是由脑干中的网状结构驱动的，尤其当躯干会在这些动作中左右摇摆时。

肢体动作

小脑半球内侧接收来自运动皮质和脊髓的信息，并比较运动皮质发出的指令与从脊髓传来的感觉信息。这使得小脑能够检测动作是否被正确

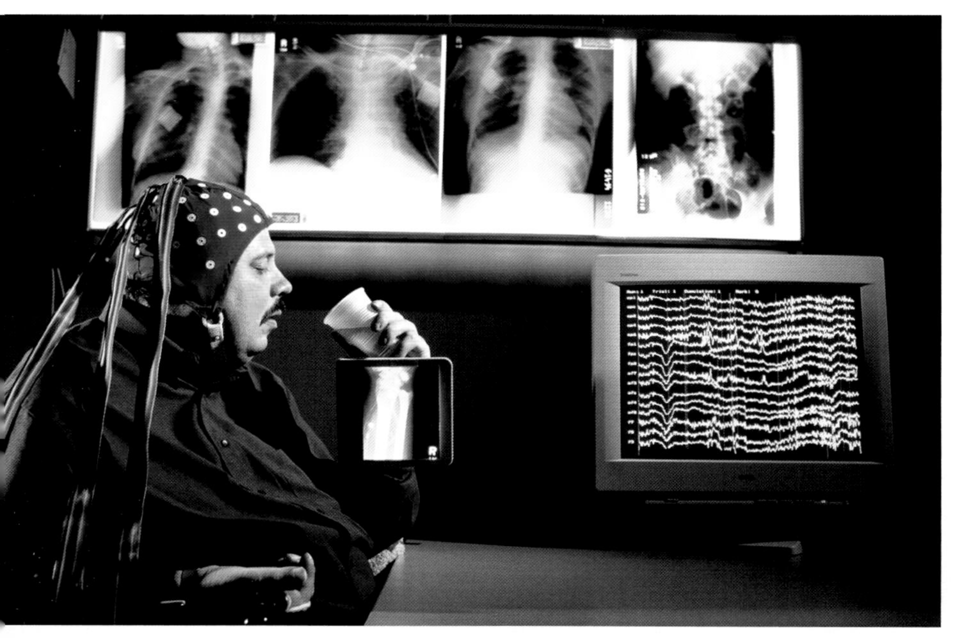

← 当大脑与身体失去联系后，大脑仍能发出运动指令。这位四肢瘫痪者正在喝水，头上的传感器帽能够监测他的脑电波。这些脉冲传至植入胳膊和手指肌肉的电极，患者由此能够执行简单的运动任务。

执行，并根据需要做出调整。随后，小脑半球内侧的信息回传，经丘脑传向运动质，从而校正正在执行的动作。

熟练动作的回路

小脑最外侧的功能与内侧略有不同。作为大脑小脑，它参与计划运动（尤其是肢体动作）的重要回路，甚至在运动开始之前就会被激活。这个回路始于大脑皮质，途径脑干的脑桥核、小脑皮质以及小脑齿状核、丘脑的运动核，再回到运动皮质和运动前区皮质（前运动皮质）。大脑小脑对于习得熟练的动作非常重要，因为详细而复杂的运动指令必须在执行动作前就印刻在小脑之中。

基底神经节回路

基底神经节参与形成两条神经回路。其中一条为直接通路，即信息从大脑皮质传向纹状体、苍白球内部和丘脑，再回传至大脑皮质；另一条为间接通路，即大脑皮质—纹状体—苍白球外部—丘脑底核—苍白球内部—丘脑，再回传至大脑皮质。这两条神经回路中的活动可调节整个运动系统的活动。直接通路被激活后，将

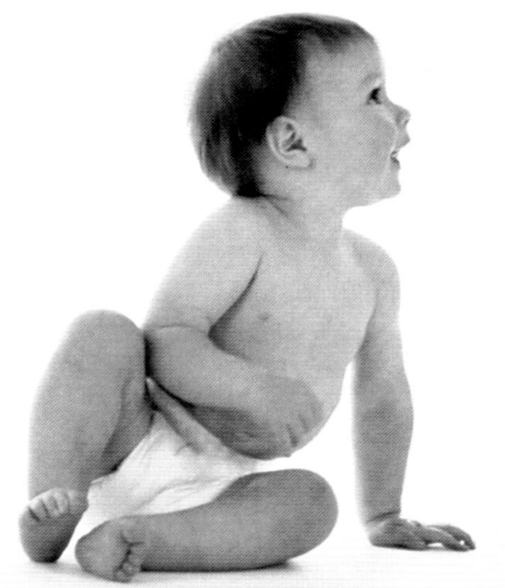

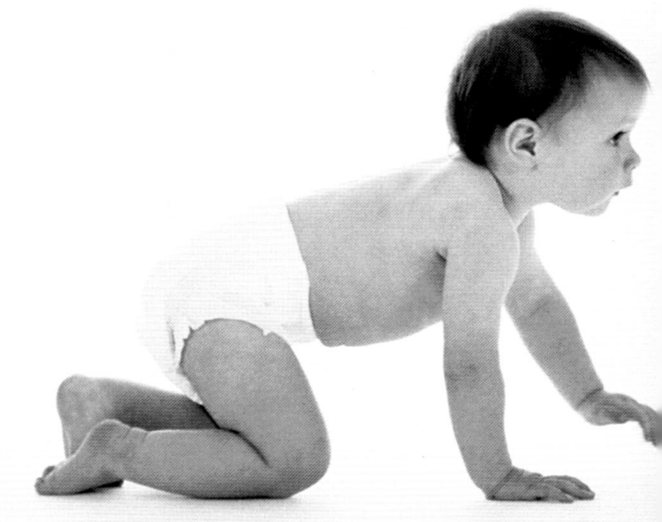

以正反馈的方式提高运动皮质的兴奋性；而在间接通路中，皮质的兴奋将以负反馈的方式降低运动皮质的兴奋性。

尽管我们已经了解基底神经节受损或疾病对运动的影响，但我们仍然不甚了解它在运动、情绪以及认知功能中的精确作用。毫无疑问的是，基底神经节的作用比小脑回路控制的简单肌肉协调要复杂得多。

一种观点认为，基底神经节的整体功能在于选择和强化适当的行为，消退或抑制不合适的行为。在运动功能中，这意味着基底神经节回路能够强化、丰富那些有重要意义和奖赏的运动行为的复杂模式。

基底神经节疾病

基底神经节病灶或损伤发生的位置可分为直接通路或间接通路，症状则对应着降低或提高运动功能。例如，丘脑底核受损会降低间接通路的功能，病人的对侧身体将剧烈地乱动。而黑质的多巴胺能神经元受损，将导致间接通路活动增加，从而导致整体的运动功能减退，因此病人只能拖着步子走路，面部表情减少，呈现出“面具脸”。

↓ 婴儿期运动能力的发展需要端脑和小脑中形成复杂的神经回路，脊髓运动通路的轴突髓鞘化，由此才能驱动肌肉中的神经元。

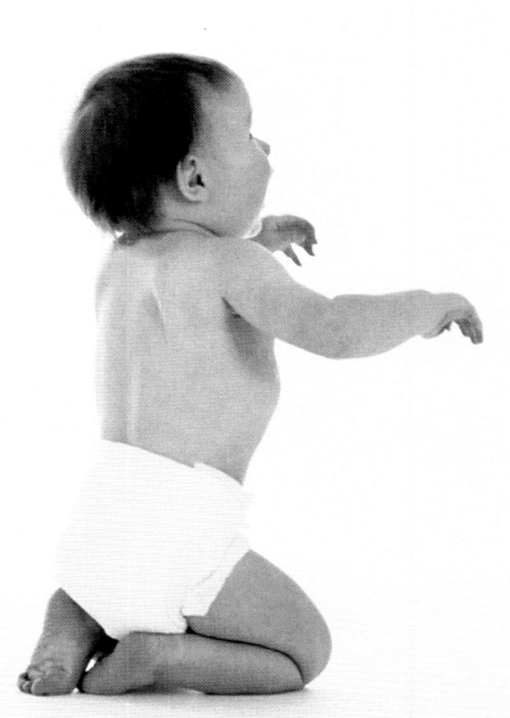

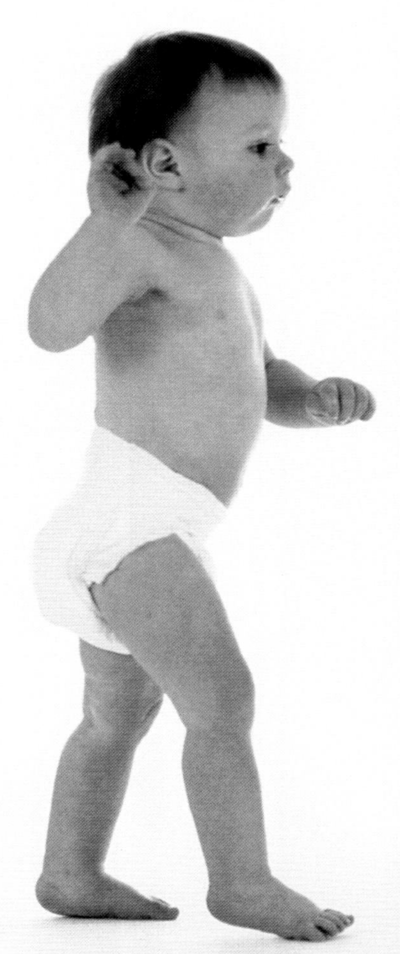

头部反射和颈部反射

反射能够保护身体不受有害物质和危险动作的影响，并且在神经系统中存在先天固有的神经通路。许多反射由脊髓控制，但一些保护气管和面部精细感觉器官的反射通常由脑干的直接通路控制。

头部和颈部的许多神经能够引起反射，从而保护眼睛和耳朵中精细脆弱的感觉细胞，防止异物进入上呼吸道。在这些反射通路中，有些非常简单，而有些则复杂又蜿蜒迂回。

保护眼睛

视觉对人类来说是最重要的感觉，但眼睛又极易受到伤害。人体内有两种反射用来保护眼睛不受伤害以及强光的影响。

当强光进入一只眼睛的视网膜时，双眼的瞳孔都会缩小，以保护视网膜不受损伤。当充足的光线激活特殊的视网膜节细胞时，节细胞将沿着视神经向大脑发送神经冲动，并引起瞳孔反射。视神经的轴突止于间脑的顶盖前区、中脑和间脑的交界处。由此形成的通路将激活中脑两侧的数

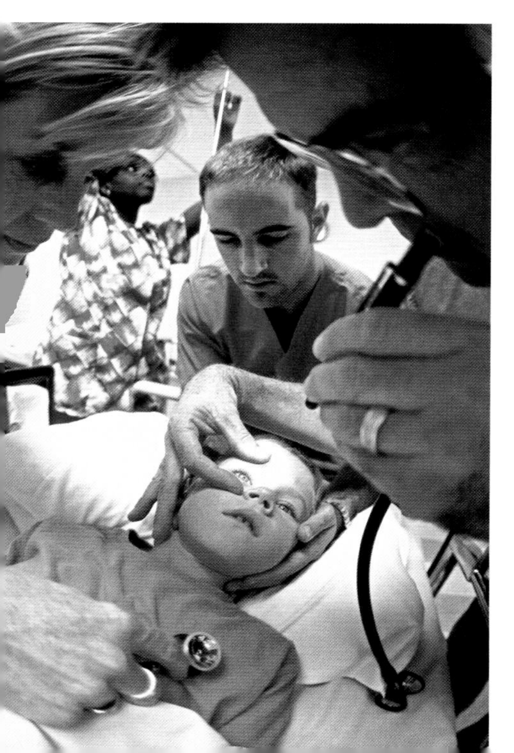

← → 当强光照进一只眼睛后，双眼的瞳孔都会收缩，即瞳孔反射。医生利用瞳孔反射来检查病人的视神经、动眼神经以及脑干反射中心是否完好（左图）。上图所示的反射通路通过视神经接收感觉信息，通过大脑中枢处理信息，通过动眼神经执行运动指令。

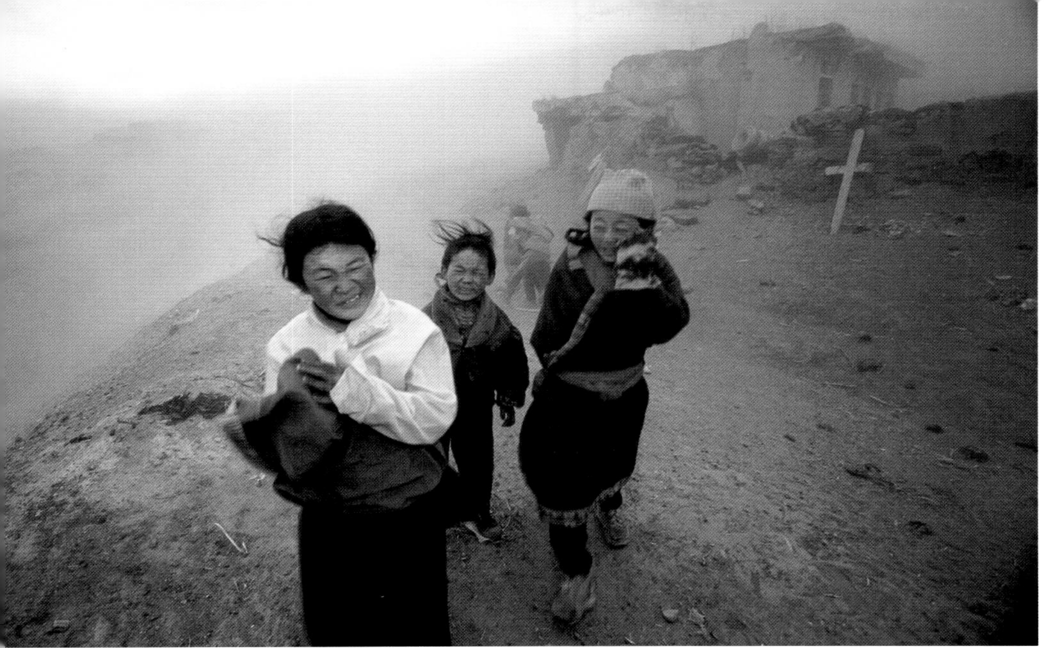

↑ 风扬起的灰尘进入角膜将引起眨眼反射，从而保护眼睛不受伤害。

群副交感神经细胞，即动眼神经副核。随后，动眼神经副核向两个眼眶发出轴突，并与同为交感神经细胞群的睫状神经节形成突触连接。最后，睫状神经节的轴突激活眼球的平滑肌细胞，使瞳孔关闭，从而保护眼睛不受强光刺激。

眼球前部精细的角膜很容易被抓伤，因此人体通过眨眼反射进行自我保护。当风扬起的灰尘或睫毛接触到角膜时，便会激活触觉感受器，三叉神经的轴突将信息传至脑干，并与网状结构形成突触，激活面神经核中的肌肉神经细胞。而这些细胞的轴突又投向眼球周围的肌纤维和眼睑（眼轮匝肌），引发快速眨眼以清除异物。刺激角膜也会引起相关的反射，以增加泪液的分泌。

保护耳朵

听反射，即噪声引起中耳肌肉收缩的反射，有一定的局限性。听反射的速度不够快，不能抵御枪炮声，但在一定程度上能抵御长时间的机械噪声。耳朵需要通过长期戴耳罩或耳塞来抵御巨大的噪声。长期暴露于100分贝以上的噪声中（如嘈杂的管弦乐演奏），将使内耳螺旋器的毛细胞受损。

保护耳朵：听反射

巨大的噪声将在内耳中产生强压力波，从而损伤耳蜗中精细的毛细胞。当巨大的噪声进入一只耳朵后，该侧耳朵与双侧脑干之间的通路便被激活。通路中的轴突激活一小群控制中耳镫骨肌的运动神经元，收缩镫骨肌，并使得向内耳传递声波的3根小骨（锤骨、砧骨、镫骨）变得僵直，从而减弱由声波传递导致的内耳中液体的震动。听反射也能帮助阻断日常讲话时的低频背景噪声。

保护气管：咽反射

当物体未经咀嚼或未经咽部复杂的吞咽动作“提前通知”喉咙就进入喉部上方时，喉咙内部的肌肉就会产生强烈的收缩。咽反射的目的在于防止异物意外地进入喉咙，阻塞气管。我们通过向脑干发出投射的舌咽神经来感知物体是否接触软腭或喉咙内部，从而激活运动神经元，并收缩喉部肌肉，关闭咽部的入口，从而排出异物，有时也会产生呕吐。

脊髓反射

脊髓是中枢神经系统最简单的组成部分，但其中却含有在运动或生活中，用于保护肢体的皮肤和组织的至关重要的反射。

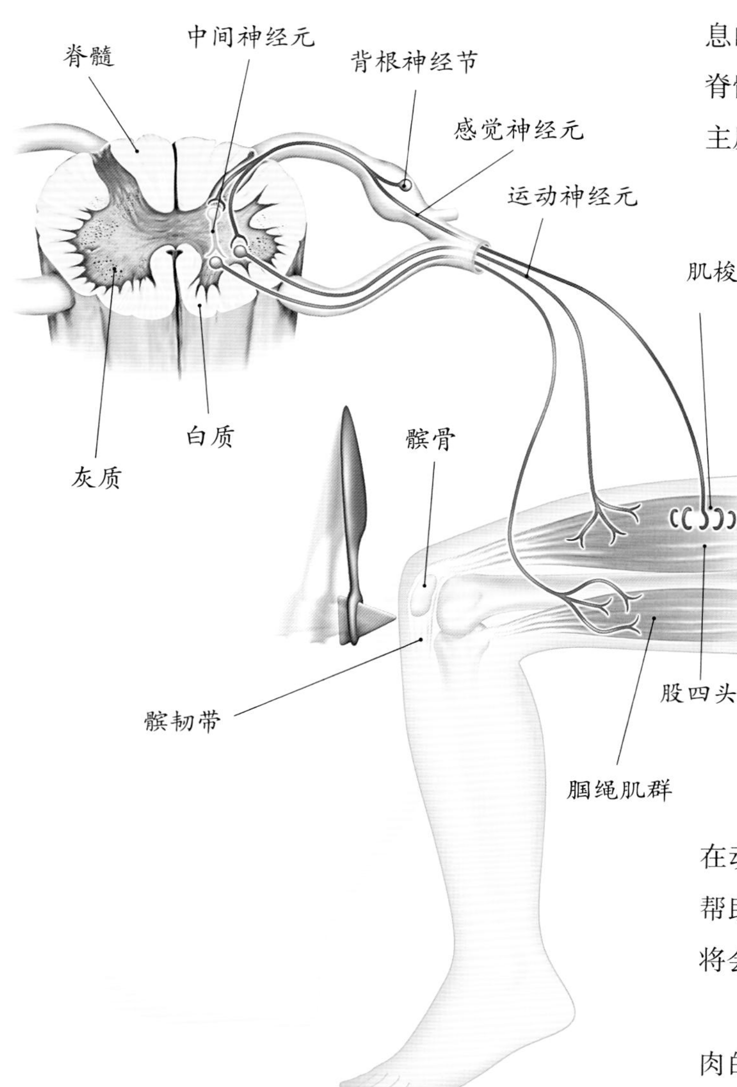

↑ 叩击肌腱会引起肌腱轻微收缩，从而激活肌梭牵张感受器。当感觉冲动沿着感觉纤维（紫色）传至脊髓后，便会激活运动神经元，被叩击的肌肉（红色）就会反射性地收缩，或者拮抗肌被抑制（蓝色）。

脊髓灰质将传入信息的感觉神经元和传出信息的运动神经元联系在一起，而脊髓反射依赖于脊髓灰质的中间神经元。这些神经元所引起的自主反射，不需要大脑的参与。

腱反射

所有的随意肌受拉伸时都会收缩。这种反射是所有脊髓反射中最简单的，只涉及两个神经元和一个突触。

伸展肌肉会使位于肌腹的牵张感受器感受到张力，牵张感受器由此产生的一串动作电位将沿感觉神经回传至脊髓；感觉神经进入脊髓，穿过灰质进入腹角（后角），并与运动神经元形成兴奋性突触，从而导致同块肌肉迅速收缩。

在一般的动作中，牵张反射回路会在动作执行过程中持续自主校正。牵张反射能够帮助保持直立姿势，这是因为身体向一侧摆动时将会拉伸并激活肌肉，使身体回到直立状态。

在临床应用中，牵张反射对于检查某块肌肉的感觉和运动神经是否完整非常有用。用腱反射锤简单地叩击一下肌腱，将会拉伸肌肉，并引发肌肉反射性收缩，就像一次小的膝跳。腱反射活动减少可能意味着感觉或运动神经元丢失或受损。腱反射通常会受到从脑干到脊髓的运动通路的部分抑制，因此脊髓受损，即下行运动通路中断，将导致腱反射的活动增加。

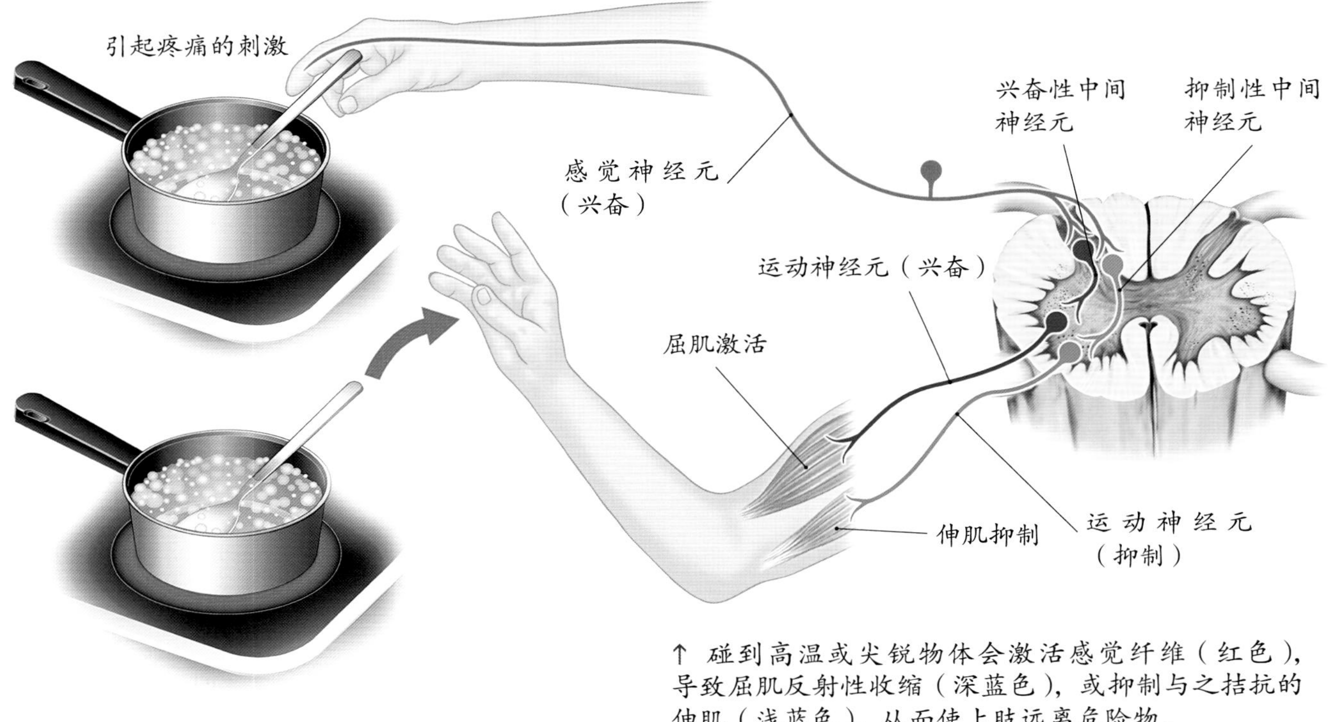

↑ 碰到高温或尖锐物体会激活感觉纤维（红色），导致屈肌反射性收缩（深蓝色），或抑制与之拮抗的伸肌（浅蓝色），从而使上肢远离危险物。

屈伸反射

当胳膊或腿碰到高温或尖锐的物体时，我们的肢体便会反射性地撤退。这条通路涉及许多脊髓中的神经元，它们分布于脊髓的各个节段。如果腿部在站立时受到刺激，屈伸反射不仅会让这条腿撤退，还会在另一条腿上产生推力。这种复杂的反射让一条腿撤退以远离潜在的危险，而让另一条腿保持站立，以支撑整个身体。

足底反射

对于成人来说，触摸足底将引起肌肉收缩，使得脚趾弯曲，脚踝向下。站立时足底会因为承受重量而被激活，足底反射可通过激活对抗地面的肌肉来帮助维持站立姿势。这种自发反射能够确保无论站立时足底被如何挤压，足部和小腿肌肉都能持续收缩。

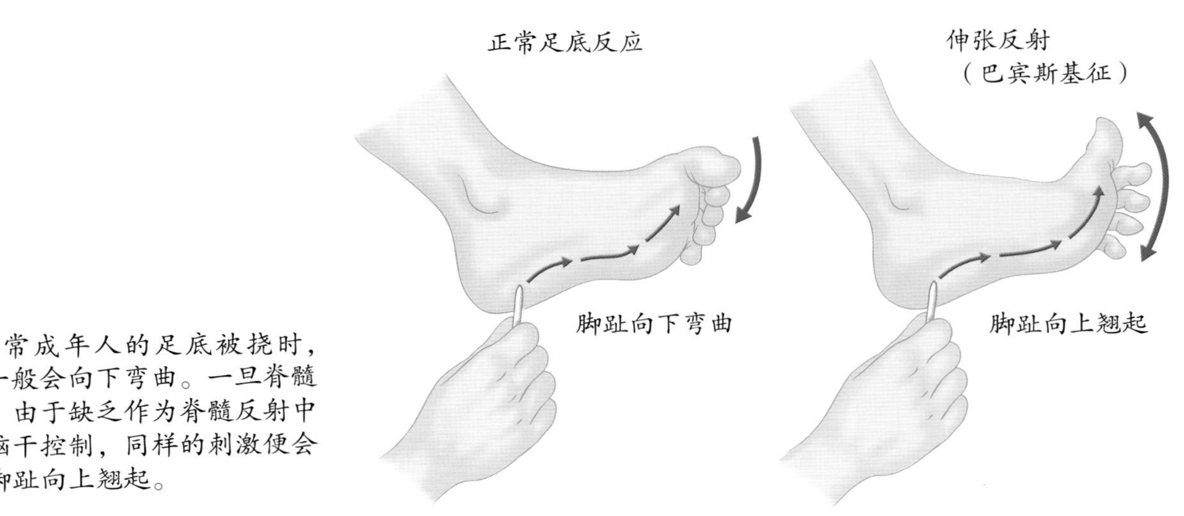

→ 正常成年人的足底被挠时，脚趾一般会向下弯曲。一旦脊髓损伤，由于缺乏作为脊髓反射中心的脑干控制，同样的刺激便会导致脚趾向上翘起。

运动异常

清醒状态下，我们的身体每时每刻都在执行着由数十种肌肉参与的复杂运动。在生活中的大多时候，这些动作都被执行得流畅而完美，只需要很少的意识参与。只有当控制动作的回路受损时，才会出现运动异常。

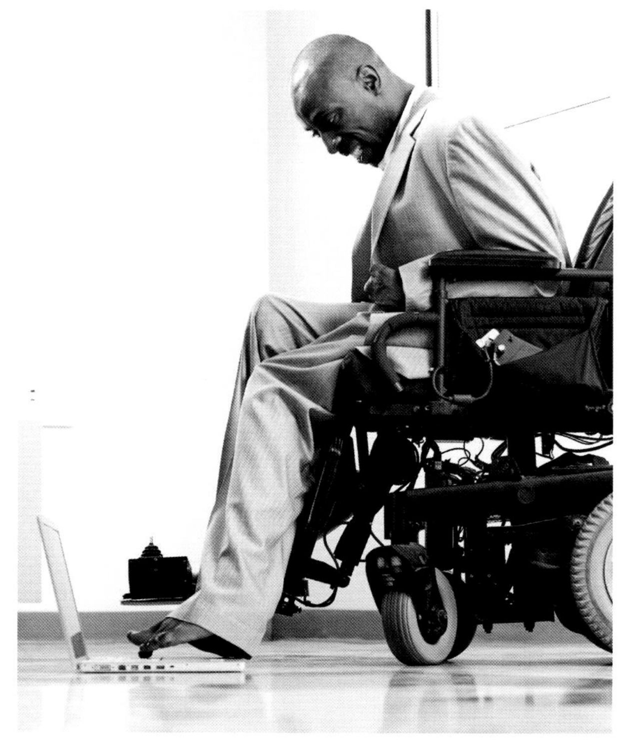

→ 运动回路受损可发生于发育期间，或由中风等疾病引起。一些肢体可能相对不受影响。

运动异常可根据动作、位置以及发生的模式进行分类。对运动的观察能够帮助我们发现潜在的疾病或神经损伤。

震颤

震颤即肢体节律性地抖动。震颤是在静止时还是在运动过程中更严重，可以作为运动系统中两个主要组成部分之一受损的标志。

震颤在静止时最严重，是基底神经节的运动通路受损或退化的标志。这在帕金森病患者中比较常见，是由中脑黑质的多巴胺能神经元退化导致的。这些神经元利用多巴胺作为神经递质，来激活纹状体的神经细胞。缺乏多巴胺能神经元将改变基底神经节回路的活动，由此产生手部震颤，这种震颤就像在手中将泥灰揉成球状（搓丸样震颤）一样。静止性震颤在随意运动中会有所改善，但在有情绪压力时会恶化。

仅在运动中（如伸手捡笔时）出现的震颤，称为意向性震颤。意向性震颤是小脑受损的标志，而小脑负责协调手部的精细运动。受损的小脑无法以正确的顺序、正确的时长流畅地激活肌肉群（即使是那些简单的动作所需要的肌肉群），从而导致病人左右摇摆，抓取物体时经常越过目标。

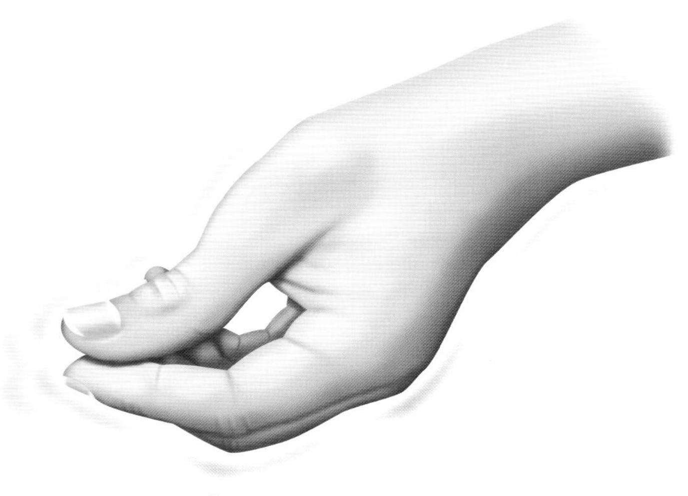

← 黑质的多巴胺能神经元受损会引起搓丸样震颤，这种震颤就像在手中搓泥丸一样。静止性震颤在肌肉放松时发生。搓丸样的动作常见于帕金森病患者。

药物引起的动作

部分药物会导致动作异常。抗精神病药物会导致迟发性运动障碍，症状包括舌头和面部反复的不随意运动（反复地眨眼、伸出舌头、噘嘴）以及快速的肢体动作。这些异常行为被认为是由药物作用于脑内多巴胺能神经通路导致的。

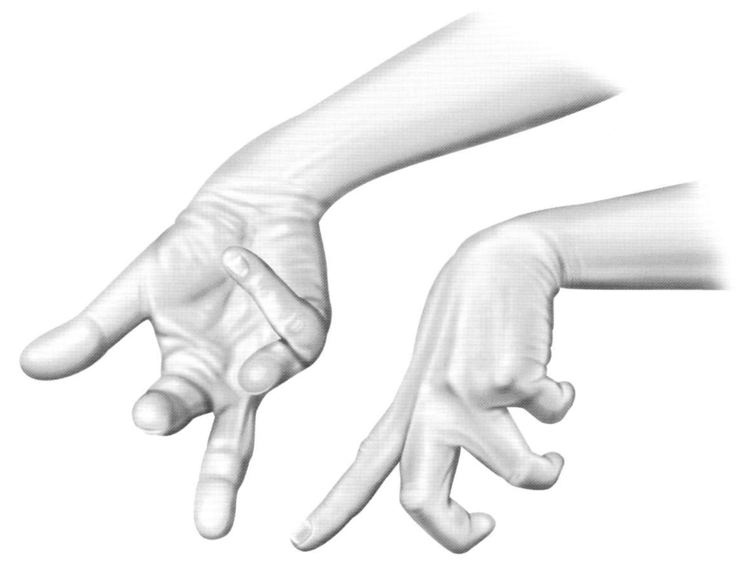

↑ 手部缓慢、弯曲盘绕式的异常扭转动作称为手足徐动症，是一些脑瘫患者所表现出来的一类异常动作。

缓慢、弯曲盘绕式的动作

缓慢、不断扭转且无目的的动作通常称为手足徐动症。症状表现在四肢末端，通常由基底神经节的纹状体受损导致。脑瘫病人也会出现手足徐动症，因为他们的纹状体在出生时期就受损了。

快速、短暂且无目的的舞蹈动作

四肢、面部和舌头执行快速或舞蹈样的动作，看起来像正常的随意运动的某些片段，称为舞蹈症。舞蹈症是一种严重的遗传性疾病，病因在于纹状体的尾状核和大脑皮质发生进行性的退行性病变，且无法治愈。患者会经历异常行为逐渐恶化、人格改变以及认知功能丧失（痴呆），从确诊到死亡只有 5 年左右的时间。

爆发性、投掷样的运动

一侧身体进行狂热的、投掷样的运动，称为偏侧投掷症，通常由中风导致的丘脑底核损伤引起，表现为损伤部位对侧的身体进行剧烈运动。

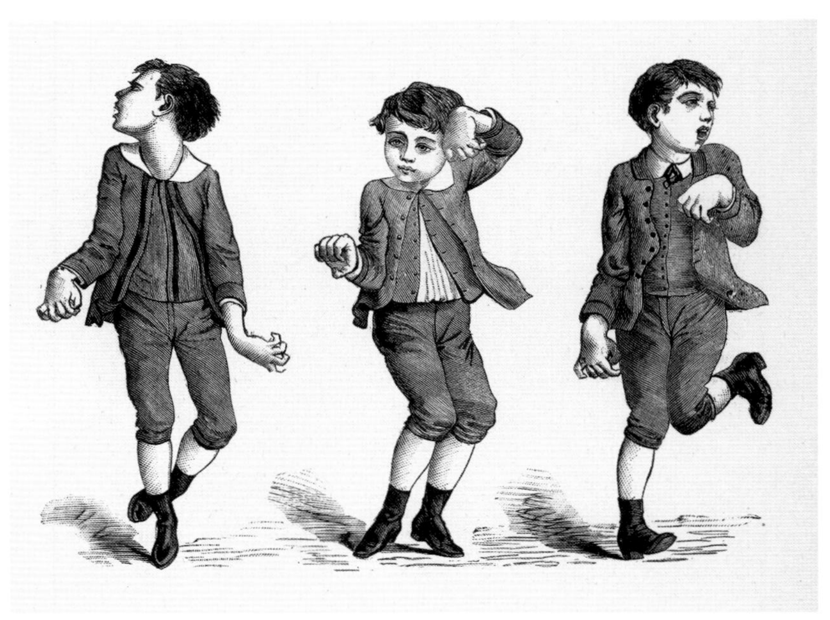

→ 儿童舞蹈症通常是急性风湿热引起的暂时症状。右边这张插图展示的是 1880 年 3 个患有舞蹈症的男孩。

无意识控制：身体内部系统

维持内环境稳定是生存的必要条件，否则我们很快就会死于血压和温度的剧烈变化。

神经系统和内分泌系统一起控制着身体的内环境，使各项指标保持在可接受的范围内，即内稳态。

控制血压

血压的变化会刺激脑干中孤束核的神经元，这些细胞通过延髓前面和侧面的一串神经元传递关于血压的信息。其中一群神经元被称为头端延髓腹外侧区，与脊髓灰质内控制血管壁平滑肌、心肌收缩的压力、频率和速度的交感神经元相连。头端延髓腹外侧区受损或切断头端延髓腹外侧区与脊髓之间的连接将导致血压下降。孤束核受损的患者的血压会急速上升，可能引起中风。

失血的对策

有时候，由于内部或外部出血、皮肤表面的伤口，身体会突然失去血液而威胁生命，这是因为缺少流向心脏和脑部的血液将导致死亡。应对失血的生命保护措施包括提高心率、恢复血压、让血液流向重要器官，以及从尿液中尽可能多地重吸收水分，以保存循环液 。

引起心率和血流改变的通路与控制血压的通路被抑制，但多了一条控制液体重吸收和恢复血压的通路。血压骤降将刺激孤束核的神经元，而从延髓（脑干网状结构）至下丘脑的血管升压素细胞的上行通路将引起向循环中释放血管升压素。血管升压素增强了肾脏重吸收水分的能力（甚至在高浓度的情况下），且收缩了血管壁的平滑肌来维持血压。

控制血液中的氧气和二氧化碳

将血液中氧气和二氧化碳的浓度稳定在非常小的范围内是非常重要的。血液中气体的浓度得到控制是因为神经回路在不断地监测血液中气体的浓度：神经元负责分析这些信息，并决定是否需要控制呼吸的速率和节律；运动神经元负责控制宣通肺气的肌肉。

关于血氧浓度的信息被一个非常微小的结构（颈动脉体，位于颈内动脉，即大脑主动脉初始位点的旁边）收集起来。随后，信息沿着舌咽神经进入延髓，到达孤束核。监测二氧化碳浓度的细胞有的也位于颈动脉体，不过大多数都分布于延髓表面。

驱动吸气的神经元位于延髓上部，即腹侧呼吸组吻端（Rostral Ventral Respiratory Group，RVRG）。节律细胞（起搏细胞）位于比延髓稍高一点的地方，控制呼吸的速率和节律。脑桥中的一些神经元负责监督和调节这些节律细胞的活动。

从脑干的呼吸控制中心到脊髓的通路控制着高颈段脊髓的膈神经细胞，这些细胞负责驱动膈肌，即负责吸气的主要肌肉。而通向更下方脊髓通路，控制着另一些神经细胞，这些神经细胞负责驱动肋间肌，以维护呼吸。

中脑或以上位置的大脑受损时，人仍能保持呼吸，但前提是脑干的脑桥和延髓保持完好。这意味着对于呼吸来说，最重要的控制中心在脑干的下半部分。

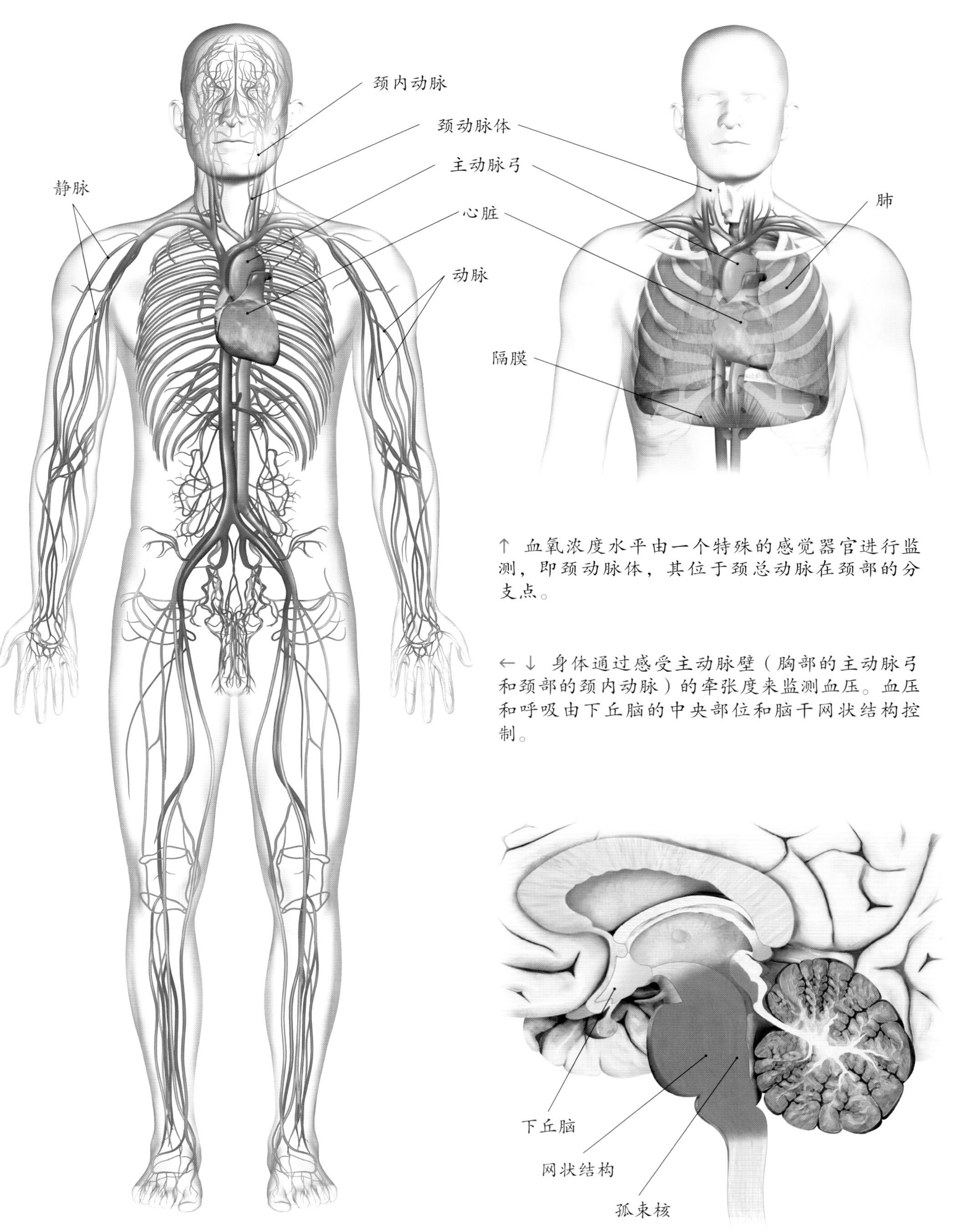

↑ 血氧浓度水平由一个特殊的感觉器官进行监测，即颈动脉体，其位于颈总动脉在颈部的分支点。

← ↓ 身体通过感受主动脉壁（胸部的主动脉弓和颈部的颈内动脉）的牵张度来监测血压。血压和呼吸由下丘脑的中央部位和脑干网状结构控制。

神经性变性疾病

许多控制身体内部系统的神经元群都会受到神经退行性变性疾病的影响。如多系统萎缩就是由帮助调节内脏的延髓神经元开始退化导致的疾病。

多系统萎缩症患者无法使血压在身体从俯卧到站立的过程中保持稳定，也无法为了满足运动的需要而改变血压。位于延髓中线部位的 5－羟色胺能神经元缺失将导致难以控制体温。而延髓和脑桥中的其他神经元退化也可能导致对心脏、肠道以及膀胱的控制异常。

由于脑干神经元的丧失，帕金森病患者通常也会经历血压、肠道活动的控制障碍，但所受的影响不及多系统萎缩症患者广泛。

控制体温

在感受到寒冷时，保持空气贴近肌肤的体毛就会竖立起来，形成隔热层（鸡皮疙瘩），血液便从皮肤流向身体内部，从而减少通过皮肤损失的热量（血管收缩）。当这些措施仍然不足以维持体温时，肌肉群就会强而有力地节律性收缩以产生热量（打战）。反之，如果环境过热，人体就会通过出汗和在皮肤表面分流血液的方式来散热（血管舒张）。下丘脑和脑干的神经元群负责控制以上这些活动。

下丘脑中的神经元群监测血液的温度，指导脑干中缝核的神经元的活动（中锋大核和中锋苍白球），以调节皮肤表面的血流。其中一些神经元也会控制体内棕色脂肪的保存，以用于产生热量。脑干中线两侧的部分网状结构中，也有通过控制打战来产生热量的神经元。最后，网状结构的神经元可以激活交感神经系统的神

↓ 促进排汗以增加蒸发吸热，从而降低体温（下左图）；竖起体毛以保留皮肤附近的热量，从而保持体温（下右图）。

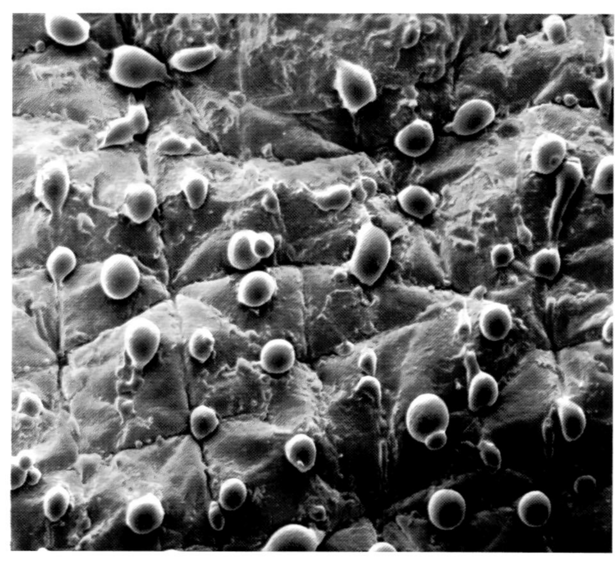

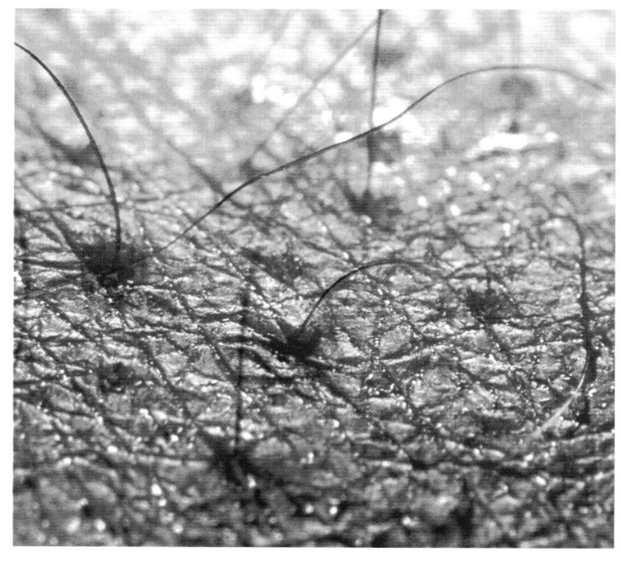

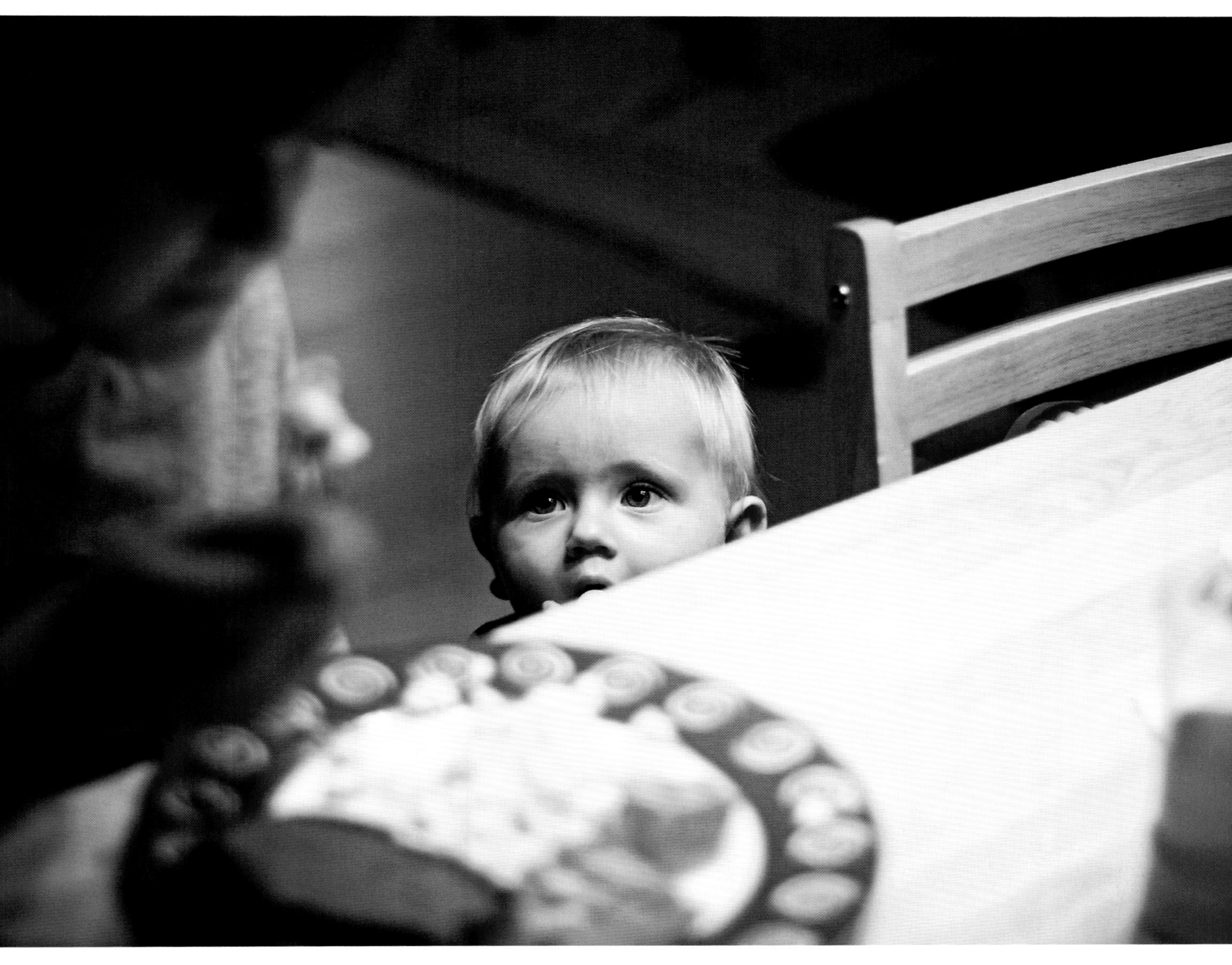

经元，在过热时促进身体出汗，或在过冷时竖起体毛。

↑ 看到、闻到，甚至是想到美味的食物，都会刺激控制唾液腺的副交感神经（属于自主神经系统），从而导致流口水。

控制唾液分泌

在看到、闻到或想到美味的食物时，我们都会分泌唾液。而体验或期待食物的感觉处理发生于大脑皮质，但控制唾液分泌的神经元位于脑干。这些神经元分为两类，一类是控制耳前方腮腺的舌咽神经，另一类是分别控制舌头和下巴下方的舌下腺和颌下腺的面神经。

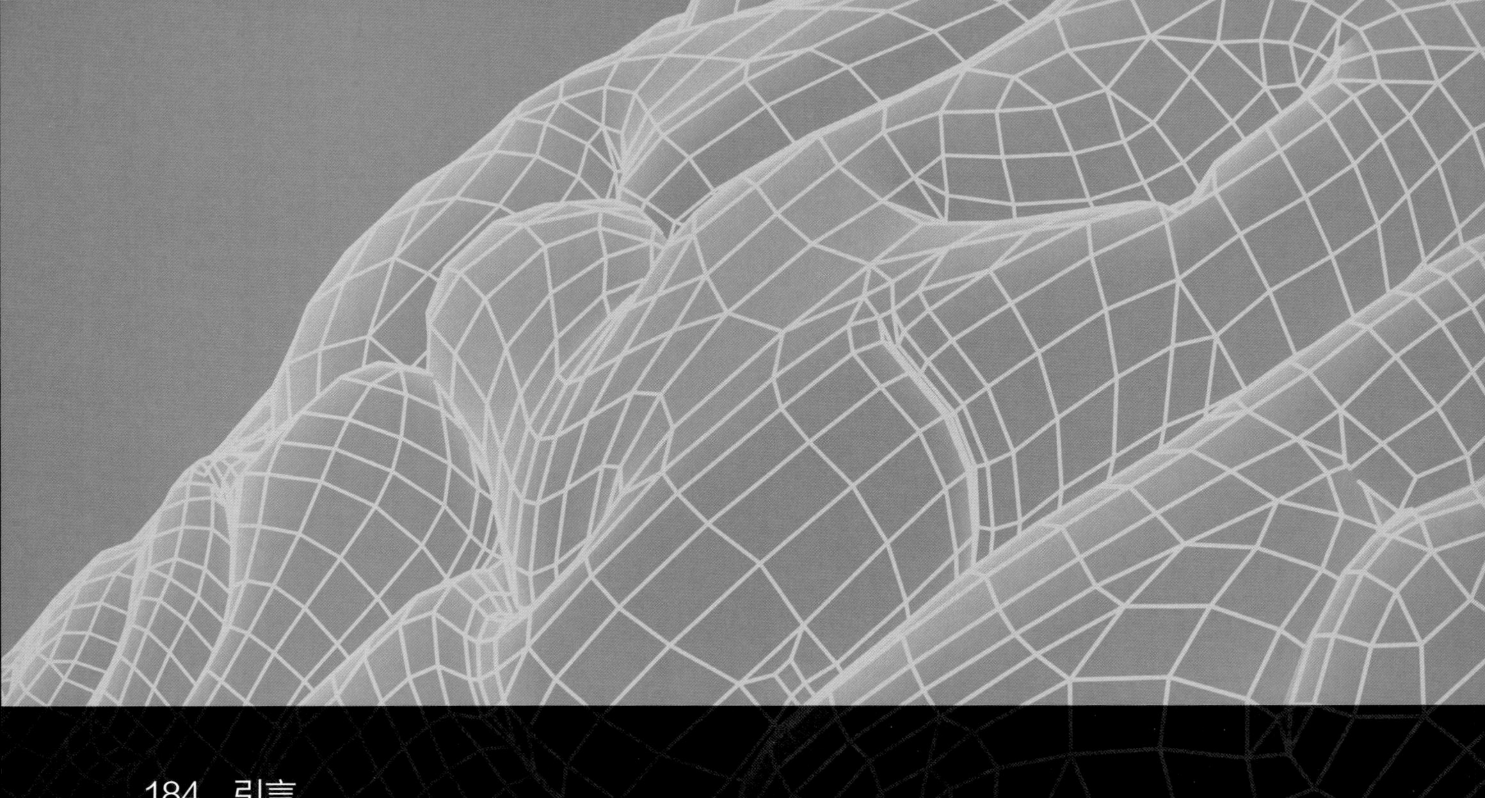

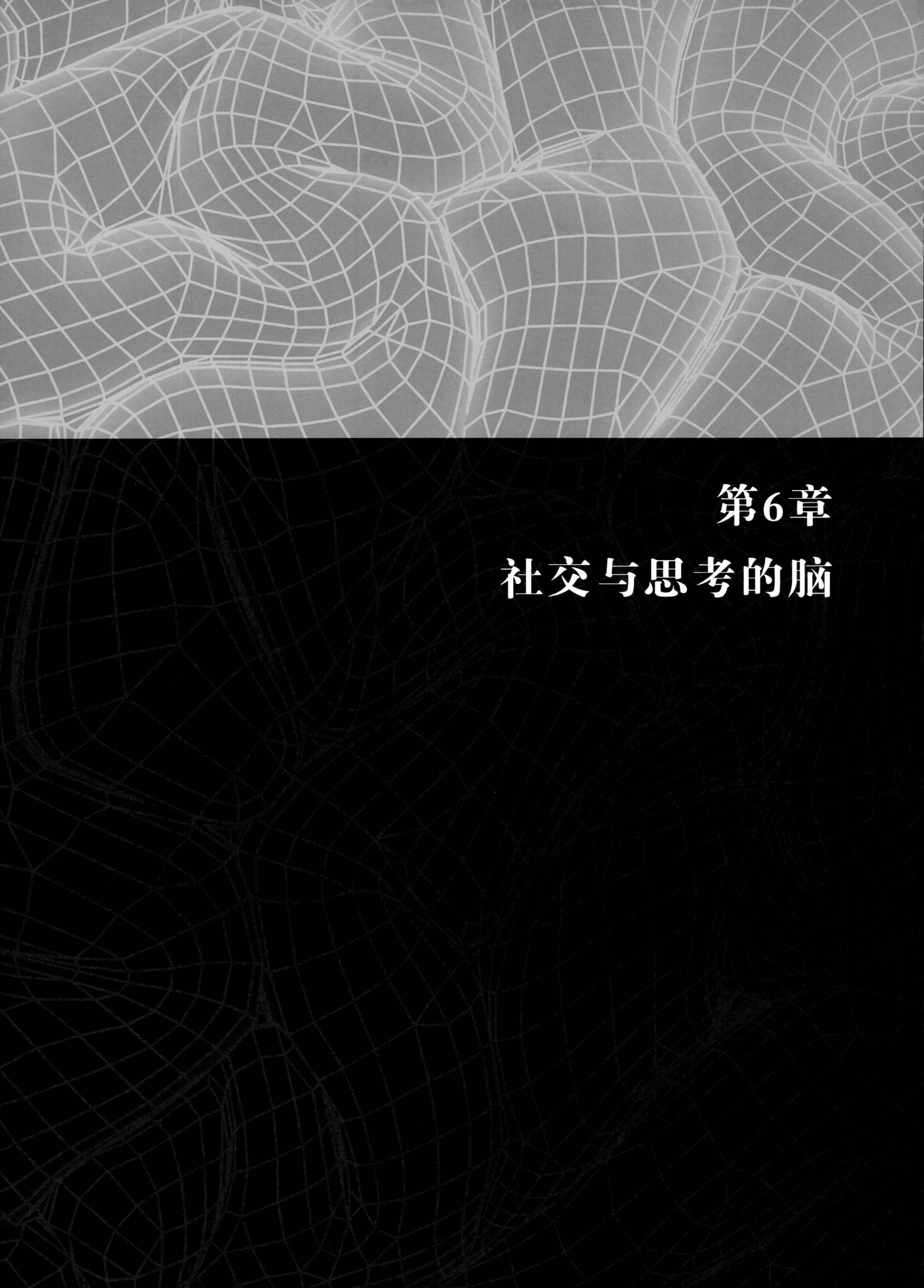

第6章 社交与思考的脑

引　言

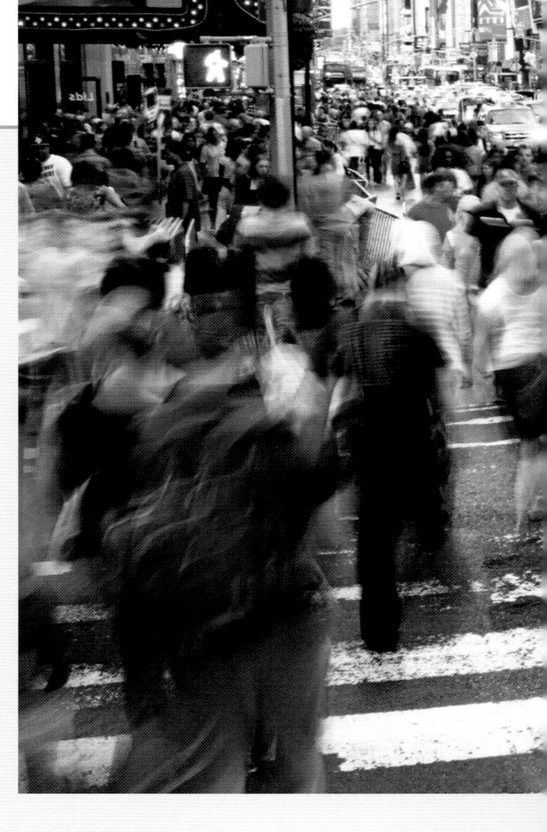

我们所处的复杂社会需要我们与他人合作、不起冲突，近距离地在一起生活、共同做出决策。而这些行为的实现，需要我们能够理解他人的情绪、通过语言和文字进行高效沟通、容忍不同的意见，以及为了将来的利益而延迟满足。

心理推测能力强调了所有人类社会交往的机制在于使个体认识到别人会有完全不同的想法，从而形成关于他人信念的看法。在人类思想逐渐成熟的过程中，了解别人可能会有完全不同的信念和观点是非常重要的一步。人类在 4 岁左右便能获得心理推测能力的能力。

口头和书面的语言及思想

所有的动物在某种程度上都能进行交流，但人类拥有更丰富的能力来交流复杂思想和情绪。这些能力源于控制大脑皮质发育的基因发生了一些关键性的变化。人类大脑相较于其他物种更为偏侧化，绝大多数人的语言区都位于左半球。口语表达能力可能是人天生的，但书面语言表达能力则需要多年的练习才能获得。

部分日常的想法通过语言被执行。一些神经科学家认为我们无意识的想法是语言中没有被执行的部分。

为什么共情很重要

理解他人并与他人合作需要共情，即对他人的情感认同。神经科学家维托里奥·加莱塞提出，我们或许是通过大脑皮质的镜像神经元系统认识、理解他人情绪的。镜像神经元是皮质中的一

现代社会的思想是何时出现的?

进化心理学家认为人类拥有心理推测能力的能力至少已有 40000 年，这是那一时期艺术、文化和科技兴起的基础。另一些人则认为早在 200000 年前出现解剖学上的现代人时，心理推测能力就随着口语和规划能力一起出现了。

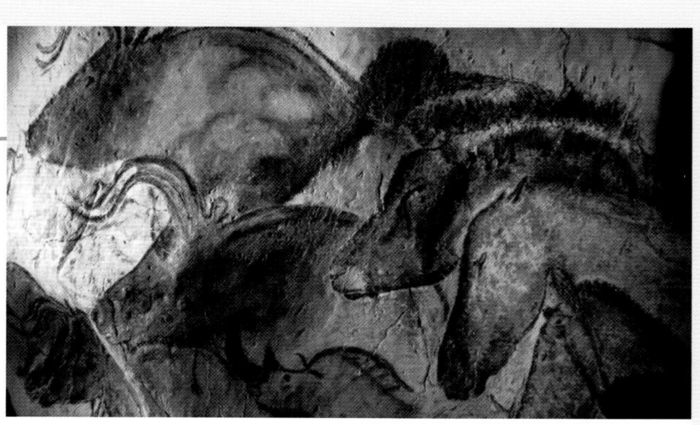

↑ 史前洞穴中的绘画或许是我们远古祖先获得了心理推测能力的证据。

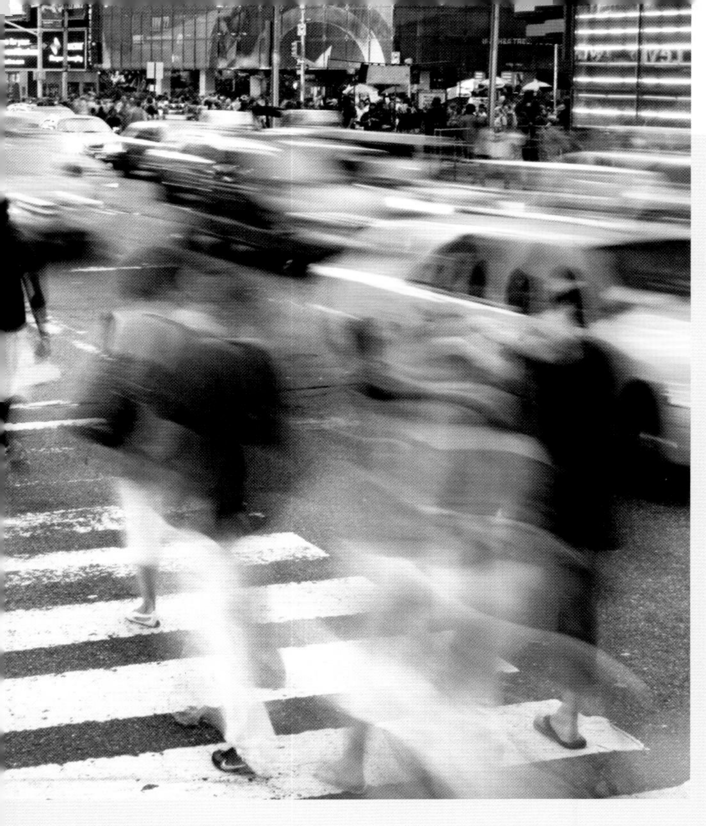

← 我们生活在一个复杂、快速发展并且拥挤的社会中，如果没有合作、协商和忍耐，那么整个社会就无法维持正常运转。

个群神经元，它们不仅在执行动作时被激活，在看到他人做同样动作时也会被激活。这些神经元最初是在模仿任务中被发现的，但一些神经科学家认为它们也参与社会认知。

另一些神经科学家则对此提出了质疑。他们指出，模仿他人的动作并不能获得关于那个人的意图的信息。也许还存在其他位于上颞叶的联合皮质、杏仁核以及额叶底部的神经元，负责参与理解他人情绪的认知加工。

前额叶的重要性

我们在童年时期不断被灌输正确的社会行为规范，然后在前额叶进行内化，才能在成年时期做出各种符合社会规范的行为。前额叶成熟与否依赖于从脑干传来的多巴胺能通路的最佳输入水平。当多巴胺能通路的输入较少（不是最佳水平）时，可能会产生冲动、分心的行为。

前额叶受损的病人似乎难以遵循社会行为规范。他们的行为更易受刺激的驱动，无论当时的行为是否合适，他们都会仅仅根据环境中的线索就做出反应。

有的人前额叶没有完全发育成熟，他们有可能会表现出反社会的人格特质或参与犯罪。他们也许意识到，缺乏同理心、不愿遵循社会行为规范会使得他们可以利用其余大多数人的愿意合作的本性。

前额叶对于计划目标、日积月累地向目标靠近的过程也非常重要。前额叶受损的病人会缺乏追求个人目标的能力，他们的生活没有目标、没有方向。

↓ 前额叶控制社会行为和目标指向性行为。成熟的判断力是由前额叶控制的。

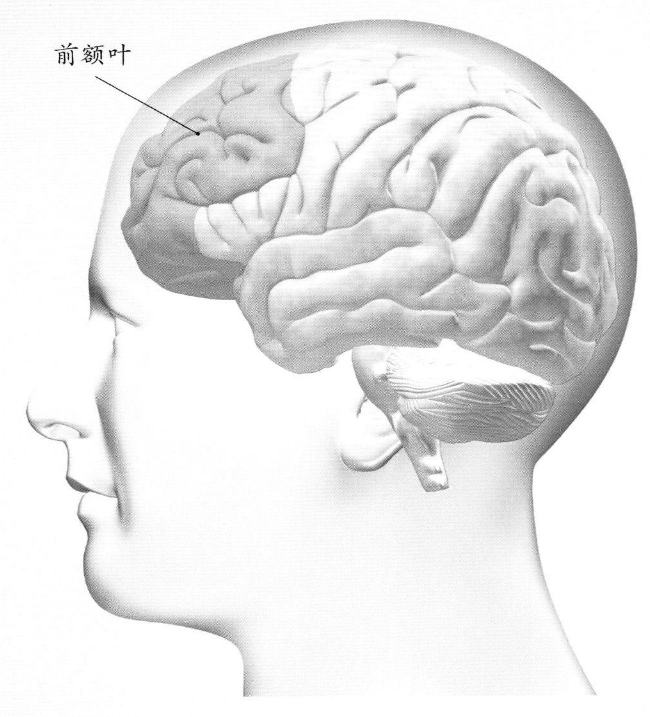

语言是什么？

语言通常被定义为一种交流的形式，即通过使用一些词汇或音节，依据既定的规则，向另一个人传递信息。语言的形式包括口头语言、书面语言和手语，其各自的大脑通路并不相同。

大量的研究表明，说话的能力是人类独有的。更准确地说，如果 5 岁前经常与父母交流，那么儿童就能够通过“先天潜能”学会使用口头语言。每天仅仅和会说话的父母、兄弟姐妹待 1 小时，儿童就可以学会说话；而猩猩则需要每天用一半清醒的时间进行严格的手语交流训练，才能学会手语。而且，即使听到的只是只言片语、不完整的开头以及说话时不断被打断，人类也能够掌握语言。就连那些有智力障碍的儿童，在非正式和非结构化的聊天环境中，也能够学习语言。

人类语言的多样性

最早的人类语言已经进化成一个由大约 6500 种现存语言组成的丰富的族谱，而其中一些语言的发音和语法结构在我们看来可能很奇怪。所有语言都有重要的象征——能够表达抽象甚至神秘的概念，而不仅仅是为了单纯的人类日常生活而存在。

非洲西南部的“咔嗒语”（如纳米比亚语），需要利用喉咙后部发出“咔嗒”的声音来修饰口语的意义。其中有多达 48 种不同的咔嗒声，当地人以之表达词义中的细微差别，但外人却很难分辨出这些咔嗒声之间的不同。在大

↓ 儿童天生就具有学习父母说话的能力，不需要正式的语法训练，只需要很少的发音纠正。

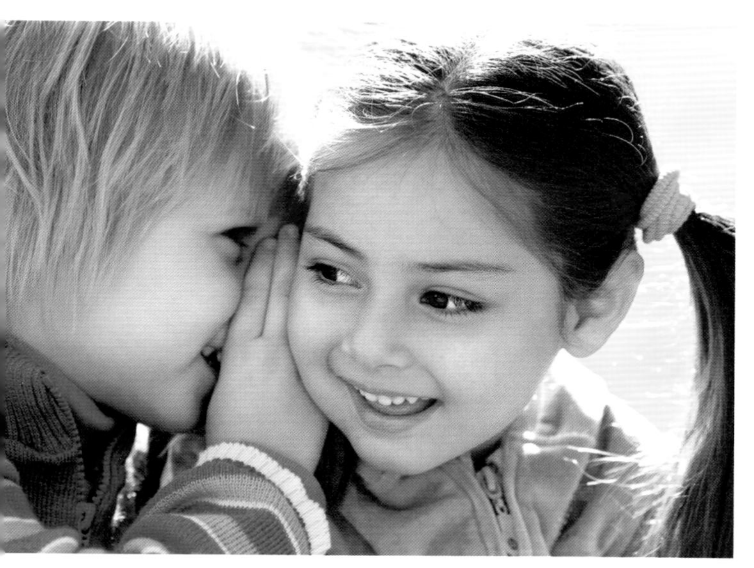

人类语言的历史

目前广为接受的观点认为，所有人类都来自非洲。那么最早的语言起源于哪里呢？语言没有化石，因此我们对这个问题的推断也没有直接的证据。我们知道，许多现代人种（如澳大利亚原住民）在至少 40000 年前，甚至 60000 年前就达到了现代的分布水平。这些在现代仍依靠狩猎和采集生活的人与其他人相对隔离，但他们的语言却和世界上其他地方的狩猎者和采集者一样丰富、复杂。这些事实表明语言至少已有 40000 年的历史，甚至可以追溯到 100000 年前第一代解剖学意义上的现代人。基因学家认为人类语言源于一个人类基因“FOXP2”的变异。这个基因有缺陷的家庭成员都会有语言缺陷，难以掌握语法规则，如复数的形式或动词时态。

脑中，这意味着表达语言的脑区必须为每种咔哒声传递不同的运动指令，而听者的听觉联合皮质和语言的感受野必须能够分辨出不同咔嗒声之间的差别。为了产生这么多的咔嗒声，说话者需要精细控制咽喉的肌肉，而这意味着控制相关肌肉的小脑和脑干的回路需要经过严格的训练。

一些语言使用的声音和英语相似，但语法结构、语调和声调变化和通用的语言不太一样。如澳大利亚北部的 Jingili 人所讲的 Jingulu 语，只有 3 个动词：走（go）、做 (do)、来（come）。这些词必须搭配不同的名词来表达其他语言中由单个

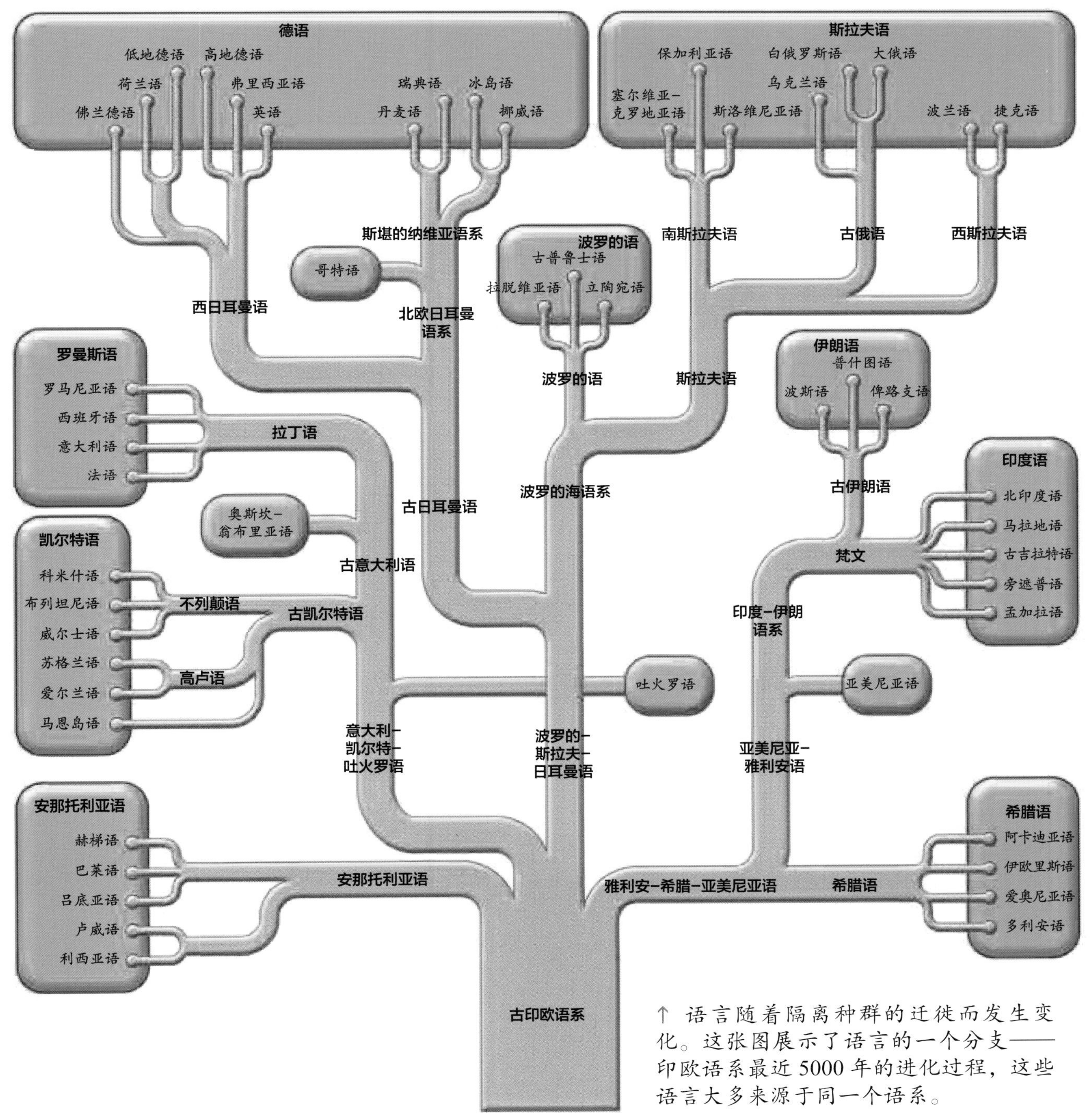

↑ 语言随着隔离种群的迁徙而发生变化。这张图展示了语言的一个分支——印欧语系最近 5000 年的进化过程，这些语言大多来源于同一个语系。

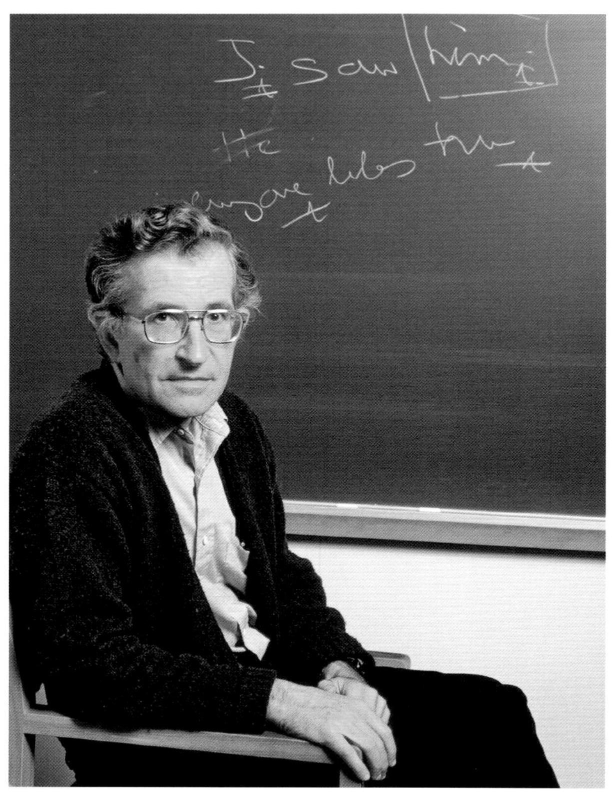

↑ 诺姆·乔姆斯基是近代最具影响力的语言学家。他提出学习语法和灵活使用语言的能力是先天的，随着发育即可获得。

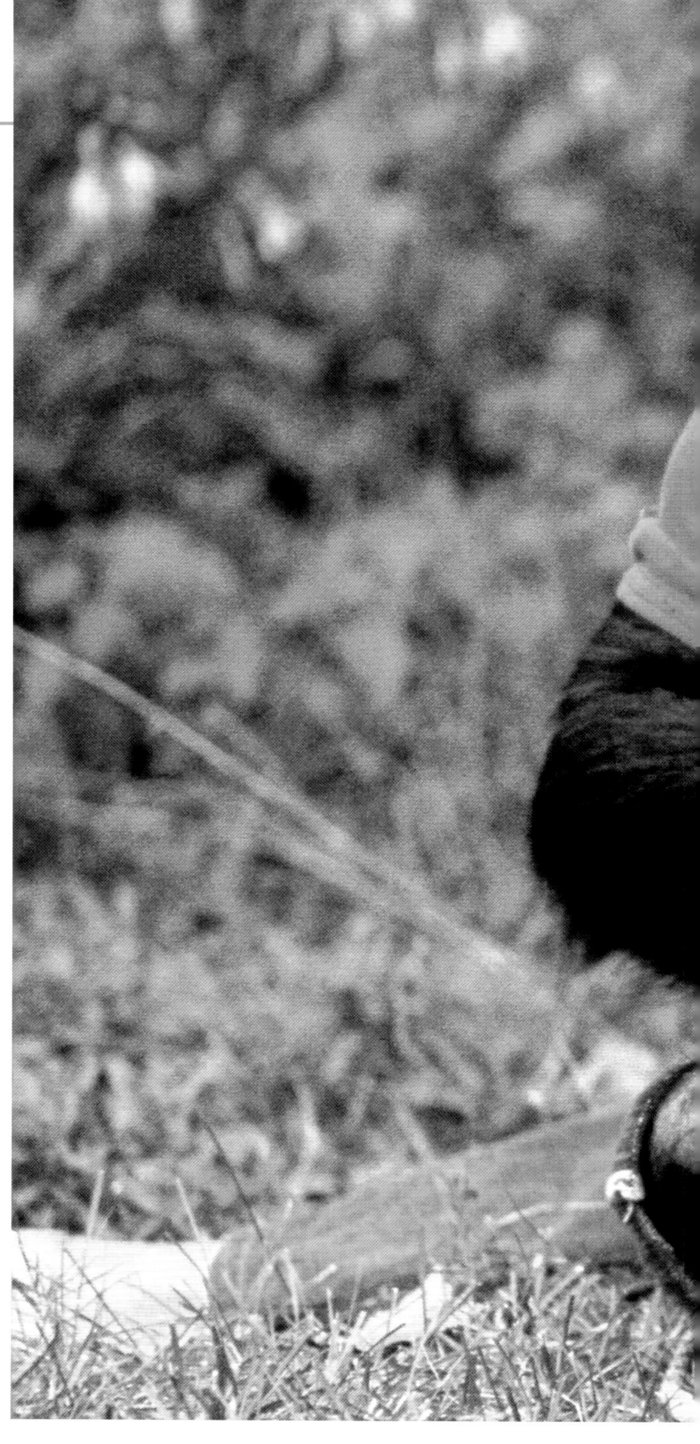

→ 尼姆·黑猩猩斯基（诺姆·乔姆斯基的双关语）学习了近 125 种手势，能够表达与身边环境有关的信息，但它并没有像多数语言学家定义的那样学习语言。

动词表达的意义。还有一些语言会将整个句子的意义融合进一个单词。而东亚或东南亚地区，连同非洲的许多地方的部分语言，会利用音高来修饰词语本身的意义。其中最为大家熟悉的就是普通话和粤语，它们分别有 4 个和 6 个声调，不同的声调表达完全不同的词义。

我们能与动物交流吗？

动物天生的交流方式相对简单和直接：小狗摆尾巴表示开心，抓门表示想出去玩。但动物能学会像我们一样交流吗？训练猩猩学习人类用手语交流的尝试已有一些成果：猩猩能够掌握数十个甚至几百个单词，能够连词成句以表达简单的意思。然而，大多数语言学家质疑这些表现并不是真正的语言。

语言学家查尔斯·霍凯特认为，非人类动物的交流与人类交流的不同之处至少表现在 13 个方面，其中有 2 个方面比较重要，即移位性和创

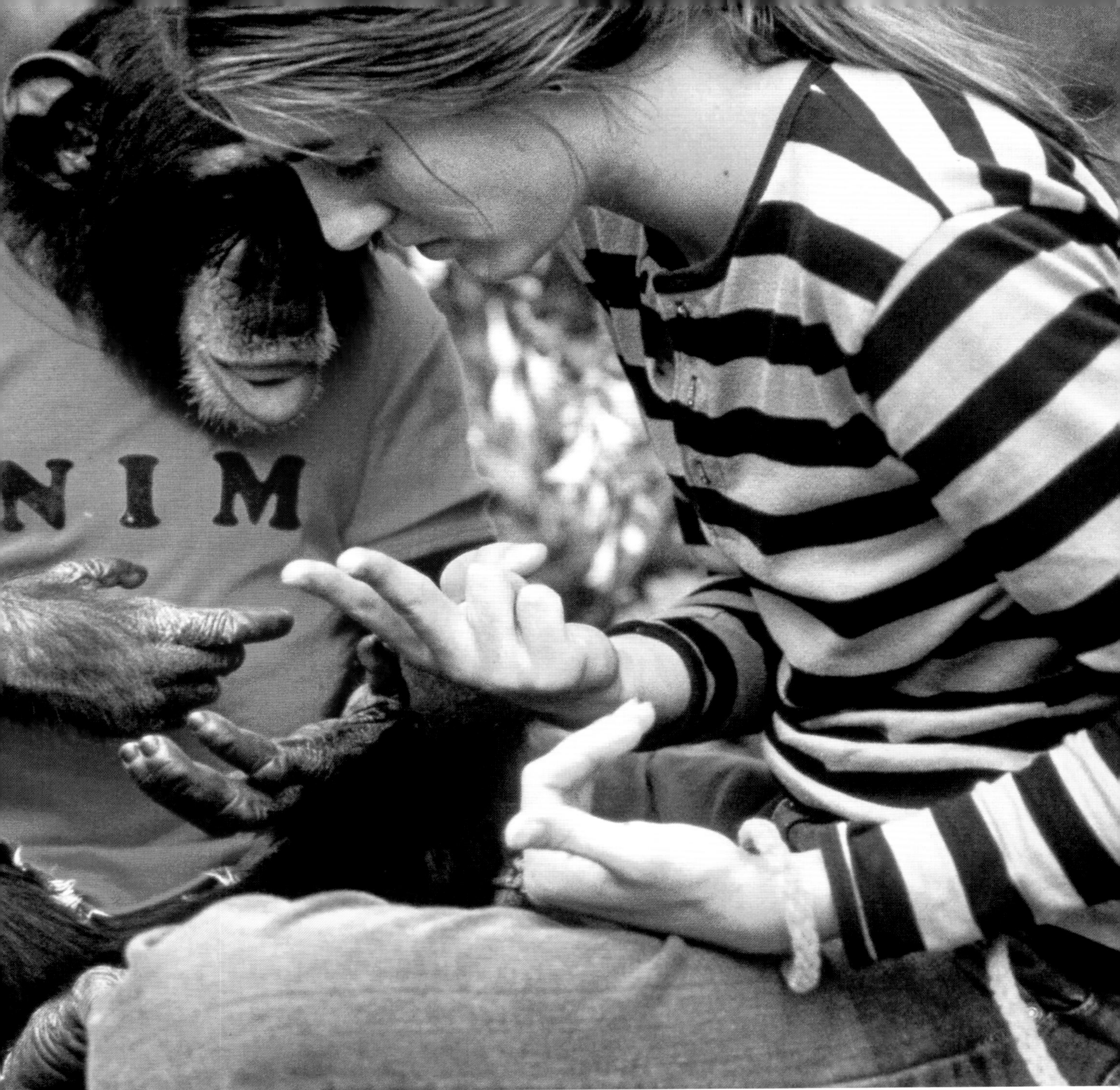

造性（能产性）。移位性意味着能够讨论不在当前语境下的物体和概念。例如，人类能够讨论昨晚在天空中看到的不明物体，然而猩猩却无法做到。猩猩能够记得几小时前说过的话，但是它们最关心的事情还是当前的需求。创造性意味着能够以多种不同的组合方式重组语言，而不是只交流食物和眼前直接的快乐。儿童似乎能够本能地利用人类语言的灵活性，并会尝试以新奇的方式组合词汇，传达新的意义。这样独特的语言结构会根据成人或年龄大一点儿的孩子的反馈，得到强化或因此终止。

脑的语言中枢

对多数人而言，产生和理解语言的主要区域位于左侧大脑半球的皮质，右侧大脑半球和脑的深部结构同样发挥着重要的作用。

我们对语言和大脑之间关系的认识传统上依赖于两种类型的证据：一种是脑损伤，导致语言出现产生和理解方面的障碍；另一种是对皮质表面进行电刺激，产生和上述类似但是暂时的效果。近十年来，功能成像技术成了第三种行之有效的方法。

大脑皮质的语言区

传统上人们认为有两个区域对口语至关重要：位于额下回三角部和盖部（布罗德曼分区 44 和 45 区）的布罗卡区；位于顶叶的角回和缘上回，并延伸至颞上回上表面（布罗德曼分区 39 和 40 区）的韦尼克区。在 19 世纪，保罗·布罗卡和卡尔·韦尼克通过对这些脑区受到影响的中风患者所做的里程碑式研究得到了以上结论，但我们现在认识到，语言功能要比过去认为的复杂得多，对其有影响的区域也广泛得多。

由于大脑病变或损伤而丧失语言功能的疾病称为失语症，涉及语言理解、表达或两者兼有。布罗卡区受损的患者有严重的言语产生障碍，他们的口语通常结结巴巴，词语表达往往很不清晰，关键的虚词也经常丢失。这些变化与布罗卡区在语言组织和生成中的作用是一致的。

韦尼克区受损的患者则在语言理解方面存在严重障碍。他们的语言表达可能很流利，但是单词的发音和语法结构会受到影响。他们不擅长复述和给物体命名，这些变化与韦尼克区保持语音结构完整性的作用是一致的。

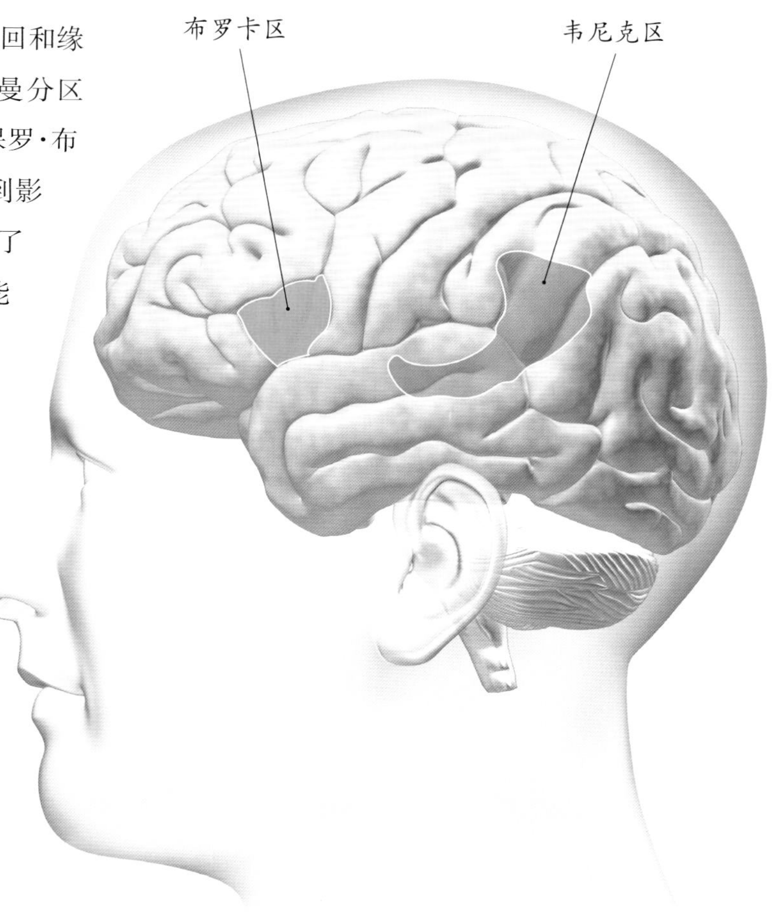

→ 大脑皮质中两个关键的语言区是布罗卡区和韦尼克区，分别以 19 世纪做出重大贡献的医生命名，他们将特定的语言缺陷与大脑具体部位的损伤联系起来。

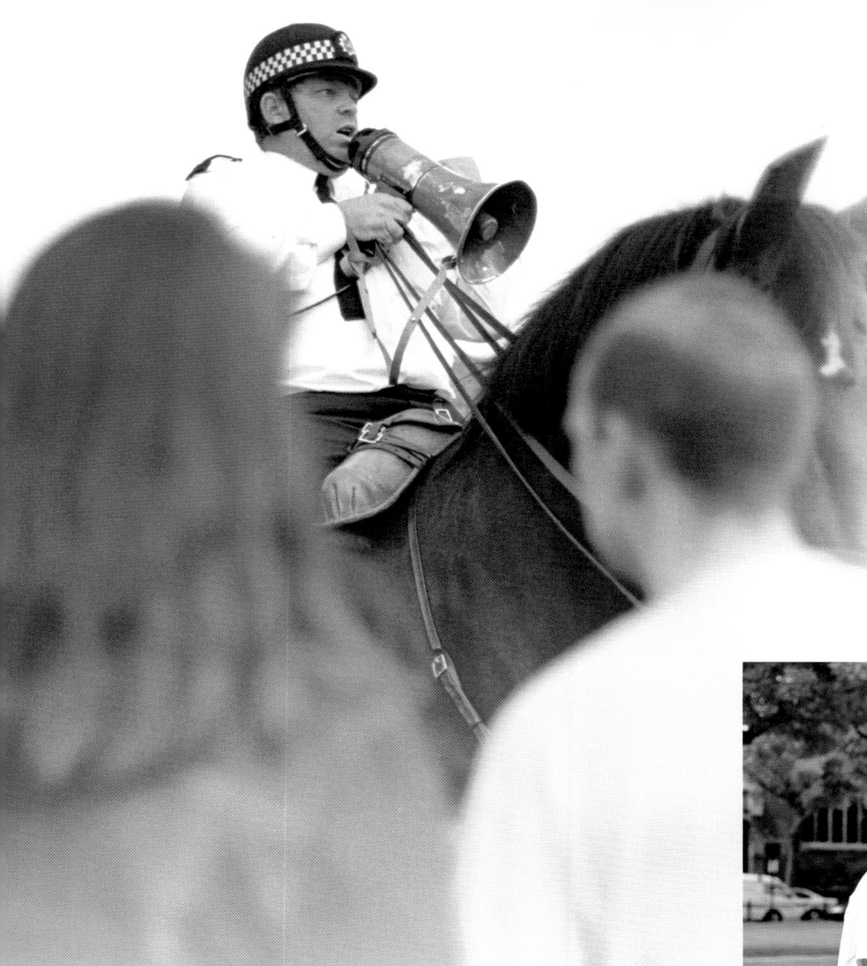

↓ ← 警察在向违规人群讲话时所用的语气、语速和语调的变化，与他在安慰迷路孩童时所用的完全不同。非文字方面的语言被称为音律，一些局部脑损伤会让人产生音律障碍——丧失传达或理解音律的能力。

布罗卡区和韦尼克区由一种叫作弓状束的神经纤维相连，使得信息能在两者之间传递。有效的语言功能取决于信息在韦尼克区（存储词义）与布罗卡区（构成声音）之间稳定的传递。

语言功能的偏侧化

大多数语言处理过程是在大脑半球的一侧进行的，即大脑的优势半球。几乎所有右利手（约 98%）的语言区都在左侧大脑半球，60%~65% 的左利手的语言区也在左侧大脑半球。语言功能倾向于表现在左侧大脑半球，这与大脑的不对称性相匹配。换句话说，左侧大脑半球的形状与右侧大脑半球略有不同：左侧颞叶的上表面比右侧略大，这是因为左侧包括一个称为颞平面的区域，它是韦尼克区的一部分。

虽然大多数语言处理过程发生在左侧大脑半球，但右侧大脑半球也保留了一些理解具体名词的能力。需要强调的是，右侧大脑半球在理解音律方面很重要——语言的非文字性，比如交谈的语气（幽默或严肃等），说话人的情绪（讽刺或挖苦等），区分命令、陈述和提问的语气。

布罗卡区和韦尼克区以外的脑区

功能成像的结果显示，口语处理过程主要在布罗卡区和韦尼克区的皮质进行，但其他区域对沟通也很重要，尤其是当我们进行非口语交流时。人们普遍认为，书面语言涉及大脑皮质中靠近视觉皮质的部分；同样，手语涉及的脑区更接近控制手运动的部分，而非控制脸和喉咙的区域。功能成像研究还表明，位于颞叶前下方的一个区域参与表达词义，而位于布罗卡区前方的额叶也在词义表达测试中被激活。

为了维持有效沟通，大脑皮质的其他部分可能对启动语言功能、保持兴奋与注意力至关重要。额叶内侧的辅助运动皮质受损会导致语言启动出现问题，这表明该区是语言处理系统的激活区。大脑半球内侧的扣带回对于在语言任务中集中注意力、在交流过程中保持兴奋很重要。

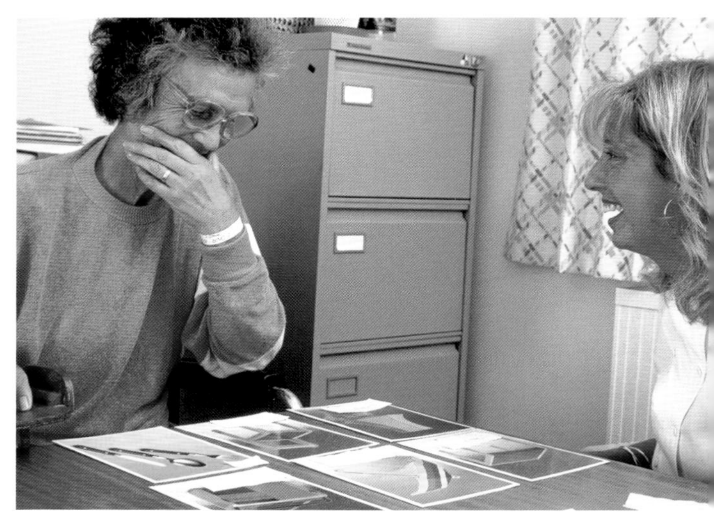

↑ 脑卒中患者可能会丧失一种或多种语言功能。言语治疗师必须训练他们使用剩余的脑区，才有可能重新掌握语言。

大脑皮质以外的语言功能

虽然大脑皮质对理解和形成语言至关重要，但脑的深部结构也起着关键的作用。

↓ 表达和解释手语不仅需要激活大脑皮质中对语言很重要的脑区，还涉及手部的运动控制和视觉分析。

基底神经节（尾状核和壳核）和部分丘脑卒中患者也可能会出现语言问题。这与基底神经节在语言启动或发音规则（如构词规则）方面的作用是一致的。丘脑还可能在处理词义方面起作用。

针对脑功能的研究表明，小脑对语言功能也很重要，它可能是通过控制运动协调来起作用的，因为说话涉及对肌肉群进行实时精确的控制。但有些科学家认为小脑在语言和其他认知功能中起着直接作用。

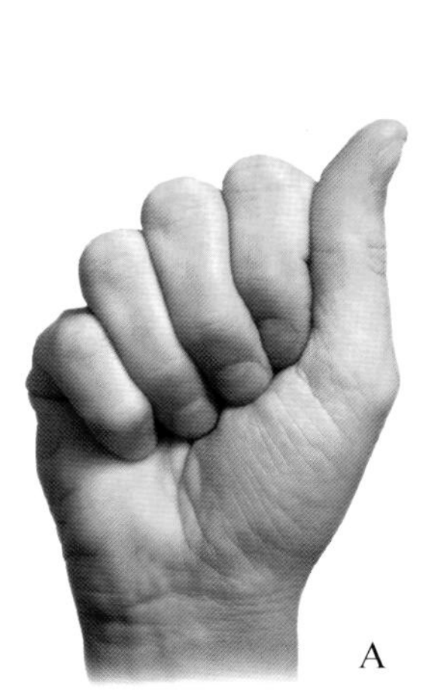

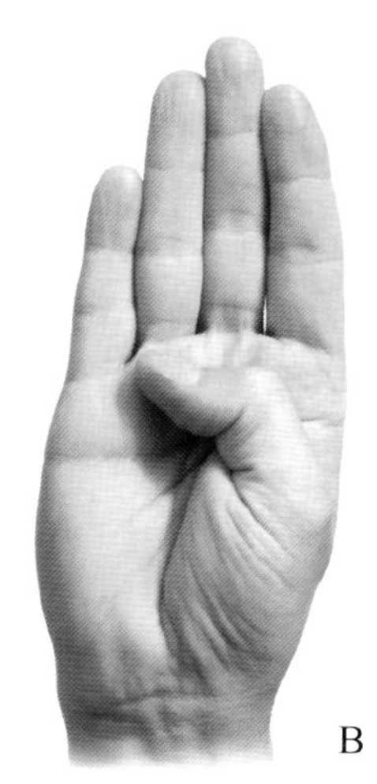

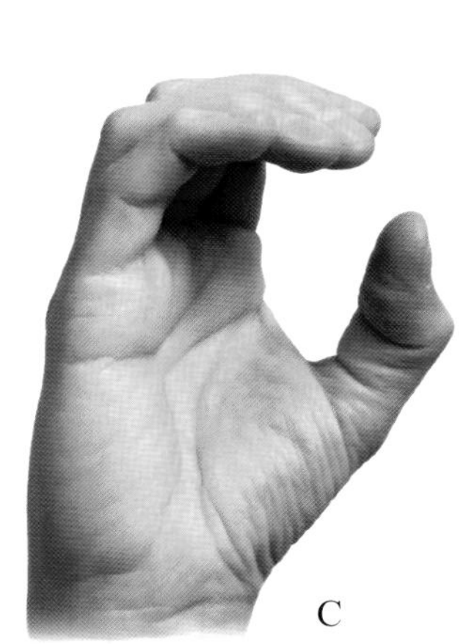

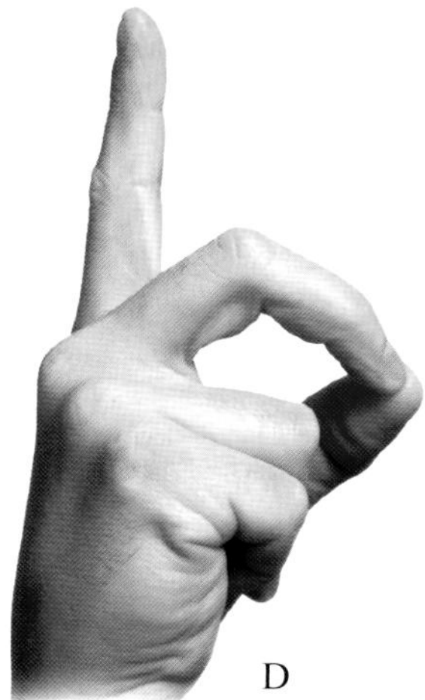

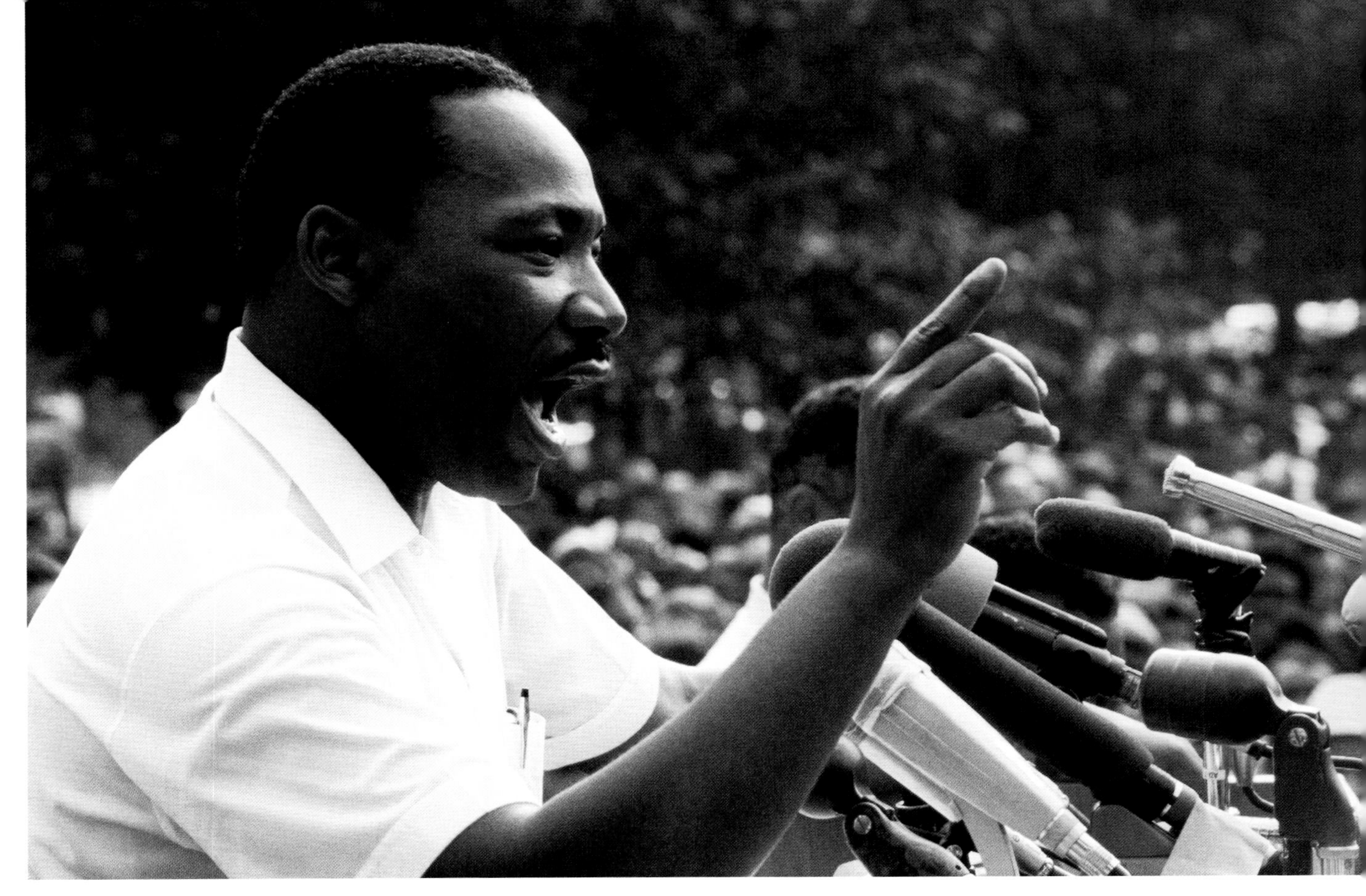

↑ 什么品质能让最优秀的演说家如此高效？清晰的思路和优美的词句固然是基础，但是对语气、节奏和发音的熟练掌控可赋予演讲者以伟大的音乐和艺术力量。

此外，发音依赖于脑干中的运动神经细胞，其中一些细胞控制躯干的呼吸肌，另一些细胞控制咽喉、舌头、嘴巴和面部的许多精细肌肉，这些肌肉使我们能够发出元音、咔嗒声和辅音（这些构成了人类语言的广泛音域）。语言只能在肺通气的呼气时产生，因为我们只有在空气强行通过收缩的声带间隙时才能发出声音。空气被迫通过这个狭窄的缝隙，在喉咙的前部产生振动，修饰声音，从而产生语言。没有缓慢而有控制的呼气，就不可能说出一个词语。

闪电般迅速响应的听力

实验研究表明，词语在刚说出后的1/8秒就能被识别。大脑是如何做到这一点的呢？大脑皮质的语言中枢不仅会快速响应，而且会通过并行处理相关词语不同方面的信息（例如单个音素、情感内容或音调变化）来实现高效的信息加工。换句话说，词语所传达的信息被分解成各个单独的部分，这些部分在重新组合之前就已经被同步处理了。有趣的是，这个过程在很大程度上是无意识的，因为我们在理解他人的话语时，不需要有意识地去鉴别词语的发音或者句子结构的细节。

表达与聆听

语言不仅依赖于大脑皮质的语言中枢，还依赖于基底神经节和小脑内的一套复杂的电传导通路。人类语言的独特性不仅来自语言皮质，还来自我们对胸腔、上呼吸道、口腔和面部肌肉运动的精确控制。

口语单词由音素组成，音素是一种独特的声音，它们相互之间形成对比，使不同的单词得以被区分（例如牛和流、pat 和 bat）。不同音素之间的主要区别取决于元音和辅音。空气通过相对开放的上呼吸道，引导喉部振动产生元音，而当声门部分完全收缩时则产生辅音。美式英语有 25 个辅音音素和 17 个元音音素。通过协调气道形状的变化，以一定顺序快速发音的过程是非常复杂的。

单词和句子

单词是由音素构成的，它可以表示实际的对象、抽象的概念、动作、对象的属性以及观点之间的逻辑联系。一个词语包含的信息可能远远超出它的具体含义，比如包含当我们的经历与词汇联系在一起时的潜在属性。例如，“狗”是一种特定动物的标签，但想到狗时，我们会想起关于该动物的所有经验和知识，如吠叫和摇尾巴。单词经常被连接在一起组成新的词汇，这就增加了单词的复杂性，也使得单词的含义更加丰富。例如，“warthog”（疣猪）的意思与“wart”（疣）和“hog”（猪）单独表达的意思完全不同。

单词可以根据语法规则组合成句子。一个给定的单词可能有许多不同的含义，而这取决于它在句子中的位置或根据语法规则调整后的意义，因此句子比单词更能表词达意。

句子对于人类的思想和记忆是至关重要的，因为它们所编码的关于世界的事实或判断可以被纳入个人对于世界的认识中，并可能深刻地影响其未来的观点和行为。句子可以为语意记忆增加信息，帮助个体计划未来的行动。它们甚至可能是某些批判性思维的基础。

左　　右

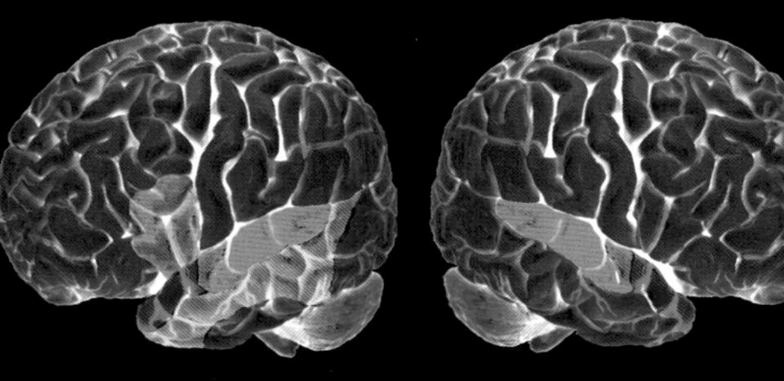

← 这些彩色的 PET 扫描图显示了当听到一种未知的语言（上两图）和一种已知的语言（下两图）时大脑的活动。在上两图中，只有与听觉有关的区域被激活。在下两图中，红色和绿色区域代表听觉，黄色区域处理已知的单词，粉色区域是布罗卡区，负责语言的产生。

语言之外

理解语言是一项复杂的技能，它结合了多种来源的信息：单词和句子本身、词的音韵（音乐内容）、手势和语言环境。我们倾向于更仔细、更长时间地观察面部表情，让这些表情与我们听到的情感内容相匹配，这表明面部表情是理解口语的重要外部线索。

功能成像研究表明，在语言任务中需要整合听觉、视觉和语言信息，大脑中有几个关键区域负责整合这些信息，主要为颞上回的后部（位于颞叶的上表面）和梭状回（位于初级视觉皮质的下方）。

理解语言

当我们听到口语时，其意义必须从至少 3 个层次的信息中提取出来：音素（声音）、单词本身（由单个音素构成）、语法（单词之间的语法关系）。位于颞叶上半部分的韦尼克区被认为在将语言中的声学信息转化为音素表征方面起着核心作用。利用音素编码的信息从颞叶上部传输至左侧颞上回前方的位置，随后其包含的意义在此处被提取出来。

在处理音素信息时出现的问题往往是由顶叶的下部、邻近颞叶上部的区域以及布罗卡区受损引起的。理解词义受颞叶损伤的影响最大，但其也可能受靠近布罗卡区的额叶区域损伤的影响。不同个体的语法分析似乎大脑皮质语言区的不同部分，这表明我们每个人在童年时期处理语法的方式略有不同。

对左侧大脑半球受损患者的研究表明，在分析语言和语法时涉及两条关键途径。其中之一是弓形神经束，它以弯曲的方式连接位于左侧颞叶和额叶的语言区。另一条途径也是连接语言区的通路，但它是通过岛叶（大脑半球外侧裂深部的区域）之下更

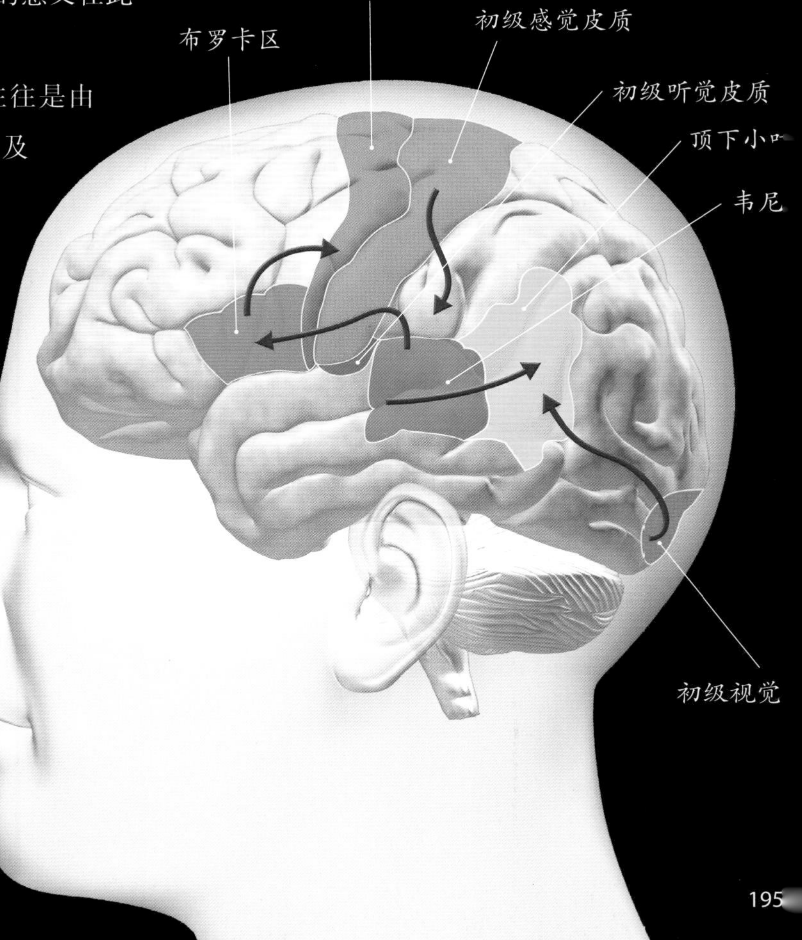

→ 听、读和复述能在大脑皮质的感觉区、语言区和运动区之间产生复杂的信息流。

直接的通路实现对语言和语法的分析的。

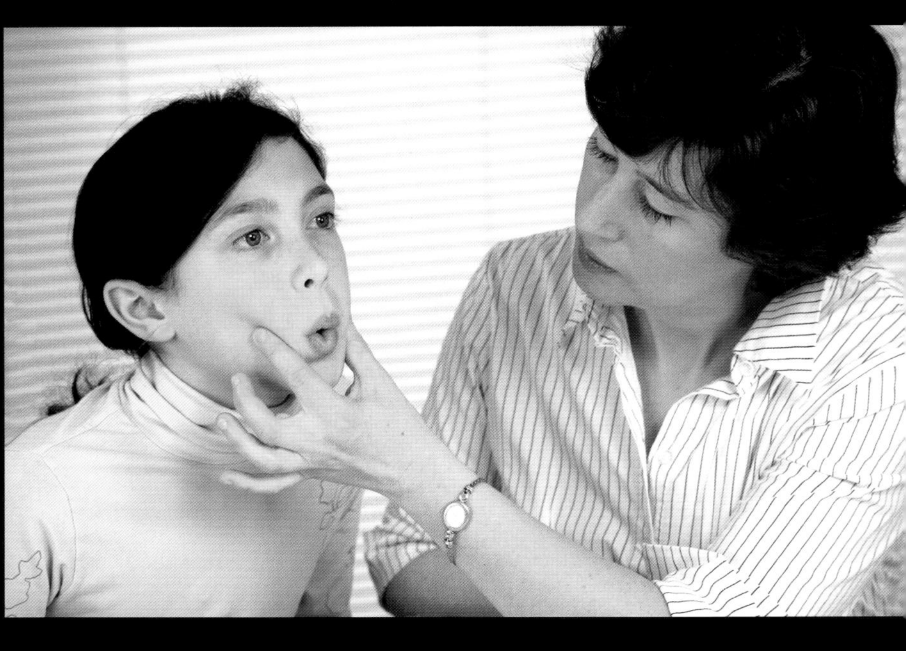

↑ 大多数孩子在没有接受正规教育的情况下就能熟练地用母语表达自己的想法。然而，在某些情况下，当大脑或气道问题阻碍清晰地发音时，可能需要语言障碍矫正。

准备说话

许多动物通过发出声音来交流，但只有人类根据精确的规则发出复杂的声音来编码具体的思想。这种区别仅仅关乎大脑皮质的语言区域，还是会涉及我们身体的其他部位呢？类人猿和成人的喉咙的一个重要区别是，成人喉头的位置较低，在喉头上方形成了一个狭长空间，用于产生各种音素。相反，类人猿喉头的位置很高，它的上端与软腭接触。猿类和婴儿的喉头位置较高降低了吞咽时窒息的风险，但极大地限制了发声的范围。

说话依赖于通过对呼吸的良好控制来清晰地表达一个个完整的词语，在发声区域的中心形成音素，熟练协调喉咙、舌头、软腭、嘴和脸部的许多细小肌肉来发出表达语言的声音。因此，语言进化不仅仅需要大脑皮质语言区域的形成，也需要脑干、小脑和脊髓的运动回路发生重大变化。

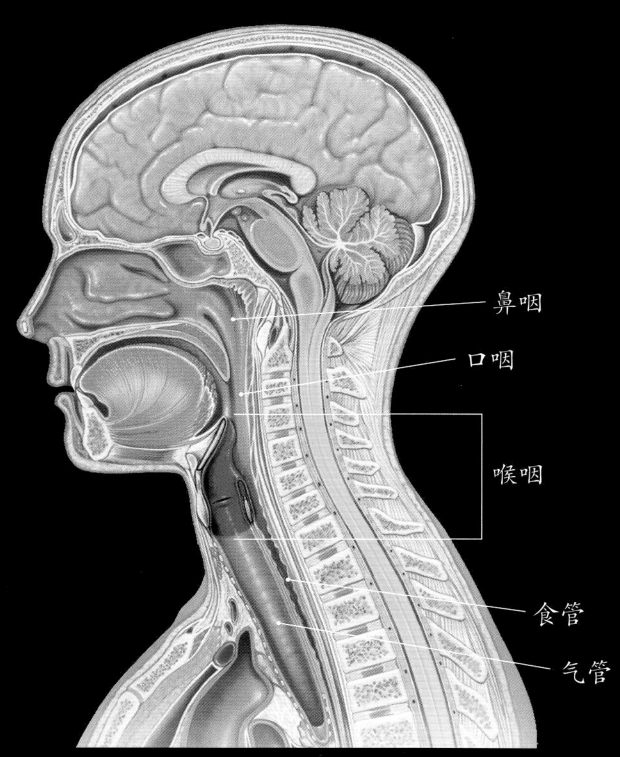

↑ 青少年和成人的喉头的位置较低，通过改变喉头上方气道的形状，可以发出丰富的元音、咔嗒音和辅音。

说话和歌曲

我们想当然地认为自己有能力区分说话声和歌声，然而实际上这两种语言在声学上非常相似。针对听到说话声和听到歌曲的人脑功能成像结果表明，区分说话声和歌曲的能力取决于颞叶的8个脑区域网络。其中大部分网络都在颞叶的上表面，在初级听觉皮质的前部或者颞叶上表面的后部，尤其在右侧大脑半球。后部区域也与对音律、语言的节奏和音乐方面的理解有关。这个区域网络与大脑中负责从听到的声音中提取音高信息以及产生歌曲的区域是重叠的。

↓ 唱歌是一种语言功能，但它也依赖于右侧颞叶的相关区域来将歌词与旋律和节奏融合在一起。

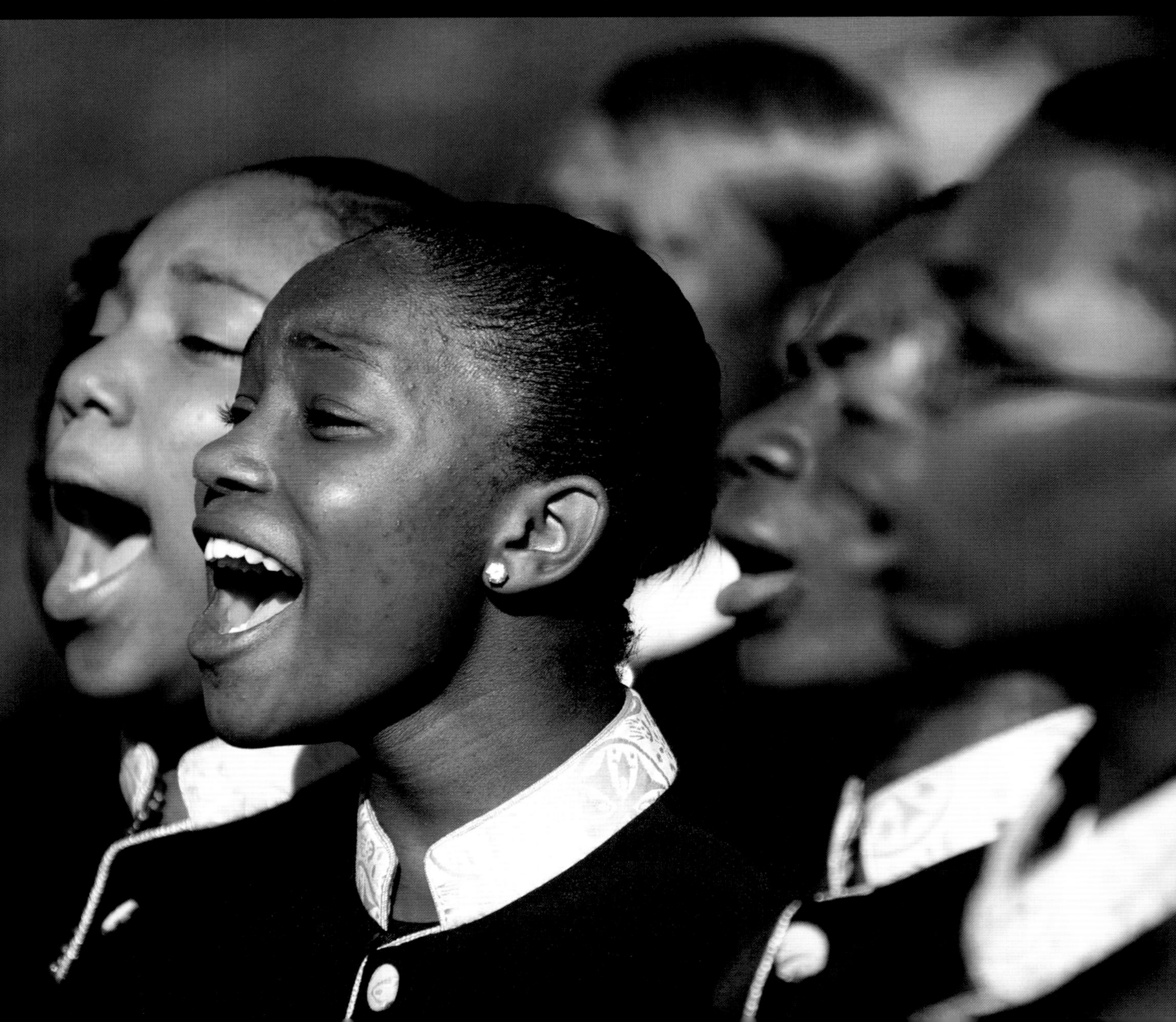

阅读、写作与数学计算

6万多年以来，口语一直是人类生存的基本组成部分。阅读、写作和数学计算是随后才发展起来的。尽管不是我们大脑中固有的天赋，但它们在文明的发展史上起到了重要的作用。

虽然掌握口语的能力可能是天生的，但获得书面语言的能力则要困难得多。我们大多数人花了数十年的时间接受专业教育培训，就是为了获得用书面形式理解和表达语言的技能。而熟练的数学计算和推理能力则更难获得。

挑战阅读

识别和解释书面语言依赖于一系列复杂的事件处理过程。线和点组成的图案必须被解释为字母，接着作为字母序列被识别为一个单词，然后被转换为单词的意义，最后在词序（语法）的上下文中进行理解。

当我们阅读时，我们会盯着 1 行中的 1 个点大约 1/4 秒，然后将视线转移到下一个点。人们往往更关注长词（如名词和主要动词），而不是短词（如介词或代词）。当我们在阅读过程中暂时集中注意力时，可以记住一连串的单词（以英语为母语的人可以记住注视点往左约 4 个单词，往右约 15 个单词）。

与形状和物体识别有关的视觉处理网络（关于对象的视觉网络，详见第 154 页）包括从枕叶

↓ 阅读是一个复杂的过程，需要我们对符号进行视觉识别，并将其空间序列转化为语意。

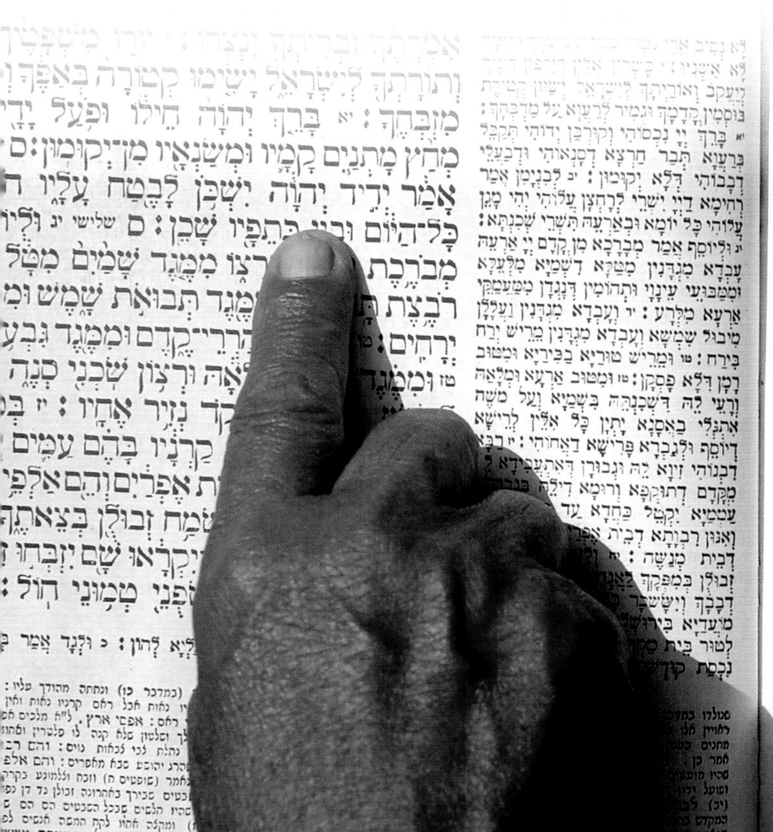

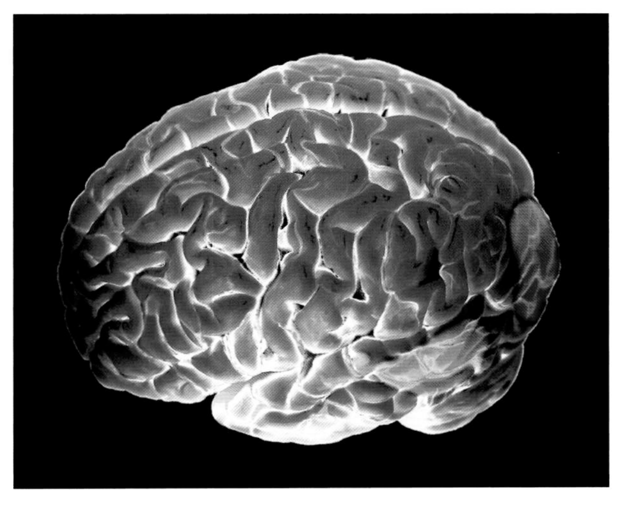

↑ MRI 扫描结果揭示了人们阅读单词时的脑活动（红色）。这时视觉皮质（最右侧）和与理解书面文字有关的颞叶（右下方）都是活跃的。

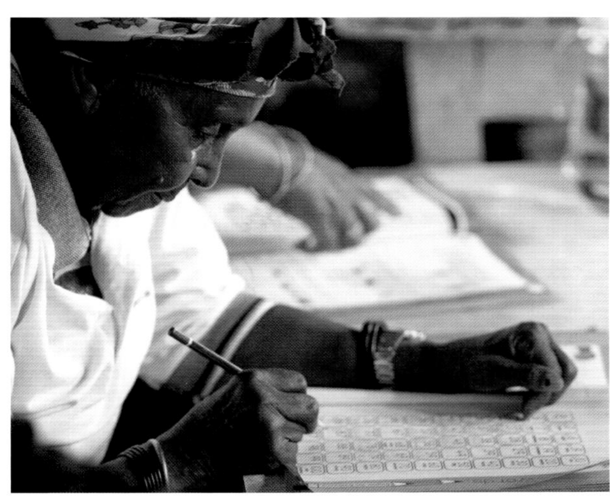

↑ 与口语不同，掌握读写能力没有所谓关键时期。学习阅读在任何年龄阶段都是具有挑战性的，但即使到了老年时期，只要能坚持下去，也可以掌握这种能力。

后部的初级视觉皮质到颞叶的通路，它根据视觉语汇识别字母的形状和单词的构造。

随后，这些信息被传递到韦尼克区，以最终理解基于单词序列的意义。韦尼克区受损可能导致失读症，即无法阅读。

功能性 PET 研究显示，当被试者观看单词并解释其含义时，初级视觉皮质与位于顶叶和颞叶交界处的视觉外显区会被激活，并扩散到韦尼克区的后部。

写作

写作时我们需要把语法规则和词义转换成优势手的动作指令。在许多方面，使用书面语言时需要更精确地遵守语言规则，因为书面语言使拼写、词序和语法具体化。

通常，包含语言区（左侧）的同一侧半球驱动着运动优势手（右侧），但在许多左利手中，左侧大脑半球的语言区必须通过胼胝体将指令传导到右侧大脑半球的运动区，以控制左手。然而，这似乎不会对写作过程产生负面影响。

写作的过程依赖于韦尼克区（即存储单词意义和语法规则的区域）以及辅助运动的区域，这一区域可能负责启动语言的表达。关于单词

单纯性失读症

即使灰质没有受损，连接大脑皮质各区域的白质受损也会产生深远的影响。单纯性失读症患者可以写，但不能读，甚至看不懂他自己写的内容。这种疾病被称为“不伴失写性失读症”，可能发生在左侧大脑半球初级视觉皮质下的白质受损之后，并且受损部位还包括位于胼胝体后部将右侧视觉皮质获得的视觉信息向左侧大脑半球传导的纤维。这种类型的损伤切断了左侧大脑半球语言区域与所有视觉传入的联系，从而导致无法阅读。

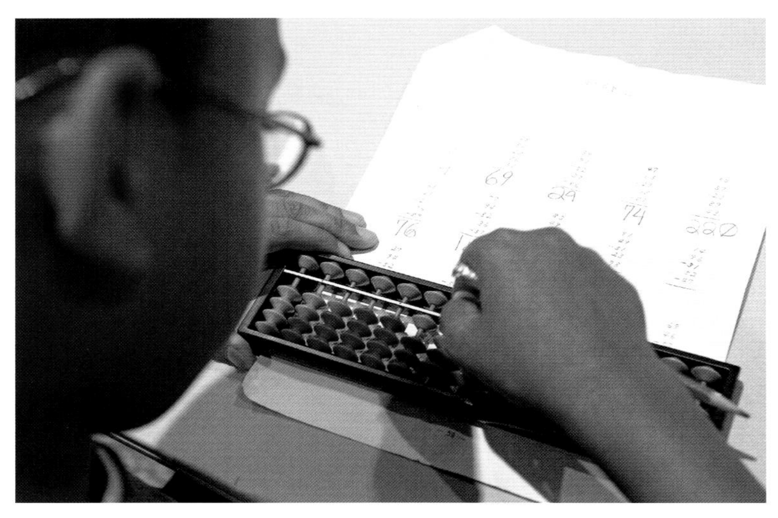

↑ 在电子计算器出现之前，像算盘这样的工具通过在计算过程中提供外部“工作记忆”，使得算术任务变得更容易。

用的符号才能进行。数学计算与书面语言表达有一些相似之处，二者都依赖于对书面符号的处理和对精确规则的遵循，但数学计算的过程始终是有意识的，在计算过程中意识通常支配着人们的认知功能。为了有效地进行数学计算，大多数人必须密切注意数字和符号的精确细节。这在一定程度上取决于数字的本质，逗号或小数点的位置具有重大意义；但最主要的原因基于一个简单的事实，即数学计算不是与生

或字符序列和语法（取决于语言种类）的信息从韦尼克区被传导至布罗卡区周围的皮质，以选择适当的运动程序来构成字母，然后被传导至运动皮质控制上肢的脑区。写作所需的运动协调能力是惊人的，这取决于多年来学习的精确运动程序。因此，即使是写购物清单这样简单的运动，也需要激活经过基底神经节和皮质小脑的回路。

大脑皮质语言表达区（布罗卡区）受损伤通常会导致失写症（无法书写）和失语症，这表明书面语言和口语表达的最终共同通路都要经过左侧大脑半球的语言区。失写症也可能由顶叶下方与颞叶的交界处受损引起（见右侧的方框），大多数人的韦尼克区位于此处。

数学计算

口语表达和数学计算之间的一个重要区别是，口语表达可能在没有完全意识到声音细节的情况下进行，而数学计算则要求完全意识到所使

顶叶综合征

顶叶与颞叶（通常指左侧）的交界处受损会引起一系列奇怪的症状，统称为顶叶综合征。患者经常无法识别或区分手指（手指失认症），左右混淆；不能书写（失写症），有时不能阅读（失读症），以及执行简单计算的能力下降（计算障碍）。计算方面存在的问题主要涉及难以区分数字类别，例如十、百、千。这表明分配数学分隔符（如小数点和逗号）的位置，与判断和分辨物体空间位置的大脑回路在同一位置。

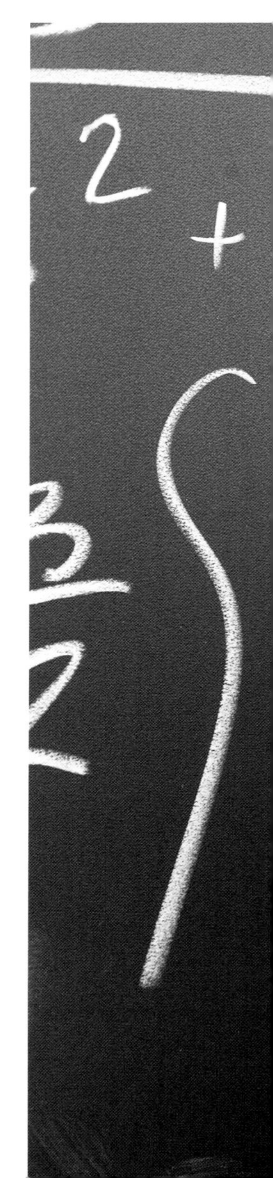

俱来的能力。数学计算技能的获取必须通过大脑回路的勤奋训练，而大脑回路是在进化过程中为空间感知和语言理解等其他功能而设计的。

人们对负责数学计算的神经回路知之甚少。对数字和数学符号的识别依赖于初级视觉皮质和经过颞叶上部与视觉世界中物体识别有关的通路。控制心算以及对数学符号和数字处理的精确规则可能存储在顶叶的下部，主要在左侧大脑半球，这表明数学推理规则和语言语法规则之间存在联系。

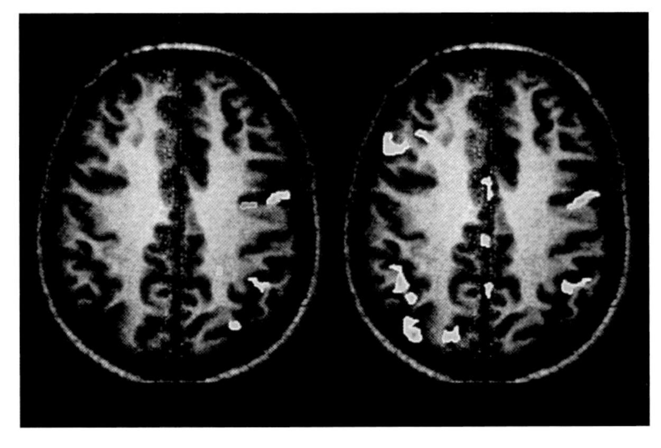

↑ 这幅图像显示了在水平位脑部扫描上叠加的数学问题解决过程中的脑电活动（黄色区域）。左边是背诵乘法表，右边是重复做减法。

↓ 高等数学要求根据精确的推理规则对符号进行处理，就像按照语言语法规则进行书写一样。

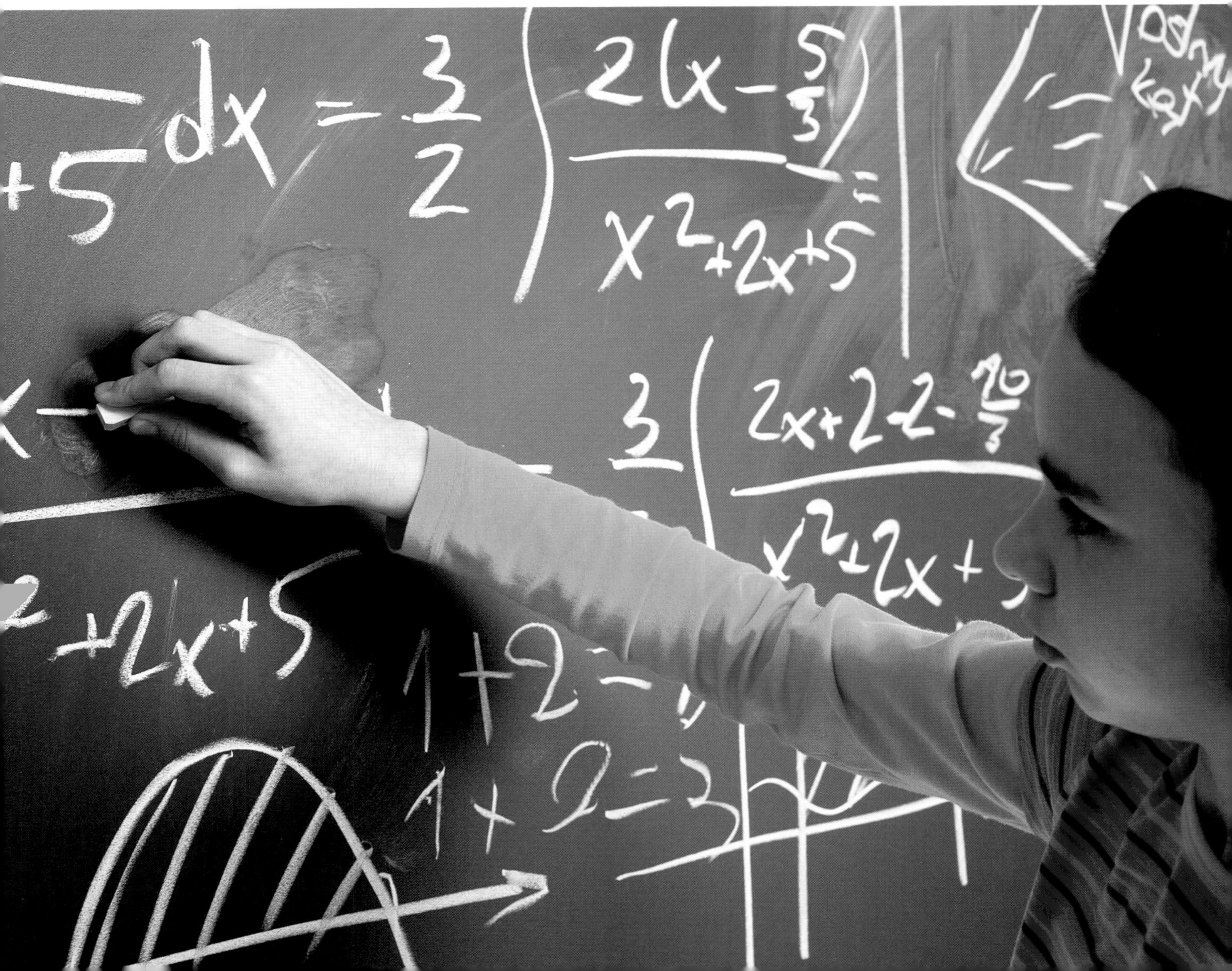

创造性思维

人类的大脑有能力创造新奇的物体和想法，思考困难的问题。那么人类创造力的神经学根源是什么？我们通常认为，一个人的能力取决于个人大脑所能达到的程度，而一个集体则可能拥有超越个人才华的能力。

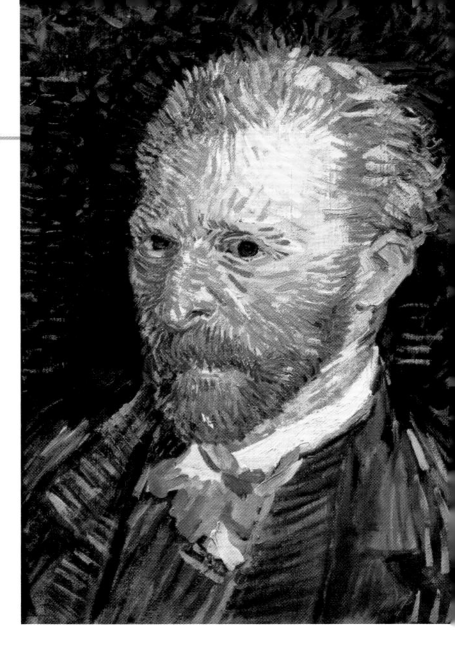

↑ 研究表明，颞叶受损与艺术创造力增强之间可能存在联系。荷兰画家文森特·凡·高似乎经历过由该部位脑损伤引起的颞叶癫痫。

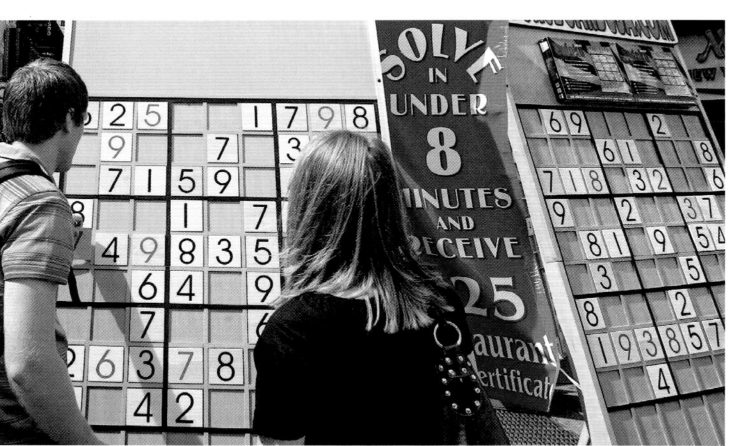

← 解决问题涉及创建和评估可能的解决方案的能力。其中，想象力和对现实的评估是关键因素。

创造力是指创造之前从未存在过的想法、概念、物体或图像的能力。它是使我们成为人类的基石，然而我们对大脑的这种功能仍不了解，主要是因为在神经科学实验中，创造力往往很难被定义和检测。创造力通常可分为 3 类：发散性思维，即以新颖的方式思考问题的能力；艺术表现力，即将智力问题和思想转化为新颖的艺术表现形式的能力；洞察力，即思考事件和现象背后原因的能力，进而推断人类行为、物质世界或生物世界之间的因果关系。

研究创造力

利用现代成像技术（功能性 MRI 和 PET 扫描）对创造力的研究表明，想象力和创造力并不严格依赖于任何单一的心理过程或特定的大脑区域，尽管大脑的某些区域似乎比其他区域更加活跃。尤其是发散性思维，似乎涉及大脑皮质不同区域的激活，但额叶前内侧皮质和额下回的激活最为持久。艺术表演也涉及广泛的大脑皮质区域，尤其活跃的是运动区域和位于颞叶与顶叶交界处的联合皮质。就激活的大脑区域而言，洞察力似乎是最稳定的创造力类型，因为洞察力涉及的最活跃的区域包括扣带回（边缘系统的一部分）和额叶的前部。

创造力是右脑的功能吗？

通俗文学常常将创造力归因于右侧大脑半球，但这方面的科学依据很少，而且常常相互矛盾。尽管有一些证据表明，右内侧前额叶在构成与创造力有关的神经网络中起着关键作用，但这可能是因为它与左侧前额叶不同，不受语言需求的支配。

白日梦

目标导向性思维在神经科学研究中最受关注，因为它比较容易被分析。但我们的很多思维并不针对特定的目标，比如白日梦不仅是一种愉快的消磨时间的方式，而且可以带来目标导向性思维所不能带来的真知灼见和想法。白日梦是一种与当前外部环境的需求没有直接联系的思维方式，它需要两个过程：将注意力从当前感知中分离出来（感知分离）的能力；从当前意识（元意识）中获取信息的能力。与外部环境事件无关的思考常常会干扰感官信息的即时处理，导致注意力不集中和心不在焉。将思维过程与外部世界分离，可以让大脑专注于心灵深处的细节，并允许人们思考问题和目标，而非急功近利地寻求答案。

脑成像研究表明，感知分离涉及扣带回前部、前额叶的背外侧和一个称为楔前叶的皮质区域的活动。楔前叶位于躯体感觉皮质和视觉联系皮质之间的中线皮质。元意识似乎主要激活大脑扣带回前部区域，以及位于大脑半球外侧裂深处的岛叶。

对人类创造力的研究表明，尽管在执行创造性任务时右脑比左脑更活跃，但左、右脑许多区域的相互作用对创造力来说才是至关重要的。这从逻辑上来看是有道理的，因为创造力需要整合许多不同的认知能力，而这些能力不可能都在大脑的同一部位，甚至是同一侧。如果这个观点是正确的，那么有能力在同一侧大脑半球的不同部位以及两个大脑半球之间（通过胼胝体）快速传递信息的人应该具有最强的创造力。

通常认为，语言能力集中在左侧大脑半球（偏侧化）是人类大脑具有高级功能的一个关键特征，但如果创造力主要取决于两个大脑半球之间信息的快速传递，那么较低的偏侧化实际上可能有助于提高创造力。换句话说，横向思维者并不总是采用横向思维。

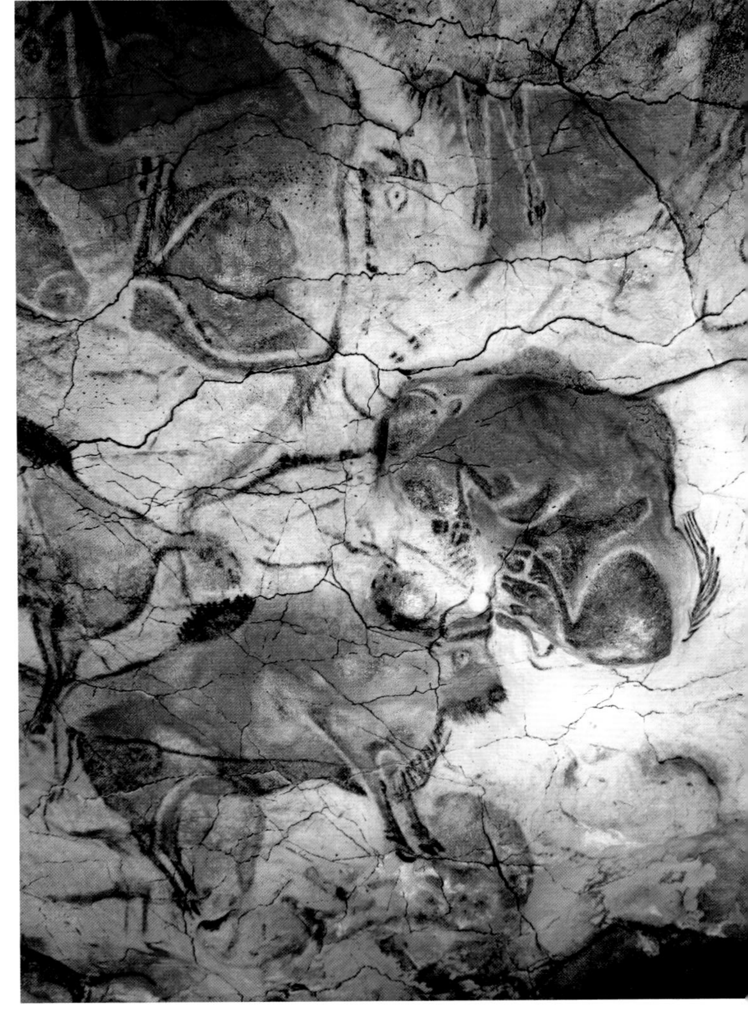

→ 艺术创造力是人类独有的特征，至少已经存在了 2 万年，法国南部和西班牙旧石器时代晚期的洞穴壁画能证实这一点。

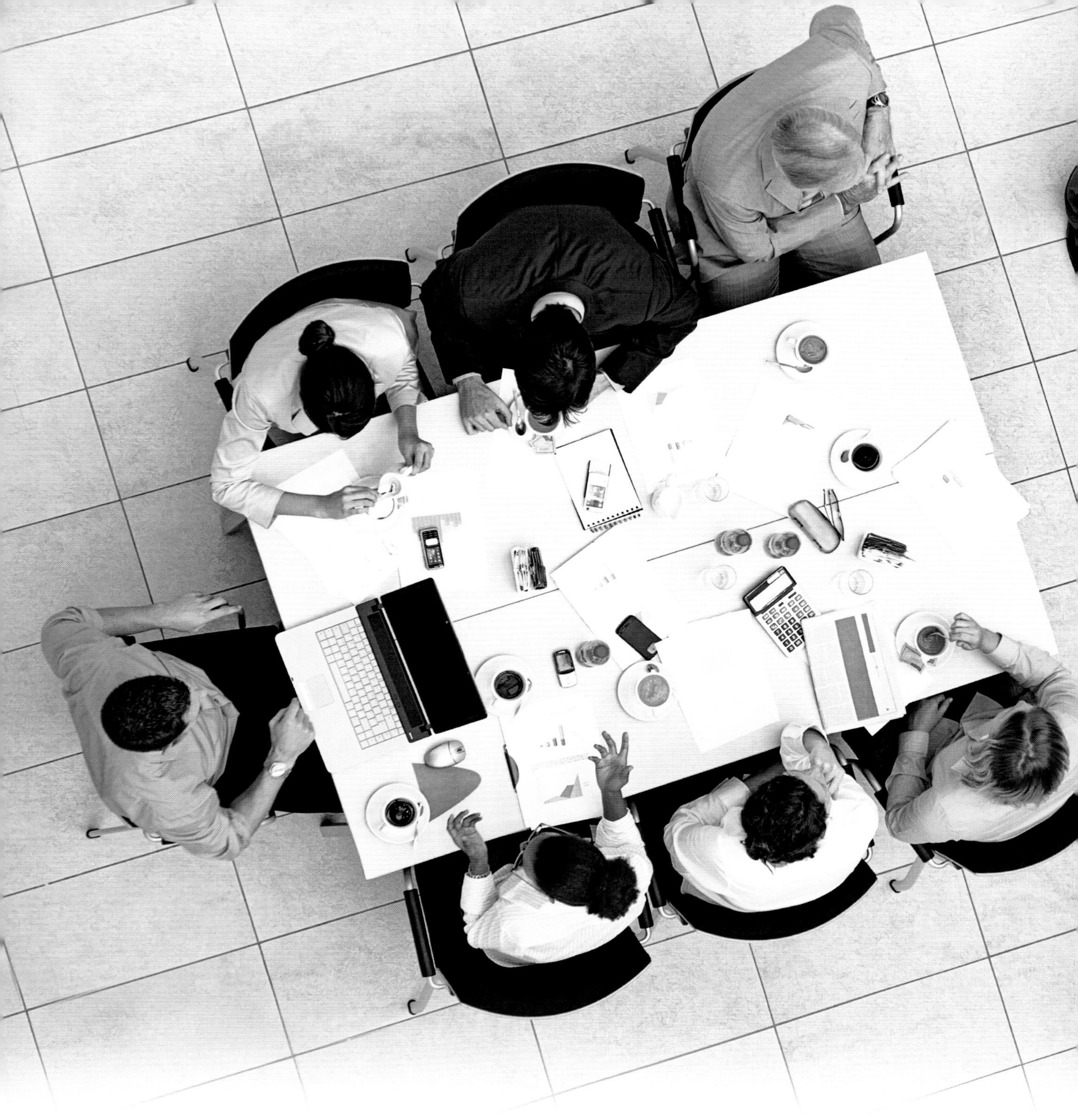

集体思维的力量

无论是猜测罐子里糖豆的数量，还是做决策，采用集体思维的行动通常比采用个人思维的行动更准确、更有效。事实上，20 世纪的重大社会、经济和军事灾难可以被看作是人类集体智慧被少数人的极端心态所征服的结果。

那么这种集体智慧是如何产生的呢？不同的感官体验似乎起着重要的作用。虽然每个人都有相似的解剖学和生理学结构，但不同的生活经历造就了不同的神经机制，这些机制以其独特的方式处理来自相同感官刺激的感觉信息。收集并权衡所有这些不同的观点可以确保感官体验的关键

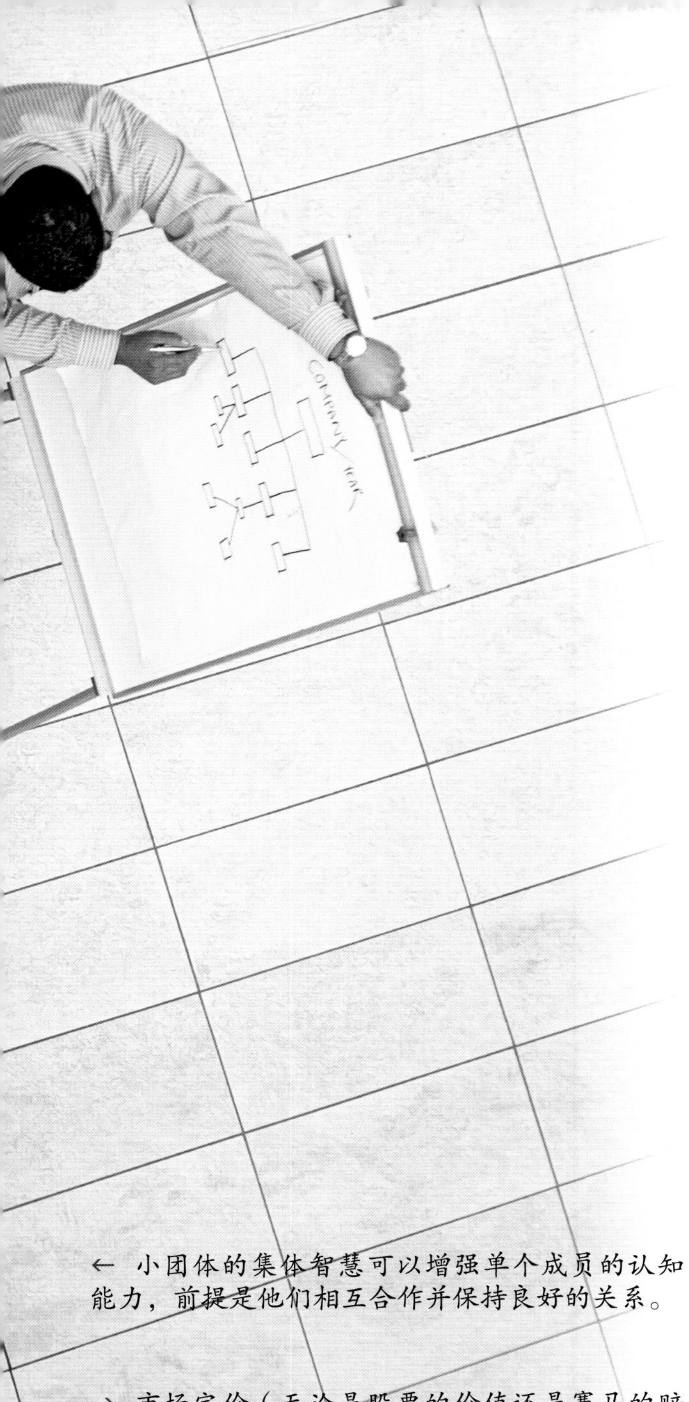

← 小团体的集体智慧可以增强单个成员的认知能力，前提是他们相互合作并保持良好的关系。

→ 市场定价（无论是股票的价值还是赛马的赔率）都是许多人在同一问题上并行思考的结果。

元素不会被遗漏。

当多人协作处理同一个困难或问题时，有效的解决方案和策略很快就会出现。这就像在大脑中并行处理感觉信息可以加速认知的进程。

减少“杂音”是集体决策的另一个好处，这意味着消除随机或极端的观点。

脑损伤与艺术创造力

尽管人类的大部分创造力似乎都与前额叶有关，但对脑退行性疾病患者的研究表明大脑的其他区域也有重要的作用。左前颞叶局灶性病变患者的语言能力受损，但其艺术创造力增强了。此外，进行性失语症（一种神经退行性变性疾病，左侧额下回退化导致语言、语法、发音和句法功能逐渐丧失）患者的视觉和艺术创造力有所提高。这就好比清晰的语言表达可能会阻碍艺术的表达，而当语言缺失时，大脑皮质的其他区域（如右侧前额叶内侧皮质或右侧大脑半球后部）的潜能就会被激发出来，从而使艺术能力得到发展。

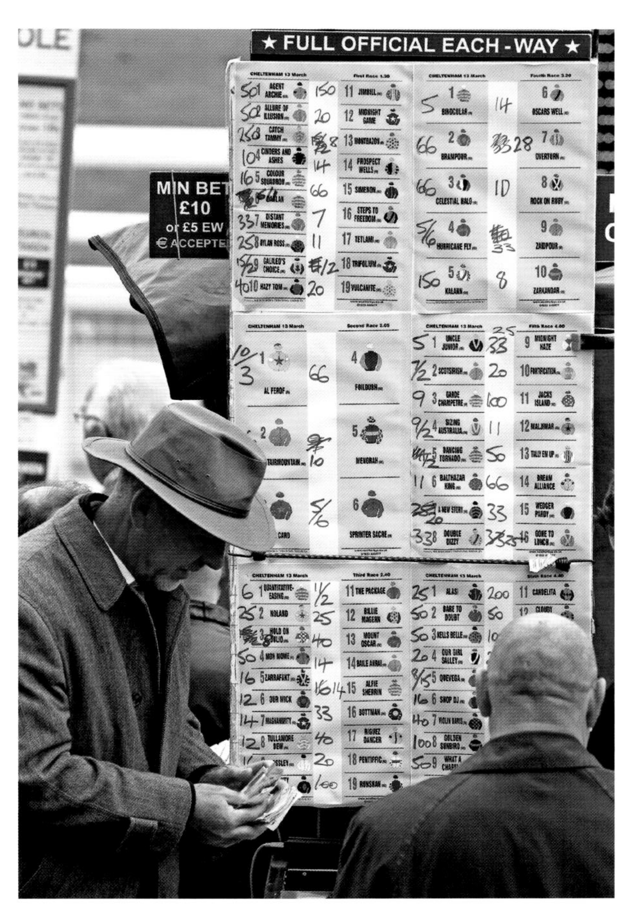

谈判与合作

与他人谈判是实现共同目标的重要社交活动。合作是人类社会结构的关键组成部分，它使我们能够共同努力以实现商定的目标。

无论是谈判还是合作，都需要我们能够认识到他人有不同的观点，并且能够认识和理解他人的情绪，还需要我们准备放弃个人欲望的短期满足，以便实现互利的长期目标。当然，如果没有真诚的合作意愿，对他人情绪和驱动力有敏锐理解的说谎者和阴谋家就会以牺牲他人利益和公共利益为代价来谋取个人利益。

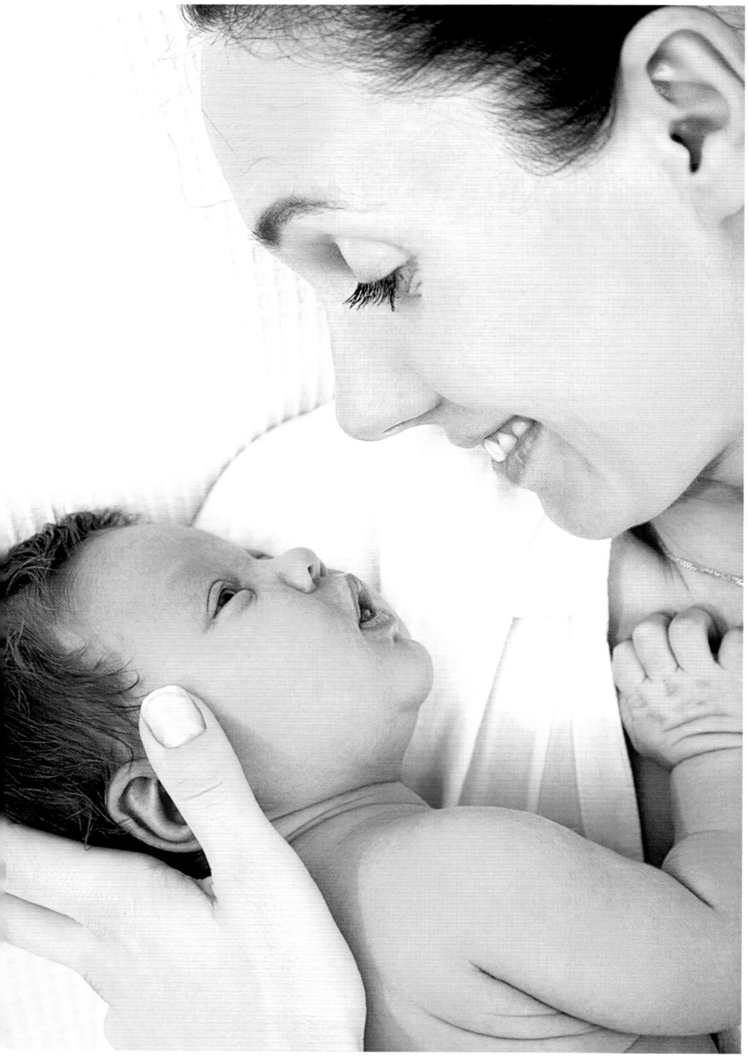

↑ 眼神交流是建立情感联系最有效的方式。在婴儿出生的第一年，他们很快就领会了他人的目光所传达的重要信息。

心理学家已经确定了谈判与合作中涉及的 7 个关键行为要素。

- 认可他人的独立思想。
- 理解并分享他人的情感。
- 理解他人的观点和目标。
- 有效地传达个人目标。
- 构思和规划长期计划。
- 能够用个人的短期目标换取长期的互惠。
- 能够为他人提供利益以换取让步。

我们如何读懂别人的心思

与他人谈判的第一步是承认他人与自己有不同的观点，并推断出彼此观点之间的差异。这种能“读心”的心理推测能力是在 4 岁左右建立的，那时孩子们开始认识到其他人可能有不同于自己的信仰或观点。心理学家西蒙·巴伦 – 科恩提出，这种“读心”能力有 4 个组成部分：意图觉察能力、视线觉察能力、共有注意机制和心理推测能力。

意图觉察能力决定着个体的判断，比如物体的移动是有意的还是偶然导致的。观察者必须判断一个被观察到的事件是人为的还是仅仅是一个随机事件。

视线觉察能力可以检测另一个人的注视方

→ 在心理推测能力测试中，一个孩子看到安妮在移动萨莉的球。孩子被问道："萨莉去哪儿找她的球呢？"如果他有心理推测能力，他就会知道萨莉会认为她的球还在篮子里。没有心理推测能力的孩子会认为萨莉知道他所知道的——球已经移动了。

这是萨莉
这是安妮
萨莉把球放进篮子里
萨莉离开了
安妮把球转移到盒子里
萨莉去哪儿找她的球呢?

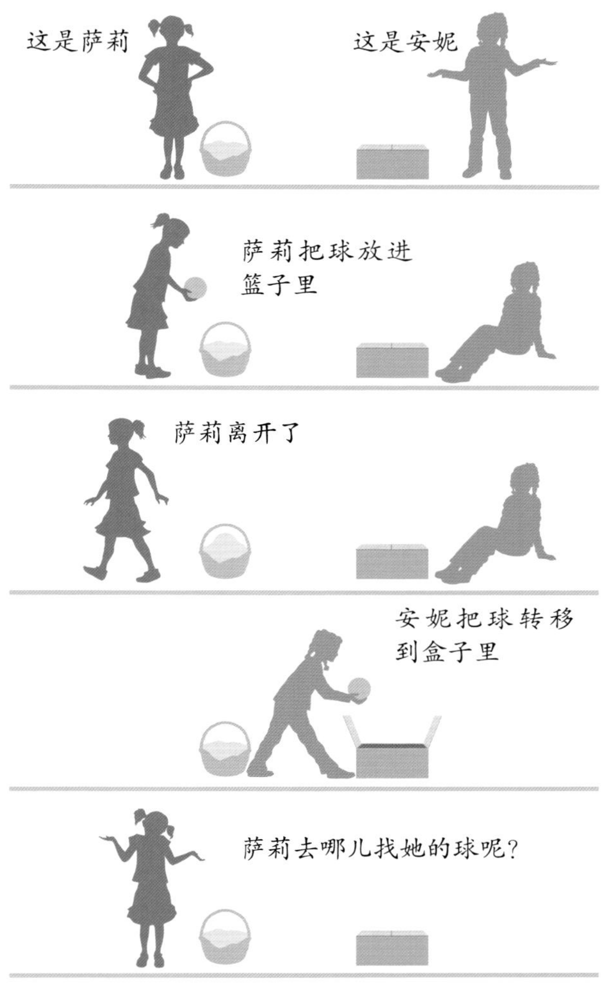

为了更高的目标

能否与另一个人或整个社会谈判并达成协议，取决于我们是否有能力对当前的短期利益进行延迟满足，并期待合作能带来的更大的长期利益。为长期利益制订计划可能是前额叶的一项功能，尽管这种长期计划（几年到几十年）是神经科学领域很少研究的课题。许多项目需要成千上万甚至数百万的前额叶协同工作，每个人的个人目标都要服从更大的利益。

向，并推断出那个人正在看什么。观察者注意到另一个人正在注视的空间位置点，并推断出他的观点。

共有注意机制决定了自己和他人是否在看同一个物体或事件。观察者必须把他们所看到的和他们推断另一个人将要看到的相匹配。

心理推测能力能够使自己形成他人正在经历的心理模型。观察者会依据另一个人的视觉体验得出一个结论，并在自己的脑海中形成一个关于那种体验的图像。这可以用来预测对方的想法和行动。

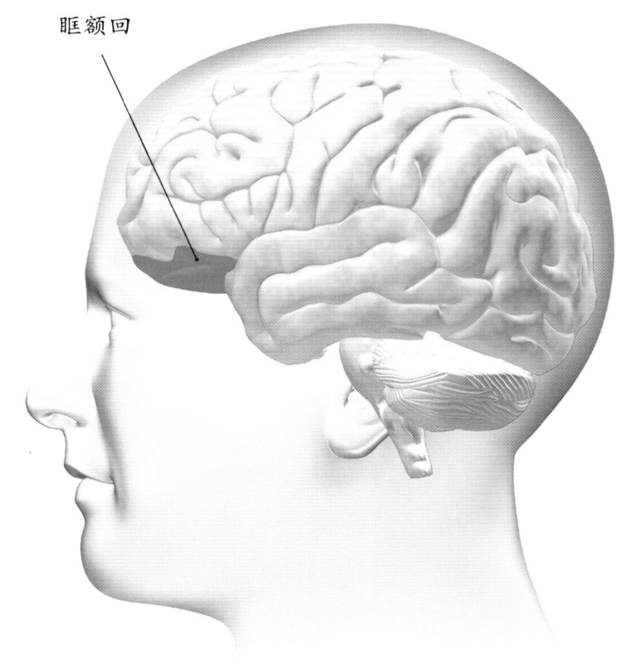

→ 额叶下部（眶额回）在识别他人情绪方面起着至关重要的作用，是与社会合作和同理心有关的关键部位。

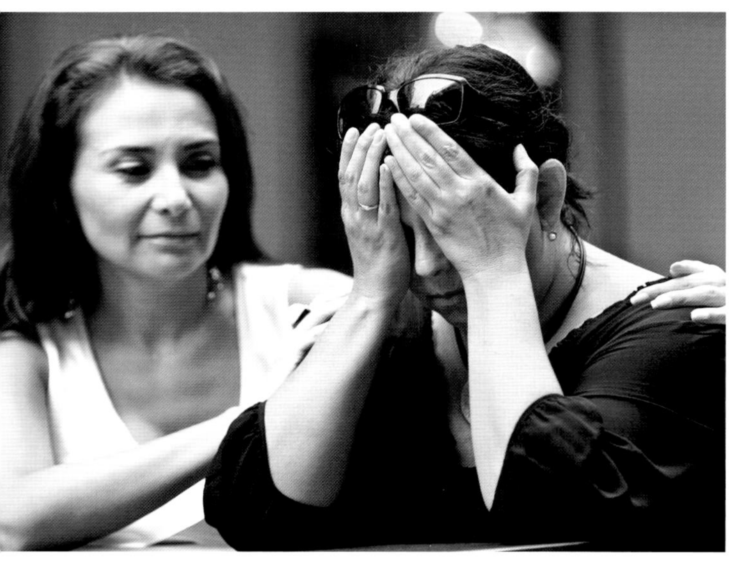

← 分享他人的情绪状态（同理心）和理解他人的情绪观点是关爱他人的一个重要特征。

分享情感

同理心是一种因分享他人的情绪和感觉而产生的情绪状态。它应该与同情区分开来，同情是表达对他人的关心或怜悯。它也应该与对他人的信仰、意图或欲望的理解区分开来，而这些实际上是理性或认知的功能。换句话说，理解他人的情绪和分享他人的情绪是截然不同的。

分享他人的情感状态和理解这种状态在人类社会中是很重要的。当分享他人的情感状态时我们通常会被激励着去帮助他人，比如帮助一位在拥挤的超市里失去孩子的母亲。即使我们没有分享实际的情绪，理智地理解一个人的情绪状态在人际关系中也十分重要，就像医疗工作者在用药物缓解病人情绪困扰的同时，能够保持专业的理性。了解他人的动机对于有效的谈判也是至关重要的，因为只有当你能理解他人的目标和愿望时，你才有可能舍弃自己的利益来做出让步。

前额叶在识别他人情绪方面起着关键的作用，尤其是额叶的底部——眶额回。而更理智地理解他人的情绪和感受可能涉及前额叶的其他部分或颞叶下方的面部识别区域。一些神经科学家认为，同理心取决于当观察者体验到这种情绪时，会被激活的同一大脑区域的镜像神经元。但另一些神经科学家认为，这种激活不一定意味着相同的情绪体验。

谎言和骗子

几乎所有的人都会撒谎，有时是为了减轻社交压力（比如为了避免不必要的社交活动时的委婉说辞），有时是为了避免惩罚，有时是为了获得优势。很明显，人类社会的有效运作需要将谎言的影响降到最低限度，那么我们应该如何发现和处理撒谎者呢？

神经科学无法解释的

理解人类社会功能背后的神经系统机制是一个复杂的研究领域，因为社会依赖于群体复杂的行为模式。我们可以深入了解同理心和计划的核心机制，但很难了解民主主义、民族主义和爱国主义的神经基础是什么，现代民主国家数百万公民如何基于神经细胞网络机制产生相同的动力和雄心，为什么人类愿意为一种意识形态或一个民族献出生命？尤其是独裁者怎么可能用几篇激动人心的演讲，就迷惑了数百万原本理性的头脑呢？

谎言往往不会被识破，因为我们没有试图识破它们，心理学家奥尔德特·弗里吉将这种现象称为“鸵鸟效应”。它可能反映了识别和处理谎言的情感成本。换句话说，人们并不总是想要知道真相。关于谎言可以通过 EEG 或功能性 MRI 技术来检测的说法并未被证实，该领域在神经科学中仍是一个有争议的部分。

当变态人格者得逞

变态人格，或称反社会人格，是一种以漠视他人权利为特征的人格障碍。这些人通常冷漠无情，可能会通过谎言和欺骗来达到个人目的。精神病学家传统上认为变态人格是一种损伤或缺陷，但进化心理学家认为这可能是一种适应性策略，可以增加变态人格者生存和得逞的机会。

只要大多数人是相互信任和合作的，变态人格者就可以利用他人的信任天性来获取个人利益。你可能会认为变态人格者能够理智地理解他人的感受和想法，因为这能让他们更好地操纵他人，但研究表明，他们没有同理心。

变态人格者通常会得逞，除非其他人花费大量时间和资源去核实其故事的真实性。他们通常不得不频繁地换工作，以避免他们的诡计被发现。

↓ 当被试者回答问题时，测谎仪会记录其脉搏、血压、呼吸和其他生理过程。这项技术的支持者声称，谎言会导致可检测到的生理反应。

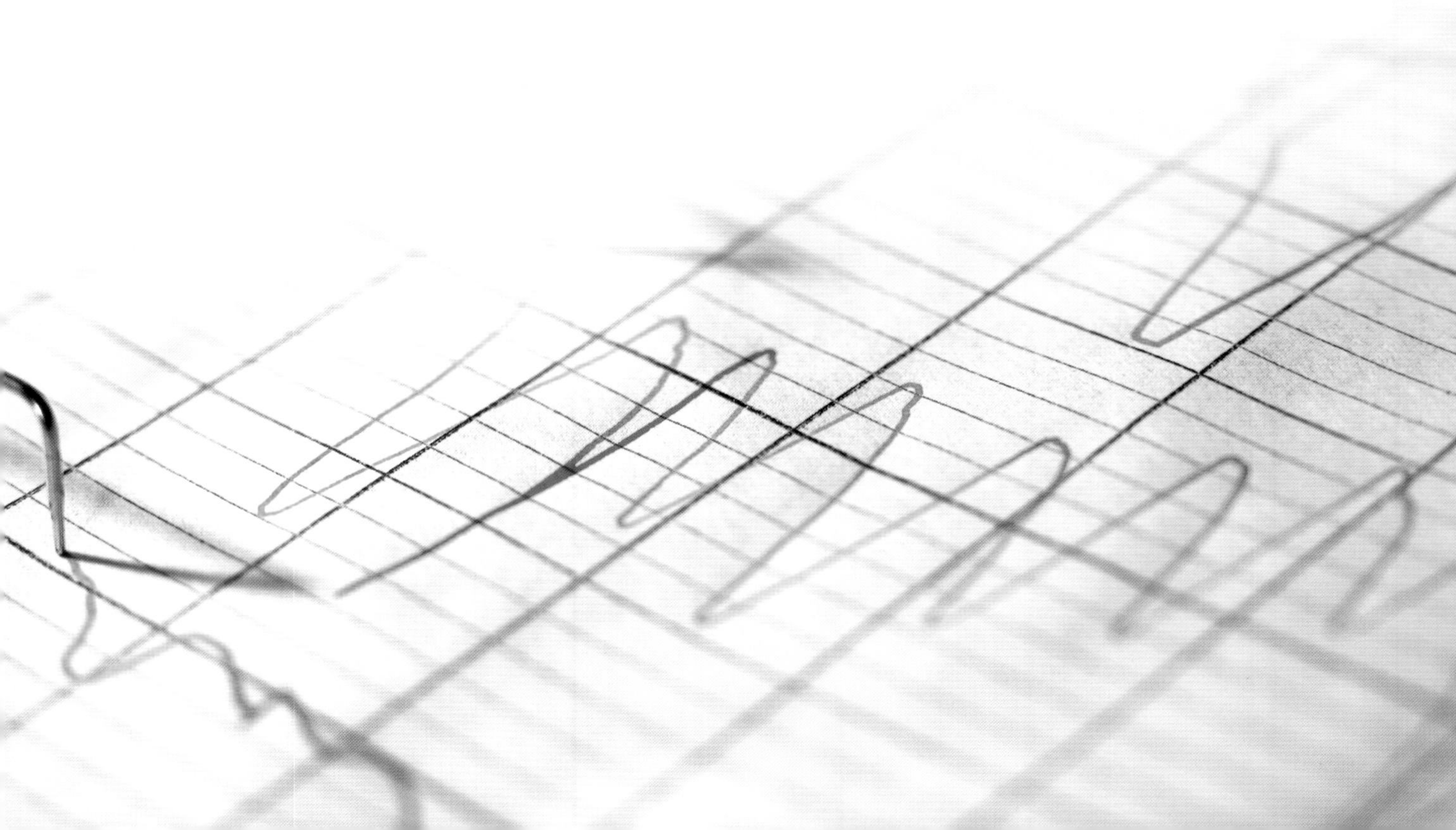

社交行为的边界

每一天我们都会与同伴互动，以确保实现日常目标。没有社交礼节，社会就会陷入混乱。大脑是如何控制这种微妙的社会互动的呢？为什么这种控制有时会失效？

前额叶是大脑前部的一个大区域，按比例来说，人类的前额叶比其他灵长类动物的更大。它基于我们对世界的感觉信息、过去的情感体验、长期的计划和目标，从而针对自身的社会和计划行为做出复杂的决定。神经科学家识别出前额叶的 4 个主要区域：中背侧、背外侧、腹外侧和眶额皮质区（眶额回）。背外侧和腹外侧区域与大脑皮质的感觉区联系最紧密，可能从用于做出社交和计划决策的视觉、听觉和体感区接收信息。背外侧区域也与大脑皮质的运动区有着密切的联系，它可能是将社会相关决策付诸行动最重要的区域。眶额回与边缘系统紧密相连，负责感知他人的情绪。眶额回让我们能判断他人的感受，并在此基础上做出适当的社交决策。而且前额叶的所有区域都相互连接，以便信息交互。

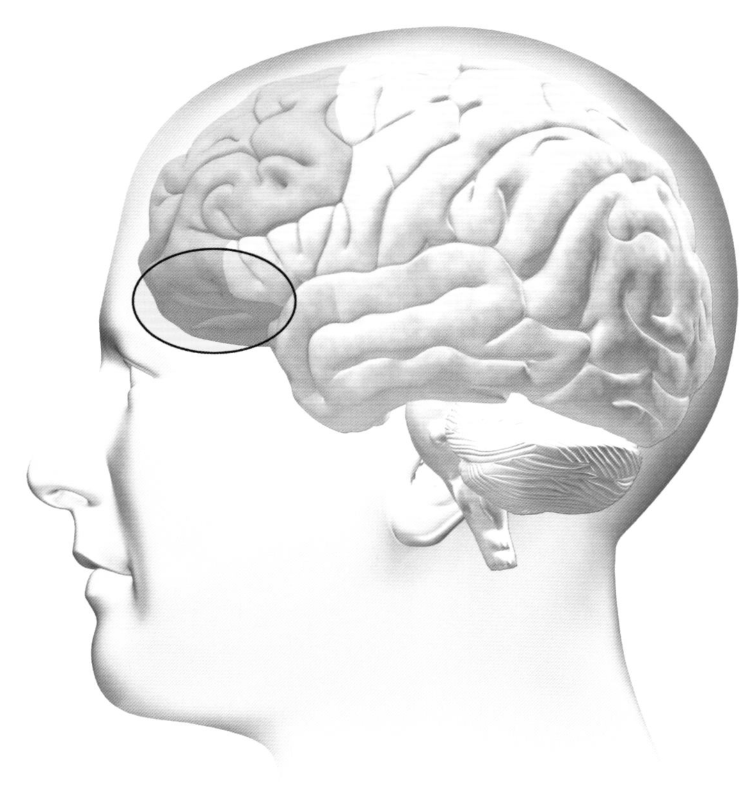

↑ 前额叶的眶额部分（圈起来的部分）对于控制社交行为、做出深思熟虑的决定和同理心很重要。

缺乏抑制和同理心的大脑

对脑损伤患者的研究为特定脑区的功能研究提供了线索。我们发现，手术过程中对前额叶的损伤会导致一种被称为“执行障碍综合征”的行为模式。这些患者最显著的特征之一是在社交环境中缺乏情绪抑制和行为控制，他们往往容易生气，也容易冲动，常常做出粗鲁或幼稚的举动。

前额叶受损的患者通常被认为是受刺激约束的，这意味着他们受刺激时，会自动做出反应，而不考虑这种行为是否适合社交。举一个极端的例子，一位医生在与前额叶受损的患者面谈之前，曾在他的桌子上放了一个尿壶。一看到尿壶，患者就往里面小便，显然没有意识到这样做是不合适的。患者常常做出冲动的或不计后果的举动。

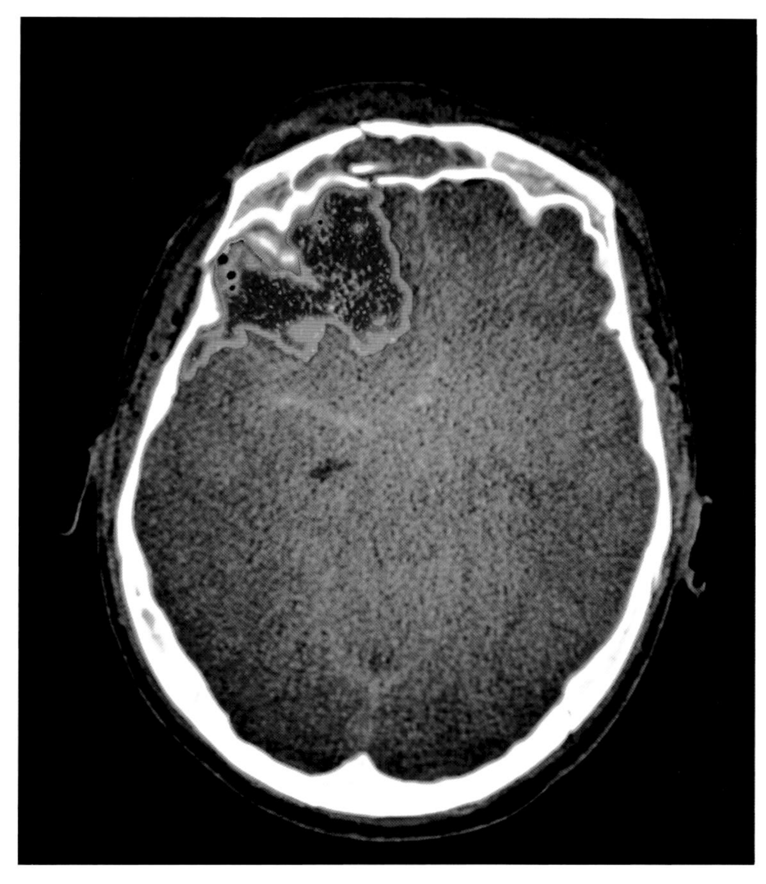

前额叶受损的患者对自己的处境和周围人的需求也漠不关心，看到有人哭时，他们可能会嘲笑别人。他们的幽默感往往是幼稚的、强迫性的和滑稽的，类似的行为表明他们普遍缺乏同理心。

← CT 扫描图显示前额叶出血，这一损伤将导致“执行障碍综合征”，患者特征是做出冲动、不受约束的行为。

菲尼亚斯·盖奇的奇怪病例

1848 年，一位名为菲尼亚斯·盖奇的美国铁路建设工头遭遇了一场可怕的事故。在向坑洞里填塞爆破炸药时，一根铁杵因摩擦激起的火花点燃了炸药。不幸的是，他当时正从洞里探出身子，这根铁杵刺中了他的左脸颊，刺穿了他的左眼眶与额叶。神奇的是，盖奇在爆炸中幸存下来，并避免了感染，但他的行为举止却被永远改变了。在事故发生之前，他是一名高效能干的领班，但在恢复后，他失礼、亵渎神灵、对同事粗暴，无法组织或实施工作。他很快就失业了，余生的大部分时间都在出洋相中度过。盖奇的案例促进了我们对大脑的理解，提供了额叶与人格密切相关的证据。

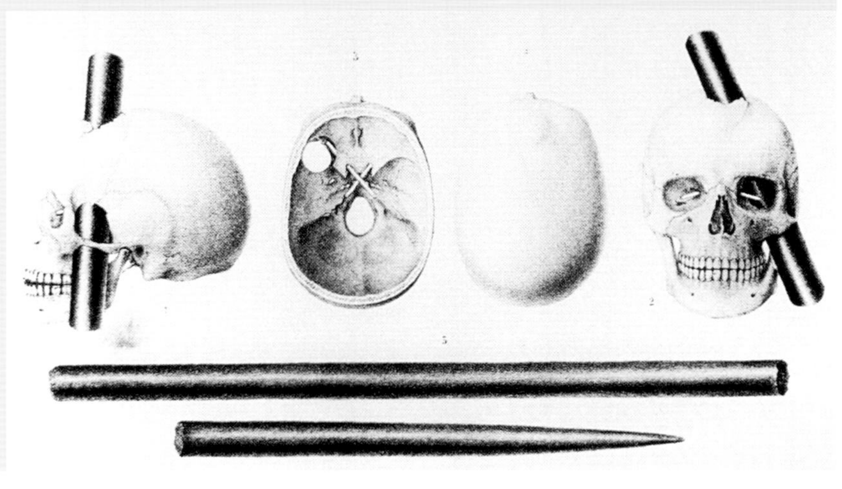

→ 图为菲尼亚斯·盖奇头部受伤的示意图，当时一根铁杵刺穿了他的头颅。

计划与远见

对未来目标的规划并不是人类独有的属性，但它在我们这个物种中确实达到了极高的复杂程度，使我们能够单独或集体提前几年制订计划，以实现共同的理想目标。

形式简单的短期规划依赖于额叶下部的工作记忆回路，而更复杂的长年规划则是在额叶上部和下部的一系列区域中进行的。

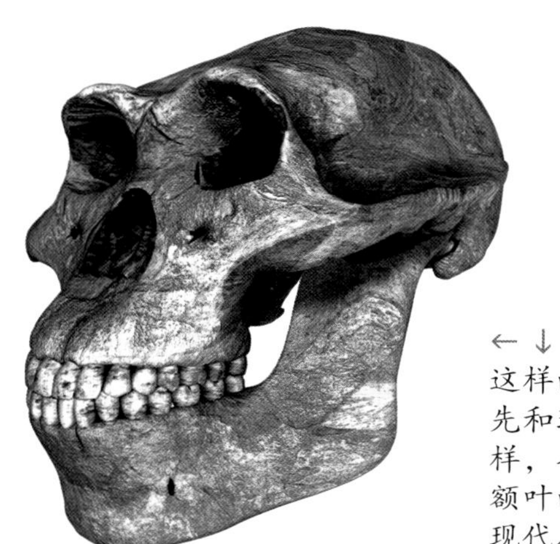

← ↓ 像南方古猿这样的早期人类祖先和现代类人猿一样，也有额叶。前额叶的扩增伴随着现代人类的出现。

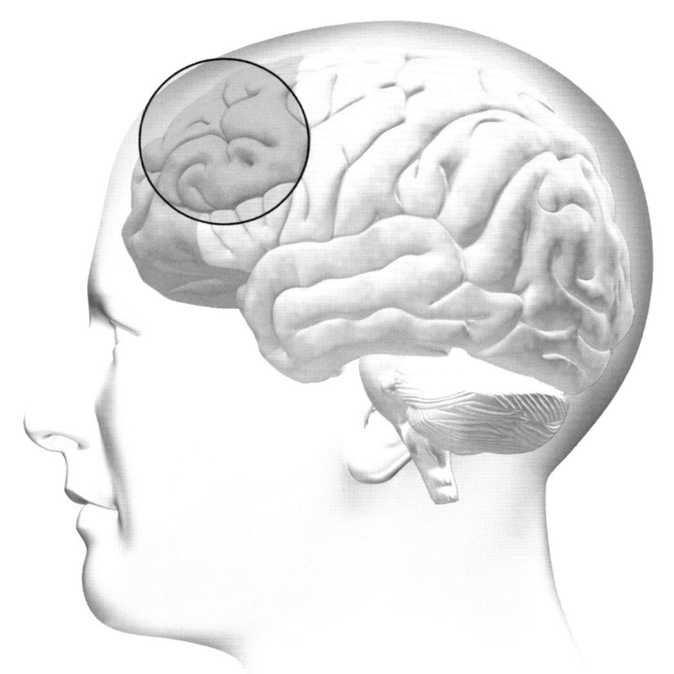

↑ 提前几个月甚至几年制订计划是人类的一种能力，它依赖于前额叶的上部和外侧区域（圈起来的部分）。

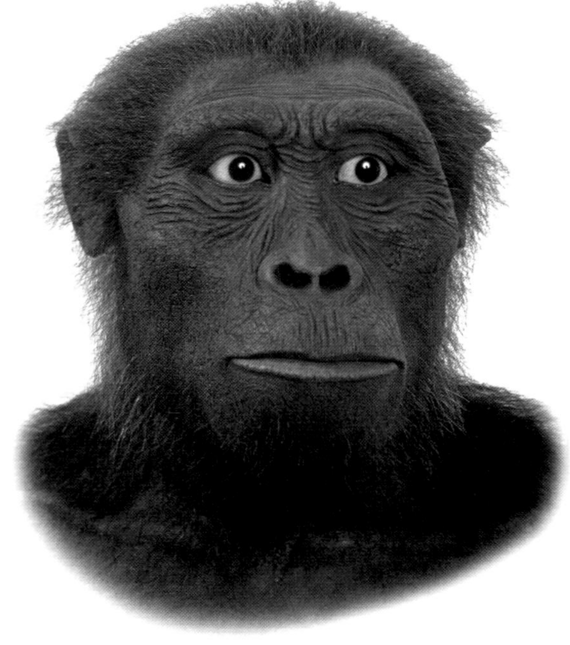

前额叶与进化

在过去 200 万年里，人类大脑的体积增长了 3 倍。在此期间，前额叶经历了最大程度的扩增。事实上，现代人类大脑的前额叶比等比例黑猩猩大脑的 2 倍还要大。正如科技和艺术所显示的那样，这种前额叶皮质的扩增似乎与人类日益复杂的社会生活同步。扩大的前额叶皮质使我们能够判断他人的情绪、模仿他人的观点，并提前制订计划，比如提前几个月或几年。它对谈判、合作、影响他人的行为和发现谎言也很重要。

工作记忆和长期规划的能力在复杂的人类社会进化中十分重要。即使对于狩猎者和采集者来说，工作记忆对于制造工具的分步过程也是至关重要的。工具越复杂，制造工具的步骤就越多，因此，工具的复杂性与前额叶皮质的扩增是密切相关的。长期规划对于组织一次狩猎或采集一整天的种子、块茎或水果也是必不可少的。在这两种活动中，为了取得成功，必须按正确的顺序执行特定的程序或行动。这种有组织的行为需要动机、对行动的心理预演，以及与团队中其他成员进行有效互动的能力。

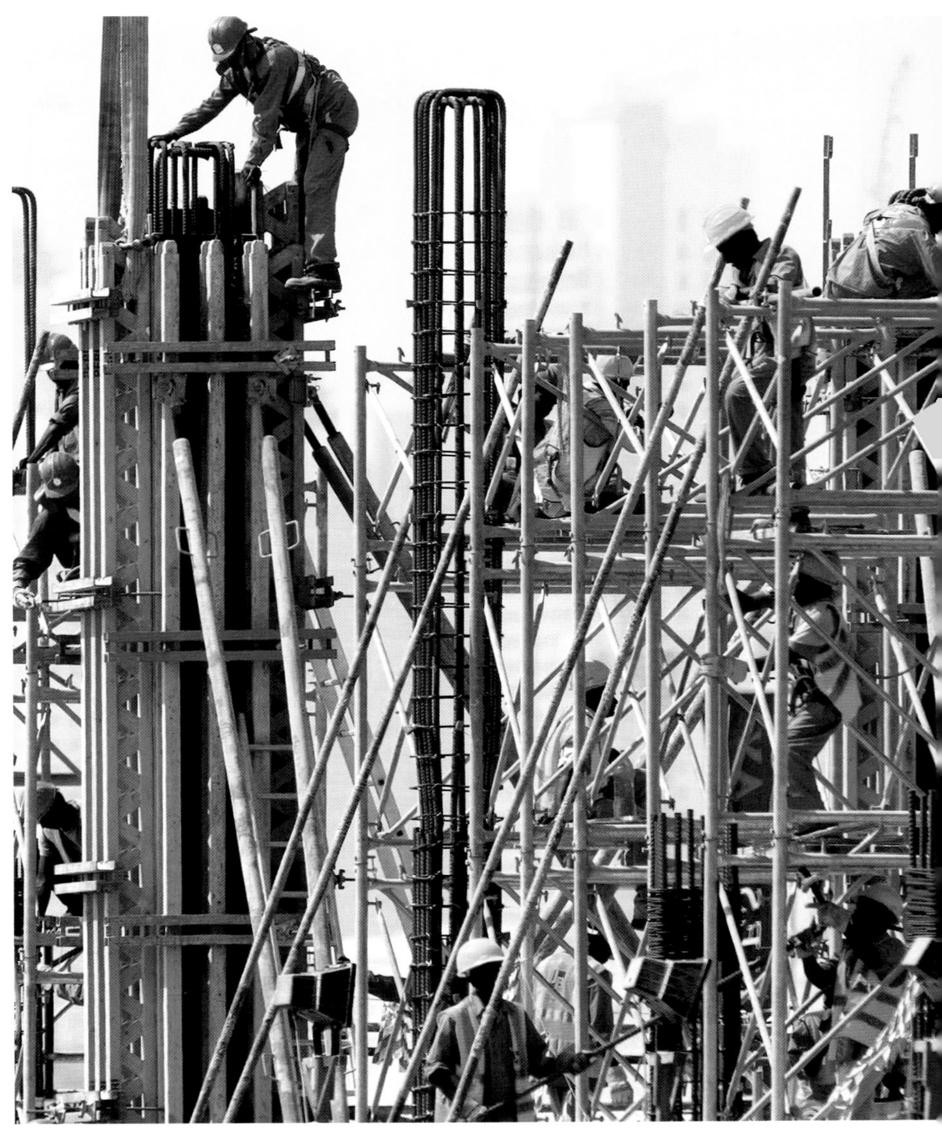

↑ 建造摩天大楼依赖于长期的规划和一系列复杂的学习技能，每个工人按照一定的顺序从事一项特定的工作，并协调工作以产生预期的结果。

工作记忆

工作记忆是指执行多步骤任务时需要我们在脑中对信息保持几分钟的记忆。这和我们在拨号前阅读和记忆电话号码时使用的是同一种记忆方法。工作记忆只在脑海中保留几分钟，一旦不再有用，就会被我们遗忘。

对猴子的研究表明，工作记忆依赖于位于额叶一侧的前额叶皮质。这一区域受损的猴子在执行要求它们在头脑中保留某种信息几秒到几分钟的任务时会出现问题（称为空间延迟反应任务）。这类任务需要它们在短暂的几秒内记住刺激的位置，或者能给它们带来奖励的行为。

早期的研究测试了前额叶皮质受损的人在几秒内记住信息的能力，但人类没有显示出同样的缺陷，因为人类可以利用他们的语言来帮助记忆。但是，当测试使用了无法用语言描述的抽象模式时，前额叶受损的人表现出了与猴子相似的问题。

前额叶皮质受损造成计划困难

前额叶皮质受损的人很难规划和组织他们的生活，无法正确地安排一系列必不可少的任务，

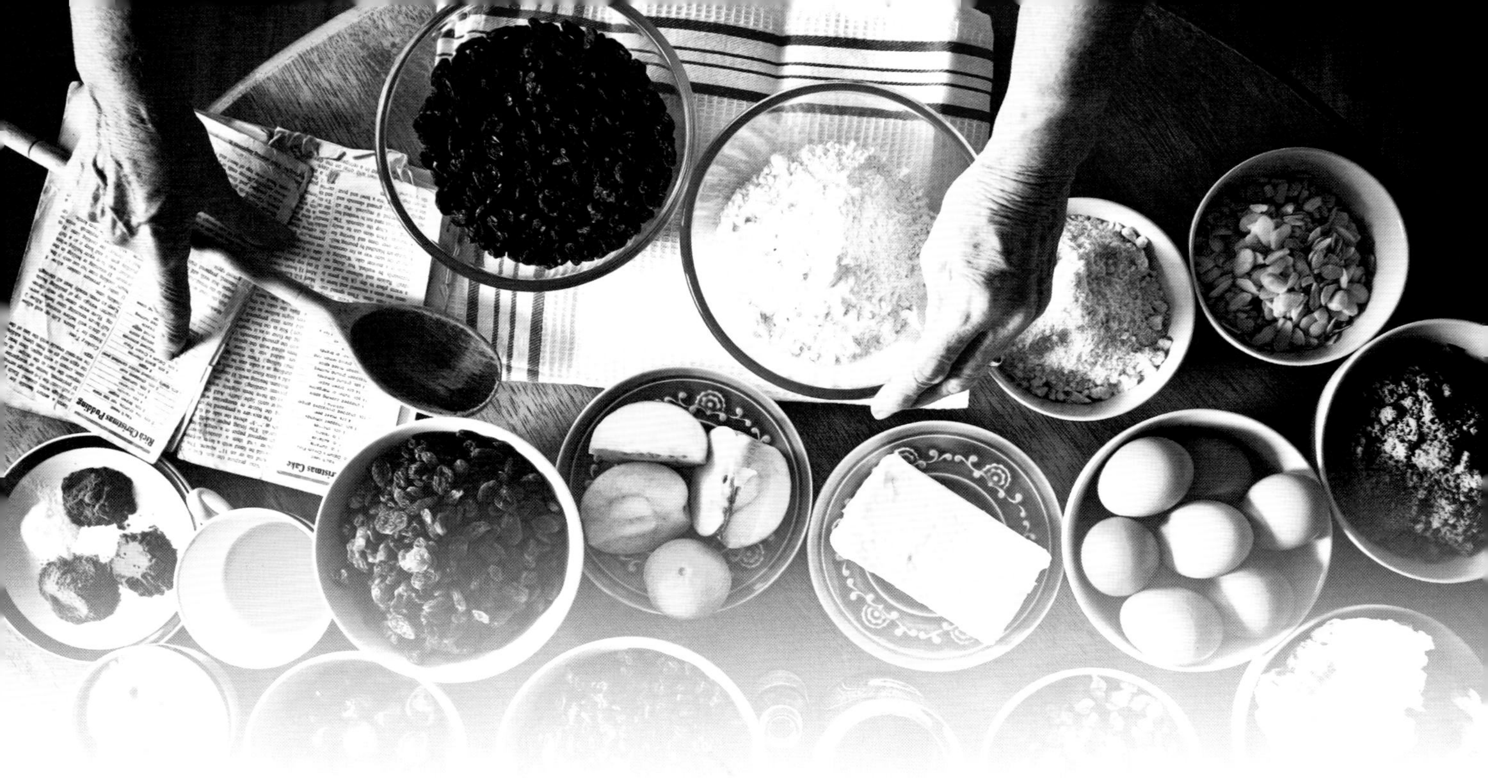

以实现一个目标，例如遵循食谱中的多个步骤来制作一道菜。如果前额叶受损的人被安排在一个必须完成一系列任务的环境中，比如在商场购物，他们完成任务需要的时间比正常人长得多。他们倾向于进入与任务无关的商店，并在朝着他们的主要目标行进时反复分心。

前额叶皮质受损的人也不善于评估他们的行为带来的后果。比如在临床环境下进行一项赌博任务测试，任务旨在让病人尽早获胜。给予患者一份初始筹码，让他们按照预先设定好的顺序操作卡片，规定高分卡能赢得一些筹码，低分卡则输掉一些。当连败开始时，正常人会

伦敦塔测试

神经科学家使用伦敦塔测试来检查患者的计划能力。这项测试要求患者提前想好几个步骤。患者和检查者都有一个由 3 根立柱组成的结构，彩球可以放在柱子上以形成不同的形状，3 根柱子的长度不同，所以他们可以放 1 个、2 个或 3 个球。检查者要求患者移动彩球，使他们的彩球排列方式与自己的相匹配。规则如下：患者 1 次只能移动 1 个彩球，而且他们必须在完成任务的过程中在头脑中记住移动的顺序。前额叶皮质受损的患者在这一任务中的表现比较糟糕，这表明了这一区域对计划的重要性。

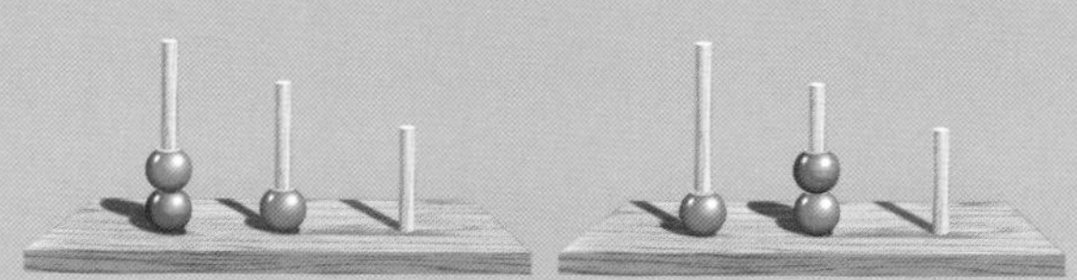

↑ 将彩球从起始位置（左）移动到与目标位置（右），1 次移动 1 个彩球，并在头脑中记住移动的顺序。

注意力缺陷多动障碍

注意力缺陷多动障碍（attention deficit hyperactivity disorder ADHD）的症状主要集中在两个方面：注意力不集中、过度活跃或冲动。患者可能同时患有注意力缺陷多动障碍、注意力不集中或多动症。

对注意力缺陷多动障碍患者大脑的结构和功能成像研究发现，他们的前额叶皮质—纹状体—小脑回路发生了改变。对大脑区域体积的分析显示，右侧前额叶皮质的体积减小了，这与右侧大脑半球在处理任务时的作用更重要相一致。这些患者的纹状体和小脑中线的尺寸也缩小了。

注意力缺陷多动障碍至少具有部分遗传性。与多巴胺转运和受体相关的特殊基因可能会增加前额叶皮质对环境损害的敏感性。某些类型的感染可能使体内产生抗体，破坏前额叶皮质和纹状体之间的回路。

减轻注意力缺陷多动障碍症状的药物包括哌甲酯和阿得拉（安非他明的混合物）等兴奋剂。这些药物可能促进前额叶皮质释放多巴胺和去甲肾上腺素，并优化这些神经递质的效果，以减少冲动和提高注意力。

注意力缺陷多动障碍可能是一个有争议的诊断，许多儿童精神病学家认为，它往往被过度诊断，由此导致的对儿童的不适当用药有潜在的危险影响。

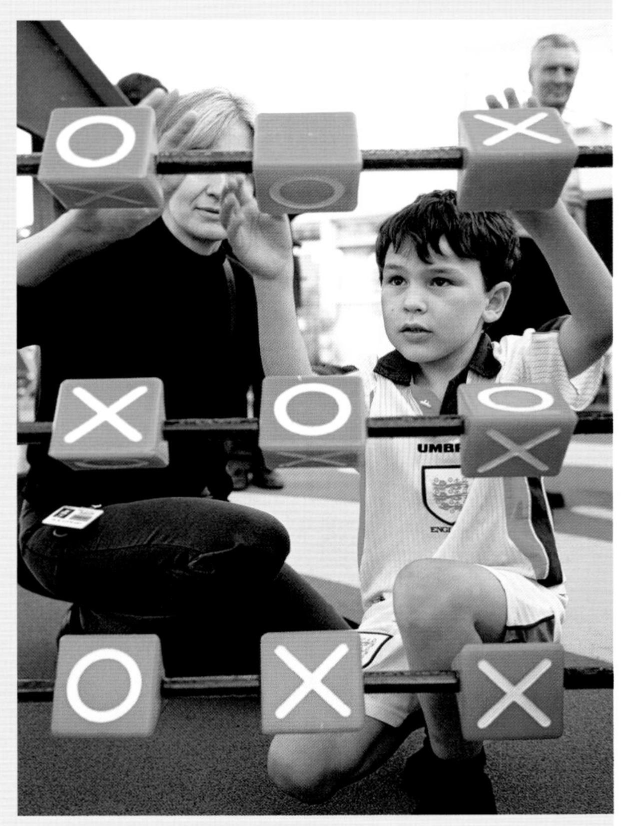

→ 心理学家通过游戏来评估一个可能患有注意力缺陷多动障碍的男孩的注意力持续时间。

停止比赛，但前额叶皮质受损的患者会继续比赛，直到输得精光。

前额叶皮质的功能分区

前额叶皮质由几个亚区组成，但人类对于这些亚区协同工作的细节仍知之甚少。因此，在分析前额叶皮质的功能时存在一个重大的实际问题：很难将制订计划的认知过程细分。

一些研究人员认为，前额叶皮质是根据功能来组织的，特定结构有特定的功能。额叶皮质的下方被称为眶额叶皮质，被认为参与情绪建模和行为抑制。额叶的下半部分（前额叶腹外侧皮质）被认为用于在工作记忆中记住信息，而额叶的上半部分（前额叶背外侧皮质）负责处理信息。

音乐与脑

音乐是人类社会最显著的特征之一。欣赏和表达音乐是大脑皮质具备的复杂能力，需要多个更高级的功能区域参与。

音乐在某些方面与语言相似，因为它们都涉及声音序列，但大脑处理音乐的方式却与处理语言截然不同。大脑皮质中负责欣赏音乐的不同方面的区域并不紧密相连，甚至可能位于脑的两侧。

人类对音乐的挚爱

音乐是人类的发明，它的历史可能不到 6 万年。迄今为止发现的最早的乐器（长笛）与尼安德特人的遗骸有关，但直到现代人类出现，音乐才变得普遍起来。如果在被人类发明之前音乐是不存在的，那么为什么我们的大脑回路能够让我们享受音乐呢？也许是颞叶的脑回路让我们能够理解和识别自然界中复杂的具有行为意义的声音模式，比如鸟鸣或猎物的叫声，并把这些声音当作音乐来欣赏。对非音乐家来说，这些主要出现在右侧大脑半球的听觉联系皮质，而与左侧大脑半球的语言区域没有直接联系。

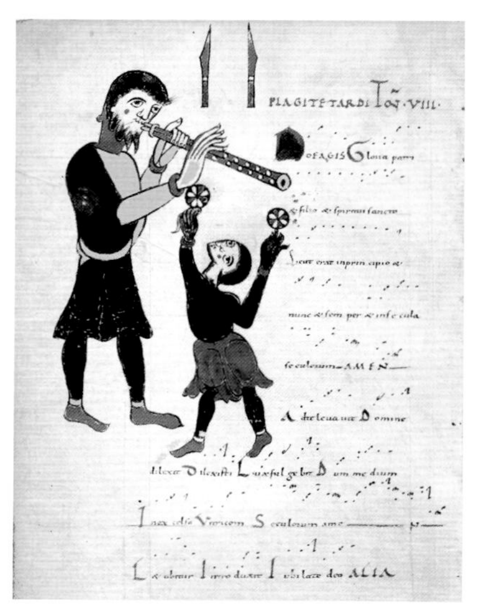

↑ 从石器时代晚期开始，音乐创作就成为人类生活的一部分。这份 11 世纪的手稿描绘了一位音乐家演奏一种类似双簧管的乐器的画面。

失乐症：音乐盲

缺乏音乐欣赏技巧被称为失乐症。它主要涉及音高的评定问题，也涉及音乐记忆和音乐识别方面的问题。有些人（占总人口的 4%）有先天性的音高障碍，在音高的精细辨别方面有缺陷。通常认为，颞叶卒中伴随着欣赏音乐的能力障碍，而对痴呆患者的研究也表明，颞叶的最前端在识别著名的音乐作品时很重要。尽管失乐症可能伴随着语言障碍（失语症），但这两种情况也可能单独出现。这支持了利用 MRI 技术进行的相关研究，即语言和音乐是由大脑皮质的不同部位处理的。

音乐之脑

音乐家和非音乐家处理音乐信息的方式不同。对于那些没有接受过大量正规音乐训练的人来说，在感知一系列复杂的声音（如旋律）时，右侧大脑半球似乎比左侧大脑半球更重要。而受过大量音乐训练的音乐家在聆听旋律时其左侧大脑半球表现得更活跃。事实上，对于受过专业训

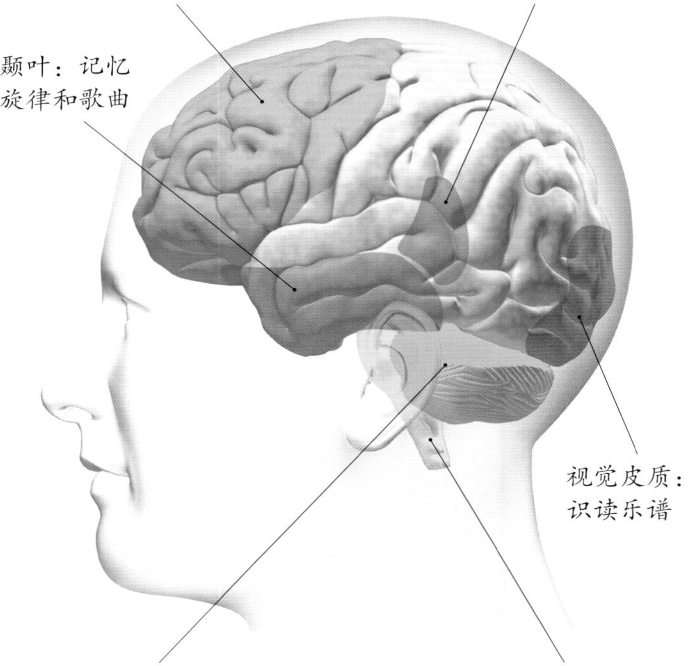

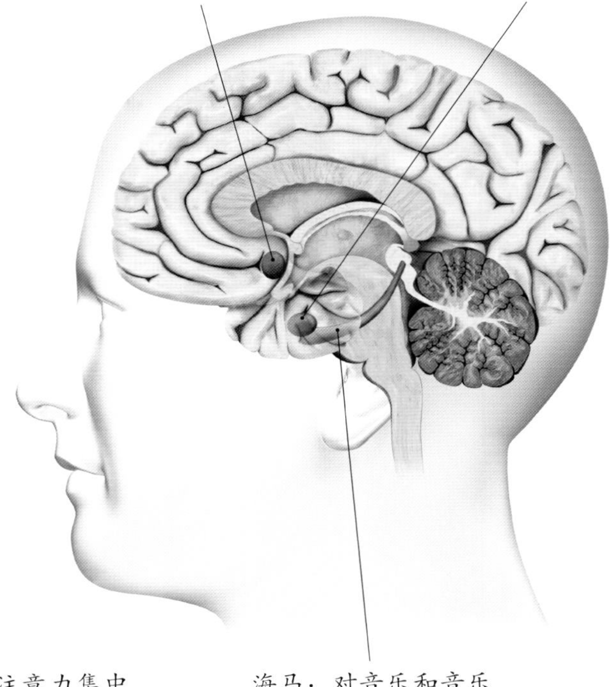

↑ 音乐创作和音乐欣赏的许多方面涉及大脑皮质、小脑和脑干的不同区域（左图），以及更深的大脑结构（右图）。

练的音乐家来说，其音乐能力似乎比其他个体更多地涉及由语言主导的左侧大脑半球。这表明，如果接受训练，语言区域可以对音乐声音序列进行详细的分析。右侧大脑半球在音乐情感方面的参与程度更高，和大脑在韵律方面发挥的作用是一致的，即对语言中情感内容的感知。

当涉及音乐的简单方面，比如节奏时，无论是训练有素的音乐家还是非音乐家，左侧大脑半球都更活跃。当完全沉浸在音乐中时，左侧大脑半球比听背景音乐时更活跃。两侧大脑半球的运动区域之间的信息传递在训练有素的音乐家身上得到了更好的发展，正如胼胝体前部稍膨大所表明的那样，训练有素的音乐家的两侧大脑半球间的纤维束更发达。

想象一个熟悉的曲调会激活右侧听觉皮质和两侧额叶皮质的听觉联系通路。想象弹奏音乐会触发大脑的辅助运动区，这对精确排练有节奏的动作很重要。

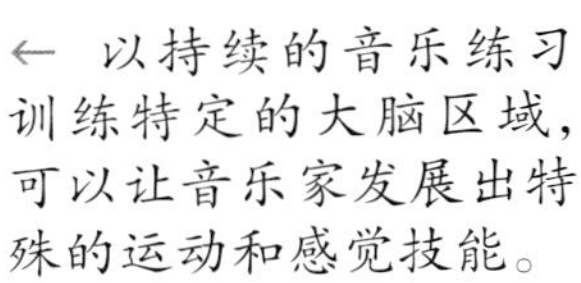
← 以持续的音乐练习训练特定的大脑区域，可以让音乐家发展出特殊的运动和感觉技能。

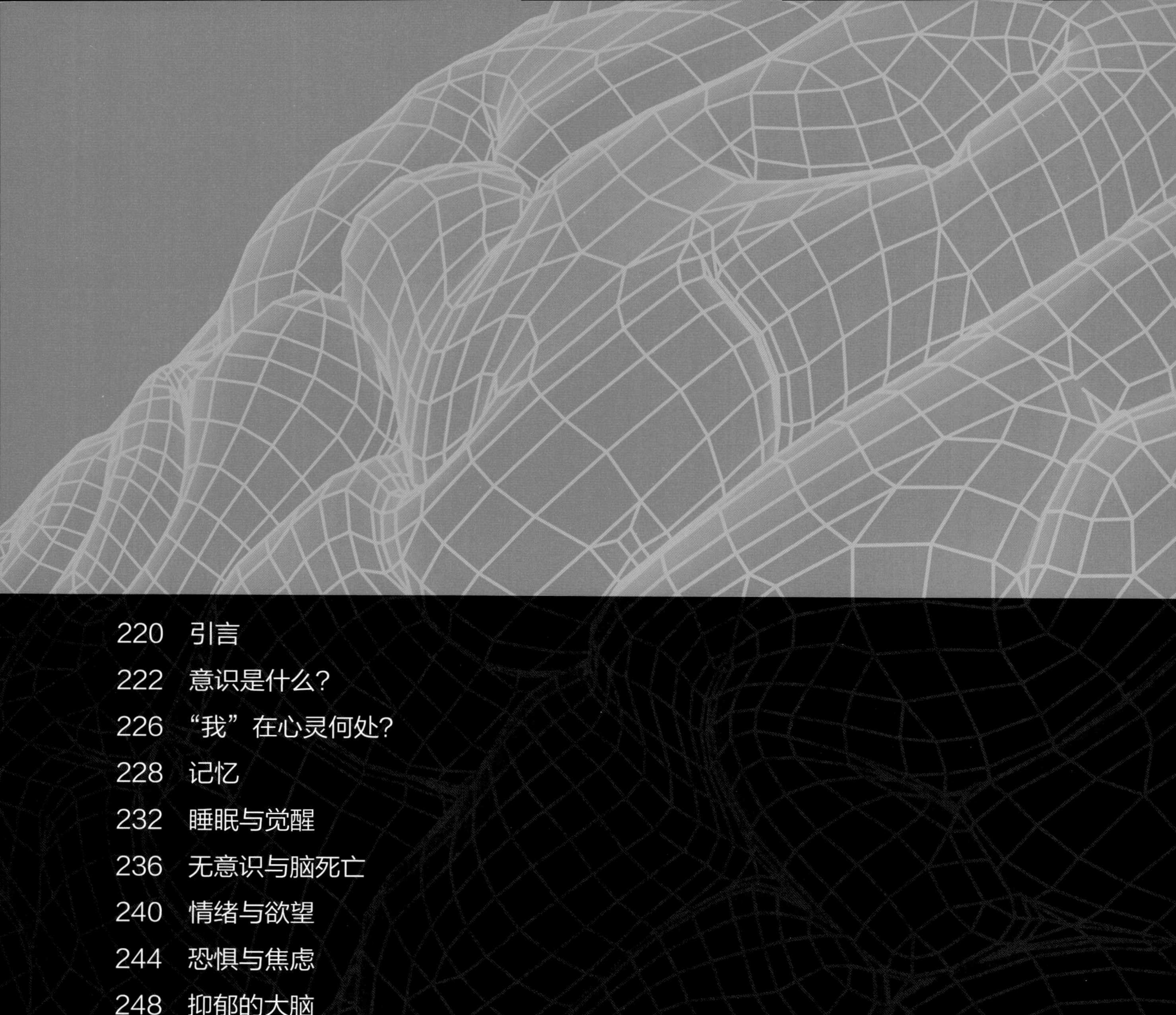

第7章

心灵、意识、情绪和精神疾病

引　言

心灵是什么？意识是什么？大脑是如何产生和维持它们的呢？尽管在日常生活中我们每天都体验着“心灵”和“意识”，但我们对大脑内部产生意识的细节仍然所知甚少。

意识产生于心灵与世界的联系，但意识不是一个连续的过程。我们的感官注意力在时间和空间上都不是连续的，它取决于认知与行为在特定时间内最契合的方面。

一个哲学上的难题

17 世纪的哲学家、数学家笛卡儿认为，意识存在于他称为思想领域的非物质领域，而不是他称为扩展领域的物质领域。笛卡儿（错误地）提出，这两个领域相互作用于两侧大脑半球间一个叫作松果体的小结构上。这种物质和非物质的区别被称为二元论。而一元论则认为只存在一个领域，而意识和物质是其两个方面。

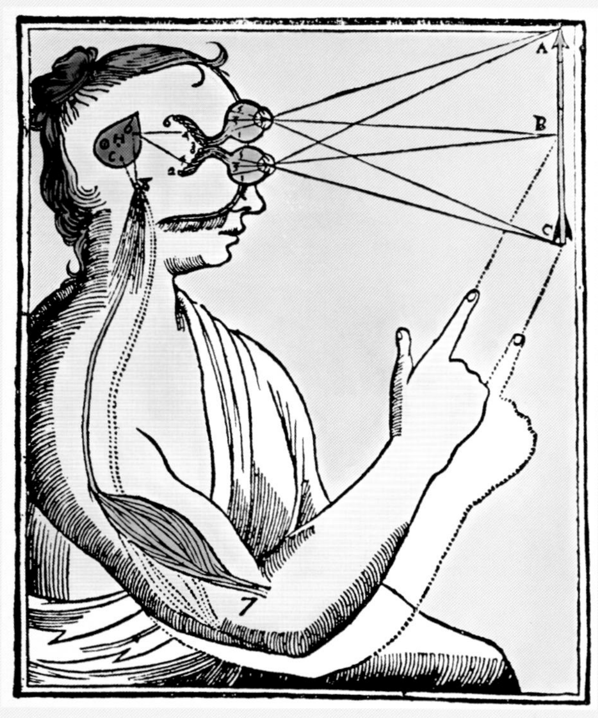

↑ 笛卡儿认为物质世界和思想领域在松果体中相互作用。在这幅 16 世纪 60 年代的插图中，紫色的结构就是松果体。

然而，现代神经科学家（如杰拉尔德·埃德尔曼和安东尼奥·达马西奥）试图根据物质脑中的活动来解释意识（这正是本书所采用的方法）。然而，对意识的科学研究充满着挑战，其中最重要的是难以建立一个公认的科学定义来描述心灵和意识。当下的概念认为，心灵和意识是由（十足物质的）大脑皮质、丘脑、纹状体和脑干的神经网络与电活动涌现出来的一种属性。

记忆与情绪

记忆是不可或缺的，不仅用于反思和积累生活经验，还用于日常生活的方方面面。神经科学家可以识别各种不同类型的记忆，如短期的工作记忆（记住一个电话号码）、长期的陈述性记忆（回忆童年时期）。许多程序性记忆甚至没有到达意识层面，而是在练习或训练时无形中起到加强技能的作用。情绪记忆对塑造未来的行为至关重要，但当人们回忆起情绪上难以忍受的事情时，那可能会很痛苦。

在世界范围内，情绪障碍是导致人们残疾和死亡的主要原因之一，抑郁几乎存在于每一种人类文化中。对大多数人来说，日常生活中遭受挫折或损失时，悲伤是一种短暂的经历。但对于有些人来说，抑郁则变成了一只黑暗的野兽，存在于他们清醒的每一个时刻。某种形式的抑郁在西方社会很常见，影响着20%~30% 的人的生活。而对于 2% 左右的人来说，抑郁症成为一种精神疾病，这意味着悲伤的感觉具有远远超出人类正常承受范围的性质和强度。

意识状态变化

哲学家们可能会无休止地争论意识是什么，但围绕意识的脑功能研究已有一些重要的临床经验。例如，人们知道睡眠对健康至关重要，但人们对睡眠的了解仍然有限。动物在处于不利环境中时，会通过休眠来保持状态，并将感官经验分类存储起来，以备将来参考。睡眠障碍是导致人类残疾甚至死亡的重要原因。

研究控制不同意识水平的因素在临床上也很重要，许多颅脑损伤患者长期处于植物生存状态：脑干反射存在，但基本丧失了高级皮质功能。关于脑死亡的定义问题在神经病学和移植医学中具有重要的现实意义。

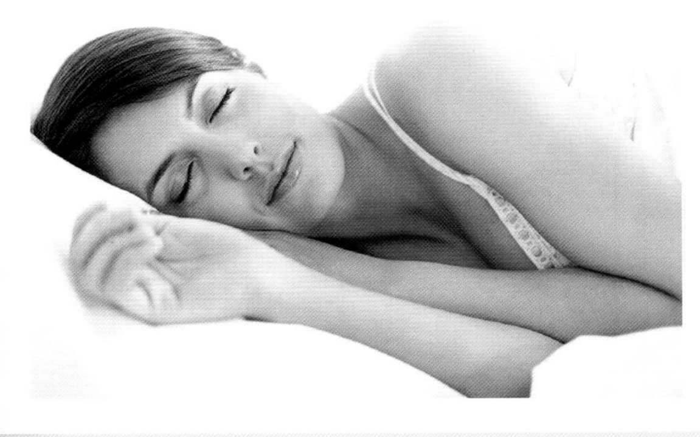

← 记忆是多种多样的，包括对童年、事实和数字等的回忆，以及习得的运动技能。

意识是什么？

每个人都认为自己知道意识是什么，但这是一个很难定义的概念，更难以在脑中精准定位。

哲学家和科学家长期以来都在探索意识的本质。当代美国哲学家约翰·塞尔将意识定义为“感觉或认知的内在定性、主观状态和心理过程”。人们认识到，当我们早上醒来时，我们会进入意识状态；而当我们入睡、陷入昏迷或死亡时，我们就会丧失意识。

意识：关于统一和内容的问题

意识的一个重要特征是，我们把自己看作一个整体，并明确知道外部世界和自我之间的界限。就大脑功能而言，这意味着大脑处理的所有不同类型的信息（触觉、视觉、味觉信息等）都被整合到单一的或统一的自我模型中。当颅脑损伤患者的右侧顶叶受损时，他们就失去了这种自我意识。内容是意识的另一个重要方面，我们不能把意识从主观感觉、内在形象、动机、情绪和思想中分离出来。然而，唯有一个已经具有意识的大脑才能体验到感觉，即使我们失去了一些甚至大部分感觉，但我们仍然被认为是有意识的。因此，虽然内容有助于形成意识，但它不是形成意识的充分必要条件。

认识你自己：通过感觉忽视综合征获得关于意识的启示

猴子的顶叶皮质后部受损会导致对侧肢体忽略感觉（无法对对侧空间的刺激进行报告、定向和反应），尽管该区域的触觉不受影响。人类右侧顶叶皮质的损伤会对左侧肢体产生类似的影响，这些患者感受不到左侧的肢体或外部物体。患者有时并未意识到有什么不对劲，甚至可能声称他们身体的左半边属于别人。他们在空间定位方面也有一个普遍的问题，即无法利用视觉使用地图或判断距离。患有这种综合征的病人在意识的统一性方面有缺陷，因为他们不再认为身体全部属于自己。

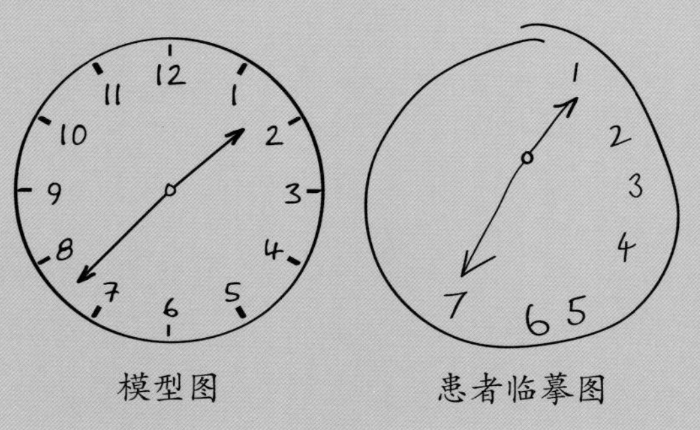

← 如左图所示，被要求临摹一幅时钟的图画时，感觉忽视综合征的患者忽略了时钟的左半边。

→ 意识活动所需的初级脑结构包括脑干的网状结构（尤其是中脑）和丘脑。

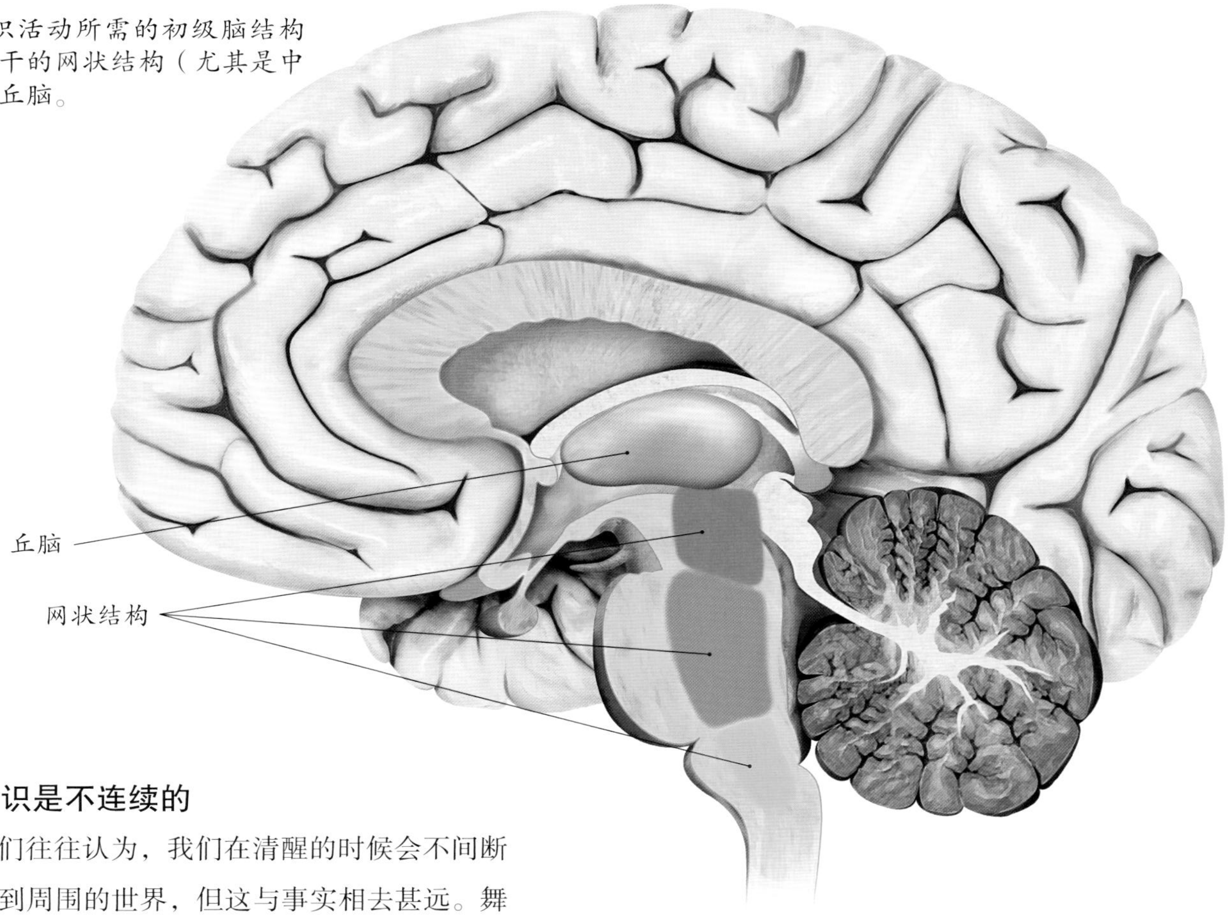

丘脑

网状结构

意识是不连续的

人们往往认为，我们在清醒的时候会不间断地意识到周围的世界，但这与事实相去甚远。舞台上的魔术师知道视觉注意力是不连续的，甚至是分散的，所以他们在变魔术时正是利用这一点来展现“奇迹”的。虽然我们认为自己能意识到所有发生在视野范围内的事情，但我们对视觉世界的意识实际上只集中在几个中央视觉区域内。人们的目光不断地从一个感兴趣的物体转移到另一个，视觉皮质在 1/10 秒的信息获取的基础上形成了视觉感知。这也是为什么当我们专注于视觉世界中的某个特定目标时，便很容易忽略周围的其他重要事件。

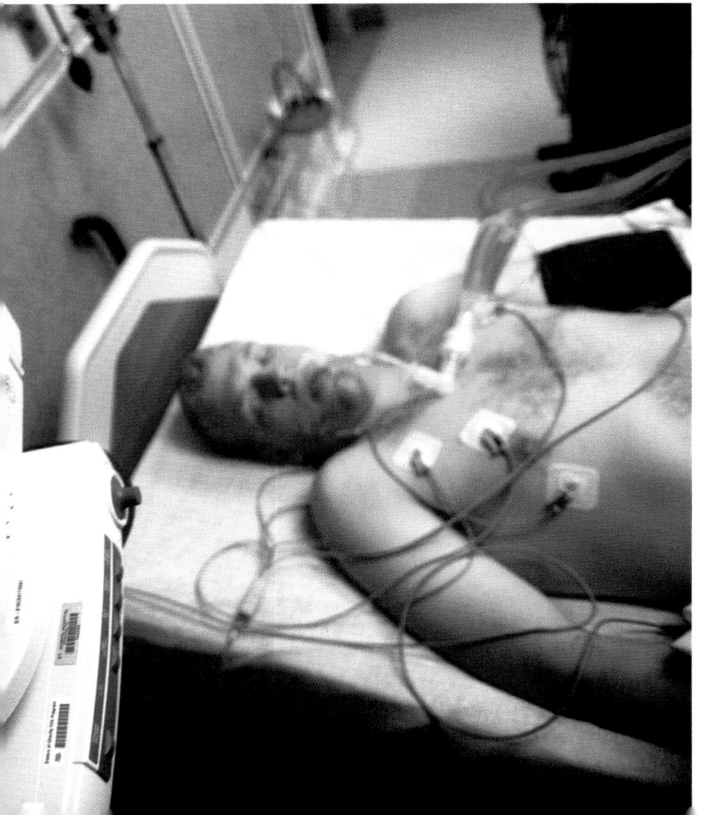

← 意识依赖于脑干、丘脑和大脑皮质的协调活动，任何干扰这些区域功能疾病都会导致意识障碍。

↓ 专注于计算传球次数，许多观看了这个测试视频的人并没有注意到“大猩猩”。

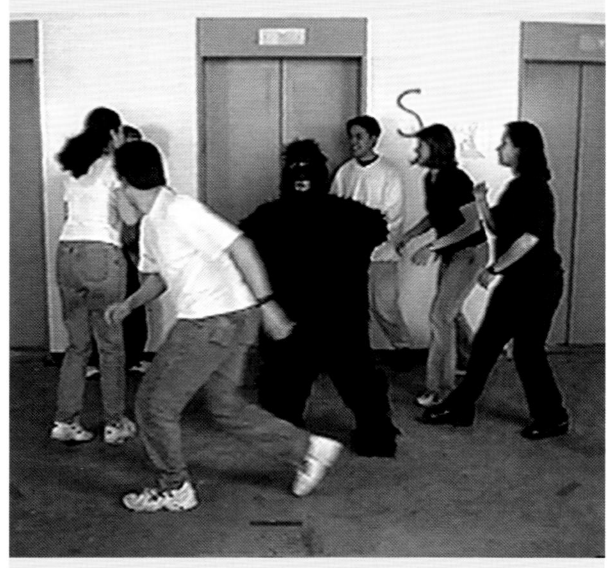

人群中的大猩猩

1999 年，两名美国心理学家丹尼尔·西蒙斯和克里斯托弗·查布利斯进行了一项测试，证明了非注意盲视的存在。他们播放了一段视频，视频中两组人穿着黑色或白色 T 恤，相互之间传递篮球。受试者被要求计算其中一支球队的传球次数。而在视频中，一名女子一会儿打着雨伞，一会儿穿着大猩猩服装从篮球运动员中间穿过。在大多数被研究的小组中，50% 的受试者没有注意到“大猩猩”或拿伞的女人。这个简单的实验表明，我们对视野中正在发生事情的感知更多地取决于注意力，而非我们所看到的。

我们还应该记住，不是所有心理过程都是在有意识的情况下发生的。在某些方面，意识就像一盏探照灯，可以用来观察具有特殊行为重要性的物体或情况。然而，我们日常的许多活动实际上都不在聚光灯下进行。我们都有过这样的经历：一边走一边思考问题，走到最后才意识到，我们对沿途的风景没有一点印象。

意识是如何产生的

意识是脑的自然属性。换句话说，它是神经细胞网络活动的产物。但如果我们超越这个简单的命题，就会遇到一个哲学问题。研究大脑功能的科学方法本质上是被简化的，神经科学家通过研究脑的组成部分来分析和理解脑功能的不同方面，但意识本质上是统一的。简单来说，意识的产生不仅仅是脑各部分功能的总和。

这意味着不存在意识的轨迹：意识必须是大脑广泛区域（主要是大脑皮质）的分布式功能。虽然我们的意识状态取决于中脑网状结构的正常功能，但这并不是说中脑是意识的中心，就像不能说计算机的电源是其信息处理能力的中心一样。

大脑皮质显然对我们的高级心智功能至关重要，但意识可能取决于大脑皮质、丘脑、纹状体和脑干之间的协调活动。也就是说，意识更多地涉及活跃的脑回路而不是脑区域。

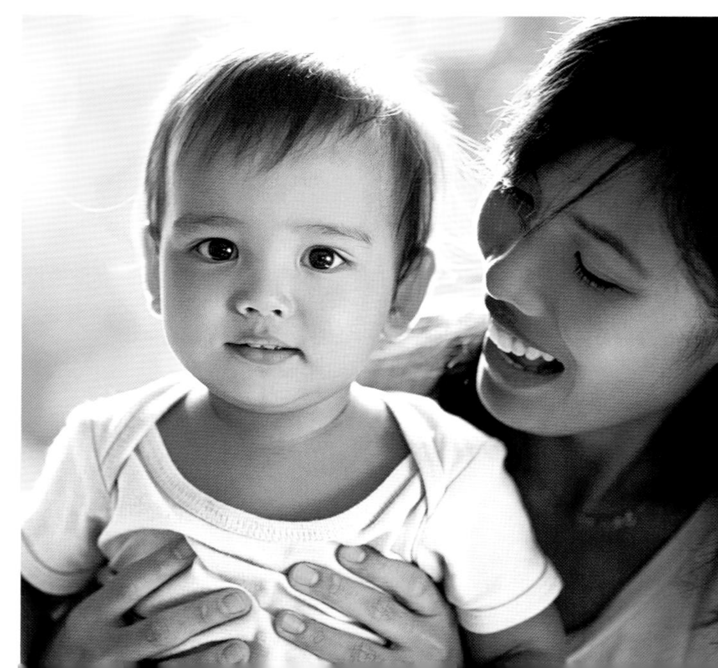

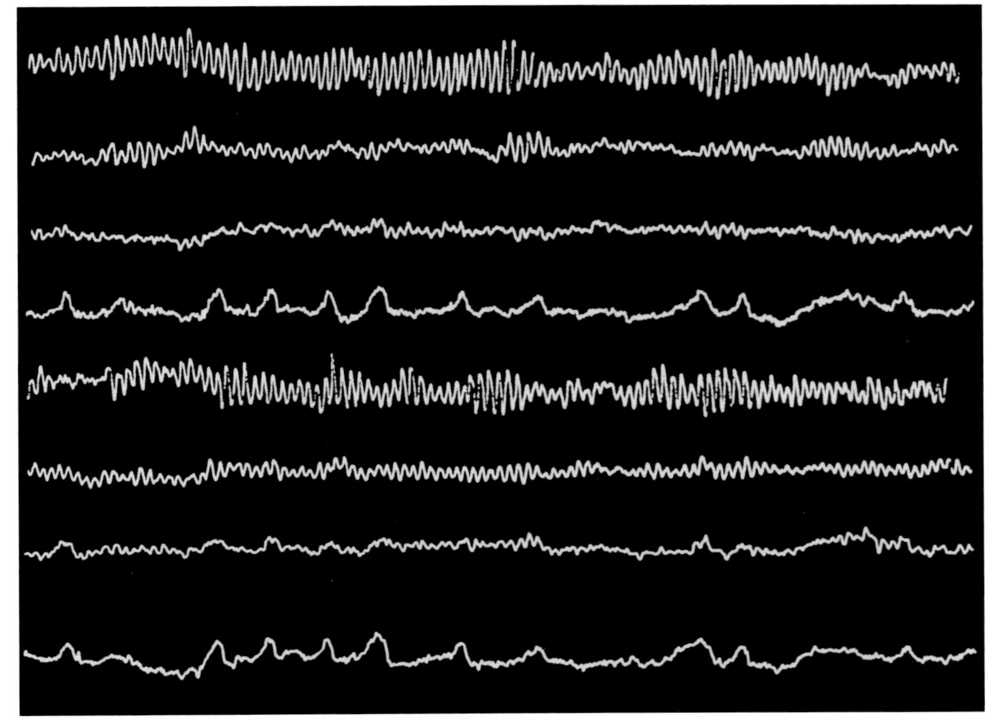

← 意识状态可以通过 EEG 来检测，这些脑电波的频率和形状随着觉醒和注意力状态的不同而变化。

统一意识场

有一个比较有说服力的意识模型叫作统一意识场假说。这个模型强调大脑不同区域的神经细胞之间的同步活动。有一个特殊的网络可能是我们意识体验的中心，即额顶叶网络，它将与计划和社会行为有关的前额叶皮质区域与顶叶中整合视觉、触觉和听觉信息的区域联系起来。支持这一观点的证据来自对低意识水平情况的观察，例如昏迷、全身麻醉、深度或慢波睡眠以及植物人状态，这些情况都涉及额顶叶神经网络活动的减少。

我们如何研究意识

神经科学家使用功能成像技术（如功能性 MRI 或 PET 技术）和 EEG 来研究意识脑活动。EEG 使用安装在头皮上的电极来测量脑电活动——有效地检测神经细胞的放电。其中，被 EEG 检测到的一种电活动叫作 α 波。当闭上眼睛休息时，EEG 显示大脑皮质的 α 波活动。这些信号相对较慢（每秒 8~12 个周期），且振幅很大，这表明大脑皮质处于同步状态。在这种状态下，神经细胞的活动是一致的。当睁开眼时，EEG 立即转变为振幅更低、频率更高的 α 波，这种模式被称为“去同步化”，是在进行计算等思维任务中发现的。大脑不同区域之间的同步状态与意识知觉相关，这标志着大脑皮质的同步区域之间正在进行信息传递。在实验中，受试者被要求观看一些无意义或人脸的图像。只有当图像有意义时，大脑皮质的不同区域之间才有同步的迹象。

集中感官注意力

我们应如何随心所欲地集中注意力，避免被无关的感官信息分散精力呢？脑干的网状结构是负责将注意力集中在一种感官刺激上而忽视其他刺激的关键部位。从脑干中缝核到脊髓的下行通路可以抑制疼痛信息通过脊髓传导。类似地，网状结构控制着视觉、听觉和其他感觉冲动在高级中枢的传递。

“我”在心灵何处？

关于心灵和身体的问题——自我存在于身体何地，是几个世纪以来一直困扰着哲学家们的难题。即使在今天，随着我们对神经机制研究的深入，许多问题仍然存在。

我们认为大脑内部的某个地方就是我们的心灵。能够知道这一点是因为现代医学可以移植人类身体的许多器官而不改变接受者的性格或行为。但是，心灵究竟位于脑内部的什么地方呢？又或者这个问题是否有一个有意义的答案呢？

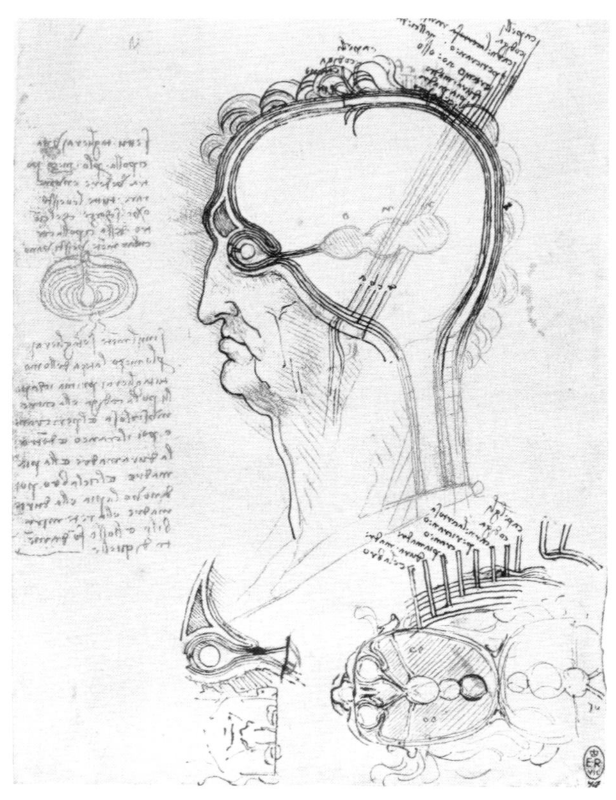

↑ 对达·芬奇来说，被称为脑室的充满液体的空腔在脑的运作中起着重要的作用。他认为第一个脑室负责收集数据，第二个脑室负责处理数据，第三个脑室负责存储记忆。

研究脑疾病和脑损伤的发现

通过研究各种脑部疾病来探索心灵的位置，可以帮助我们开始着手解决这个问题。有些疾病显然会对病人的性格和行为产生深远的影响，而有些疾病则不会。

如果我们能探明哪一区域的损伤会产生什么样的行为影响，就能知道脑的哪一部分对我们称为心灵的实体来说是最重要的。这种方法的问题在于，大脑受损的患者可能意识不到自己的性格已经改变，因此对思维变化的评估只能由外部观察者来完成。

脊髓、小脑和脑干的大部分区域的损伤虽然会对运动功能产生严重的影响，但不会对人的性格造成重大影响。而某些特定的脑干区域的损伤，例如中脑网状结构受损会严重影响意识水平，但这更类似于破坏一个开关，而不是改变心灵。情绪和认知功能的维持依赖于从脑干到大脑皮质的5-羟色胺和多巴胺神经递质通路，所以心灵方面（依据神经科学家或心理学家的定义）依赖于脑干系统和大脑皮质之间的相互作用。丘脑和下丘脑的损伤可以导致非常复杂的行为模式改变，包括性功能和食欲，但这也不会对个人的性格产生重大影响。

当涉及前脑时，我们会更接近那些被称为心灵的关键区域，但这些区域更应该被视为关键回

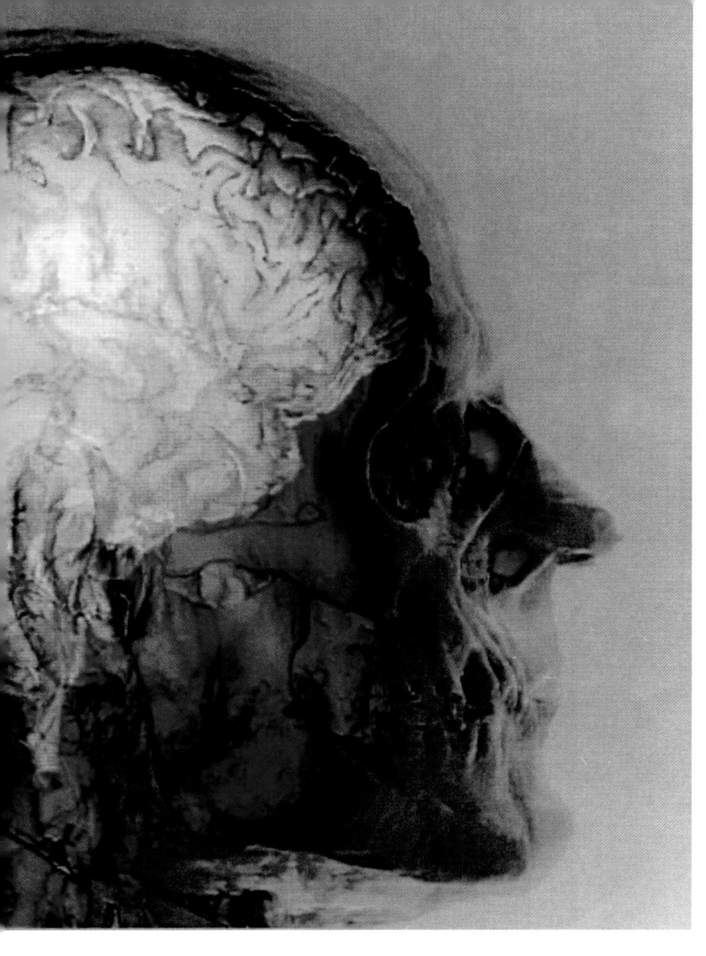

↑ CT 扫描显示，大脑皮质对我们的意识至关重要，但更深层次的大脑结构（如丘脑和脑干）也发挥着至关重要的作用。

路，而非不同的大脑区域。对社会功能和计划至关重要的回路可能决定了他人对个人心灵的大部分看法。这条回路涉及前额叶、纹状体、苍白球和丘脑的不同区域。我们对身体在空间中的位置感知，甚至对整个左半边身体的感知，都依赖于右侧顶叶脑皮质的功能。我们存储新记忆的能力依赖于颞叶的海马，因海马受损而失忆的患者通常具有类似的性格。我们的心灵通过语言区域进行交流，这些语言区域通常位于左侧大脑半球的布罗卡区和韦尼克区。因此，破坏这些区域将损害表达自己心灵的能力。

最大的问题：心灵是什么?

心灵到底是什么？不同的学者给出了不同的答案。神经生理学家会根据信息处理和运动激活来定义心灵，认为心灵是所有接收、编码和解释感觉的神经过程的总和，也是回忆和关联存储的信息并据此采取行动的总和。在弗洛伊德精神医学领域中，心灵或心智常被认为是有意识、潜意识和无意识的结合。心理学家会根据观察到的行为来定义心灵，认为心灵是由推理能力、智力和理解力共同组成的。

↓ 在弗洛伊德的心灵冰山模型中，只有一小部分（有意识的）是可见的，其余的（潜意识和无意识的）是不可见的。

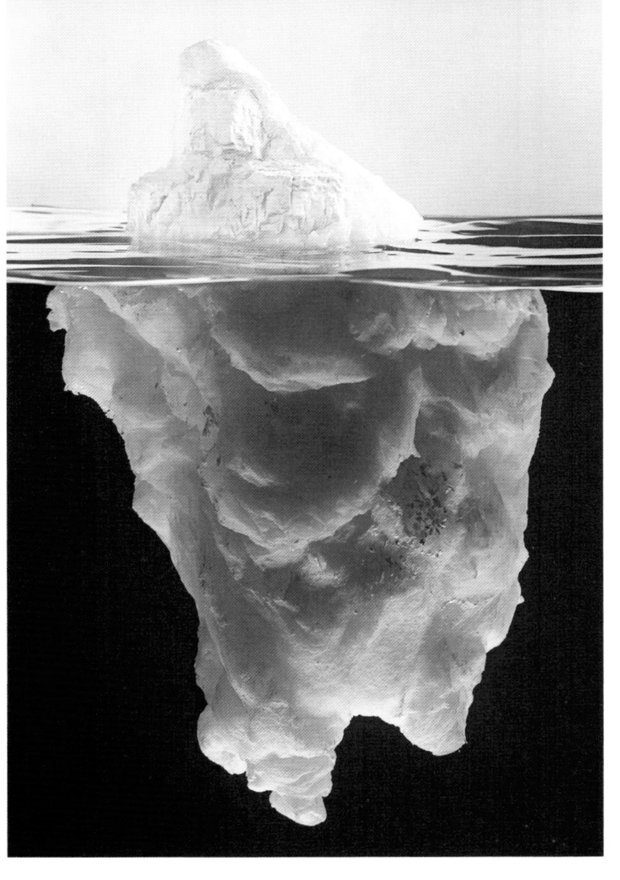

记　忆

在日常生活中，我们记住了大量的事情，从如何开车、住在哪里，到孩子的名字、电话里朋友的声音。我们认为记忆是理所当然的，但它到底是什么呢？记忆又是如何形成和组织的呢？

记忆是存储和提取过去的事件、信息和技能的能力。在大脑中，没有一种通用的机制用来存储和检索信息。不同的记忆系统使用不同的机制，任何单一的记忆系统都可以在细胞水平上使用多种机制。所有这些机制都会对神经细胞的结构和功能造成一些暂时的或半永久性的改变。

记忆的类型

记忆是一个复杂的过程，包括多种类型，有些是有意识的，有些是无意识的。执行日常生活中的任务时我们通常会将多种记忆无缝地结合起来，以实现我们的目标。

陈述性或外显记忆是指我们能够记住那些意识能够直接接触到的信息，比如知道一个词的意思（语义记忆）、回忆事件或事实（情景记忆）。陈述性记忆涉及颞叶内侧和丘脑内侧的区域。

有些记忆并不容易进入意识，却深刻地影响着我们未来的行为和生理状态。非陈述性或内

→ 长期记忆有着许多不同的形式，如情感、运动技能、回忆、事实信息等。

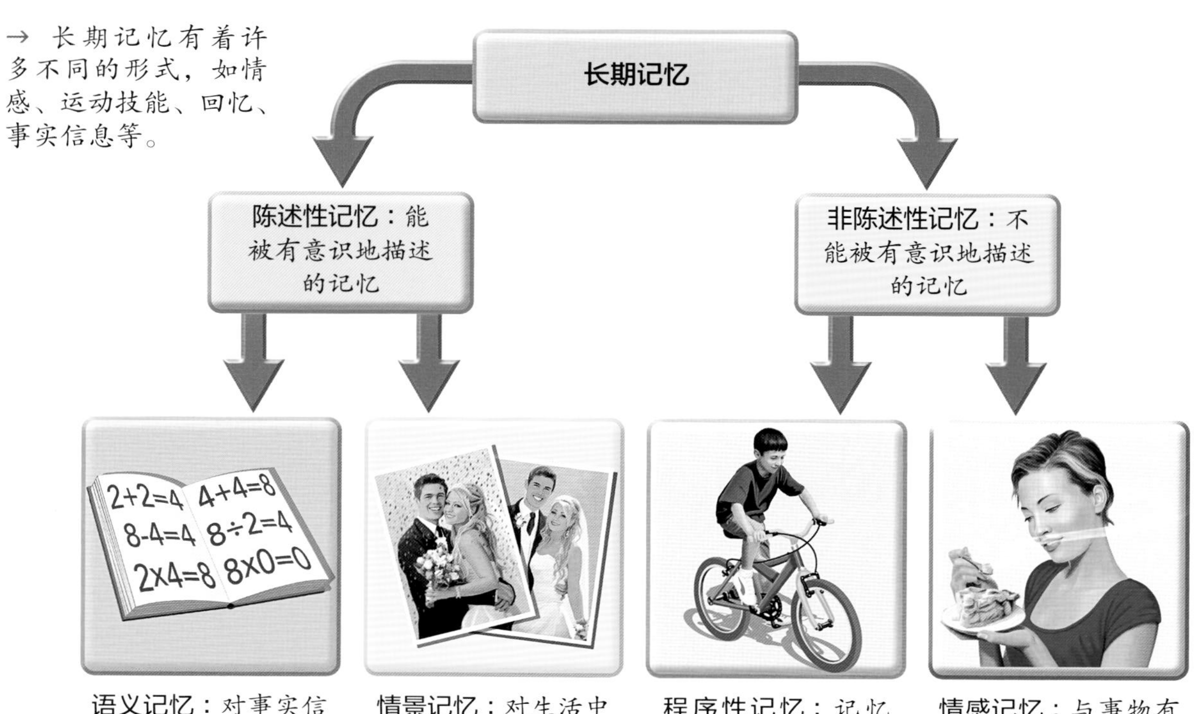

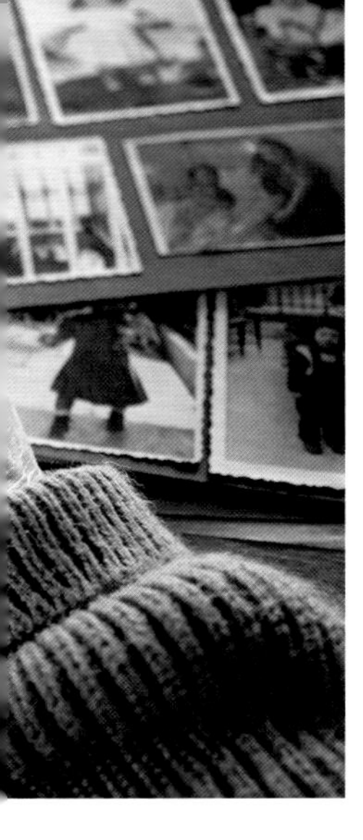

← 记忆的许多方面与我们的视觉体验有关：看着老照片可能会引发潮水般涌来的回忆。

隐记忆包括各种各样的反应和习得的技能，如演奏一首复杂的乐曲、对先前经历过的情况和事件的半自动情感反应（如回忆过去失败或屈辱时的痛苦）。非陈述性记忆可分为两类：技能、习惯和条件性运动程序（程序性记忆）；情感联系（情感记忆）。技能和习惯是在大脑皮质、基底神经节、丘脑和小脑之间的神经回路的帮助下获得的，而事件和感觉之间的情感联系则依赖于杏仁核。

记忆是如何形成的

我们一步一步地获得记忆。当我们接触到小说信息时，起初是靠工作记忆来存储信息的，可以在头脑里保存几分钟的少量信息，就像打电话之前记住一个电话号码。对猴子的研究已经表明，侧方前额叶皮质的特定区域（布罗德曼分区第 46 区）损伤会导致空间工作记忆（记住物体的位置）的选择性问题，而背外侧前额叶皮质损伤则会导致非空间（记住任务序列）以及空间工作记忆的问题。

一些工作记忆是值得长期保留的。这些信息经过一个巩固的过程成为我们的长期记忆。信息整合过程需要两步：在几分钟或几小时内改变突触；在几天到几个月的时间里，大脑皮质不同区域的记忆重组。

构成记忆基础的细胞改变

神经冲动（动作电位）通过一个叫作突触的连接从一个神经细胞传递到另一个神经细胞。记

杏仁核的作用

重要的行为信息通常都伴有情感成分，而且显而易见的是，我们对情绪事件的记忆要比对平淡事件的记忆强得多。杏仁核是位于颞叶前部的一组杏仁状神经细胞核团，它在对将物体和情境的感知与其情感意义联系起来方面起着关键作用。例如，来自一种特定食物的视觉和嗅觉可能与舒适和爱的感觉联系在一起，比如那种食物是妈妈在我们小时候做的。

从杏仁核的基底外侧到海马的通路有助于确定哪些特定的事件和经历将被存储在长期记忆中。杏仁核受损会降低一个人学习具体事件与快乐或痛苦的结果之间联系的能力。

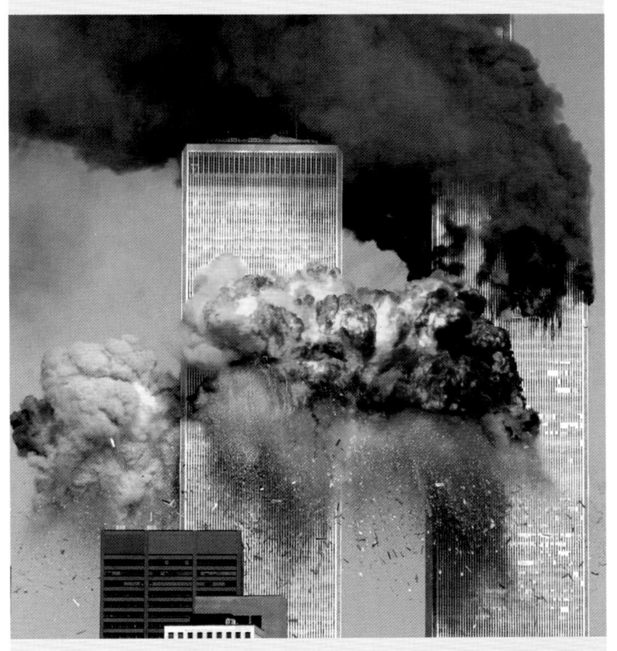

↑ 当记忆与强烈的情感联系在一起时，记忆会更加清晰。“9 · 11”这样的事件像照相机的闪光灯一样照亮了我们的记忆。

忆依赖于神经细胞间突触强度的改变。其中最好的研究例子是影响突触活动的两个过程：长时程增强（long-term potentiation，LTP）和长时程抑制（Long-term depression，LTD）。

长时程增强是指两个神经细胞之间突触强度持续增大，其可以通过下游神经细胞的电反应来测量，在刺激神经细胞的短暂神经冲动爆发后，在海马、小脑、大脑皮质、杏仁核和周围神经系统中都发现了长时程增强现象。长时程增强使那些被反复激活的神经连接变得更有效，强化了这条通路并影响了行为。长时程增强的诱导涉及多个细胞机制，这些机制可在下游细胞中产生高浓度的钙离子，有些涉及神经细胞膜上与神经递质谷氨酸相结合的不同类型的受体。

长时程抑制是指神经通路长期被激活后突触活性降低。它被认为在涉及小脑回路的学习中起着重要作用，也可能在逆转海马长时程增强中起着十分关键的作用。

长时程增强和长时程抑制可以在几秒到几分钟内调节突触的强度，这两个过程都涉及与短期记忆相关的变化。长期记忆可能使用长时程增强，但也需要制造新的蛋白质，从而在神经细胞内构建新的结构，这个过程可能涉及树突（神经细胞的树枝状突起）及其多棘突起的结构变化。

记忆存储在哪里

记忆存储在大脑的不同部位。涉及陈述性记忆的大脑区域包括前额叶、顶叶和颞叶的几个联合皮质区域，颞叶海马周围的部分皮质区，以及海马本身。陈述性记忆需要感觉信息从联合皮质通过颞叶传导至海马。在海马中，长期的强化加

健忘症和海马

20 世纪中期，神经外科医生在试图治疗脑疾病时发现，当他们切除两侧的海马时，会导致严重的记忆问题。患者有正常的工作记忆，但患有严重的顺行性遗忘症——虽然程序性记忆（如学习拼图）的获得不受影响，但他们不能形成新的情景或语义记忆。此外，患者还会丧失一些逆行性记忆（如发生在术前不久的事件），而且其情景记忆比语义记忆更糟糕。但术前几个月到几年的记忆则不受影响。

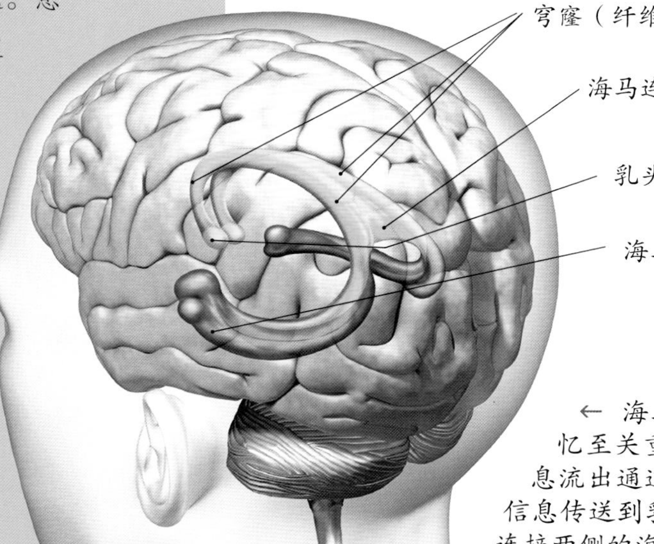

← 海马对于形成新的记忆至关重要。它的主要信息流出通道是穹窿，穹窿将信息传送到乳头体。海马连合连接两侧的海马体。

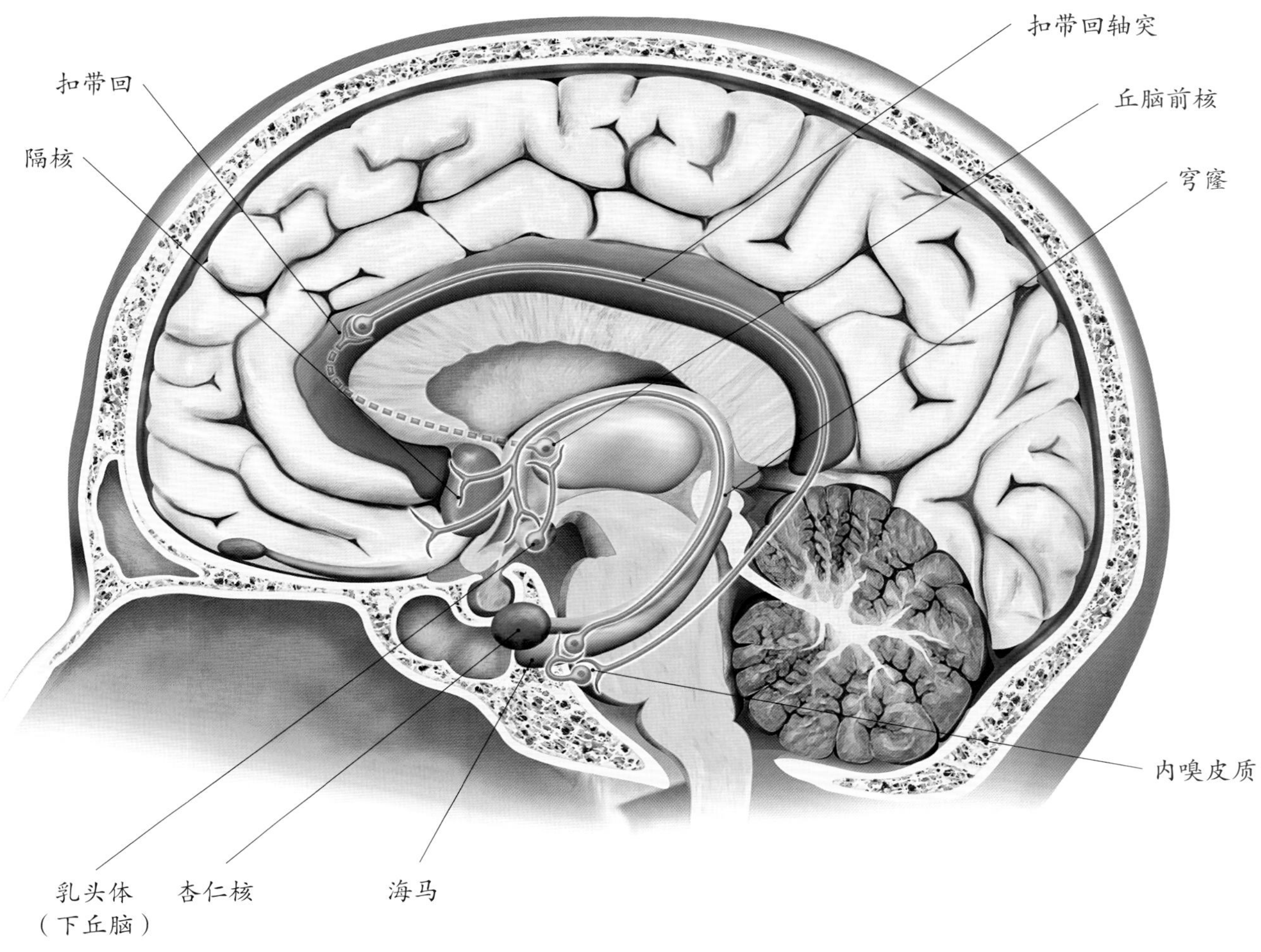

↑ 如图中红色部分所示，帕佩兹回路连接海马和边缘系统的其他部分，在新记忆的形成和巩固中起着重要作用。

固了一些在行为上很重要的信息连接。编码的信息随后被传回联合皮质进行长期存储，这个过程可能受长时程增强和神经细胞的结构变化的共同作用。

程序性记忆是指当我们在新任务中训练自己时，对随之产生的习惯、技能和感官运动系统适应的学习。程序性记忆可以分为技能和习惯的获得（如弹钢琴或学习滑雪）、学习感官运动系统适应和对反射的调整（例如调整肌肉的力量以应对负荷的变化或新的刺激）。

技能和习惯的学习依赖于大脑皮质、纹状体、丘脑和大脑皮质之间的神经回路。这种类型的学习不仅包括技能本身，还包括个人风格的独特元素，即个人对于技能的展现。该系统回路的主要作用是改变大脑皮质中存储的运动程序。帕金森病患者的纹状体无法从中脑黑质中获得正常的多巴胺供应，因此，他们学习新技能时有很大的困难。

对确保动作被顺利有效执行的运动程序的学习依赖于大脑皮质、脑桥核、小脑（侧面）、丘脑和大脑皮质之间的神经回路。小脑的这些部位受损的患者在新的运动任务中很难协调肌肉收缩的力量和速度。

睡眠与觉醒

在整个动物王国中，睡眠与觉醒交替是生物节律的一部分。虽然睡眠仍然是一种人们不甚了解的脑活动，但睡眠对人们来说的确是至关重要的：睡眠不足会严重影响脑的功能。众所周知，睡眠是一种基本功能，但它究竟为什么如此重要，以及它的有益作用是如何被调节的，仍然是一个谜。

尽管表现很平静，但睡眠是一个活跃的过程，存在于各种各样的动物中，如爬行动物、两栖动物、鸟类和哺乳动物。它不同于昏迷，因为我们可以从睡眠中被唤醒，而睡眠在正常的脑功能中起着重要的作用，尤其是在学习和记忆方面。

两种睡眠模式

我们经历着两种截然不同的睡眠模式，即非快速眼动睡眠和快速眼动睡眠，它们在晚上交替数次。非快速眼动睡眠包括多个阶段，在这些阶段，EEG（脑电图）上的脑电波的变化逐渐变慢。非快速眼动睡眠的最终状态是慢波睡眠，此时EEG 上主要是每秒少于 4 个周期的慢波。肌肉张力和脑血流量减少，副交感神经活动增加，心率和呼吸缓慢而稳定。慢波睡眠的电生理特征是丘脑神经细胞有节奏的电活动，它们与大脑皮质相互作用，产生慢节奏。在慢波睡眠中，梦是罕见和模糊的。

每隔 60~90 分钟，人们的睡眠模式就会发生变化。这种状态下的脑电图与清醒时相似，有大量高频、低振幅的电活动，但人在去同步化睡眠时很难被唤醒。这时，肢体的肌肉张力几乎完全丧失，感觉传导大大减弱，体温的调节也会暂时受到影响，呼吸和心率变得不规律。去同步化睡眠最显著的外部特征可能是眼球的快速运动，因而这种状态也被称为快速眼动睡眠。

快速眼动睡眠时，大脑皮质和边缘情绪系统中较大的感觉区域活跃，产生梦，但没有外部的感觉输入。在快速眼动睡眠中，负责社会整合、计划或空间感知的脑区活动相对减少，因此，由大脑皮质内部活动产生的梦在行为和空间上可能都很奇怪。

什么脑回路控制着睡眠？

控制睡眠和觉醒之间转换的回路位于脑干和下丘脑，这在动物身上得到了很好的研究。上方脑干网状结构损伤的受试者的 EEG 持续同

← 睡眠时脑电波的变化可通过 EEG 来检测。

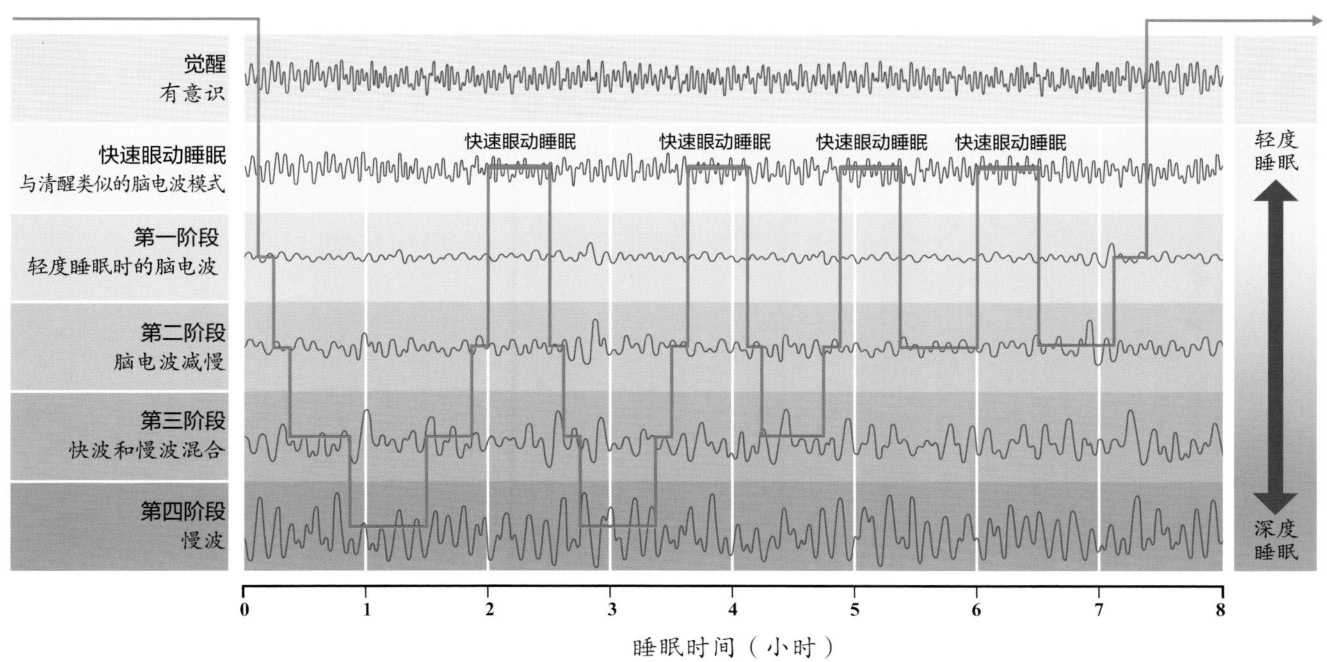

↑ 在晚上，我们从清醒状态（最顶部）开始，会经过4个阶段的睡眠，周期性回到快速眼动睡眠，此时会做梦。

步，就像处于慢波睡眠中，换句话说，他们不能完全清醒。而下方脑干网状结构的损伤会使受试者表现出持续的清醒状态，换句话说，他们无法有效地入睡。

下丘脑和前脑部分在调节睡眠方面也很重要，它们在一些使用特定化学物质的回路中起着关键作用。下丘脑的神经细胞使用食欲肽作为神经递质，它们与负责促进觉醒的神经网络之间具有兴奋性连接，这种连接可以提高其活性。利用组胺的神经细胞也有助于觉醒，这就是为什么抗组胺药物会引起嗜睡，而其作用是阻止组胺的释放。

控制快速眼动睡眠的脑回路比控制慢波睡眠的更精确。当我们已经处于非快速眼动睡眠状态一段时间后，脑桥（位于脑干）网状结构的神经细胞定期变得活跃，导致其他部位的（蓝斑核和中缝核）网状结构的神经细胞受到抑制，而中脑的乙酰胆碱能神经细胞被激活。后一种变化反过来导致丘脑变得更活跃，并传导至大脑皮质，从而导致我们开始做梦。蓝斑核附近网状结构的神经细胞在快速眼动睡眠时抑制肌肉活动，导致麻痹。

梦意味着什么？

梦可能仅仅意味着大脑皮质在锻炼其产生

婴幼儿睡眠周期的变化

新生儿每天有多达8小时的快速眼动睡眠，他们的睡眠节律包括50~60分钟的睡眠，通常从快速眼动睡眠开始。到2岁时，快速眼动睡眠的时间已经减少到大约3小时，睡眠周期也更接近成年人。快速眼动睡眠可能在出生前和婴儿期占主导地位，因为它对神经细胞的发展和大脑皮质（尤其是前额叶区域）连接的形成至关重要。

→ 睡眠和觉醒是由数条神经通路调节的，其中一条使用了神经递质食欲肽，它产生于下丘脑后外侧区域，并被传导至皮质和脑干。

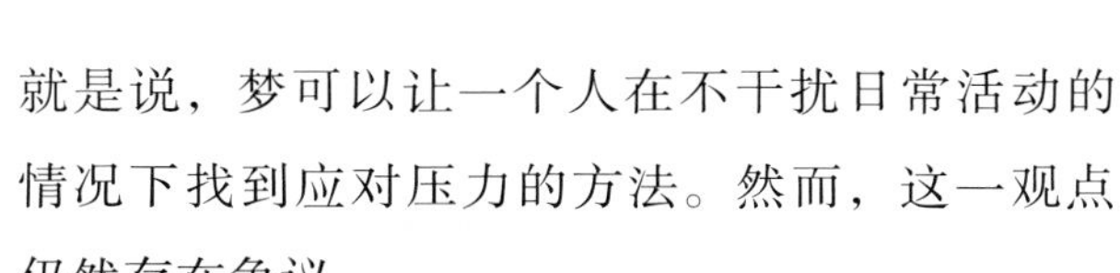

内部图像的能力，但梦在神话、艺术、文学和心理治疗中占据着非常重要的地位，以至于对梦的研究至今仍然令人着迷。人类行为的精神分析模型认为，梦以一种伪装的形式出现，与我们内心存在的冲突和问题有关。换句话说，梦就是那些在日常生活中不断困扰我们的记忆和焦虑。在这些观点中，梦恐怕可以让我们体验到觉醒时的大脑无法接触到的行为紧张，而有经验的心理治疗师可以利用这种体验来进行治疗。虽然这些观点没能达成一致，但实际上，梦可以帮助一个人开发应对策略，特别是当这些策略需要整合新旧经验时；梦也可以确保内心的冲突不会妨碍学习过程和恰当的行为。也就是说，梦可以让一个人在不干扰日常活动的情况下找到应对压力的方法。然而，这一观点仍然存在争议。

失眠

每年 25%~35% 的人都有睡眠困难的经历，而且随着年龄的增长，这个问题越来越普遍。失眠通常与焦虑有关，并可能加重疼痛和其他疾病带来的痛苦。尽管有足够的睡眠机会，但失眠患者至少有一种睡眠中断的特征（入睡困难、频繁觉醒、觉醒时间延长或早醒）。此外，他们白天会经历疲劳、认知障碍或情绪影响。

失眠的根本原因通常是焦虑，焦虑会导致过

↓ 梦似乎和现实一样生动。人们很容易赋予梦特殊的意义，但梦的目的和意义仍然难以捉摸。

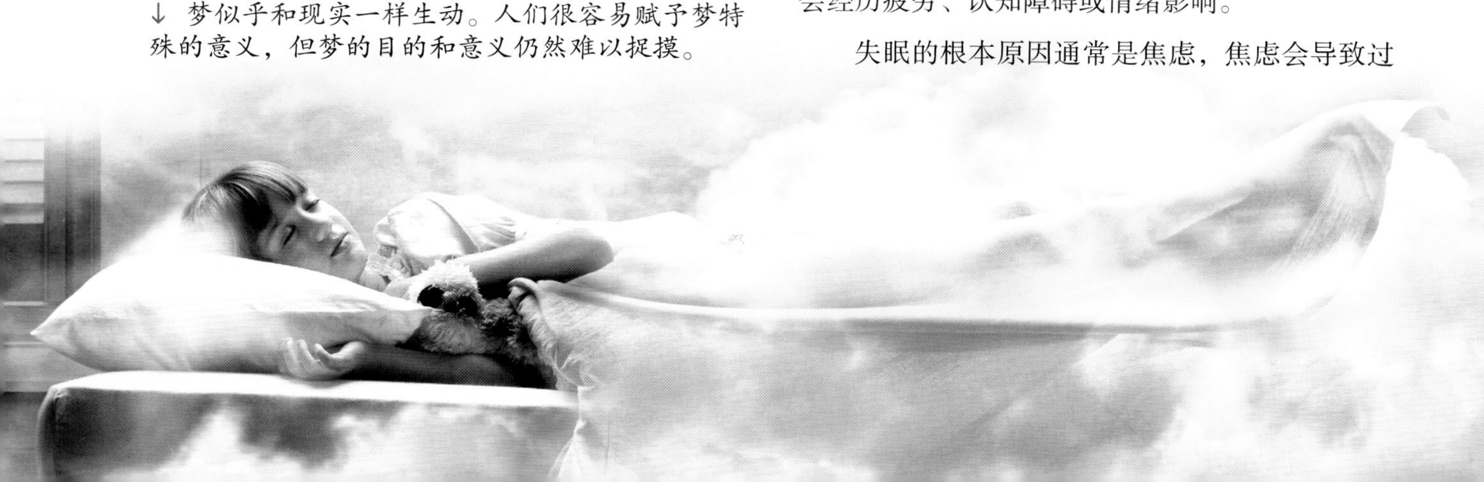

嗜睡症

嗜睡症影响着全球300万人，其特征是在任何时间、任何地点都有无法控制的入睡欲望。患有嗜睡症的人会有突发性麻痹（肌肉张力突然丧失）的症状，尤其是在情绪激动的情况下。其夜间睡眠可能会被觉醒和可怕的梦打断。

利用结构性MRI技术的相关研究表明，嗜睡症患者的颞叶下部和额叶下部的灰质较少，但这是否是引起睡眠问题的原因或睡眠问题造成的后果尚不确定。对嗜睡症患者脑部的研究还发现，下丘脑外侧或侧方的食欲肽神经细胞数量减少。食欲肽是一种重要的兴奋性化学物质，通过与脑干的蓝斑核神经细胞的连接来维持兴奋状态。

调节睡眠周期

大多数成年人每晚睡7~8小时，但如果我们前一天晚上睡不好，我们就会睡得更早，睡得更久。睡眠和觉醒的周期性本质上是由下丘脑的一种叫作视交叉上核的结构控制的，视交叉上核在脑的每一侧只有10000个神经细胞，位于视神经交叉的上方。视交叉上核接收来自视网膜的关于光照强度的信息，并有一个持续约25小时的自然活动周期。

↓ 我们的日常身体节律（昼夜节律）是由一条复杂的回路控制的，这条回路通过视网膜每天的光照重置，涉及我们的交感神经系统和松果体（腺）。

度觉醒，扰乱正常的睡眠–觉醒周期。在自然界中，焦虑通常由危险（例如被捕食者攻击）引起，所以过度觉醒状态和失眠可能是一种适应，以提高警惕，直到危险过去。过度觉醒也可能激活涉及杏仁核的攻击性神经通路。然而，在现代社会，人们对这种过度警惕的状态绝对是不适应的。治疗失眠的首要目标是找到引起焦虑的原因并尽力消除它。助眠的药物效果有限，除非造成压力的根本原因得到解决。

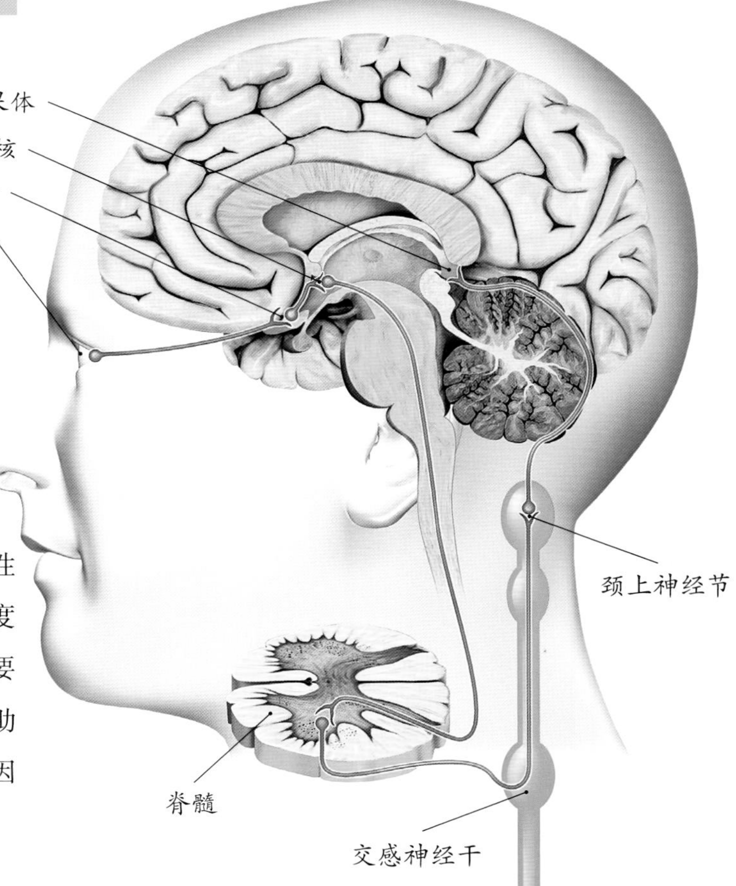

无意识与脑死亡

无意识是指完全或几乎完全不知道周围的环境，对外界刺激没有反应。昏迷是这种情况最极端的形式，脑死亡是大脑活动不可逆转的终结。

↓ 如果通往大脑的主要动脉被阻塞（例如由颈总动脉斑块形成的血栓），脑组织可能会失去血液供应，导致无意识状态。

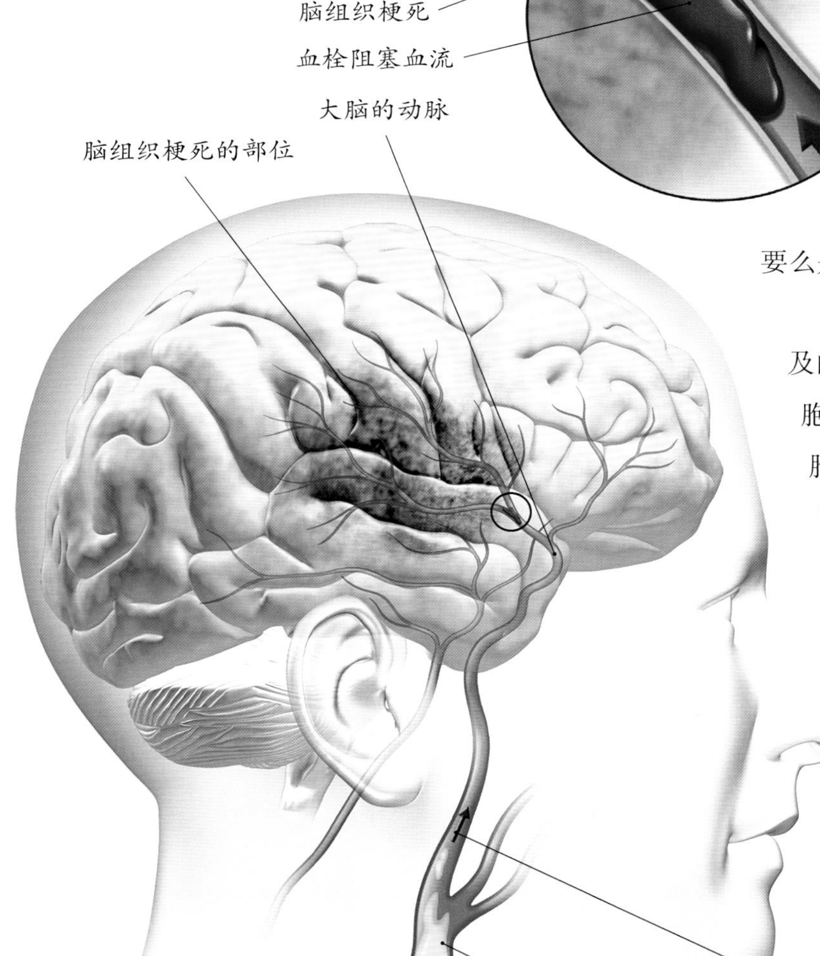

意识是一种状态，在这种状态下，一个人会对外部刺激做出适当的反应，并表现出对自己和周围环境的感知。作为个体，我们知道自己是有意识的，因为我们会意识到自己，并把注意力放在周边环境的重要方面，还可以思考抽象的概念。脑损伤对意识的影响包括从深度昏迷到几乎完全清醒的状态。病理性的意识丧失通常来源于脑两侧大面积的损伤，要么是大脑皮质或大脑白质，要么是控制意识的脑干网络。

保持意识需要各种大脑中枢的活动，涉及的细胞包括中脑网状结构中的某些神经细胞群，以及端脑下部和下丘脑中的神经细胞。这些神经细胞群可能会影响丘脑中的神经细胞，它们会将感觉信息传递到大脑皮质，而其他一些神经细胞则直接与大脑皮质相连，以维持脑活动，还有一些神经细胞群结合了这两个过程。

昏迷和持续性植物状态

昏迷是一种无意识状态，病人似乎在睡觉，但不能被唤醒。其原因包括颅

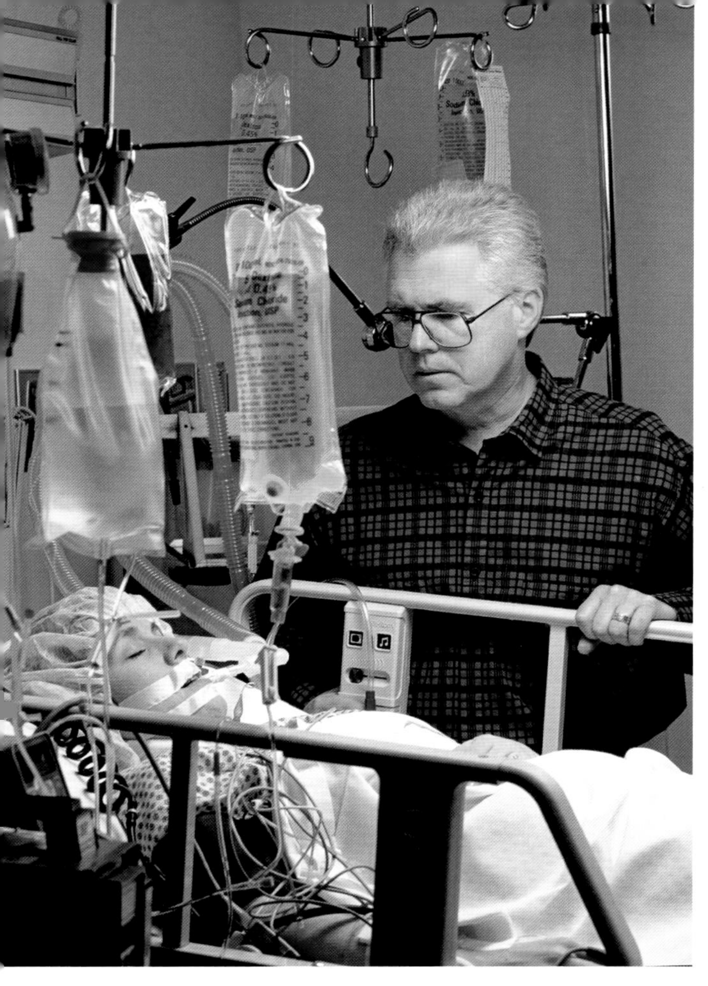

↑ 无意识的患者需要持续的护理来维持体液和肾脏功能，维持呼吸和循环，防止压疮。

脑损伤、疾病、肝肾衰竭、中风、对药物和酒精的反应或癫痫发作。中脑网状结构的形成对维持意识尤为重要，因此，中脑两侧的暂时性或永久性功能障碍是造成长时间无意识的常见原因。昏迷也可能是由丘脑和两侧皮质的损伤引起的。但如果损伤仅限于大脑的一侧，就不会发生昏迷。

昏迷是大脑功能障碍的一种严重症状，但通常只持续 1~2 周，在此之后，患者可能会转变为一种稍微不同的状态，即持续性植物状态。在这种情况下，患者可能具有功能性脑干反射，与睡眠 - 觉醒周期的某些方面有关，但他们没有表现出与环境互动的迹象。在强烈的刺激下，患者可能会睁开眼睛，甚至短暂地盯着物体或人，但他们不会说话，对周围的环境也没有意识。对处于植物状态的患者进行的功能性 MRI 研究表明，适当地刺激他们时（例如要求他们想象打高尔夫球），尽管他们仍然处于无意识状态，但是他们大脑皮质的某些区域可能会有活动。当接触到语

格拉斯哥昏迷量表

临床医生需要一个量表来可靠地评估脑损伤患者的意识水平。这对于记录患者的脑损伤恢复情况和评估治疗的效果都很重要。格拉斯哥大学的神经外科教授格雷厄姆·蒂斯代尔和布莱恩·詹妮特于 1974 年开发了格拉斯哥昏迷量表（Glasgow Coma Scale，GCS）。修改后的 GCS 通过 3 个方面的测试来评估患者的情况（睁眼最高 4 分，语言最高 5 分，运动最高 6 分），3 项相加至少为 3 分（昏迷或死亡），最高为 15 分（完全清醒）。

严重脑损伤的 GCS 评分为 8 分或更低，中度脑损伤的 GCS 评分为 9~12 分，而轻微脑损伤的 GCS 评分为 12 分或更高。

睁眼	自发睁眼	4
	语言指令睁眼	3
	疼痛刺激睁眼	2
	未睁眼	1
语言	正常交谈	5
	言语错乱	4
	只能说出单词	3
	只能发音	2
	无发音	1
运动	按指令动作	6
	对疼痛刺激定位反应	5
	对疼痛刺激屈曲反应	4
	异常屈曲（去皮质状态）	3
	异常伸展（去脑状态）	2
	无反应	1
总分		15

意识改变的原因

意识的改变可能由许多不同的原因引起，如头部损伤、癫痫、脑肿瘤和中毒。

原　因	意识障碍的发病机制
颅脑损伤	可能是神经纤维的扭曲或撕裂、脑干血流的改变造成的。严重的颅脑损伤也可能由于出血导致脑水肿或脑干受压
癫痫	癫痫是一种周期性的脑异常放电，可能是由遗传或其他疾病导致的。癫痫发作常常使维持意识的脑干中枢暂时丧失功能
中毒	药物（麻醉药、酒精、镇静剂）和毒药（有机溶剂）对脑干和大脑皮质有直接的抑制作用
血管疾病	由血管堵塞或低血压而导致的脑干供血不足会使维持意识的神经网络失去功能
感染	软脑膜的感染（脑膜炎）或脑组织本身的感染（脑炎）会增加颅腔内的压力，使脑干受压。炎症和发热的产物也可能损害脑干的功能
占位性病变	导致颅内肿胀的疾病（例如脑瘤的生长或颅内有限空间内的出血）可能会将脑干推向颅底，从而阻碍大脑皮质的活动
代谢问题	各种代谢问题（低血糖、糖尿病酮症酸中毒、肝肾功能衰竭、低甲状腺激素）可能导致脑干功能异常和意识丧失。它们可能通过使脑干缺乏营养或对神经细胞的毒性起作用

言时，他们的语言区域也可能有活动，但不能说话，也没有任何回应。

有些患者可能从急性昏迷过渡到慢性昏迷。这是一种不同于持续性植物状态的情况，即患者只表现出反射性行为，没有任何睡眠 – 觉醒周期，也不盯着物体或人。

闭锁综合征

有时患者可能会处于完全清醒但看似无意识的状态，这种状态称为闭锁综合征。这可能发生在位于脑干前侧的脑干和脊髓运动通路被破坏，但感觉通路和脑干兴奋系统却完好无损的情况下。闭锁综合征患者不能移动或说话，但在其他方面有充分的意识和心智警觉。

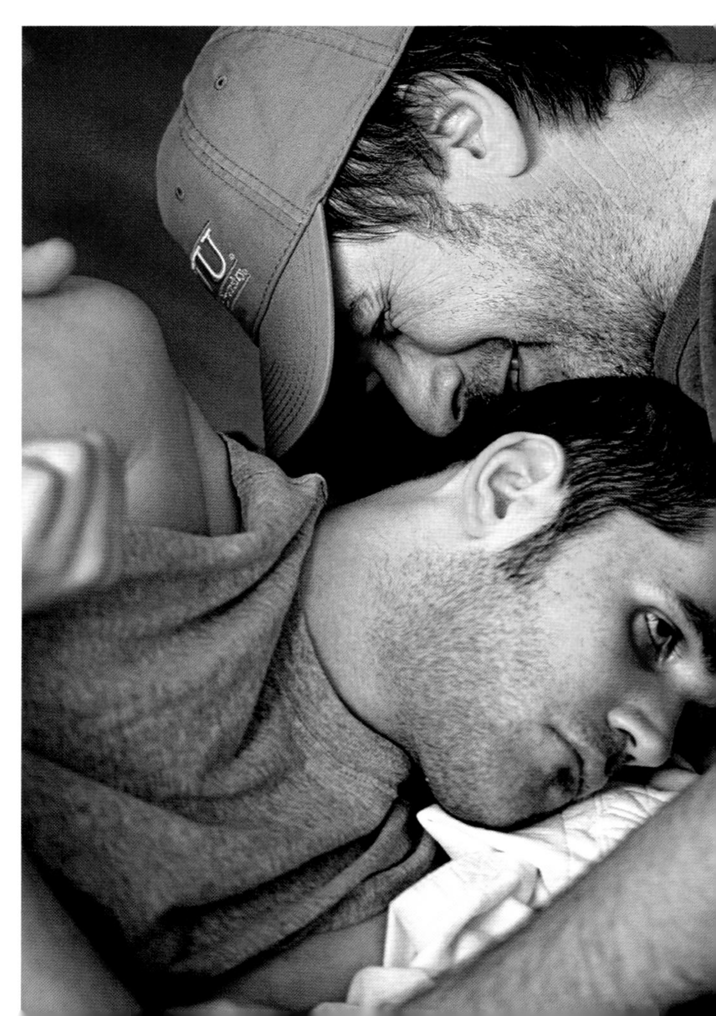

→ 处于持续性植物状态的患者可能恢复了一些脑干反射，但与环境仍然没有交互。

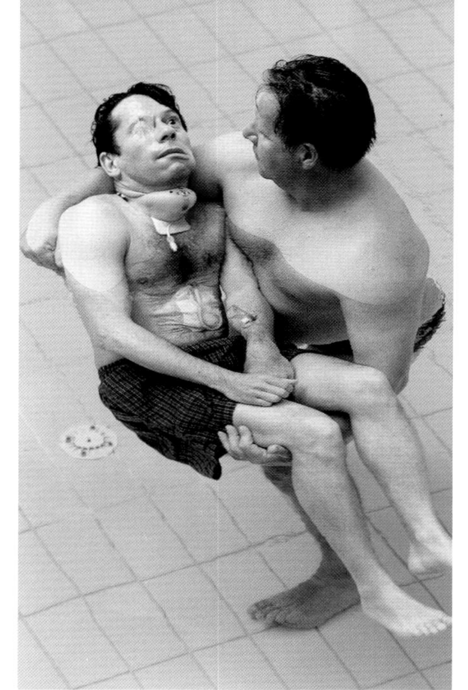

↑ 一名演员在《潜水钟与蝴蝶》电影中扮演患有闭锁综合征的让－多米尼克·鲍比，他通过眨左眼这一动作来实现自我表达。

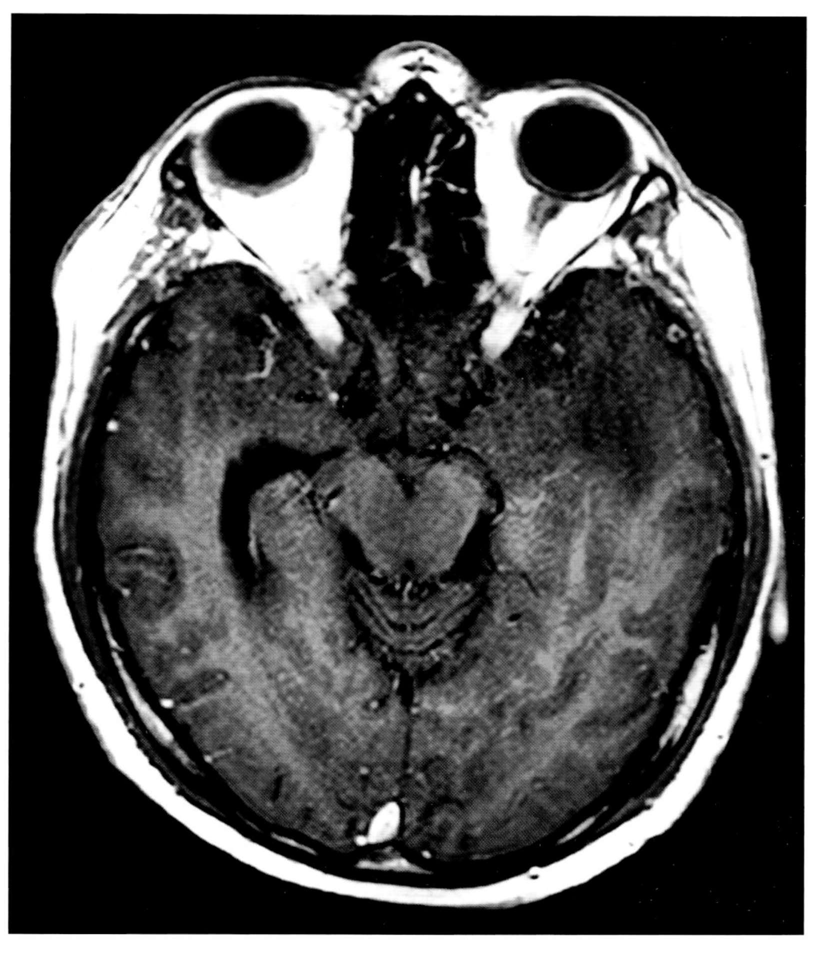

→ 这张陷入昏迷的男性的脑部MRI扫描图显示了颞区（图片的中上部）的损伤，患者被宣布脑死亡。

脑死亡

脑死亡是指所有脑活动不可逆转的丧失，包括对呼吸和心血管系统的自动控制功能。在世界上的大多数地方，无论是整个大脑还是脑干的死亡都是衡量患者是否死亡的重要指标。仔细评估一个患者的脑死亡是至关重要的，因为它决定了患者的生命支持是否被撤掉，他们的器官是否被移植。

脑死亡的指标包括：无自主呼吸；对疼痛无反应；向外耳注入温水或冷水时，眼球不动；双侧瞳孔对光的反应消失；触摸角膜时不眨眼；转动头部时没有“娃娃眼”的现象（头眼反射）。EEG必须在间隔24小时的连续两次测量中显示平坦状态，或者脑血流扫描图必须显示颅内无血流。

在评估时，需要注意患者的体温要在正常范围内，而且不要使用影响意识的药物。当体温过低，例如浸泡在冷水中时，可能会减少EEG活动；而当体温正常时，患者能够恢复大脑功能。

情绪与欲望

情绪（诸如快乐、悲伤和恐惧）与欲望（诸如口渴和饥饿）相互作用，从而影响我们对自己所生活的世界的反应和诠释。

人类学家保罗·艾克曼明确了人类的 7 种基本情绪：快乐、悲伤、愤怒、恐惧、厌恶、惊讶和轻蔑。我们的感觉最终被用来强化那些促进我们生存的行为，但通常控制或表达我们情绪的大脑通路可能会作为导致痛苦的疾病过程的一部分而受到影响。

情绪由什么构成？

情绪涉及 3 个要素：情绪表现（如面部表情）、情绪生理（如血压或心率的变化）、情绪体验（关于情绪感受方式的独特主观报告）。每一个方面可能都有不同的功能，分别是与他人沟通、为个人的行动做准备或强化行为。这意味着即使它们同时发生，也不总是以相同的程度表达出来。

尽管如此，这 3 个方面的巧妙划分还是给我们留了一个问题：我们对情绪的体验是反馈给大脑的生理反应的结果，还是我们的主观体验驱动着我们的生理反应。

情绪汇聚之地

关于大脑如何产生情绪的早期概念强调了围绕端脑边缘的一圈结构，这个结构称为边缘系统（源自拉丁语“limbus”，意为“边缘”或“边界”）。这个最初的概念包括中线附近的扣带回与隔膜核，颞叶的杏仁核与海马，以及丘脑与下丘脑的各种通路和神经细胞群。

关于大脑如何处理情绪的现代概念比最初的边缘脑叶模型复杂得多。相关的功能性 MRI 研究表明，大脑皮质中最初不属于边缘系统的部分在情绪处理过程中很重要，特别是前额叶皮质的眶额回和腹内侧皮质两个区域。这两个区域对于允许我们在情感冲突行为（例如为了完成任务而抑制恐惧）之间进行选择的行为灵活性非常重要。岛叶（位于侧裂深处的皮质区域）的前部可能对诸如赞

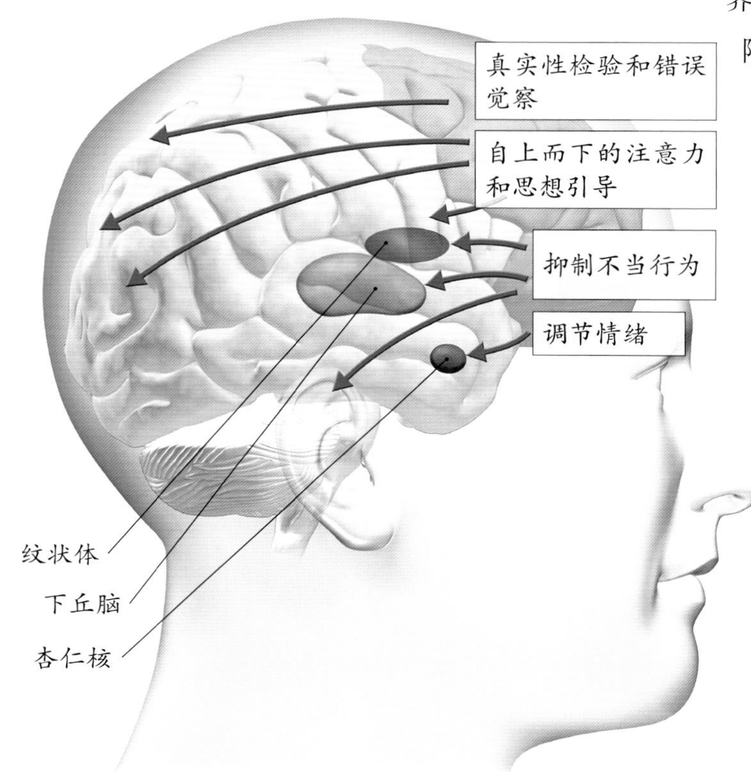

← 前额叶皮质控制我们的情绪，并通过与其他皮质区域以及纹状体、下丘脑和杏仁核的连接对情绪进行驱动。

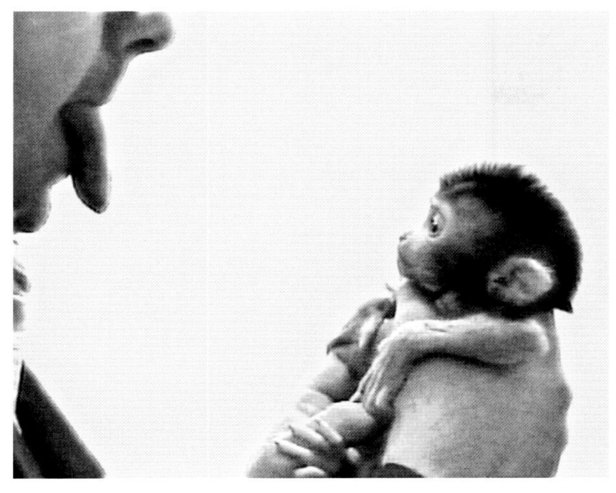

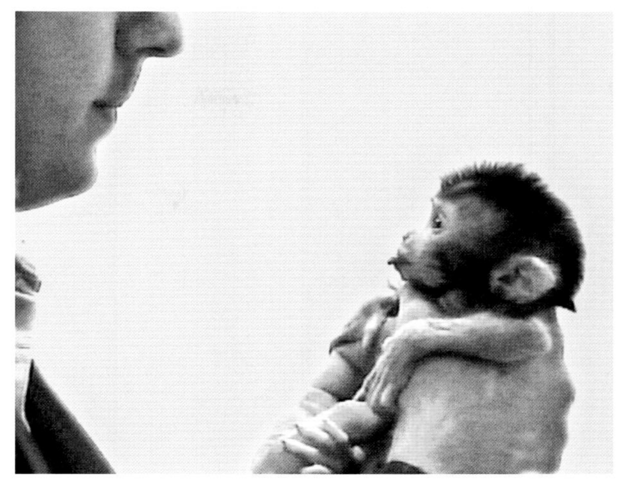

↑ 猴子看，猴子做：猴子大脑皮质的一些区域的神经细胞在它做一个动作（伸舌头）和看一个人做同样的动作时都是活跃的。一些神经科学家认为，这些“镜像神经元”对模仿他人的行为很重要。

赏和同情等情绪很重要。

即使最初包括在边缘叶的大脑区域内，其亚区域也有不同的功能。扣带回的前部负责调节情绪，而其后部更多地与认知任务相关。

镜像神经元

观察他人体验一种情绪（第三人称体验）的过程会激活大脑中与这种特定情绪相关的区域，就像我们自己在亲身经历（第一人称体验）一样。

孤独症：镜子里的裂缝?

胼胝体
大脑皮质
基底神经节
杏仁核
海马
小脑
脑干

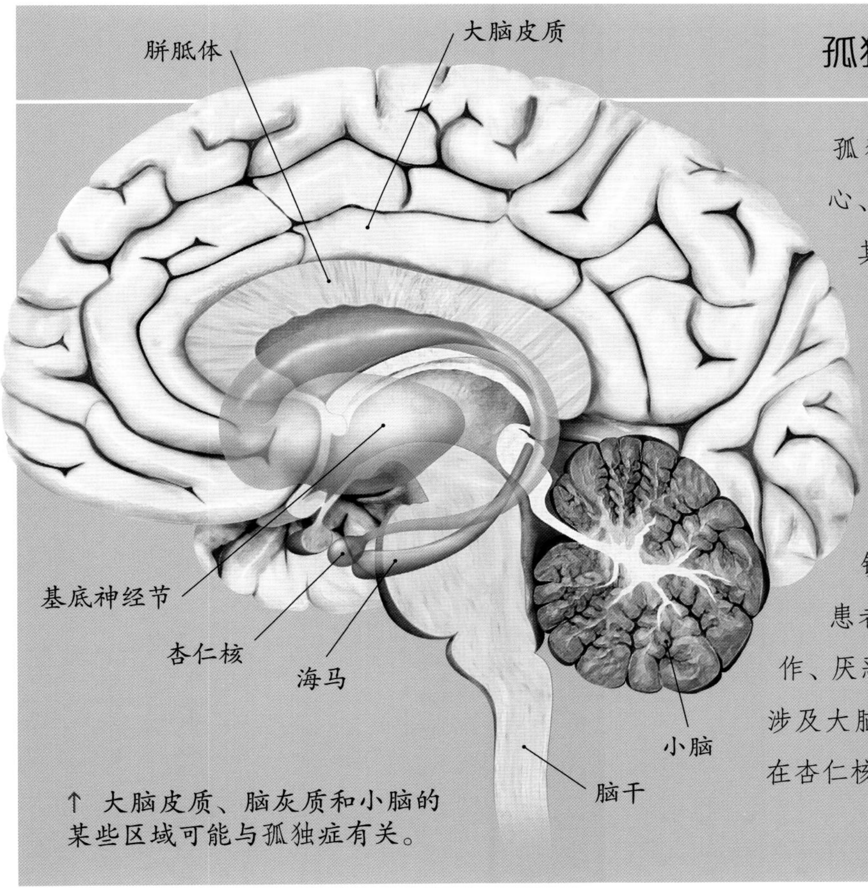

↑ 大脑皮质、脑灰质和小脑的某些区域可能与孤独症有关。

孤独症患者的特征是缺乏同理心、有语言缺陷和模仿能力差。其原因尚不清楚，但由加州大学的维兰努亚·拉玛钱德朗和林赛·奥伯曼以及圣玛丽大学的安德鲁·怀特组成的研究小组认为，孤独症患者潜在的问题是其大脑皮质的镜像神经元功能受损。孤独症患者的其他一些特征（重复的动作、厌恶特定的声音、避免眼神接触）涉及大脑的其他回路，这些回路可能在杏仁核与视觉皮质之间。

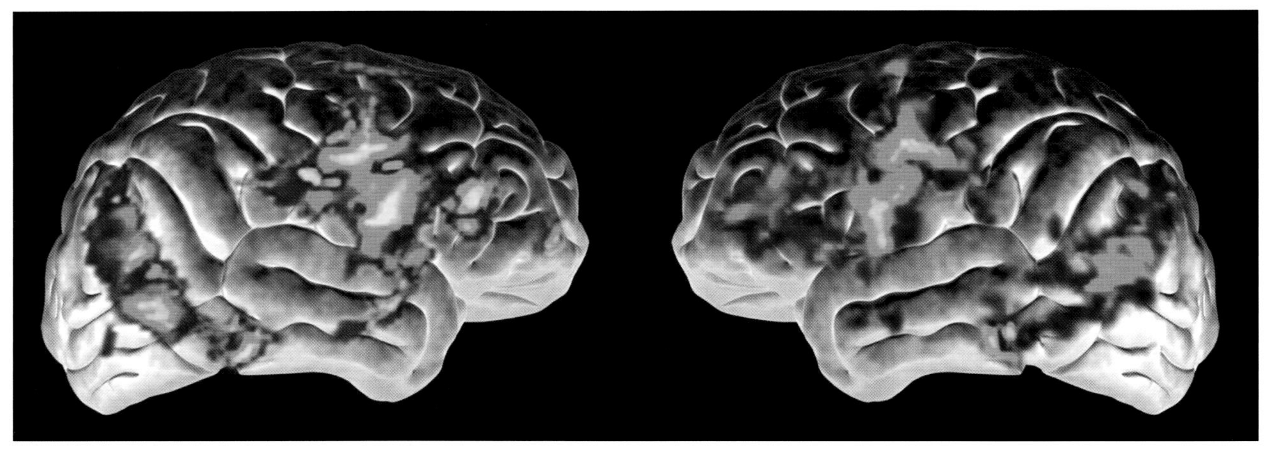

↑ 在 PET 扫描图中，大脑皮质的神经细胞在观察动作（左）和执行动作时（右）被激活，这表明镜像神经元在起作用。

这种现象被认为是因为“镜像神经元”“反映”了他人大脑中的活动。相关的功能性 MRI 研究显示，当被试者看到他人脸上的厌恶表情时，岛叶（这一区域位于侧裂的深处）的前部被激活。而当被试亲身经历一种令人恶心的刺激，例如闻到一种难闻的气味时，这一区域也会被激活。

这种对大脑皮质的重要情感区域的共同激活（无论是第一人称体验还是第三人称体验），可能是我们对他人的经历和情感产生同理心的解剖学基础。同理心是有效参与社会活动的一项重要技能。

杏仁核：连接理智与情绪

杏仁核最重要的任务是连接感官刺激和情感体验。这让我们知道经历是积极的还是消极的，对调节未来的行为至关重要。杏仁核也让我们能够识别他人脸上的愤怒和恐惧。刺激人类的杏仁核会使其产生一种焦虑感和似曾相识的感觉（以前经历过同样情况的感觉）。因此，杏仁核受损会导致患者无法识别他人的情绪，并导致社交障碍，例如患者可能会在公共场合小便或裸露自己。

通过与下丘脑的联系，杏仁核还会影响情绪的生理表达——心率、血压和皮肤血流的变化。一些大脑两侧杏仁核受损的患者，即使主观上感到非常焦虑，也无法表现出情绪的生理影响。

生存欲

欲望确保了个人和物种的生存。我们都会受欲望的支配，有些欲望是基本的，如寻找食物或水；有些欲望比较复杂，比如找性伴侣和生孩子；还有一些欲望不正常，比如从吸毒或赌博中寻求快感。

欲望及其满足程度取决于脑皮质之间复杂的相互作用，大脑皮质负责制订有意识的计划和目标，大脑中的奖励系统使用多巴胺作为化学信号为行为提供愉悦感，下丘脑的神经细胞群控制着食欲和生理反应。

许多更基本的欲望（进食、饮水和性活动）是由下丘脑控制的。作为脑的一部分，下丘脑通常负责维持一个相对稳定的内部环境（内稳态）。

大量的研究都集中在我们对食物的需求上。早期研究表明，下丘脑外侧诱导进食行为，而下

我们是如何感到饥饿的

消除饥饿感是一种基本欲望，但是控制食物摄入量和体重的机制是复杂的，而且人们对这方面的了解仍然很少。然而很明显，了解进食行为对超重人群的体重管理非常重要。体内的脂肪团告诉大脑机体有大量的脂肪组织（肥胖信号），反馈到下丘脑，抑制弓状核神经细胞制造神经递质——神经肽Y，并刺激神经细胞产生另一个化学信号——阿黑皮素原（proopiomelanocortin，POMC）。这些化学物质反过来又影响通过下丘脑室旁核的分解代谢（能量消耗）通路和通过下丘脑外侧的合成代谢（体重增加）通路之间的平衡。这两种通路之间的平衡影响着脑干中枢，该中枢负责分析肝脏和肠道发出的关于胃胀和能量摄入的信号，以确定一个人在吃饭时是否感到满足。

丘脑内侧则减少进食；但最近的研究表明，对进食的控制要比之前已知的机制复杂得多。食物摄取量通常由反馈回路调节，以确保食物摄取量保持在理想体重对应的最佳范围内。来自脂肪组织和内部器官的信号被反馈到下丘脑和孤束核以减少食物摄入。心理因素可能会扰乱这种平衡，导致身体偏离其设定的体重，从而导致肥胖。

恐惧与焦虑

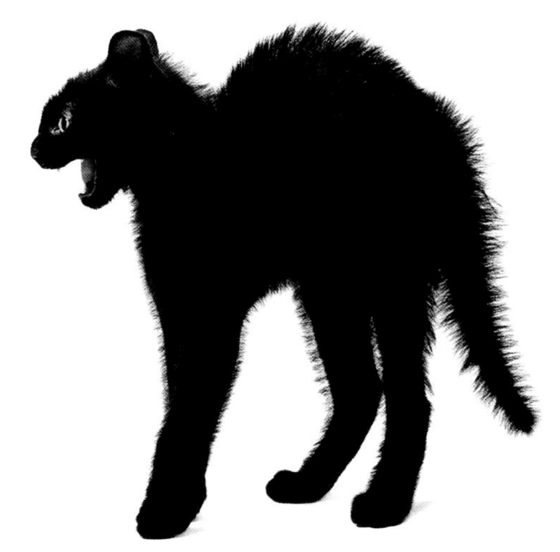

↑ 这只小猫的“战斗或逃跑”反应包括生理上的变化，这些变化明显使它的体形变大。同样的人类反应也可以表现为好斗的行为。

当恐惧和焦虑的情绪在危急情况下警告并提醒我们改变行为时，它们具有适应性或其他积极作用；但当它们主宰我们的生活时，它们就会用痛苦和优柔寡断使我们麻痹。

“恐惧”和“焦虑”这两个词常用作同义词，但它们实际的意思是不同的。恐惧是一种强烈的情绪，通常是我们在面对危险或痛苦的情况时体验到的，而焦虑是对痛苦或不愉快经历的预期，可能会持续很长一段时间。

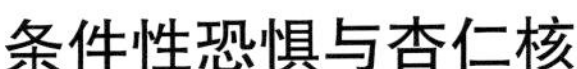

条件性恐惧与杏仁核

为什么我们会在特定的环境中感到恐惧？经典条件反射实验中，动物和人都将感觉刺激与难受的电击配对。用于做实验的老鼠被放置在一个房间里，在用一种声音刺激它们之后紧接着电击它们的脚，它们就会把这种声音与电击联系起来，并开始做出自动反应（例如血压和心率上升）和行为反应（如停止肢体运动、发出尖叫的声音），甚至比遭受真正电击时的反应还强烈。更重要的是，暴露在这种环境中好几天的老鼠会将实验室的环境与痛苦的刺激联系起来，一旦它们被放入实验室，它们就会停止肢体运动。

这种恐惧性的条件反射依赖于颞叶的杏仁核，因为杏仁核将环境中的感官刺激（在老鼠的例子中是声音的音调）与它们对个体的负面影响（电击）联系起来。当我们把情景和经历与不愉快的后果联系起来时，这个过程也发生在我们的

恐惧和恐惧症

我们所有人都会对某些事物、环境或生物感到恐惧，但其中一些恐惧情绪可能被认为是不合理的，并且会干扰日常生活。这种状况被称为恐惧症。恐惧症患者知道他们的恐惧情绪是不合理的，与情境不成比例，却无法运用调节恐惧情绪的认知功能来控制这种情绪。以下是引起恐惧症的一些常见原因，受影响的人数比例大致如下。

- 有潜在危险的动物（如蜘蛛、老鼠、蛇、蝙蝠）：22%
- 高度：18%
- 水：12.5%
- 公共交通：10.5%

→“战斗或逃跑”反应的生理变化取决于杏仁核、下丘脑和脑干网状结构 3 个部位的神经中枢。

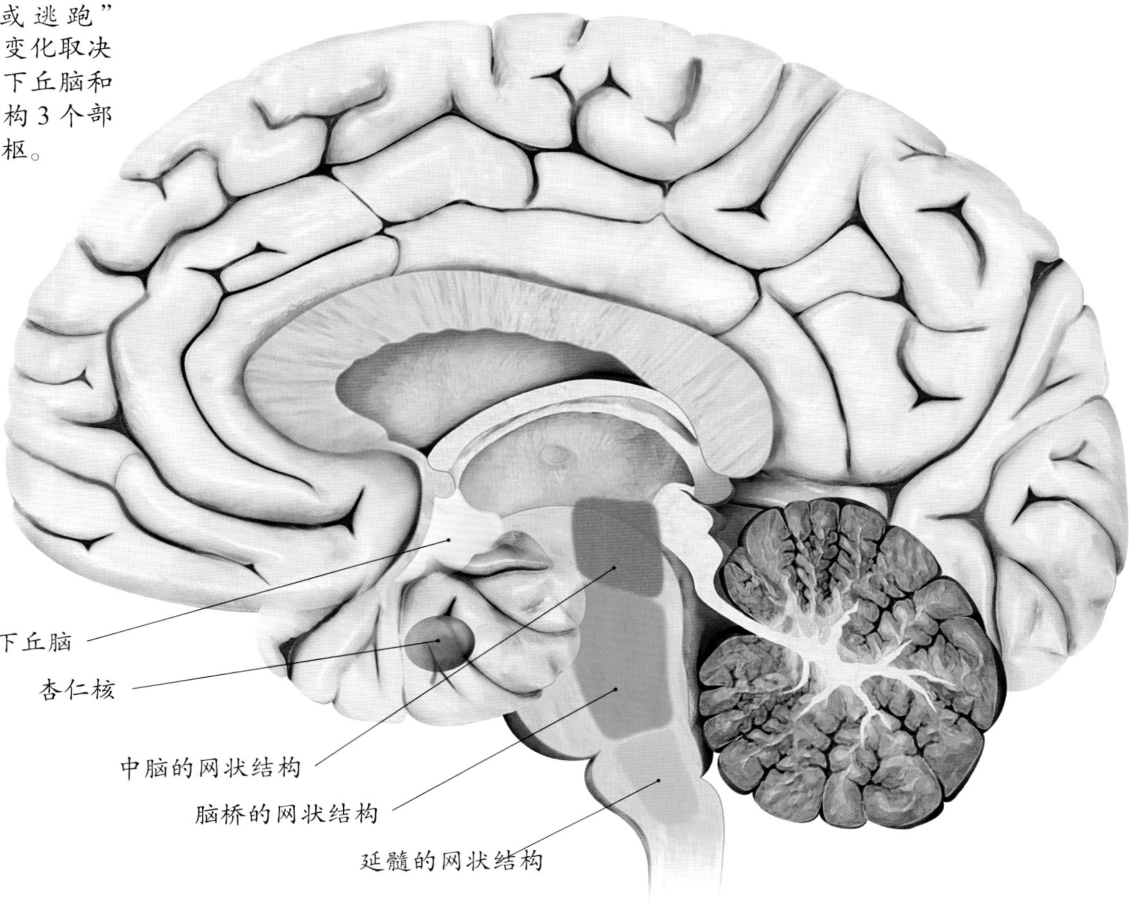

下丘脑
杏仁核
中脑的网状结构
脑桥的网状结构
延髓的网状结构

日常生活中。最终，甚至想象这种情况都可能导致血压和心率升高，我们也会因此感到焦虑。

表达恐惧

恐惧性条件反射对身体和行为有许多影响，这些影响是由大脑其他区域的通路控制的。其中一些通路会释放激素作用于身体，而另一些通路则会触发大脑皮质的内部情感。

下丘脑在调节身体内环境中起着关键的作用，所以大多数恐惧和焦虑行为的表达通路都从杏仁核出发并通过下丘脑。例如，一条从杏仁核与下丘脑开始的纤维束通过终纹通路，会导致位于肾脏上方的肾上腺皮质释放应激激素皮质醇。另一条通路通过下丘脑和肾上腺髓质激活交感神经系统，以提高心率和血压。

从杏仁核到脑干的直接通路负责调节压力和恐

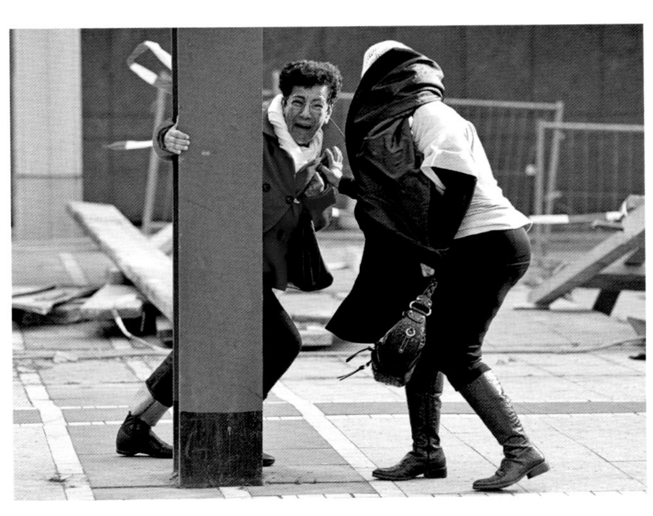

→ 危机（比如遭遇飓风）会激活交感神经通路，使能量储存在肝脏中以应对危险。

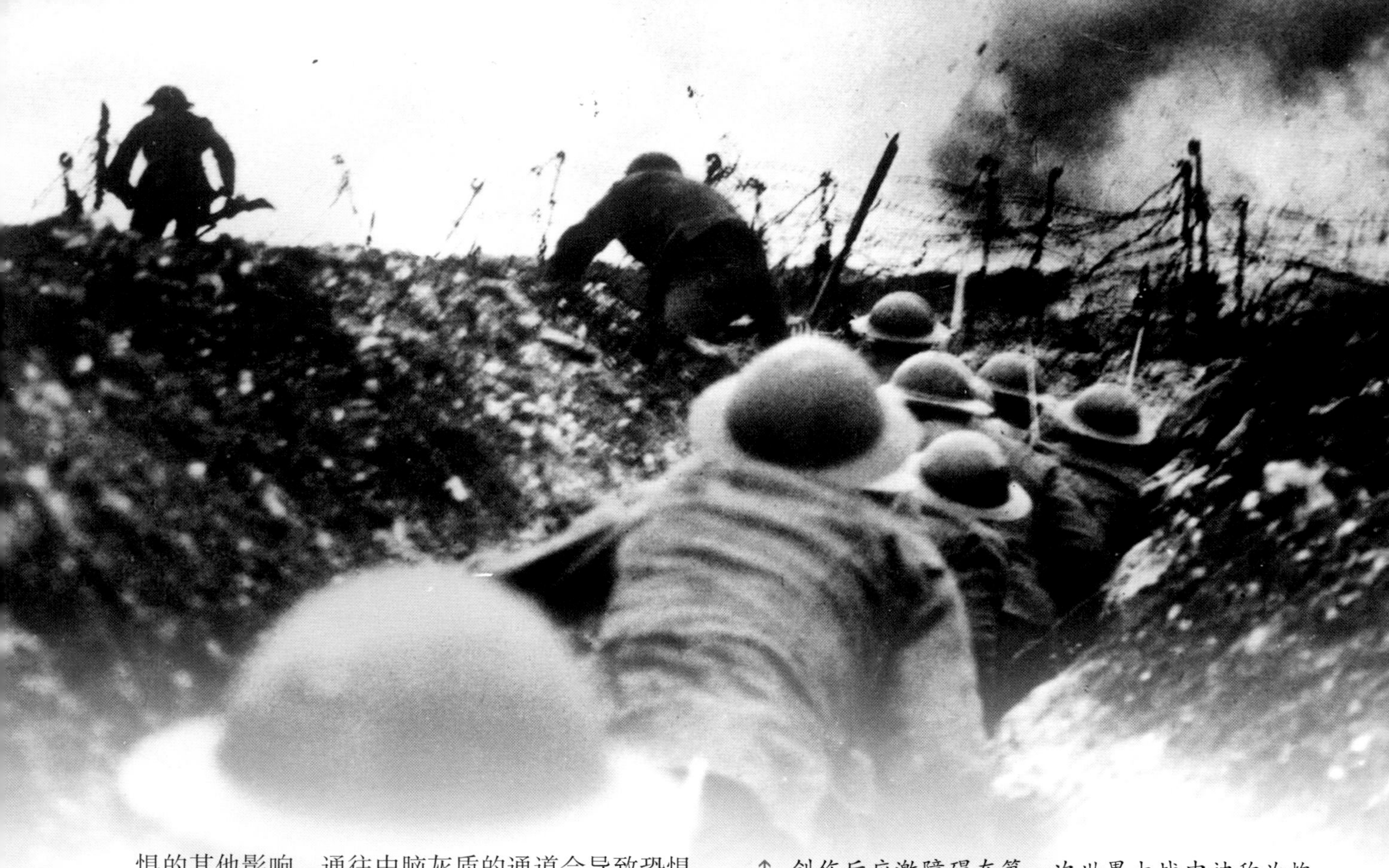

↑ 创伤后应激障碍在第一次世界大战中被称为炮弹休克，因为它被认为是由炮弹爆炸产生的冲击波引起的。

惧的其他影响。通往中脑灰质的通道会导致恐惧的情绪行为，而通向脑桥网状结构的通路则会增加肌肉反射的活动。

一条从杏仁核到乙酰胆碱的通路利用端脑下部的神经细胞激活系统，提高大脑皮质的觉醒水平，将注意力集中在环境中的应激刺激上。

应激事件与激素

充满情感事件的记忆往往比那些平淡无奇的事件记忆更生动。因令人恐惧的情境唤起的情绪会增强我们对特定事件的注意力。俗话说，没有什么比被枪击更能集中精神。这有些好处，我们将学会如何在未来规避风险。使情绪激动的事件会导致肾上腺素和皮质醇的释放，这些激素会影响记忆的存储。去甲肾上腺素、肾上腺素、阿片肽和皮质醇都作用于杏仁核的基底外侧，增强大脑皮质的记忆存储。而像安定这类药物通过作用于杏仁核的基底外侧来削弱对不愉快事件的记忆。

创伤后应激障碍

暴露在造成极端心理创伤的环境中（可能包括对自己或亲人的死亡威胁、关于酷刑或性侵犯的威胁和经历）可能导致创伤后应激障碍（post-traumatic stress disorder，PTSD）。在非常危险的情况下工作，比如作为一名急救服务人员，或者战争期间在军队服役，也可能导致这种严重的焦虑障碍。儿童也可能因为受到欺凌或虐待而患上创伤后应激障碍。作为一种极端形式的心理压力，创伤后应激障碍削弱了人的应对能力，并在事件发生数月到数年之后出现症状。

创伤后应激障碍的症状包括通过闪回或噩梦重新体验最初的创伤、难以入睡或过度睡眠、愤怒和警惕。正式确诊要求症状持续一个月以上，并对患者的日常社交或工作和生活造成严重影

解压

心理压力最严重的部分是多种因素的综合，包括对压力失去控制、压力持续时间的不可预测性、缺乏生理的出口、缺乏社会支持。如果压力无法避免，医生建议认识到个人的限制，并调整环境，使环境涉及的压力强度有利于而不是阻碍个人。压力也可以通过大量的定期锻炼和保持一个积极且能提供支持的社交圈来缓解。

响。症状持续不到30天的情况被称为急性应激障碍。

大多数被诊断为创伤后应激障碍的患者的肾上腺皮质分泌的皮质醇较少，但尿中肾上腺素和去甲肾上腺素浓度较高。这与正常的“战斗或逃跑”反应形成了对比，在这种反应中，皮质醇和肾上腺素都会大量分泌。

关于创伤后应激障碍的一种理论将这种异常归因于过度兴奋的杏仁核，以及前额皮质无法消除恐惧和强烈焦虑的感觉。另外，遗传倾向也可能起作用。

应激与疾病

应激通常被定义为一个人感受到对维持健康和生活能力的威胁。它还可以描述为身体对威胁或危险情况的反应，或对新情况或变化中出现的反应。应激可以是生理上的，也可以是心理上的，但任何一群人对生理压力的反应都和对心理压力的反应相似（不超过后者）。换句话说，有些人会对心理压力做出极端的反应。持续暴露在紧张的环境中很可能会导致焦虑，因为个体会预期疼痛或伤害。

我们对应激的反应包括自主反应、内分泌反应和运动反应，其中大部分是由下丘脑协调的。对身体压力的反应通常是适应性的，因为它能维持生命和健康。当心理压力为我们创造额外的精神需求时，它也可能是有益的（如在考试或公开表演）。测量血液中两种关键激素——肾上腺素和皮质醇的水平，可以分别用来评估交感神经系统和肾上腺皮质的激活情况。

持续数月或数年的心理压力不仅会损害我们的心理健康，还会通过升高血压或分泌过多的皮质醇引发糖尿病，从而导致慢性疾病。因此，消除我们所处环境中导致我们产生心理压力的原因对于保持理想的健康状况是至关重要的。

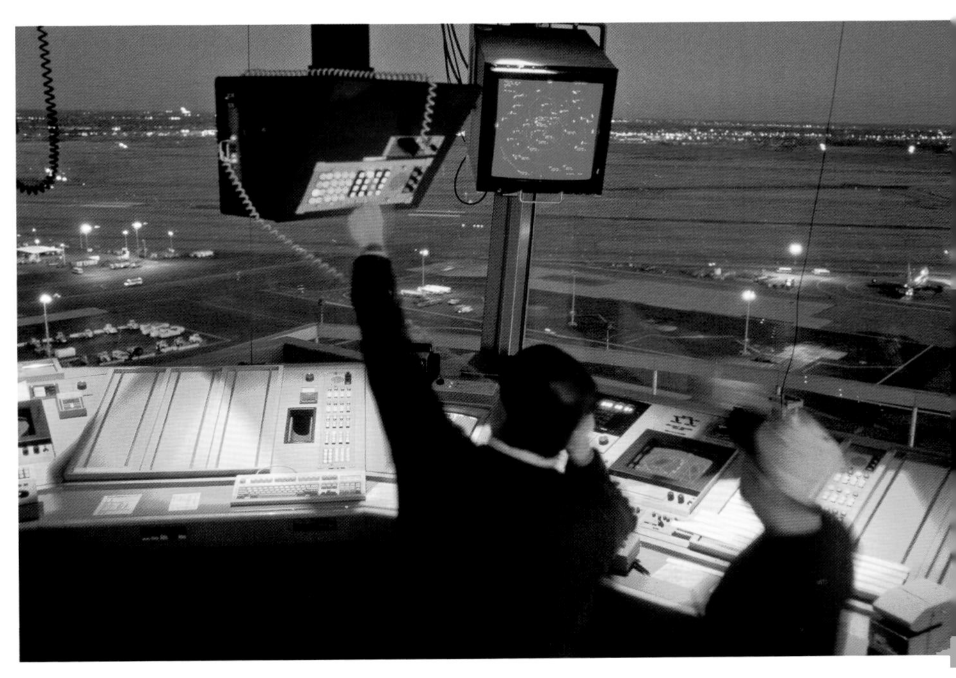

↓ 数千条生命在复杂的空域中高速飞行，这一责任让空中交通管制员的工作压力尤其大。

抑郁的大脑

与正常的悲伤、失落的情绪不同，抑郁是持续的，会严重影响一个人的能力。这是一种疾病，就像高血压一样。

抑郁症是一种严重的精神疾病，在生命的某个阶段影响了 20%~30% 的人。当抑郁症患者有自杀倾向时，他们是有生命危险的。大多数抑郁症是单相的，即一个人只经历一种异常状态（抑郁症及相关症状），单相抑郁可能是一种反应——对一些痛苦事件的反应（比如失去亲人、工作任务多或个人的失败）或者它可能来自人的内心（内源性抑郁症），与生活事件无关。内源性抑郁症通常比反应性抑郁症更严重。还有一种类型的抑郁症是躁郁症，其特征是躁狂后抑郁（见第 251 页）。

重度抑郁症

如果一个人有 5 种或 5 种以上的症状（见对页“抑郁的症状”），并且在 2 周内几乎每天都有正常功能的障碍，就可以被诊断为重度抑郁症。重度抑郁症通常在 15~ 30 岁开始发作，甚至更早，并且常反复发作。据估计，1 年当中，18~54 岁的成年人中有 5% 患有重度抑郁症。单相重度抑郁症是全球第七大疾病。

其他类型的抑郁症

心境恶劣障碍是一种慢性抑郁症，抑郁症状至少持续两年，但没有重度抑郁症严重。这种抑郁症至少有两种症状持续存在，虽然不像重度抑郁症那样让人丧失行为能力，但心境恶劣障碍可能会让一个人无法正常工作或感觉良好。研究人员估计，18~54 岁的成年人中，心境恶劣障碍的年患病率为 1%。许多患心境恶劣障碍的人也有严重的抑郁发作症状。

轻度抑郁症患者的抑郁症状少于 5 种，不严重而且症状持续时间少于 2 年。较少见的抑郁症包括非典型抑郁症（对实际生活事件的情绪

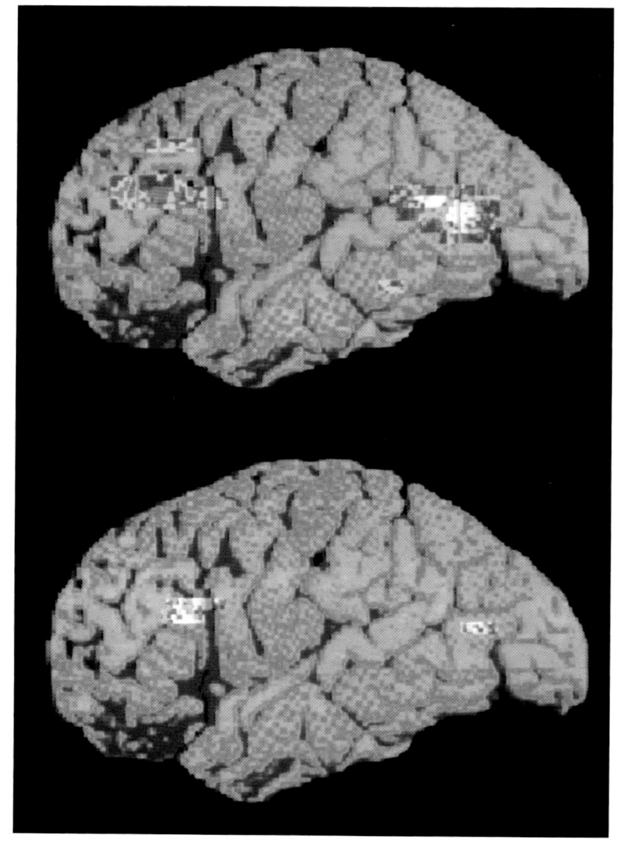

→ 在 PET 扫描图中，抑郁症患者的大脑（上图）在前额叶（左侧）和颞叶（右侧）皮质中包含大量的低活动区域（红色和黄色区域）。已被治愈的抑郁症患者的大脑（下图）显示代谢活动恢复正常。

→ 许多不同的大脑区域，包括大脑皮质和更深层次的结构（如丘脑、海马和杏仁核），可能都与抑郁症的起因有关。

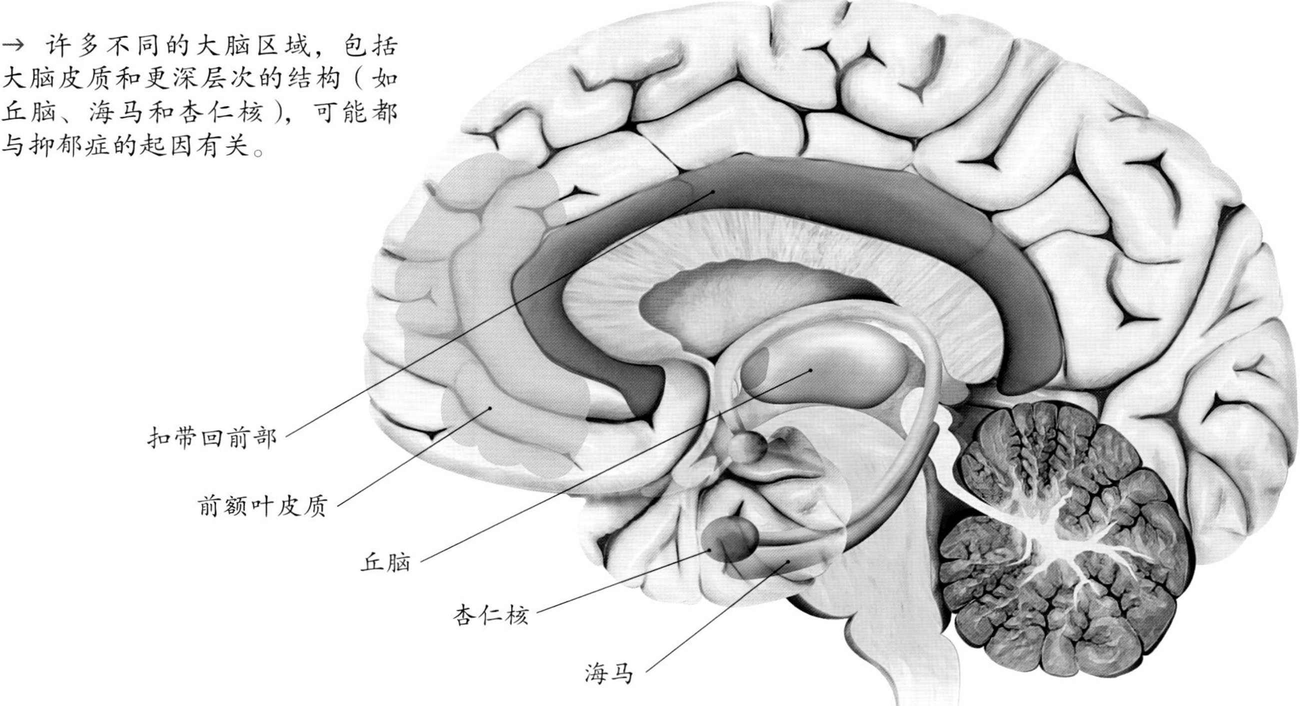

抑郁的症状

主要症状是产生持续的悲伤、焦虑或空虚的感觉。抑郁症患者可能还会出现如下的一系列相关症状。

· 在曾经令人愉快的活动中失去乐趣，包括性。

· 经常感到内疚、无用、无望或无助。

· 持续的精力下降、疲劳或无精打采的感觉。

· 在思考、集中注意力、做决定或记忆方面有困难。

· 睡眠受到干扰：睡得太多或太少，失眠、醒得太早或者睡过头。

· 食欲减退或暴饮暴食。

· 经常感到不安和烦躁，或者感觉迟钝。

· 有自杀的念头，或者希望自己已经死了。

· 治疗无效的持续性身体问题（如疼痛、头痛、肠胃问题）。

变化）、季节性情感障碍（主要发生在冬季）和产后抑郁症（主要发生在分娩后 4 周内）。

什么导致重度抑郁症？

抑郁症可以由一些常见的疾病引起，包括中风、营养不良和感染。它也可能是酗酒或滥用药物的结果（药物诱发的情绪障碍），在这种情况下，它往往与戒断行为和中毒症状有关。然而，重度抑郁症的起因往往既不是疾病，也不是药物滥用，而是潜在的神经生物学方面的原因。这些原因包括遗传易感性、受孕和分娩、神经解剖学结构的变化、大脑中神经递质平衡的改变以及激素水平的变化。

在一些重度抑郁症患者中，肾上腺皮质分泌应激激素皮质醇的机制是不正常的。重度抑郁症与大脑周围液体中下丘脑促肾上腺皮质激素释放因子（Corticotropin Releasing Factor, CRF）水平升高、垂体促肾上腺皮质激素和肾上腺皮质激素皮质醇分泌增加有关。这些患者似乎有一种导致皮质醇分泌过多的慢性激活途径，并且大脑对皮质醇关闭 CRF 产生影响的敏感度降低。这种应激激素通路的慢性激活可能是长期情绪抑郁的潜在原因。

重度抑郁症患者大脑中的神经递质也会出现异常，尤其是 5- 羟色胺、多巴胺、乙酰胆碱、去甲肾上腺素、氨基丁酸和内源性阿片类物质。对重度抑郁症患者的功能成像研究表明，大脑某些部位（如扣带回前部、额叶下部、杏仁核、丘脑和纹状体下部）的血流和对葡萄糖的利用程度高于正常水平。

双相情感障碍

双相情感障碍，或称双相情绪障碍，过去被称为躁狂抑郁症。它是一种以极端情绪波动为特征的精神疾病，通常开始于青春期晚期或成年早期。一个人可能会在一段时间内感到极度愉悦和精力充沛（轻度躁狂），然后陷入一段令人麻痹的抑郁期，并开始一个持续快乐和悲伤的循环。它不同于正常的快乐和悲伤的情绪状态，因为双相情感障碍的症状可能是严重危及生命的。

据估计，在西方国家，每 50 人中就有 1 人患有这种疾病，男女的患病概率相当。大多数患者在 20~30 岁被首次确诊。双相情感障碍患者通常都很聪明，且有艺术创造力。

什么导致双相情感障碍？

尽管基因易感性已被明确证实，但医生们还没有完全理解双相情感障碍的潜在机制，而且一些环境因素也可能参与其中，双相情感障碍患者的同卵双胞胎有高达 70% 的患病风险。

一种理论认为，这种疾病可能与帮助调节情绪的特定神经递质有关。关于药物作用的经验和对双相情感障碍患者大脑的分析表明，神经递质多巴胺在该疾病中至关重要，但多巴胺的作用可能涉及其与其他神经递质复杂的相互作用。对双相情感障碍患者的研究也发现了患者大脑中使用神经递质 5- 羟色胺、去甲肾上腺素和乙酰胆碱的通路异常。

治疗抑郁

抑郁症的治疗方式取决于情感障碍的类型和严重程度。对于轻度抑郁症患者，生活方式的改变、锻炼、压力的减轻和社会支持都是有益的。此外，各种形式的心理治疗（认知行为治疗和人际关系治疗）也有帮助。采用精神病药物治疗方式时可能使用一系列药物，比如选择性血清素再摄取抑制剂（Selective Serotonin Reuptake

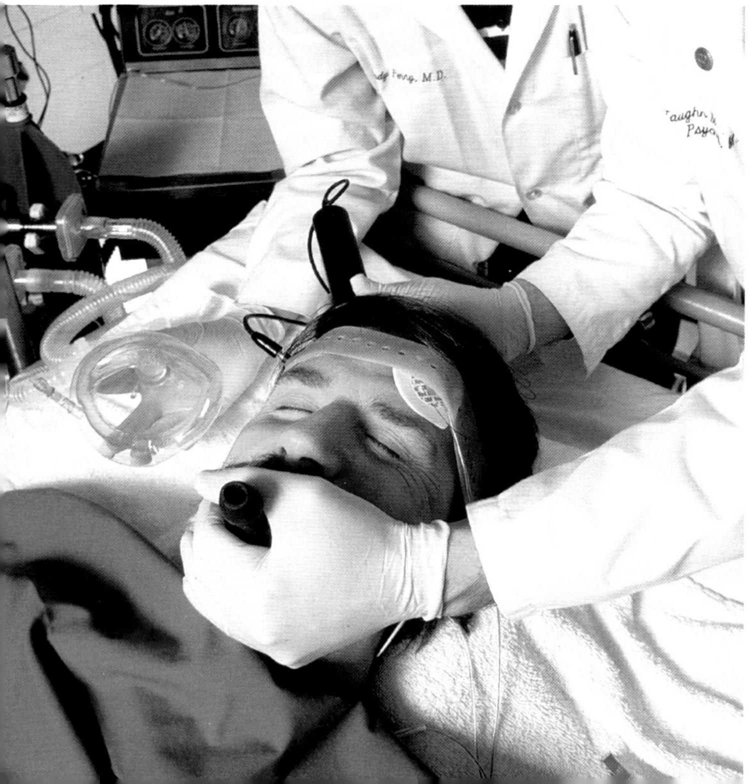

← 这里展示的电休克疗法（electroconvulsive therapy，ECT）虽然《飞越疯人院》等电影给公众留下了负面印象，但是这种疗法对于一些有自杀想法的重度抑郁症患者可能是必要的，也是有效的。

双相情感障碍的症状和体征

双相情感障碍是一种精神疾病，这意味着患者对现实的感知被显著改变。他们可能意识到别人认为他们的行为是不合理的，但他们自己却不能理解。典型的双相情感障碍包括躁狂和抑郁情绪的交替周期，每个周期持续几天、几周或几个月。有些患者经历的高潮比低潮多，而大部分患者经历的低潮比高潮多。情绪波动的严重程度和症状因人而异。

躁狂症

- 感到极度愉快或精力充沛
- 失眠
- 思维敏捷，说话快
- 妄自尊大
- 鲁莽的行为，比如过度消费
- 极端的性行为
- 侵略
- 易怒
- 宏大、不切实际的计划

抑郁症

- 远离人群和活动
- 无法抑制的悲伤和绝望情绪
- 食欲不振，体重下降
- 没有理由地感到焦虑或内疚
- 难以集中注意力
- 自杀的想法和行为

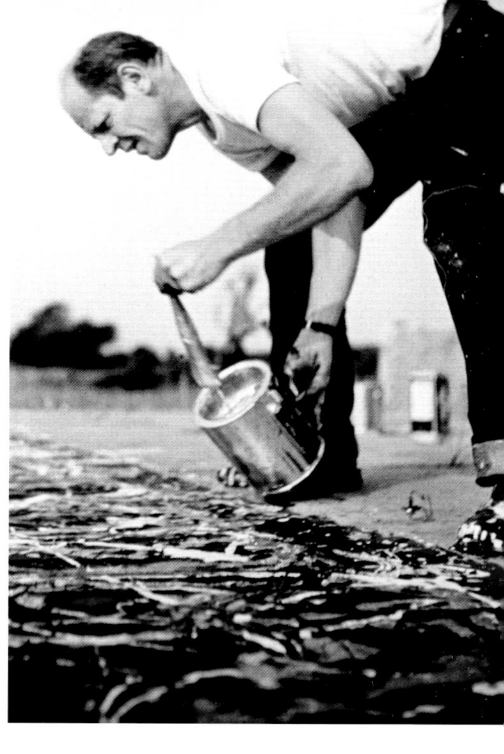

↑ 双相情感障碍通常与创造力有关，比如人们认为艺术家杰克逊·波洛克患有这种疾病。

Inhibitors，SSRI），这种药物可使更多的5-羟色胺在皮质突触处发挥作用。对于有强烈自杀念头的重度抑郁症患者，电休克疗法可能是必要的。双相情感障碍患者需要使用锂盐等情绪稳定药物来控制躁狂症。

↓ 一种抗抑郁药（选择性血清素再摄取抑制剂）通过阻止5-羟色胺从皮质突触中被清除，从而使更多的5-羟色胺长时间发挥作用。

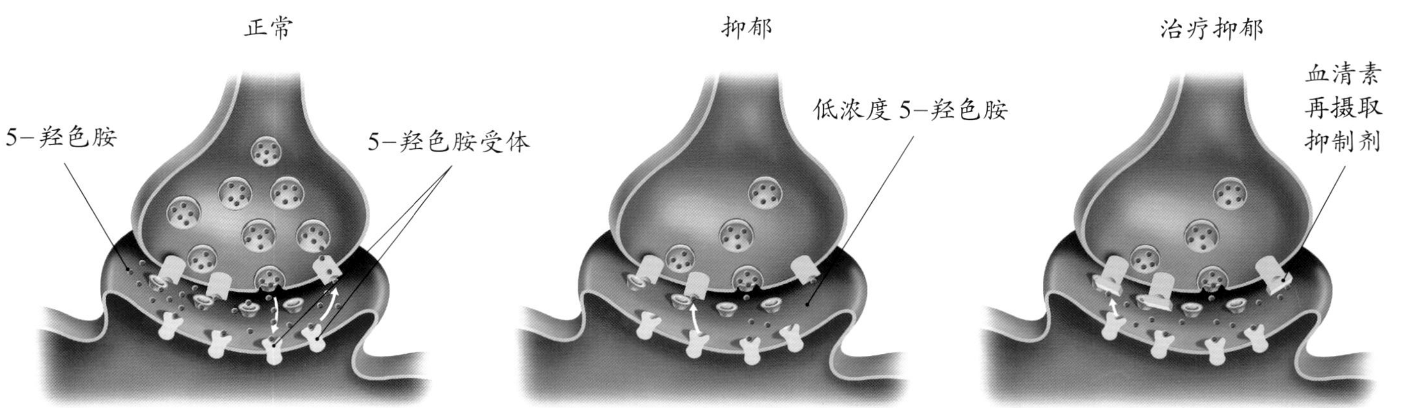

精神分裂症

精神分裂症是一种复杂的大脑疾病，其特征是思维和情感的崩溃，以及与现实失去联系。它的症状可能会影响性格和个性的每种属性。

精神分裂症患者约占世界总人口的 1%，一个人通常在十八九岁或 20 岁出头时发病，这种疾病对所有种族、文化和性别都有同等的影响。20%~30% 的精神分裂症患者只经历过几次短暂的发作，但对其他精神分裂症患者来说，这可能会成为一种慢性疾病，大约 10% 的精神分裂症患者会自杀。尽管毫无疑问有遗传因素参与，但目前神经科学家仍然不知道是什么导致了这种疾病。

→ 在这幅 19 世纪早期的版画中，各种恶魔般的生物折磨着一位患有精神疾病的妇女。精神分裂症患者经历的大多数幻觉是关于听觉的。

精神分裂的症状

精神分裂症的主要症状之一是出现幻觉，主要是听觉，也包括视觉、触觉、嗅觉，甚至是感觉品尝到了一些实际上并不存在的东西。一个患有精神分裂症的人经常听到无实体的声音，可能是贬损或指责，被告知他们是坏的或没有价值的。通常情况下，精神分裂症患者会产生自我参照错觉（一种错误的信念，认为新闻或广告牌上的内容是“关于”他们自己的），所以他们经常会产生混乱的想法，以至于日常的思维变得脱节。精神分裂症患者也会有社会问题，包括社交退缩、缺乏动力、情感迟钝、在社会环境中做出不恰当的反应，以及缺乏对其行为可能造成的后果的洞察力。但并不是所有的精神分裂症患者都有这些症状，而且有些症状只会短暂地出现。

什么导致精神分裂症？

精神分裂症的病因尚不完全清楚，但很可能是遗传因素和其他因素共同作用的结果。似乎有

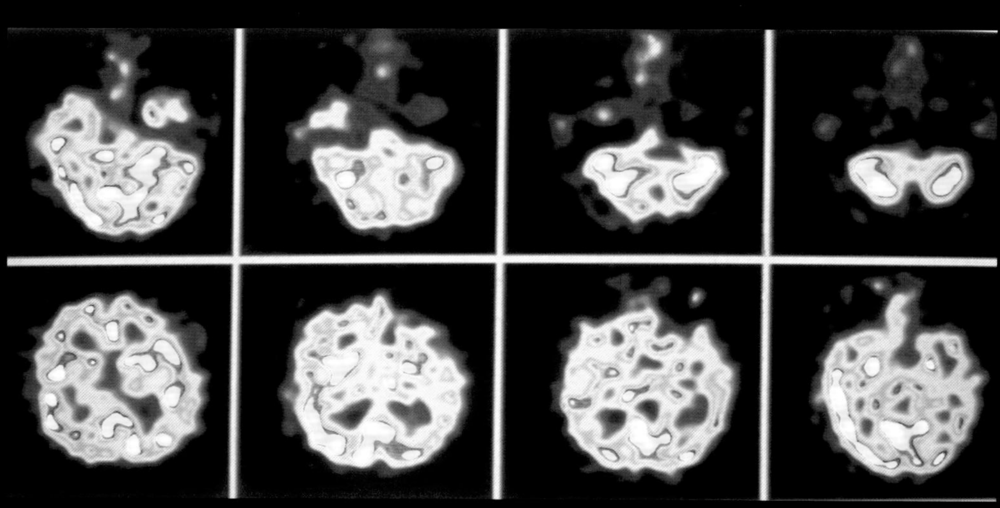

← 一系列的 PET 扫描图记录了一名经历幻觉的精神分裂症患者的大脑活动模式。强烈的活动在大脑后部的区域显示为黄色。

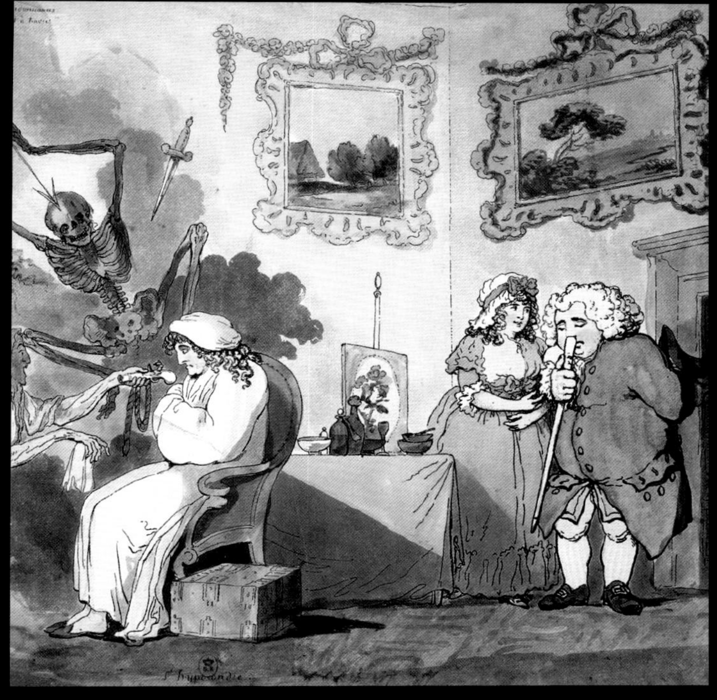

些人天生就有患这种病的倾向。某些诱因，如应激或药物（如镇静药物）的使用，可以触发易患病人群的首发症状。大脑异常被认为是一个致病原因，可能包括神经递质、结构、行为、神经和认知异常。

在试图解释精神分裂症的理论中，神经发育模型是其中之一。该模型认为，精神分裂症的发病过程是杂乱无序的。这种观点基于对海马的神经细胞异常分层的观察，表明神经细胞的无序迁移是精神分裂症出现的原因之一。其他证据表明，突触回路组织，尤其是在前额叶皮质的突触回路组织是责任病灶区域。众所周知，在青春期，额叶皮质的回路经历了广泛的重塑，部分原因是一种涉及谷氨酸受体的机制，这种受体在精神分裂症患者的大脑中是缺失的。研究人员认为，在青少年时期，一些年轻人的前额叶皮质背外侧存在过多的突触修剪过程。这种不正常的修剪过程，包括许多突触的消除，可能会引发疾病，或使受影响的个体易患病。

多巴胺假说

缓解精神分裂症的药物分为两类：吩噻嗪类

精神分裂症患者的大脑变化

精神分裂症患者脑室扩大，大脑内的空间充满液体。相关成像研究表明，精神分裂症患者的颞叶结构（杏仁核、海马和内嗅皮质）相对萎缩。对神经细胞群的分析发现，边缘系统、扣带回和内嗅皮质的结构神经细胞减少。这些区域参与大脑皮质与中隔和下丘脑之间的回路连接，控制情绪的表达。

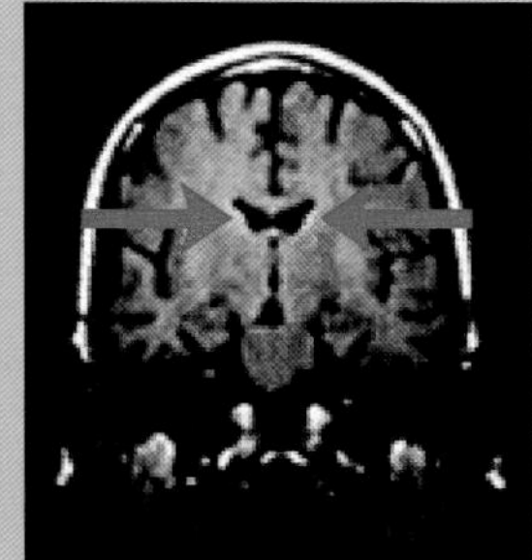

正常的

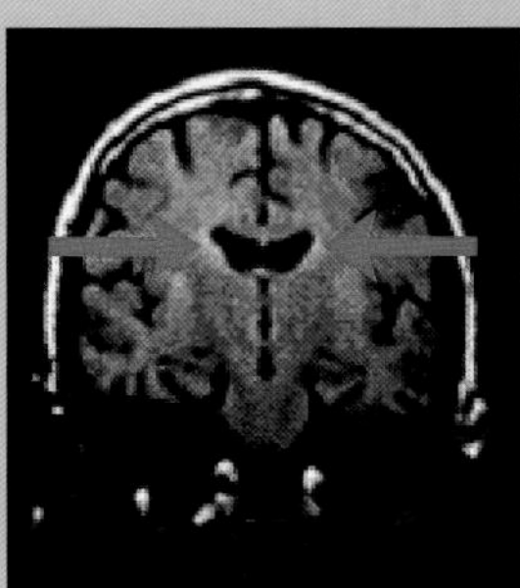

患病的

↑ 同卵双胞胎的 MRI 扫描图显示，患病一方的侧脑室比未患病的兄弟大。

的受体，并且神经末梢释放抑制多巴胺。精神分裂症患者比正常人有更多的多巴胺受体，但很难确定这是精神分裂症出现的主要原因还是长期服用吩噻嗪类药物或丁苯类药物所致。

精神分裂症的潜在异常可能不是过多的多巴胺，而是大脑中另一种神经递质谷氨酸的有效性或活性降低。众所周知，多巴胺突触可以抑制大脑边缘区域的谷氨酸释放，因此抗精神病药物可以通过降低多巴胺水平来缓解症状，从而释放谷氨酸突触。

其他行为障碍

抑郁症、双相情感障碍和精神分裂症是社会中常见的严重精神疾病，此外，还有许多其他的精神、行为和人格障碍会给个人和周围的人带来困扰。

最常见的行为障碍包括强迫症（Obsessive-Compulsive Disorder，OCD）、图雷特综合征、孤独症和心理变态。

强迫症

强迫症的特征是反复出现的侵入性思维（强迫意念）和仪式性行为（强迫行为），这些占据了患者的大部分时间。由于强迫意念和强迫行为所产生的痛苦，强迫症通常被归类为焦虑症。强迫症的发病时期通常是儿童晚期到成年早期。

常见的症状包括产生被细菌污染、生病、伤害自己或他人的想法。强迫性行为通常是对强迫性想法的反应（比如对细菌的反应是洗手），也可能是根据一些武断的内在规则完成重复性仪式（比如数自己的步数避免以奇数结尾）。

功能脑成像研究提供的证据表明，强迫症是由涉及前额皮质和纹状体（基底神经节的一部分）的通路功能异常引起的。在强迫症患者中，尤其是当患者有强迫意念或强迫行为时，眶额回（额叶下方）和纹状体尾状核的血流量增加。

图雷特综合征

图雷特综合征影响了 0.1%~1% 的人口，其中男性患者是女性患者的 3.5 倍。图雷特综合征患者表现出持续性的抽搐，这是一种突然的、快速的、刻板的行为。抽搐可能是一种运动（运动性抽搐），也可能是一种声音（语音性抽搐）。这些行为是没有目的的，通常一天会重复很多次。语音性抽搐可能表现为说出不恰当或冒犯性的词语。大约 40% 的图雷特综合征患者有强迫症，同

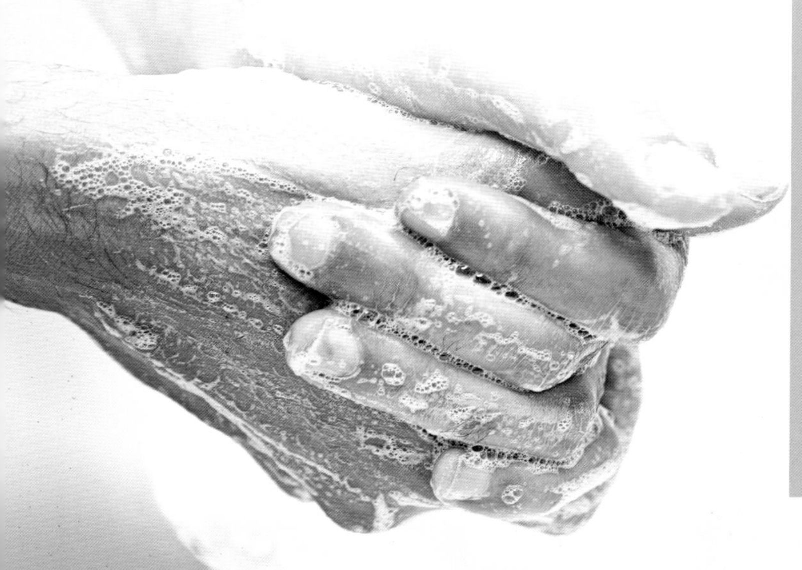

↓ 强迫症的一个常见症状是强迫自己反复洗手，有时要洗到皮肤变得粗糙。

治疗强迫症

可用药物减少神经递质 5-羟色胺的再摄取量以达到治疗强迫症的效果。这些药物会减少患者的强迫意念和强迫行为的发作时间。行为疗法是指使患者暴露于肮脏对象面前而阻止他们通常随之而来的冲动（例如洗手），这样可能有助于消除驱使他们做出强迫行为的焦虑。功能成像研究表明患者在接受这种行为疗法时眶额回和尾状核的代谢活动回到正常水平。

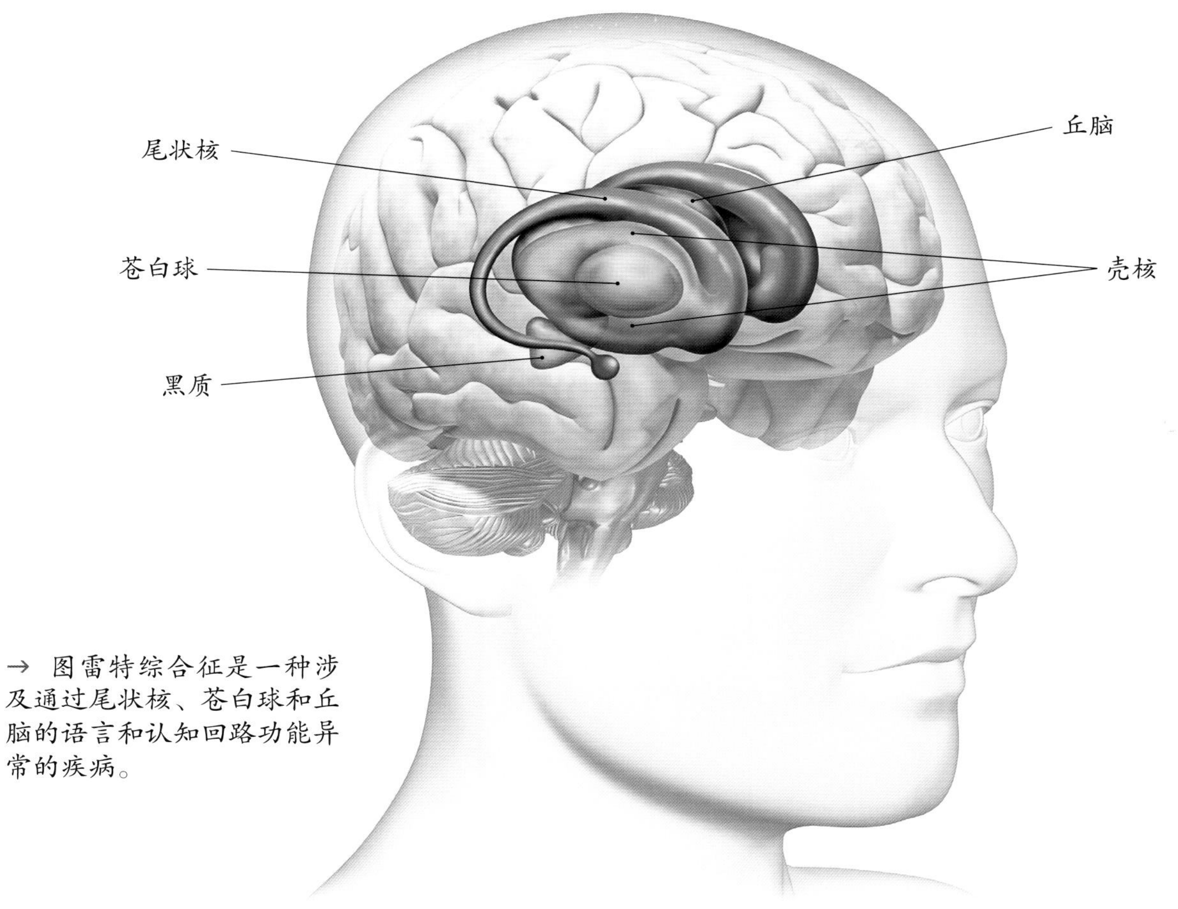

→ 图雷特综合征是一种涉及通过尾状核、苍白球和丘脑的语言和认知回路功能异常的疾病。

样比例的患者有注意力缺陷多动障碍的症状。图雷特综合征患者通常在儿童时期发病，在步入 30 岁的时候得到改善，但一些患者之后仍然会表现出该病的症状和体征。

感觉或精神状态也与抽搐有关。患者可能会有感觉性抽搐，这是一种在皮肤上或皮肤附近反复出现的感觉。他们可能还会有一种先兆性冲动，即一种感觉或精神上的不适，这种感觉可能会被身体上的抽搐所缓解。事实上，大脑中似乎有一系列事件构成了抽搐周期：A. 一种先兆性冲动；B. 是否屈服于冲动的内心矛盾状态；C. 产生运动性或语音性抽搐；D. 一种暂时的解脱感。

图雷特综合征有很强的遗传性。患有图雷特综合征的人的同卵双胞胎患病的概率是 80%~90%。图雷特综合征患者的直系亲属（如兄弟、姐妹、子女）的患病风险是普通人群的 20~150 倍。

研究表明，图雷特综合征的潜在异常是连接大脑皮质、纹状体、苍白球和丘脑的通路功能障碍。其他影像学研究表明其潜在异常与胼胝体增大，以及连接两侧大脑半球的通路以及纹状体的尾状核体积缩小有关。

针对图雷特综合征的治疗基于对患者及其家庭成员的教育，任何有关强迫症或注意力缺陷多动障碍的治疗，以及通过应用阻断神经递质多巴胺受体的药物来抑制抽搐。

孤独症

定义孤独症的 3 个要素如下。

· 严重的社交障碍，包括缺乏眼神交流和面

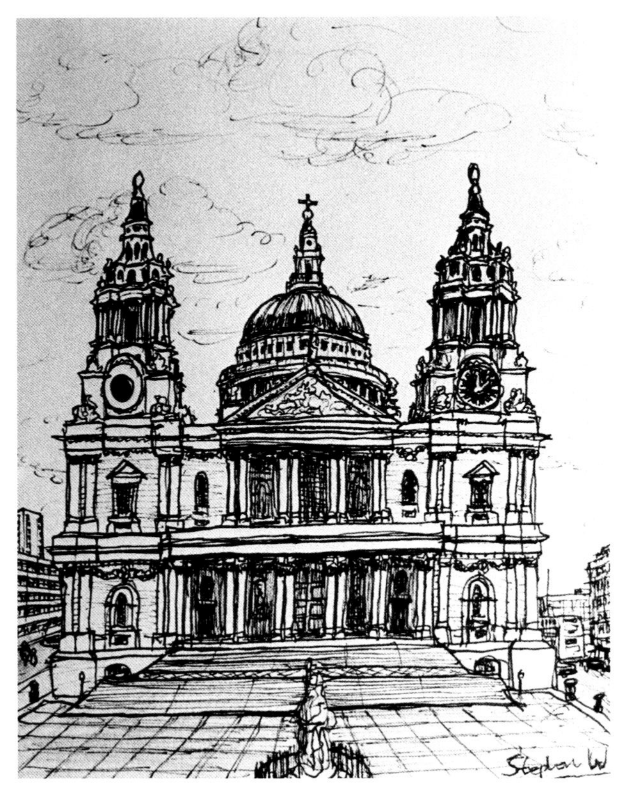

← 患有孤独症的天才艺术家斯蒂芬·威尔特希尔 17 岁时凭记忆完成了这幅圣保罗大教堂的钢笔画，尽管当时他的心理年龄只有 10 岁。

部识别能力差。

· 严重的沟通障碍，如说话能力有限。

· 行为模式受到限制，行为重复和刻板，无法应对变化，以及对细节的执着。

每 1 万名儿童中就有 4~5 名患有孤独症，而且似乎每个患病儿童的同卵双胞胎都有 70%~90% 的概率患上孤独症。大约 75% 的孤独症儿童伴有智力障碍。阿斯伯格综合征（高功能孤独症）患者是指智力正常的孤独症患者。一些孤独症患者在语言和艺术领域展现出非凡的才能，有时也被称为孤独症天才。

没有人知道孤独症的确切病因。据说孤独症患者缺乏心理推测能力。换句话说，他们似乎没有意识到其他人有不同于自己的想法和信仰。儿童通常在 4 岁左右形成一种心理推测能力。一些神经科学家认为，在所有灵长类动物中，这种理论只在人类身上得到了充分发展。其他科学家提出，许多孤独症的迹象（缺乏同理心、言语贫乏和糟糕的模仿能力）可能是镜像神经元和皮质的特殊神经细胞功能缺陷或异常导致患者无法对他人感同身受。但镜像神经元假说很难解释孤独症的特征，如重复动作、过度敏感、厌恶某些声音、避免眼神接触。这些特征可能是杏仁核、前额叶皮质或视觉皮质与杏仁核之间的联系功能异常造成的。

目前还没有治愈孤独症的方法，也没有发现任何药物可以起到治疗作用。治疗方法包括表达、语言和行为治疗。

心理变态

据说心理变态者有反社会的人格障碍。患者通常对他人没有同情心，当他们的行为对别人造成不利影响时，他们也不会懊悔。他们往往冷酷无情、麻木不仁、自私、以自我为中心、好斗。心理变态者在情感上是浅薄和冲动的。他们经常利用欺骗来获得优势，并通过受害者的信任与合作来操纵他人。反社会人格障碍在男性

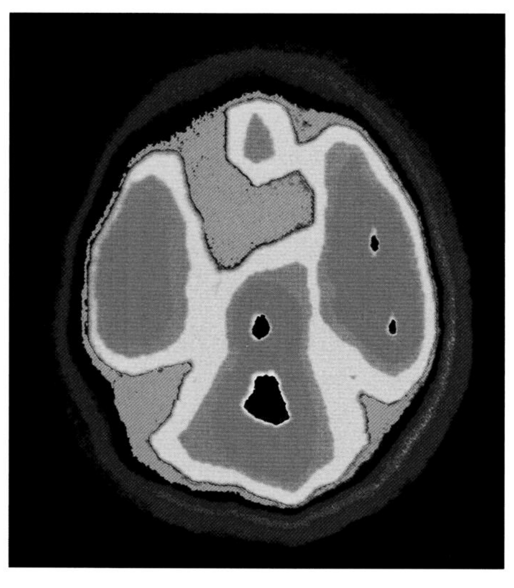

← 在这个孤独症儿童大脑的 PET 扫描图中，涉及语言和意识思维的额叶皮质（顶部）和大脑后部的视觉处理皮质（底部）的活动水平较低。

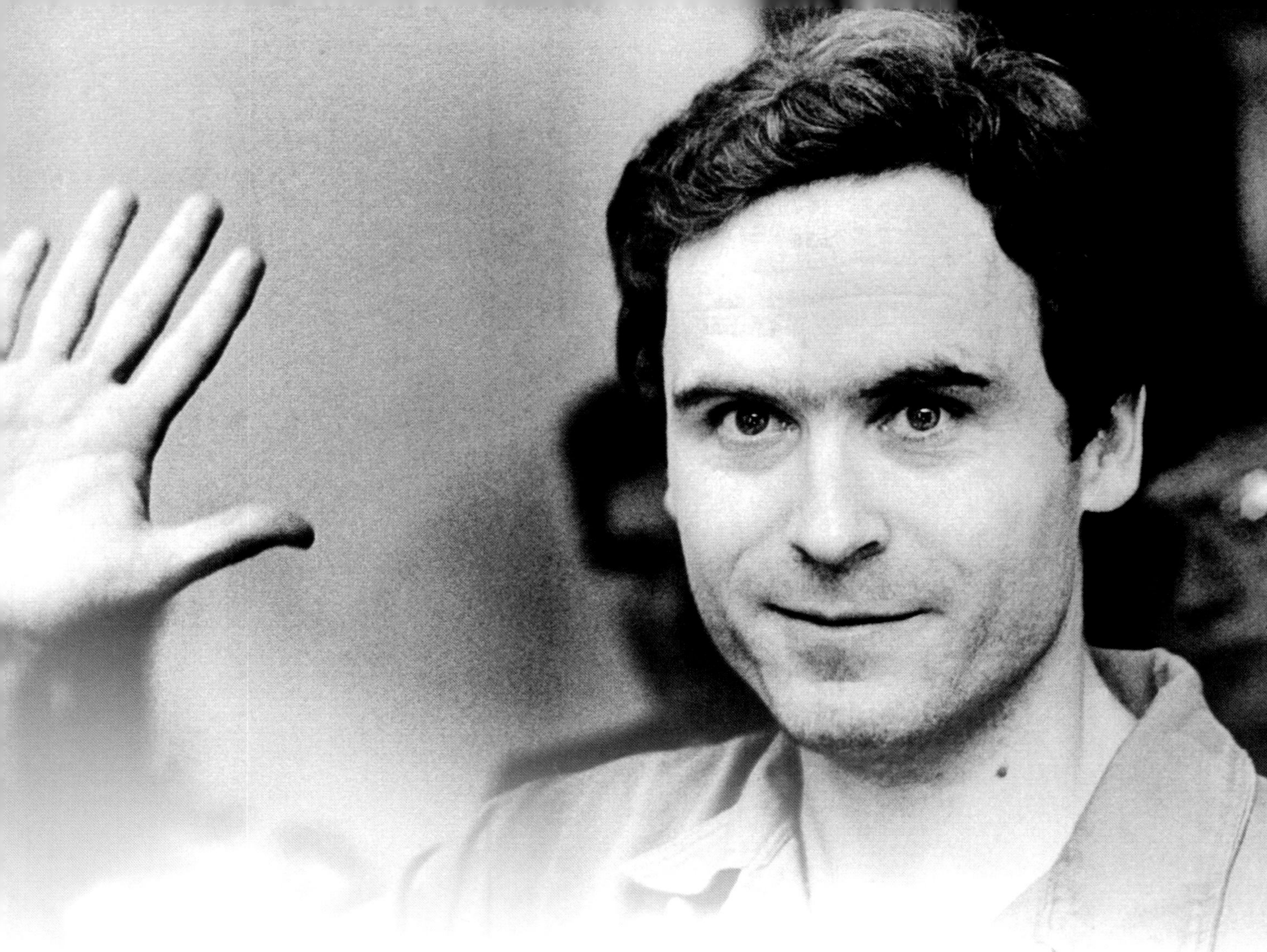

（约 3%）中比在女性（约 1%）更常见。心理变态者天生容易犯罪，尤其是那些涉及信任的犯罪，比如诈骗和重婚。据统计，心理变态者占监狱囚犯的 20%。

心理变态通常被认为是一种行为障碍。从这个角度来看，心理变态是一种由遗传或早期生活环境因素引起的前额叶皮质紊乱。当然，心理变态有很强的遗传性，犯罪行为和心理变态有共同的遗传基础。此外，心理学家已经表明，在婴儿期，心理变态者比其他人群有更少的出生并发症，所以产前生活中的不良事件似乎不是心理变态的原因。

↑ 1978 年，心理变态者泰德·邦迪因在美国佛罗里达州杀害 2 名女性而被判有罪。在 1989 年被处决前不久，他承认他在 1974—1978 年犯下了 30 起谋杀案。

心理变态是一种进化策略

进化心理学家认为心理变态不是一种缺陷，而是一种基于基因的适应，尽管它会给社会带来问题。如果心理变态者只占世界总人口的一小部分，他们可能会利用周围的人来获得好处，因为对大多数人来说，检测他们的谎言可能比较昂贵且耗时较长。当然，如果心理变态者占世界总人口的比例超过几个百分点，那么互助合作的世界将不复存在。

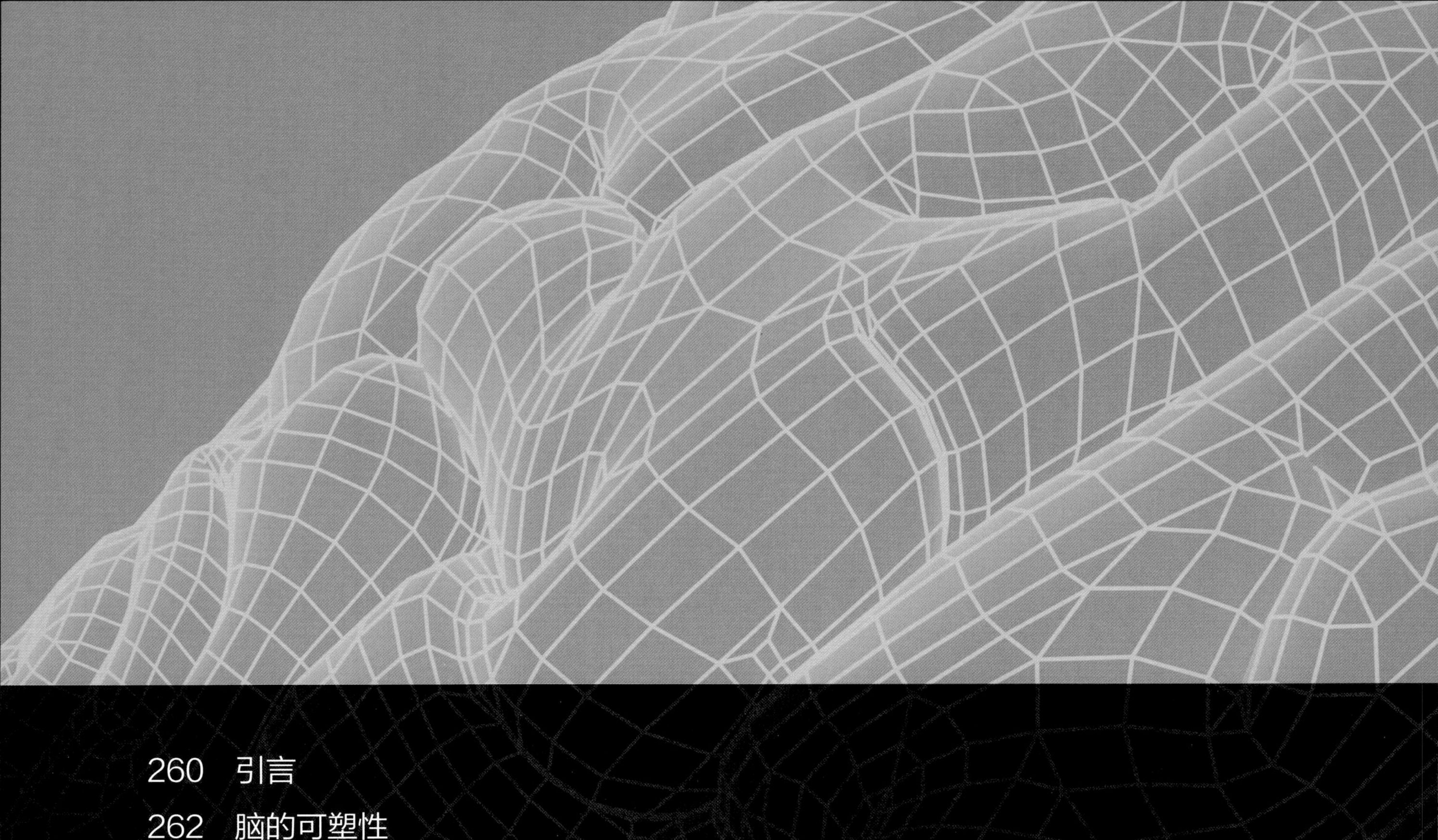

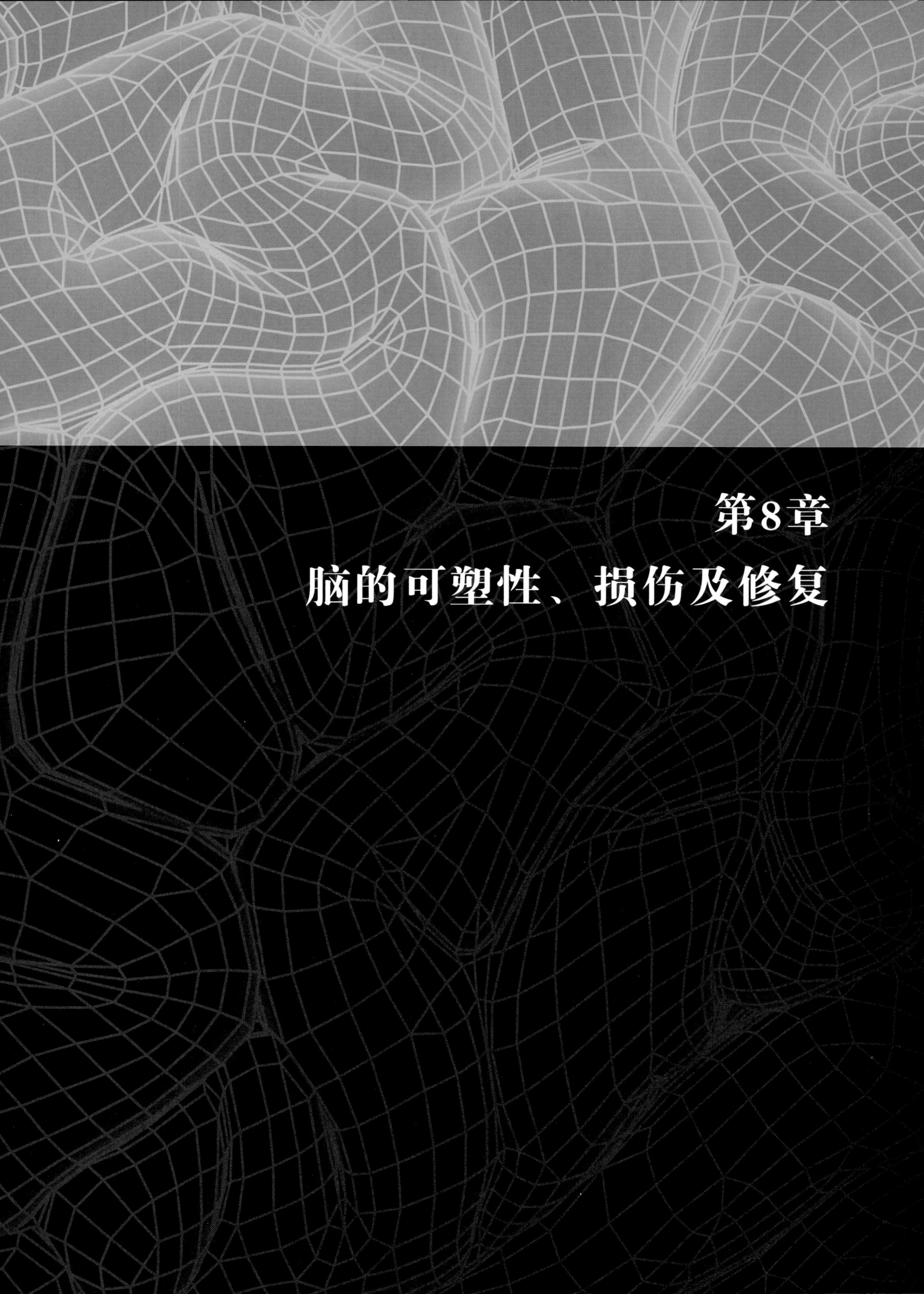

第8章
脑的可塑性、损伤及修复

引　言

可塑性是神经系统根据经验改变其结构的能力，这种能力可以持续一生，但在生命早期更为突出。可塑性在一定程度上能够修复脑损伤，并且在将来有可能为有效治疗脊髓损伤带来希望。

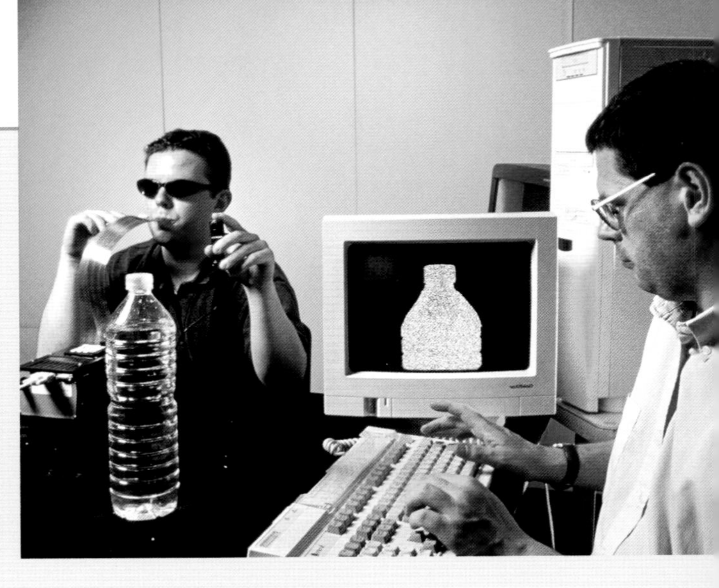

↑ 盲人能够学习使用其他感官来获得一部分“视觉”。举在左手中的相机记录视觉信息，并由放置于舌尖的电触板输出震动，从而使盲人能够在远处通过接触到震动而“看”到这个世界。

人类的基因不可能包含神经细胞的所有精细结构编码信息。遗传密码会建立一系列规则，来指导构建复杂的神经系统，然而神经系统的最终形态还是取决于各种相互作用：脑内各个神经细胞之间的相互影响；神经系统与体内其他系统（如运动系统）之间的关系；外部环境中的各种感觉刺激所产生的影响。

可塑性对于脑的发育至关重要。这意味着发育中的脑可以被丰富的感觉经验塑造并刺激。比如，一个年幼的儿童受到社会交往的启发后，也会学习与父母、爷爷奶奶和兄弟姐妹建立情感联系。此外，发育中的脑具有可塑性，意味着脑的发育也会受到环境中的各种不利因素（化学刺激、物理刺激或社会环境的刺激）的影响。

可塑性是学习和记忆的基础

有一类可塑性比较特殊，在成年期依然能够保持，即根据经验改变突触联系的能力。这种可塑性包括只在几秒到几分钟内进行的调整（短时记忆），或者能够持续数年的改变（长时记忆）。成熟脑的记忆系统依赖于这种可塑性来加强突触强度。而站在宏观的角度，感觉经历或运动任务的练习会引起感觉或运动程序在大脑皮质的表征发生改变，这意味着突触联系发生了变化。

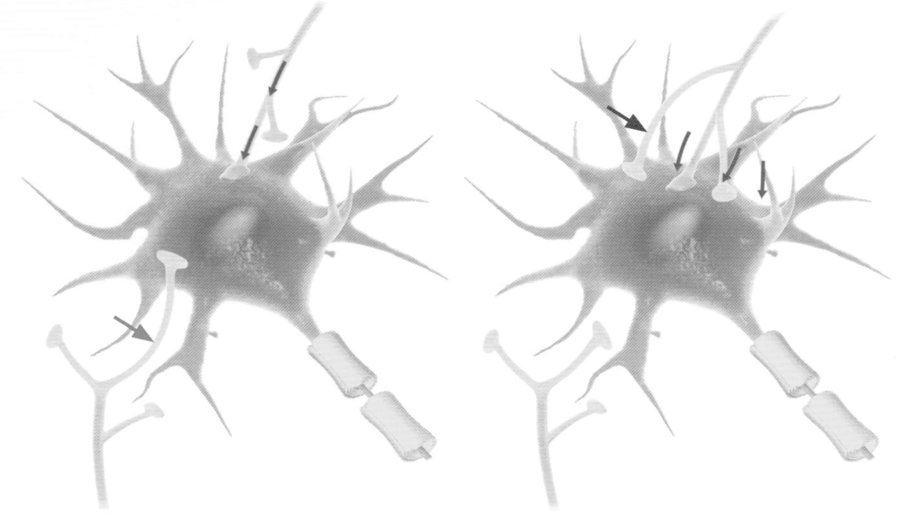

→ 由感觉刺激诱发的神经冲动（红箭头）会导致神经连接重新进行规划——移除无用的连接（远处左侧蓝箭头），增加新的连接（左侧紫箭头）。

可塑性随年龄增长而下降

神经细胞能够根据环境变化而改变自身的形态，但这种能力会随着年龄增长而逐渐下降。这意味着成熟的神经系统相对稳定，我们也可以应用多次尝试后得到的策略和经验去解决生活中的各个难题。然而，可塑性的降低会极大地限制神经系统在遭遇创伤或疾病时的自我修复能力，以及老年期学习新技能的能力。

鼻子能够修复树突棘吗?

中枢神经系统的神经细胞在损伤后，无法再生轴突，其结果是脑和脊髓对日常功能产生了灾难性的影响。而神经系统的一个部位可能会为轴突的再生长提供关键性的因素，这就是鼻子。嗅觉感受器细胞在一生中会不断更新，新生的嗅觉感受器细胞每天都会向脑的各个区域伸出轴突，这一“壮举”可能是因为嗅鞘细胞帮助新的轴突从嗅觉区伸向了各个脑区（见第 277 页）。

脑和脊髓损伤

中枢神经系统中密密麻麻地分布着的神经网络非常容易受到突然加速或压力的影响。通常，神经细胞死亡的区域远大于最初的受损面积，其原因就在于一个区域的神经细胞和血管的受损会对周围脑组织产生一系列的影响。这些影响包括：化学物质释放的毒性、丰富的血管网络的损伤，以及入侵的炎症细胞及其释放的化学物质所造成的破坏性行为。

可塑性修复

发育中的脑和脊髓中的神经元拥有一种卓越的能力——能够使轴突朝正确的区域生长，并根据环境改变自身的形态。如果我们能够将成熟脑和脊髓中的神经元退回至发育状态，并引导它们重新获得产生新连接的能力，我们就能够修复脑损伤，并逆转脑退行性疾病的影响。

↓ 年幼的脑能够被周围的感官世界塑造，因此童年时期所体会到的感觉会更强烈。丰富的感觉经验和足够的营养对于脑的健康发育非常重要。

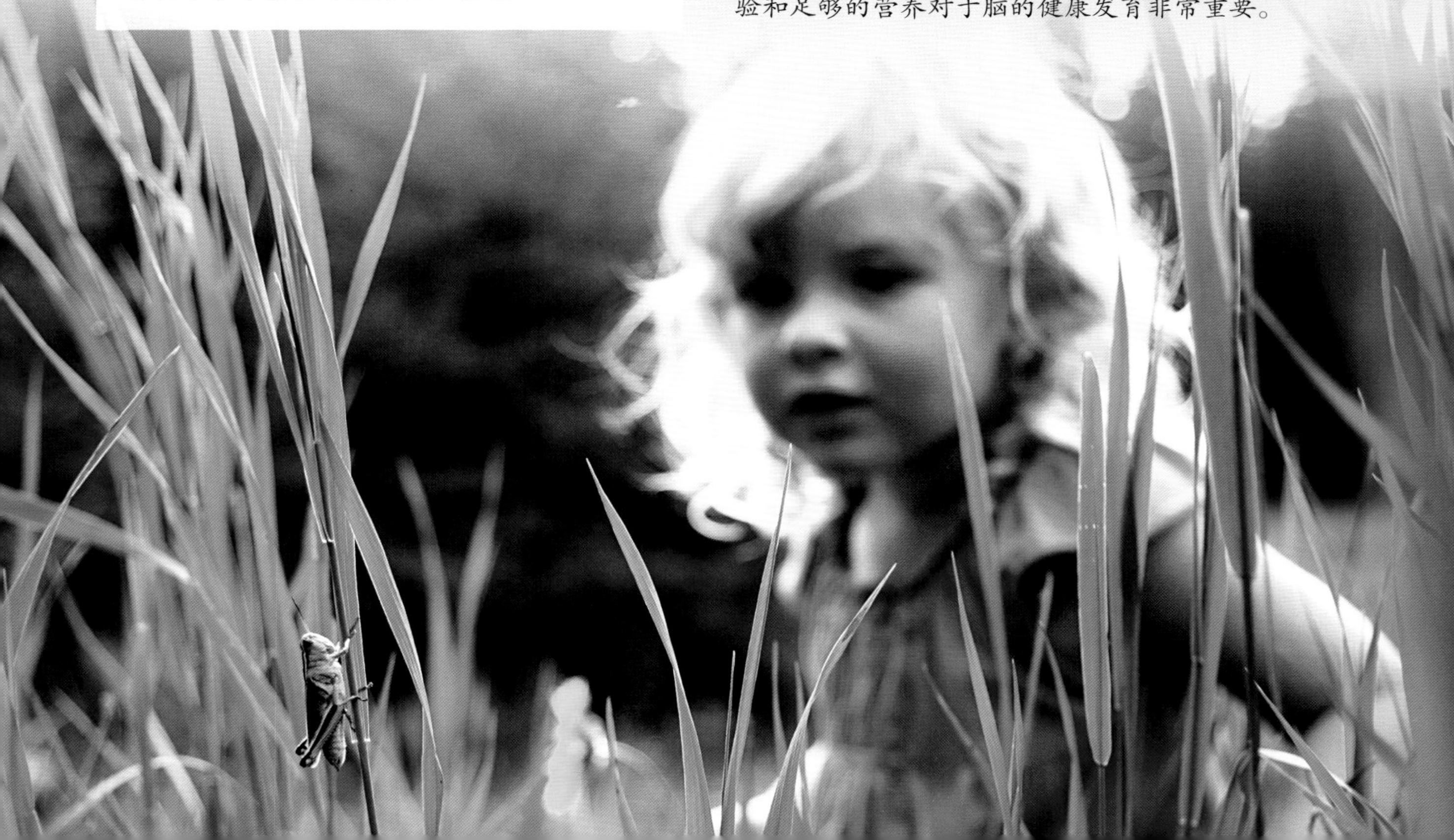

脑的可塑性

自婴儿期至老年期所发生的一切改变源于脑根据经验进行重塑的能力。这种可塑性的背后包含两个重要过程：一个是神经细胞的轴突长出新分支，另一个是神经纤维之间进行竞争。

对于年轻的神经系统来说，可塑性包含两个发育过程。在发育时期的神经系统的边缘连接处（如感觉通路在眼睛或身体表面的起点，或运动通路与肌肉的连接处），神经细胞的过度生长是神经细胞匹配自身功能的发育机制。比如，运动神经元最初新生的数量比成年期正常存活的数量多得多，但是如果有额外的肌肉能够与该神经元产生连接，那这些将会经历凋亡的运动神经元就能够自我修复。而那些仍处于发育中的神经细胞在收到发育性凋亡的指令后，必须争夺皮肤或肌肉产生的一些特殊的化学物质（神经生长因子），才能存活下来。

而在神经系统的深处，神经连接的过度生长有助于塑造神经系统。皮质中正在发育的神经元会向许多脑区伸出轴突，而这些脑区在成年期通常不会形成连接。这些连接中，有实际功能的会被保持并强化，而没有实际功能的便会被消除。

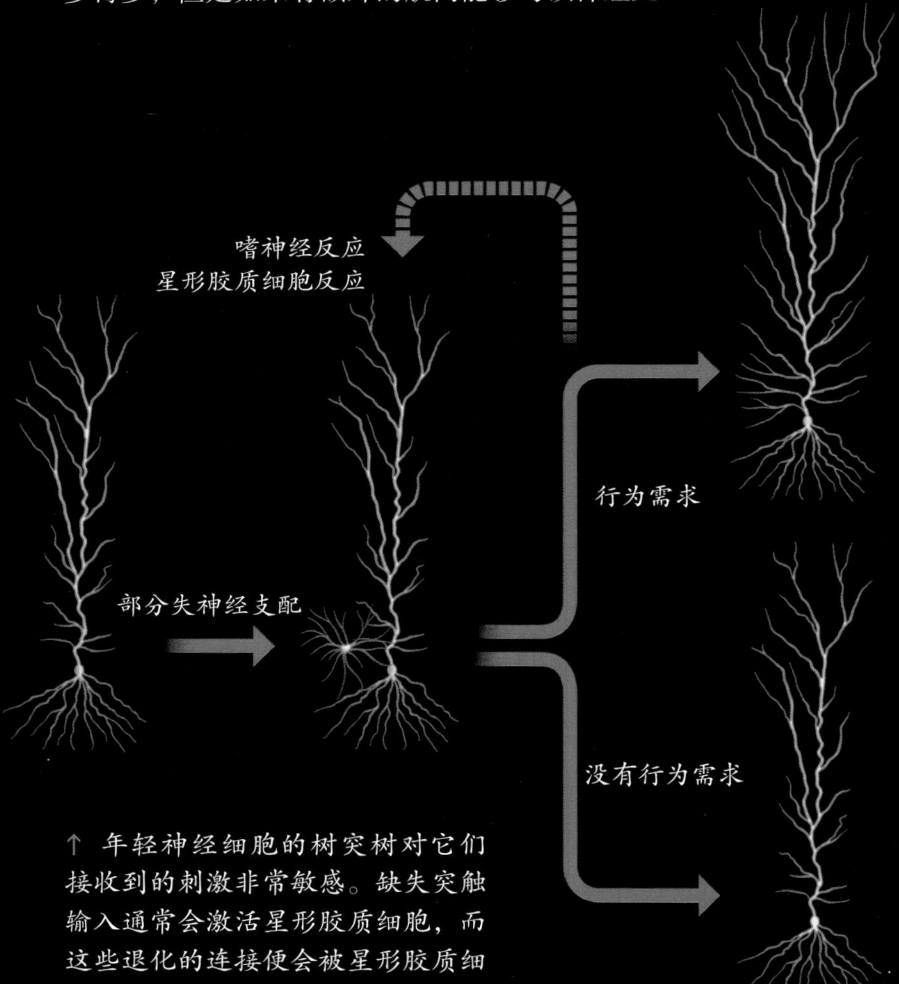

↑ 年轻神经细胞的树突树对它们接收到的刺激非常敏感。缺失突触输入通常会激活星形胶质细胞，而这些退化的连接便会被星形胶质细胞清除。如果这些连接能够被再次建立，那么这些连接对应的行为越多，相应的树突树就会越复杂。

关键期

大脑在发育中最能够调整连接的时机称作关键期，通常存在于出生后早期，即刚刚建立感觉或运动功能的年龄。一旦过了关键期，感觉或运动通路便会处于相对固定的状态。但是各种感觉或技能的关键期时间也有所不同。

关键期在视觉通路中被研究得较为彻底，大多数研究是通过改变单眼或双眼视觉信息输入的实验来验证关键期的作用的。拥有双眼视觉的哺乳动

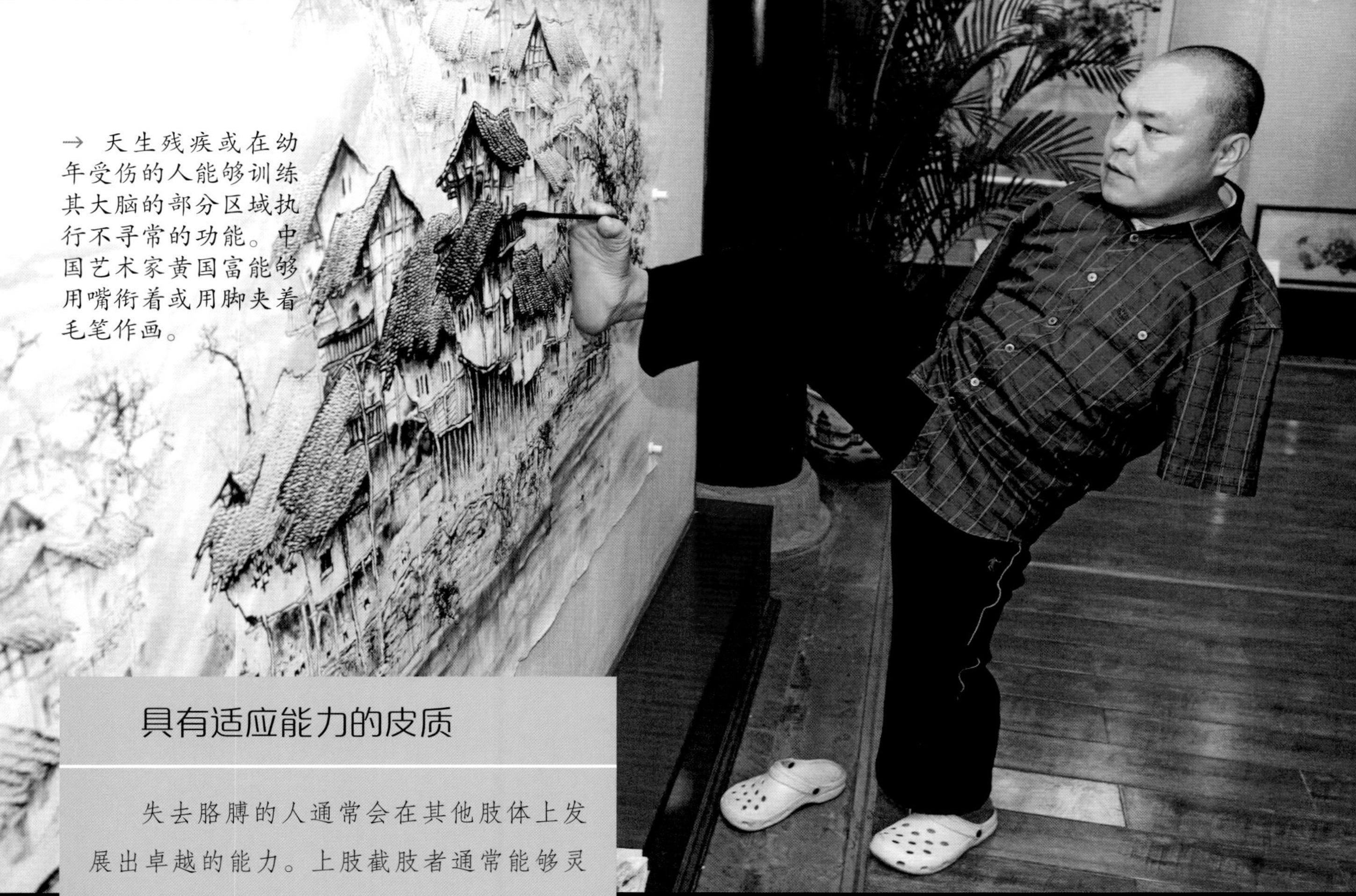

→ 天生残疾或在幼年受伤的人能够训练其大脑的部分区域执行不寻常的功能。中国艺术家黄国富能够用嘴衔着或用脚夹着毛笔作画。

具有适应能力的皮质

失去胳膊的人通常会在其他肢体上发展出卓越的能力。上肢截肢者通常能够灵活地运用脚来完成需要手参与的任务。安排他们使用脚趾来完成精细的运动任务，并对其运动皮质进行功能性 MRI 扫描。结果发现，实验任务不仅激活了下肢对应的皮质，还激活了控制手部运动的脑区。皮质地图改变的程度主要取决于受伤的年龄。如果在幼年发生了截肢（可塑性还未降低至成年人的水平时），皮质的改变程度将比成年期发生截肢的高。

物（通过双眼接受视觉信息输入，如人、猴子、猫等）的左右大脑半球的初级视觉皮质存在眼优势柱，其中的神经细胞负责加工来自双眼的视觉信息（输入）。在小猫出生后的头几个月蒙住它的一只眼，就能够剥夺那只眼的信息输入。在这些动物的初级视觉皮质中，没有被蒙的那只眼的优势柱会扩展到被剥夺信息输入的眼的优势柱区域。即使后来去除剥夺，小猫的那只眼仍然会像瞎了一样。但是，4 月龄后再进行视觉剥夺就不会对皮质的眼优势柱产生影响。这样的实验说明大脑中许多关于感觉信息的连接会通过感觉输入进行竞争：一种输入处于劣势时，其他输入就会占据优势。

触觉和听觉的发育也存在关键期，这同样是通过运动任务发现的。比如，在发育早期用夹板夹住胳膊，就会导致个体毕生都无法正确使用他的胳膊。甚至是皮质功能的高级形式也存在关键期：童年期学习语言会比青年期更容易。初级感觉（如视觉）的关键期比需要综合多种信息的感觉理解任务的关键期出现得更早，这反映出大脑需要更多时间来形成高级脑区之间的连接。

通过刺激能否保持可塑性？

如果我们能够在年老时保留学习新技能的能力，那么我们的生活也许会变得更加丰富；如果我们能够重新激活脑的可塑性，那么我们也许能克服或弱化许多脑疾病和脑损伤带来的不利影响。因此，一个值得我们追求的目标便是学会如何刺激年老的脑，使其保持可塑性。但这并不容易。在自然衰老进程中，25 岁之后脑重量便会开始平稳下降。因为脑在成熟后会保证神经元数量的稳定，所以重量的下降是由于脑修剪了不常用的神经连接。这暗示衰老其实是减少神经连接，这种常规的生命进程既能巩固经验，又能减少冲动的行为，但同时也限制了行为的灵活性。

刺激大脑保持可塑性的任务不仅需要我们了解促进轴突产生分支的化学因子（神经营养因子），也需要我们明确分支是如何被定向投射至某区域，并产生新的功能性连接的。目前已经发现了许多在发育阶段发挥作用的神经营养因子：神经生长因子、脑源神经生长因子、神经营养因子 3 和 4/5（NT-3 和 NT-4/5）。但向衰老的脑中高效且无损地运输这些因子，仍然是一大挑战。

提高衰老人脑的可塑性也许会产生不良的副作用。青春期的冲动任性以及缺乏判断也许就是因为前额叶皮质的可塑性较高。每个社会都会形成相应的规范和制度，以保护青少年不受某些行为的影响。因此提高老年人的脑的可塑性将不得不聚焦在一些特定的技能方面，否则全方面提高脑的可塑性也许会增加一大群鲁莽和冲动的老年人。

学习语言

大家都意识到年老时学习一门新的语言将会变得非常困难，但年幼的儿童似乎是通过耳濡目染来学习新语言的。语言学家诺姆·乔姆斯基发现 6 个月~4 岁的儿童在没有任何语法指导或发音纠正的情况下，能够快速掌握一门他们身边的语言。这种能力普遍存在，并且在世界范围内极为相似，以至于人们认为这种能力可能是被写入我们的基因之中的。学习语言的能力在 8 岁以后显著下降，16 岁以后变得更弱。熟悉程度对于语言表达能力的保持非常重要。在婴儿期让英语环境背景的儿童接触汉语环境中至其 9 个月大，能够极大地促进他们理解汉语的能力，并在以后保持汉语表达能力。

an dou shì xiao xīng
天都是小星
zài tiān shàng fàng guāng
在天上放光
xiàng xǔ duō xiǎo
像许多小
shǎn yì shǎn liàng jīng

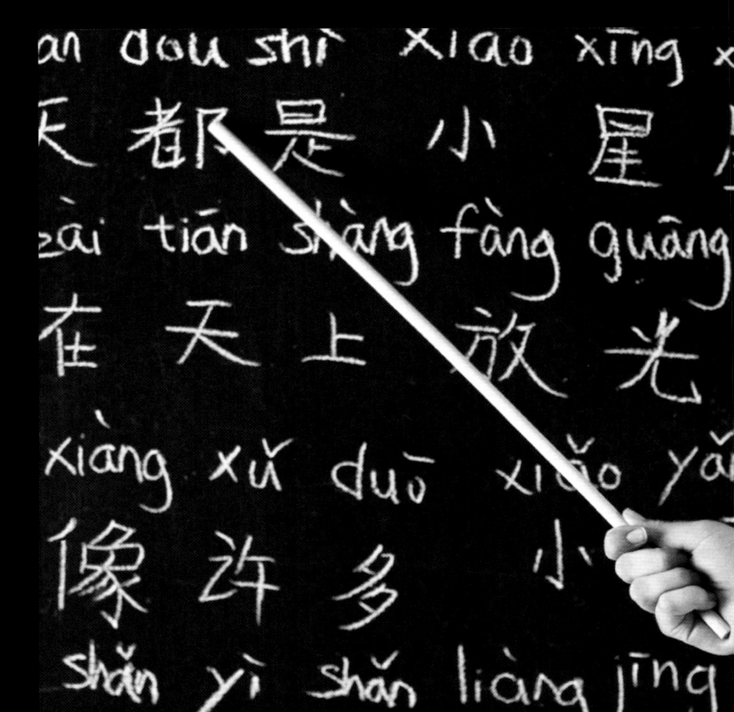

→ 儿童学习外语相对容易一些。掌握一门非母语语言的能力会在青春期逐渐下降，而在成年期变得更弱。

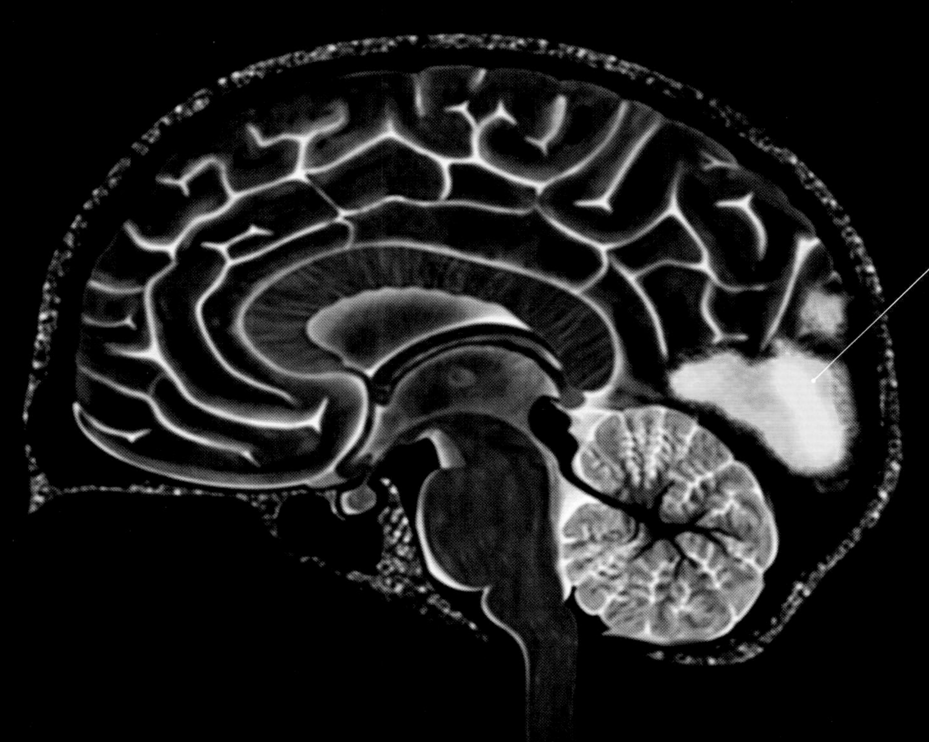

→↑ 先天性盲人的视觉区会用于其他与视觉无关的活动，这两幅 MRI 扫描图展示了被试者执行言语记忆任务时视觉皮质的激活情况，这表明脑具有强大的可塑性。视觉区向言语区的功能转变发生于童年早期。

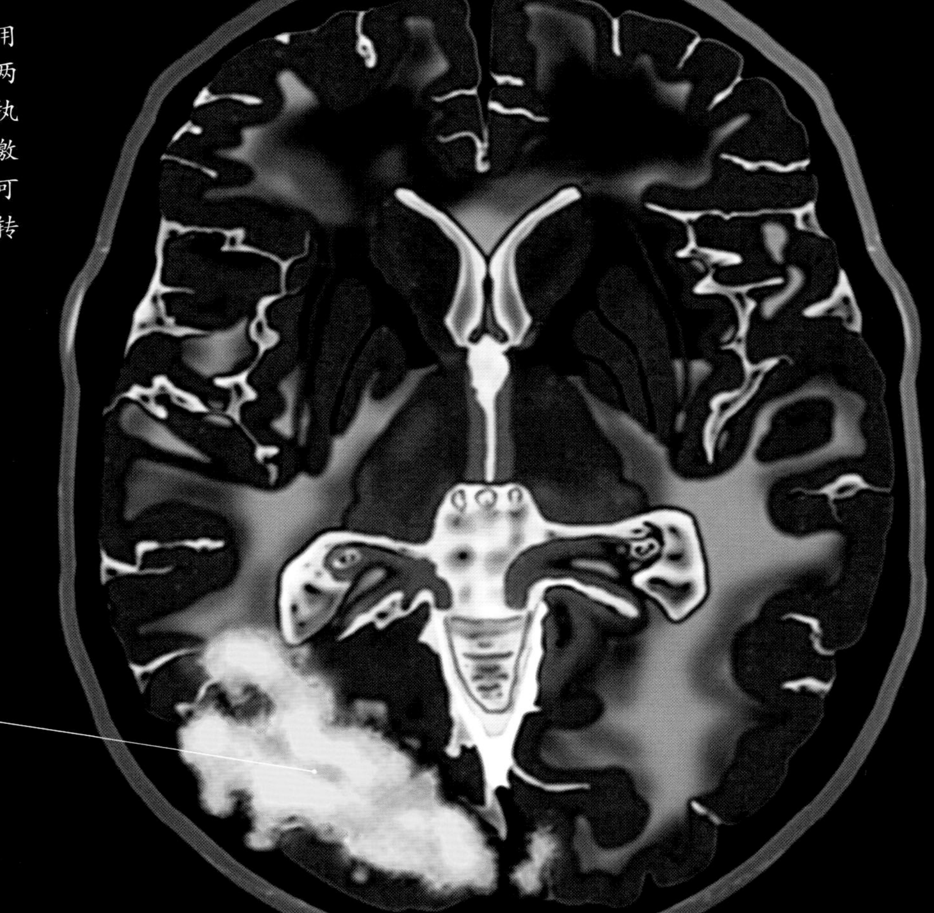

脑损伤

脑极易受到外部加速或压力的伤害，而且血液和外来物质也会挤压脆弱的脑组织，对脑内部造成损伤。

脑的结构强度很小。刚从颅骨中剥离的鲜活人脑会像果冻一样有弹性，一旦缺少脑脊液的浸润，脑就会逐渐萎缩变形。而且，中枢神经系统的神经细胞分布非常紧密，彼此之间的空隙很少，这意味着脑容易被升高的颅内压损伤。

速度损伤

身体运动的速度突然改变，比如一辆高速行驶的汽车因突然撞树而减速时，车内乘客的大脑就会被甩向额骨的内侧，而由于冲击力，大脑又会回弹撞向颅骨后侧（对冲伤），从而导致额叶和枕叶的双重损伤。旋转运动则可能使中脑部位发生扭曲。另外，颅骨底部前、中颅窝之间锋利的边沿会擦伤或磨损颞叶前方的脑组织。

在外力损伤了脑皮质的同时，大脑内部所发生的扭曲和变形也会拉扯连接各个脑区的轴突。与颅骨接触的脑皮质所受到的压力也会挤压脆弱而精细的轴突，导致从胞体向轴突终末运输重要化学物质的神经小管遭到破坏，神经冲动的传导会因此中断。

除了会直接伤害神经细胞，物理外力也会损伤为大脑提供氧气和糖分，且分布广泛的血管网

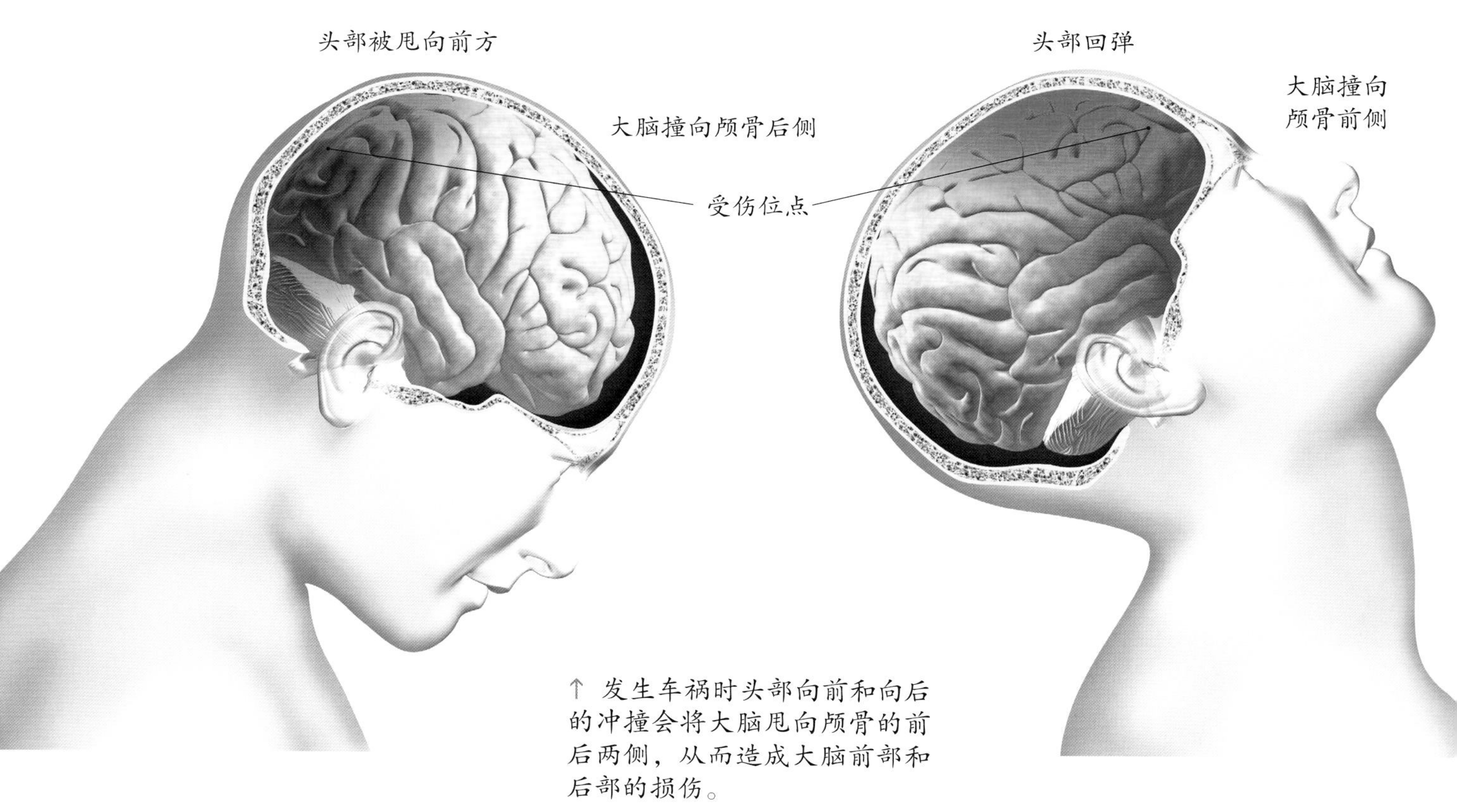

↑ 发生车祸时头部向前和向后的冲撞会将大脑甩向颅骨的前后两侧，从而造成大脑前部和后部的损伤。

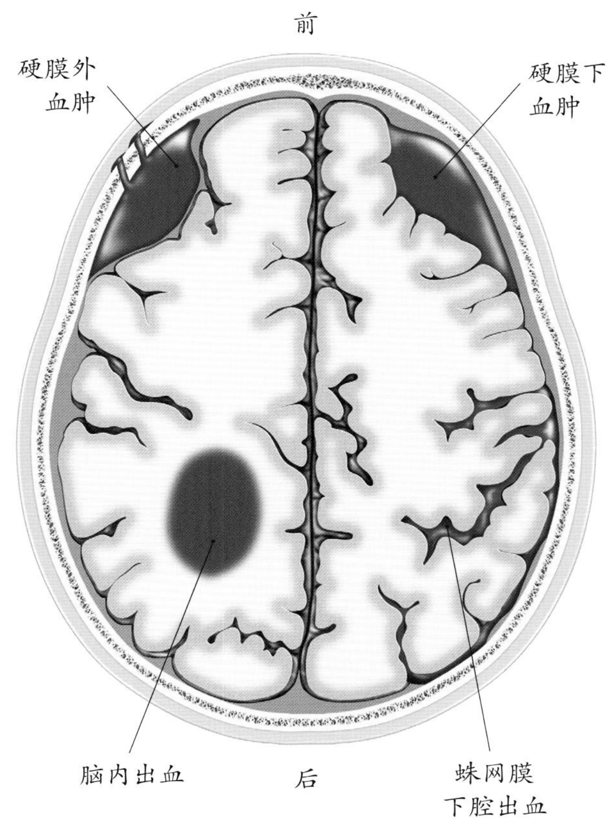

↑ 出血可能发生于硬脑膜外部（硬膜外血肿）、硬脑膜和蛛网膜之间（硬膜下血肿）、蛛网膜下腔之中（蛛网膜下腔出血）或脑组织内部（颅内出血）。

络。大脑受到撞击时会撕扯血管，并导致血细胞流出。这些血细胞会使脑组织中精细的轴突和树突分离，同时血管网络受到的损伤也会剥夺残存细胞的氧气和营养。

大脑中的血管

成年人与大龄儿童的颅骨都是闭合的。大脑周围无论是动脉还是静脉出血，都会压迫大脑，并升高颅内压。

击打头部的侧面会破坏太阳穴处薄薄的颅骨，并牵扯到为硬脑膜提供营养的动脉。（大脑由 3 层膜包绕：硬脑膜、蛛网膜、软脑膜）

动脉的血压比较高，所以这些牵扯会导致血液迅速涌出，形成硬脑膜外血肿，脑组织也会因此被压向中线的另一侧和颅骨底部。脑部的移动会将脑组织挤向颅骨内侧和硬脑膜，从而压伤或撕扯神经元及其轴突。

什么是脑震荡?

脑震荡，或轻微的脑损伤，是一种受伤后脑功能暂时失调的状态。击打头部或身体经过一阵加速后人们通常会短暂地失去意识，随后可能会伴随出现时空错乱及创伤后失忆。其他的症状包括难以保持平衡和协调、眩晕、呕吐、恶心、对光线敏感、复视、视力模糊及耳鸣。长期的影响可能包括睡眠障碍、难以推理和集中精力，以及情绪障碍。

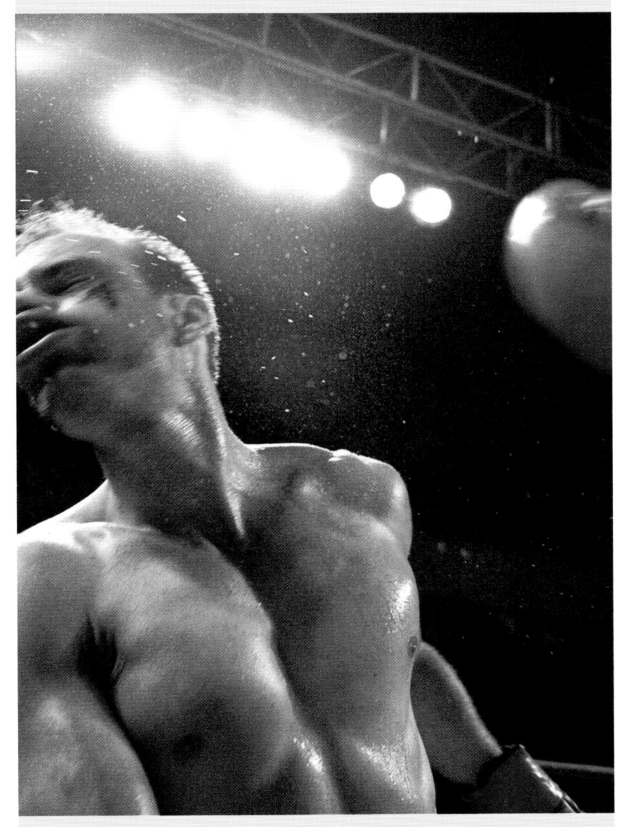

↑ 经历重复性脑震荡的人（如拳击手）可能有晚年患神经退行性变性疾病的风险。

头部的突然加速或减速也会牵扯到汇入硬脑膜静脉窦的静脉。这些静脉的血压较低，因此血液涌出的快慢取决于血管被扯烂时的伤口大小。大量出血引起的大脑移位，可能会导致脑组织被挤向颅骨内侧坚硬的部分。

脑干的压迫

脑损伤最致命的后果可能是脑干被挤向颅骨底部。其中延髓最容易受损，一方面是因为延髓最接近颅骨底部，另一方面是因为延髓包含控制呼吸速率和节律的神经细胞群，以及控制血压和心率的神经细胞群。对延髓的压迫会彻底破坏这些循环和呼吸中枢，导致呼吸和血压控制被迫中止。

轴突能再生吗?

中枢神经系统和周围神经系统的轴突在被切断时的再生能力差异很大。周围神经系统的轴突被切断后，一两周内就会退化。如果轴突的两端仍然完整，轴突就能以每天 1 毫米的速度再生。这很可能是因为形成周围神经细胞轴突髓鞘的施万细胞能够向神经细胞发送信号，并激活与生长相关的基因，从而重建轴突末端。

中枢神经系统中，受损或受到压迫的轴突不能再生，因为构成其髓鞘的细胞与施万细胞不同。中枢神经系统的胶质细胞无法产生刺激轴突生长的营养因子。轴突受损会导致胞体凋亡，并会影响其他与之相连的神经细胞。然而，如果它们被移植到与周围神经系统相似的环境中，中枢神经细胞也可以长出新的轴突（详见第 274~276 页）。

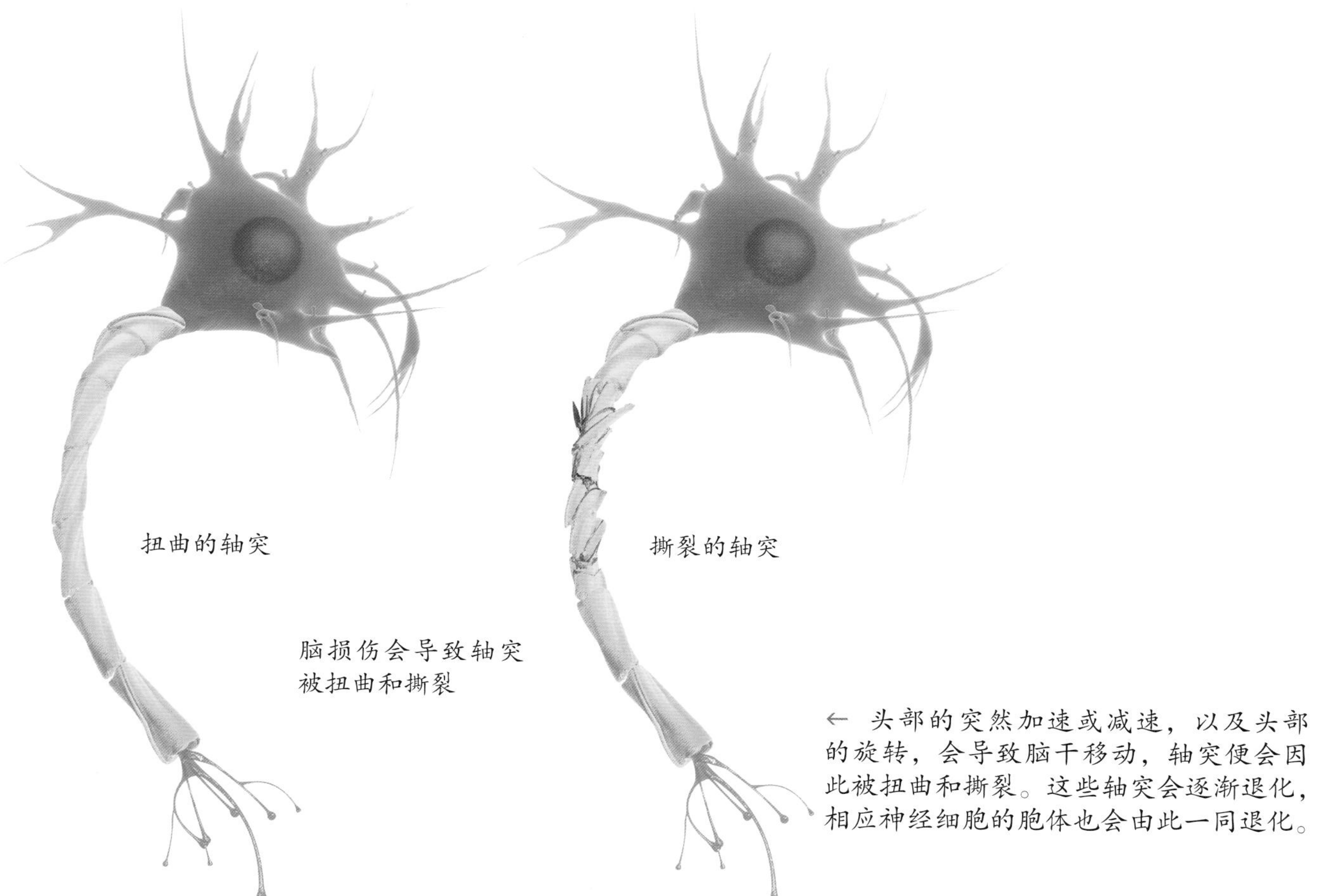

← 头部的突然加速或减速，以及头部的旋转，会导致脑干移动，轴突便会因此被扭曲和撕裂。这些轴突会逐渐退化，相应神经细胞的胞体也会由此一同退化。

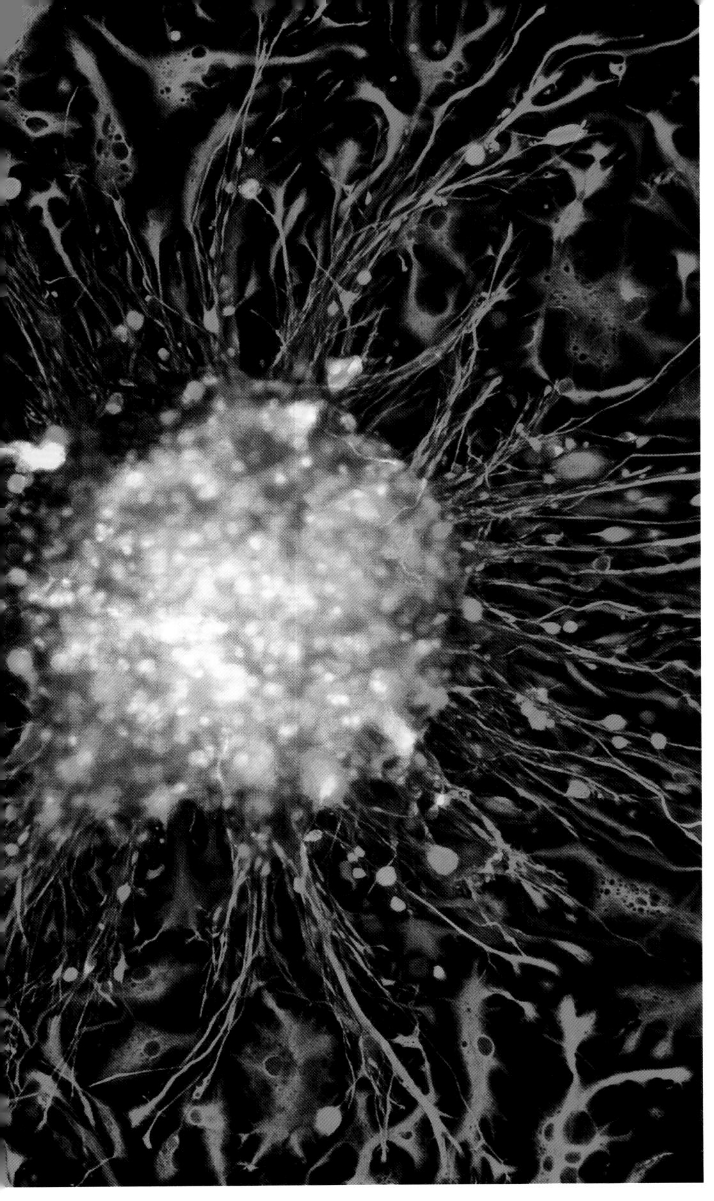

← 在这张培养神经干细胞群的荧光显微图像中，干细胞正在分化成神经细胞（红）和胶质细胞（绿），分化出来的细胞正从中央向外迁移。

干细胞

大多数神经细胞都是在胚胎和胎儿时期产生的，但是产生神经元的脑室附近的区域，直至成年期依然具有产生新的神经元的能力。这些增殖基地包含未分化的、能够自我更新的神经干细胞，我们可以通过适当的刺激来诱导这些区域产生新的神经元，从而补充由于创伤或疾病而凋亡的神经元。

大脑有两个区域的干细胞能够生成神经元：一个是海马齿状回的亚颗粒层，另一个位于侧脑室前端的室下区（可产生嗅球的感觉细胞）。这两个部位神经细胞的持续性提供了有限但稳定的新神经细胞流，或许是为了促进学习能力。许多研究正致力于理解为什么这些区域能保持产生新神经元的能力，从而发展新的技术来刺激这一过程。

修复过程中的障碍物

当中枢神经系统受损时，星形胶质细胞和少突胶质细胞无法产生营养因子来刺激轴突的生长（详见第 76~77 页）。星形胶质细胞反而会形成一道瘢痕以隔离受损的区域，这不仅控制了损伤，也阻止了轴突的再生。星形胶质细胞还会在细胞之间释放分子（硫酸软骨素蛋白多糖），以抑制神经细胞产生突起。少突胶质细胞也会释放生长抑制分子，且无法像周围神经系统的施万细胞一样高效地清除轴突碎片。

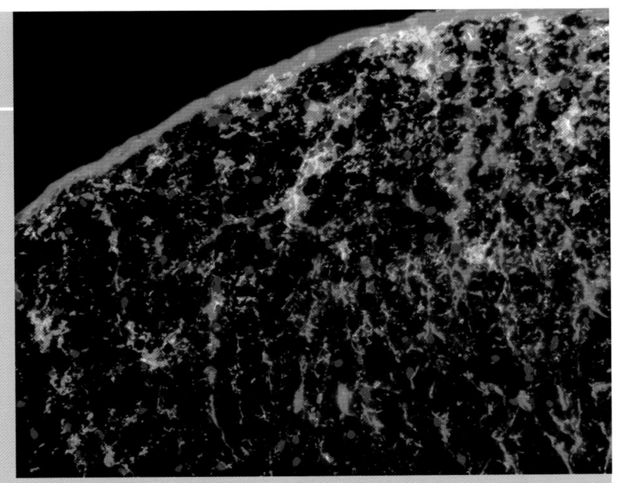

↑ 重激活的星形胶质细胞会保护其他神经细胞，但它们也能够形成破坏性的瘢痕组织。这张荧光显微图像显示了受损脑组织中的星形胶质细胞（红色）。

脊髓损伤

脊髓损伤是最严重的创伤之一，在年轻人中的发病率很高，尤其是十几至二十几岁的健康男性，这就像是轮椅上的终身监禁。

美国每年大约有 10000 人罹患脊髓损伤。由于当代医疗的干预，许多经历了脊髓损伤的人还能活很长一段时间，因此美国大约有超过 23 万人生活在脊髓损伤的后续影响之中。脊髓受损的主要原因（依据美国统计资料）包括车祸（41%）、暴力事件（主要是枪伤，22%）、摔倒（21%），以及运动受伤（8%）。更少见的、非外伤的原因包括肿瘤、感染、脊髓卒中，以及脱髓鞘疾病，如多发性硬化症。脊髓受损的人不仅需要应对无法行走，或借助上肢的运动障碍，还需要适应对内脏、膀胱及性器官的失控。

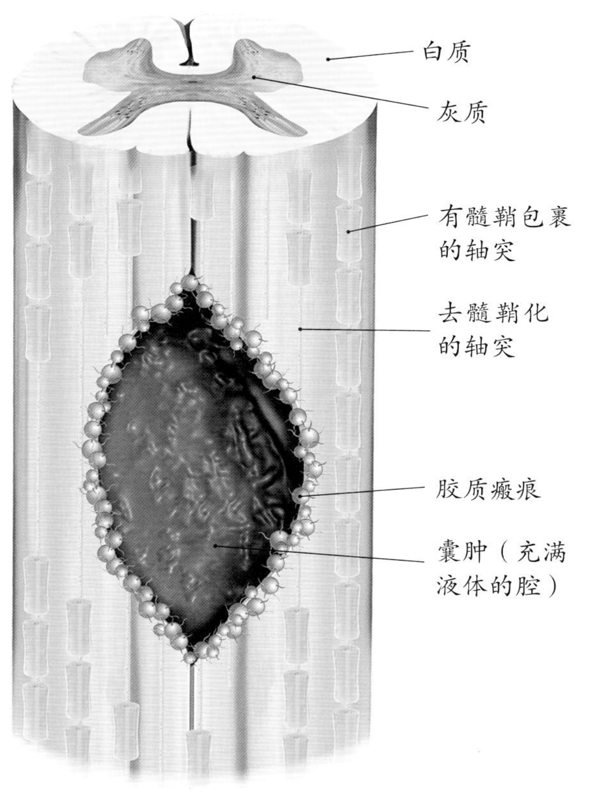

↑ 当脊髓受损时，位于其中央区域的轴突和神经细胞的胞体会因出血和缺氧而被破坏，最终导致脊髓中央变成充满液体的腔，脊髓四周被胶质瘢痕包围。

脊髓损伤对细胞的影响

当跌落或其他外力导致脊柱破裂或骨折时，正常情况下包裹并保护脊髓的骨骼，可能会被挤入柔软的组织之中，从而破坏神经元胞体和轴突。白质通常会受到影响，而在少数情况下，只有脊髓中心区域的灰质会受到明显受损。骨骼的挤压通常会撕裂血管，导致血液流入组织之中，血细胞从脊髓神经细胞纤弱的突起中间通过，从而造成更大的伤害。

血管受到机械损伤后，通常还会受到由于氧气供应被打乱而产生的二次伤害。这样又会导致脊髓中受损的轴突、神经元胞体以及胶质细胞释放化学物质，如谷氨酸。谷氨酸是正常中枢神经系统中的一类兴奋性神经递质，但是高浓度谷氨酸会使神经细胞过度兴奋，导致这些细胞允许离子进入，促使胞内产生自由基等有害的化学物质——这一过程被称为兴奋性中毒。

这种级联式兴奋性中毒造成的损害以及自由基的产生会在几分钟到一天之内扩大受损面积，导致神经细胞和胶质细胞坏死。二次伤害会沿着脊髓产生椭圆形的毁坏区。最终的结果是受损的轴突像无用的树桩一样被遗弃，与神经细胞分离的轴突则会慢慢退化。通常，这个区域会逐渐发展成充满液体的腔或囊肿。

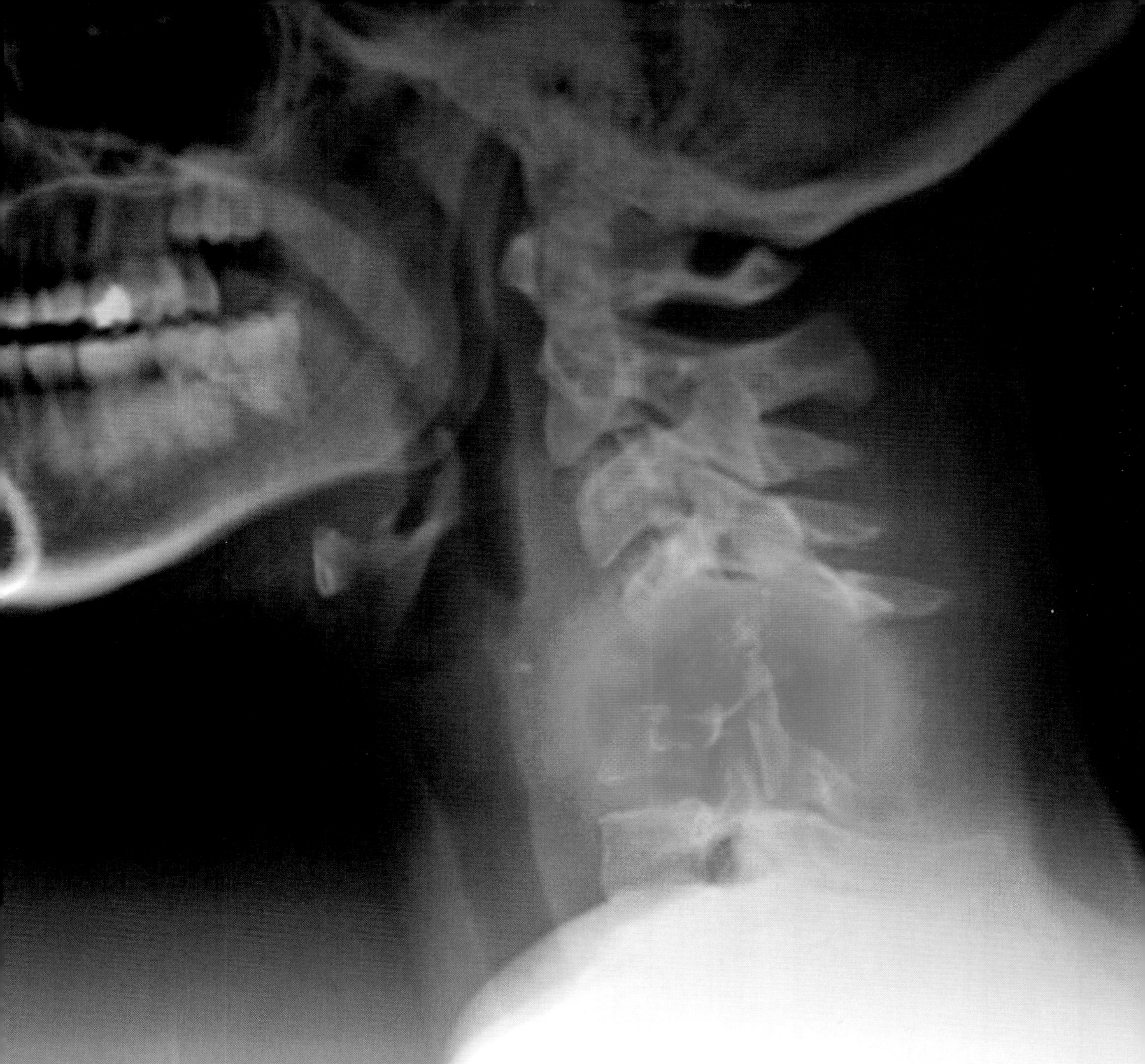

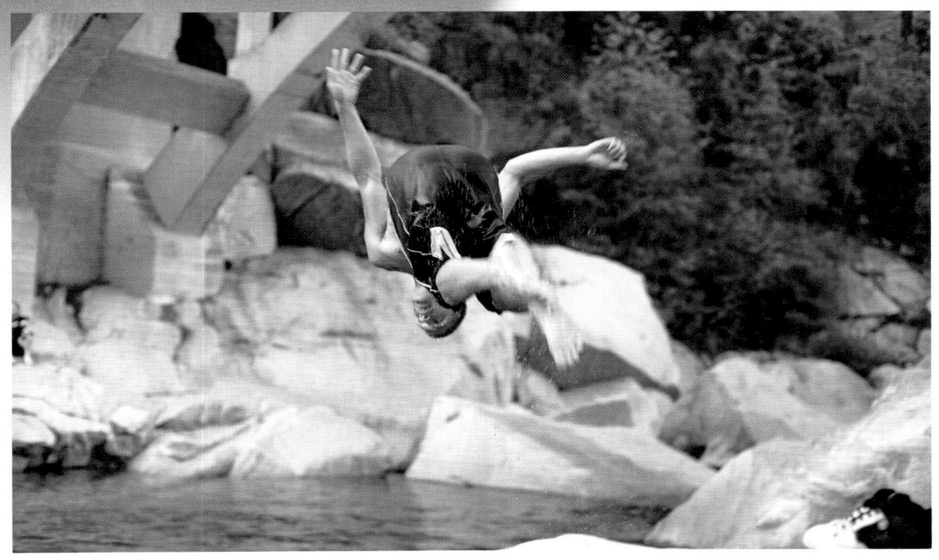

↑ 颈骨骨折或脱臼（例如图中所示的第 5、第 6 段颈椎）会挤压、撕扯精细的脊髓，从而导致四肢瘫痪。

← 鲁莽的行为（比如跳入不知深浅的河流之中）是脊髓损伤的常见原因，并且多发于年轻的男性。

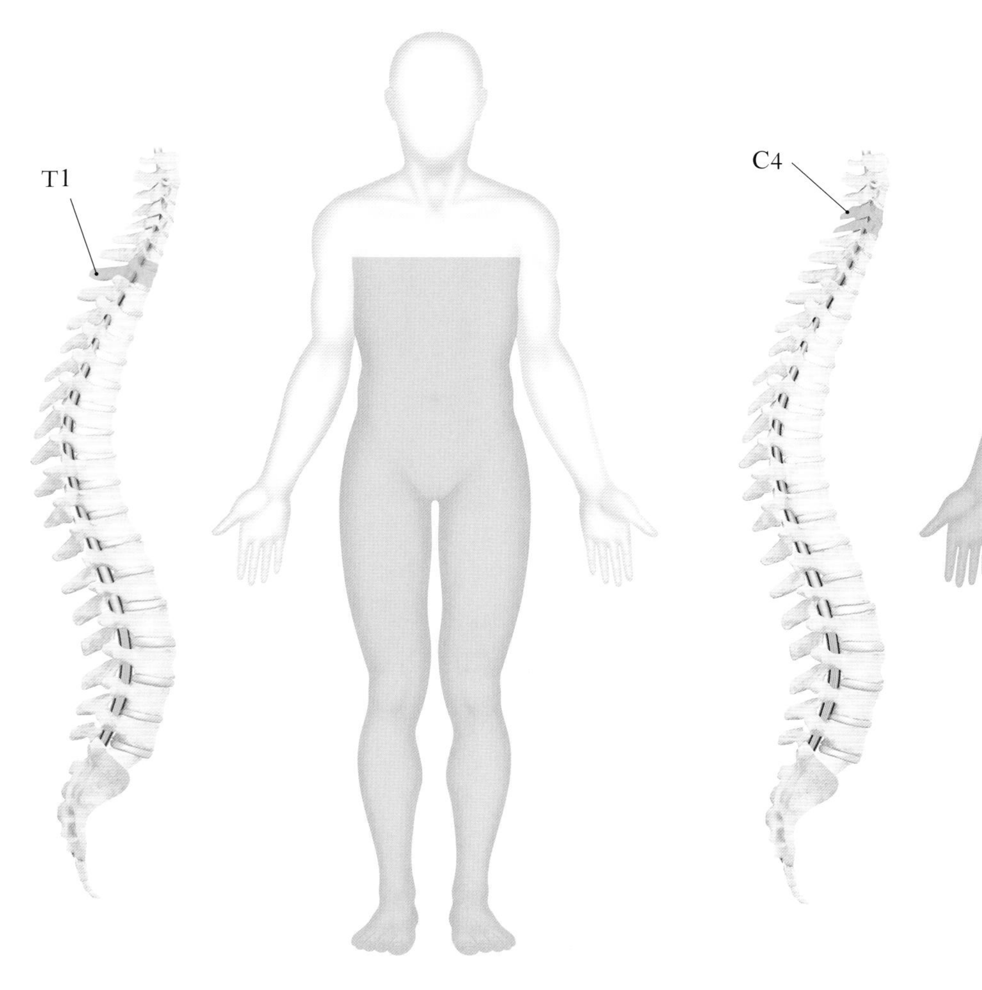

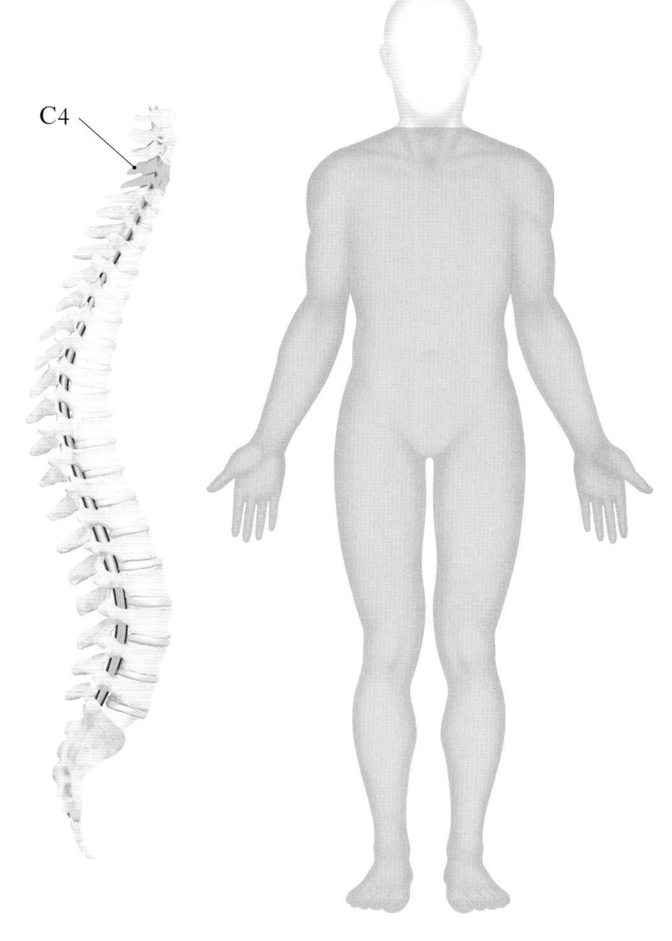

↑ 上胸段脊髓受损（左图）会导致躯干及下肢（包括膀胱和小肠）瘫痪。颈中段脊髓受损（上图）会导致四肢、躯干、膀胱及小肠都发生瘫痪。

脊髓损伤对功能的影响

脊髓损伤的影响不仅包括神经细胞的损伤，还包括途经受损区域、连接大脑及低段脊髓的神经通路的损伤。如果损伤非常彻底，那么损伤节段以下的随意运动功能也会丧失。上行的感觉通路受损，会导致损伤节段以下的感觉全部或部分丧失。白质通路受损比神经细胞受损的影响更大。

功能丧失的范围取决于脊髓受损的位点。较低节段的损伤（例如低于第 1 段胸椎）会导致上肢以下的截瘫，并丧失对盆腔内器官的控制（包括膀胱和肛门括约肌）。膀胱的神经通路受损，会导致排尿控制出现问题。而膀胱尿液中的细菌会大量繁殖，导致泌尿道感染并使感染上行至肾脏，最终导致肾衰竭或死亡。

较高脊髓节段的损伤（如颈椎中段）会导致患者失去对胳膊、胸部以及下肢（四肢瘫痪）的控制。四肢瘫的患者也会遇到类似于截瘫患者的膀胱和肠道控制。

更上方的脊髓受损（例如颈椎高段）所产生的问题最严重，因为这会影响通往脊髓运动神经元的下行通路，而这些神经元负责控制胸腔和腹腔之间的膈肌的运动。膈肌麻痹是致命的——除非患者接受人工肺部换气，否则很快就会死亡。

脊髓休克

脊髓的下行运动通路受损最终会导致肌张力增强或肌紧张，并造成受损节段以下产生更强的腱反射。但是脊髓损伤最初的影响是脊髓休克。

脊髓休克可能会持续数周，并且受损部位以下的身体肌肉绵软无力，无任何反射反应。脊髓休克的原因至今仍不明确，但可能是受损部位以下的运动神经元对残存感觉输入的敏感性发生了变化。脑干对下行通路失去控制，低段脊髓中的运动神经元会对来自肌梭的感觉信息更敏感。牵张反射回路中的活动增加，会使得肌肉更加僵硬（肌张力增高），并且可能会损害患者的运动康复能力。

脊髓损伤及自主神经系统

脊髓损伤不仅仅会使身体丧失对随意肌的控制，还会影响控制着自主神经系统功能的脑干至脊髓的重要通路。尽管自主神经系统的一部分（如肠道的肠神经系统、心肌）在没有脊髓的指令时依然能够执行功能，但一些内脏器官需要依赖发自脑干且经过脊髓的通路来协调功能。当脑干心血管中枢与脊髓中交感神经细胞分离时，血压就会失控。

↓ 当脊柱断裂时，即使轻微地运动也会挤压脊髓。护理人员会用长背板和颈托来固定病人的颈部。

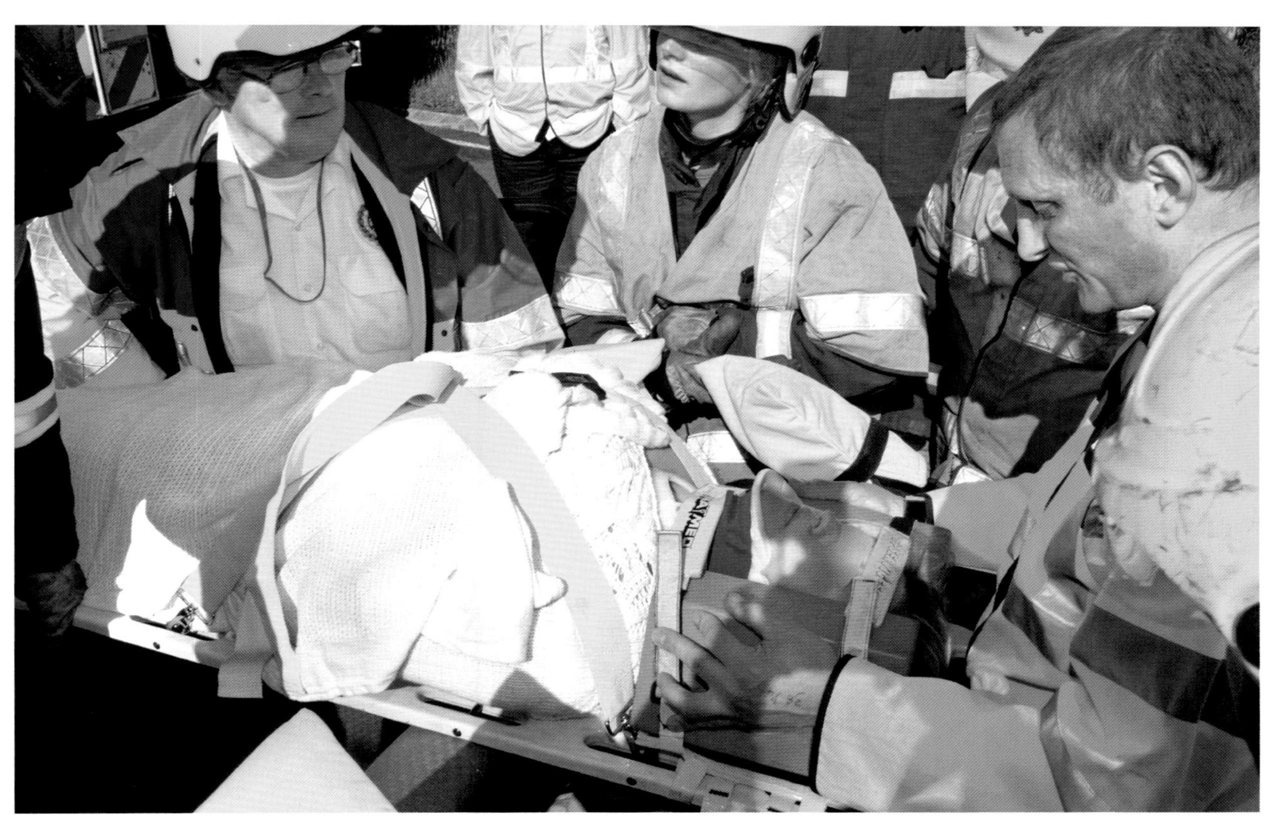

治疗与修复受损脊髓

目前治疗脊髓损伤有两种广泛使用的方法，能够为患者带来更好的生活质量。一种方法是降低最初受伤后引起的级联事件的影响；另一种是在受伤后修复受损的神经通路——这是一种非常有前景但仍然遥远的愿景。

如果在脊髓损伤之后的一个星期内能够恢复运动或感觉，那么大多数功能最终都会恢复。各项功能受损若持续 6 个月，便有可能发展为永久性的功能丧失。

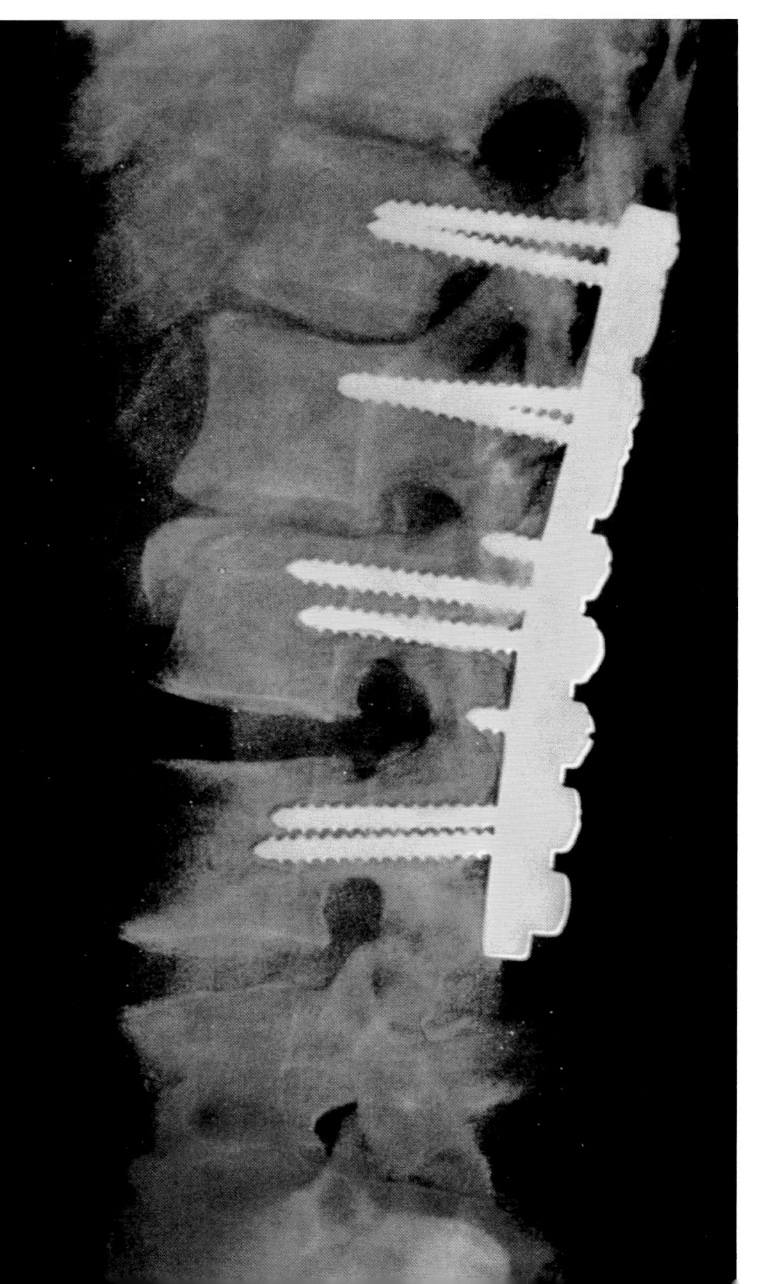

← 脊髓受损通常包括脊柱（包绕在脊髓外起保护作用的骨骼）的断裂或脱臼。治疗的首要原则是固定断裂的部位来保护脊髓。这张 X 射线图展示了 4 节脊柱被金属钉和金属板固定以促进康复。

止损

健康的脊髓中有数百万根感觉和运动通路的轴突穿过它的白质，但也有一些多余的轴突。这表明限制脊髓受损的程度对于让病人之后过上正常的生活意义深远。例如，保留从脑干到脊髓的全部轴突的 10%，就能够使病人可以灵活走动（而不是只能轮椅上度过下半生），或者正常排尿（而不是需要借助导尿管）。

脊髓受损的部位即使只下移一个节段，对于患者生活质量的影响也会非常不同。第 7 段颈骨以下受损的患者还能够抓握物体，但如果受伤部位上移到第 5 或第 6 段颈骨，患者就无法执行这一功能。因此，临床治疗脊髓受损的首要目标就是尽量使受损部位下移并尽可能多地保留功能。

由脊髓受损引发的部分伤害是由免疫系统的细胞和分子过度反应造成的。诸如甲泼尼龙等药物有助于减轻受伤之后的肿胀和炎症反应。抗炎药物或许也能减少组织内可导致兴奋性中毒的神经递质谷氨酸的释放以及有害的自由基分子。阻断神经细胞膜上谷氨酸受体的药物（AMPA 受体的拮抗剂）或许也能降低兴奋性中毒的伤害。

1. 流体阶段
神经营养因子和胞外基质分子聚集

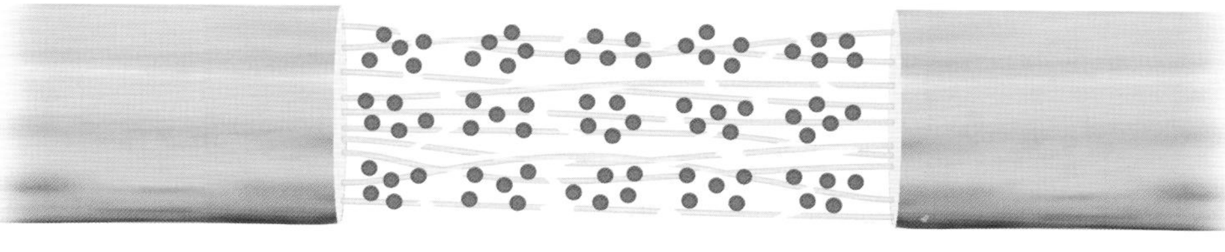

2. 胞体阶段
细胞迁移，增殖并整齐排列；轴突形成

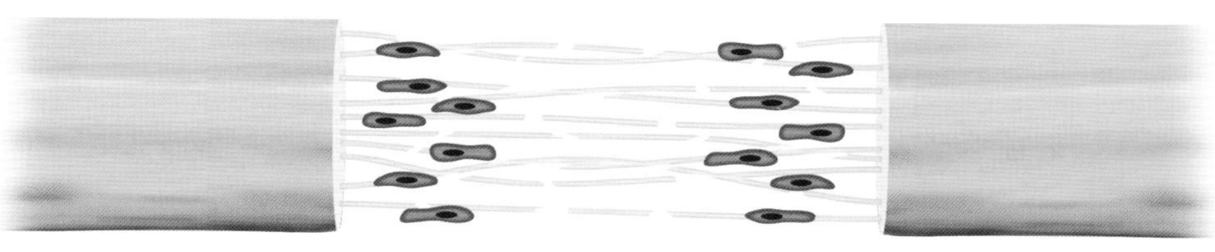

3. 轴突阶段
轴突生长

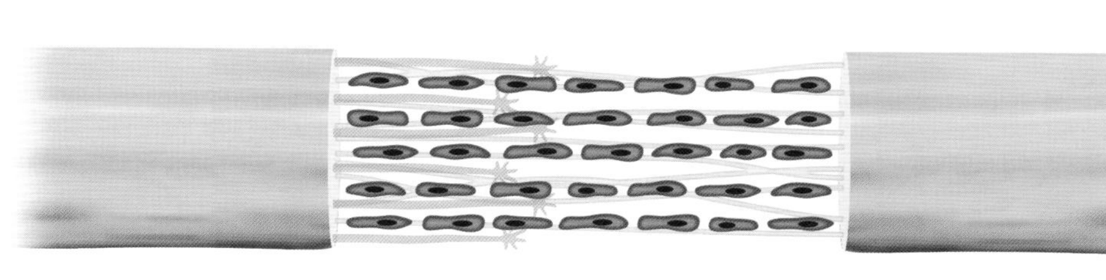

4. 髓鞘化阶段
再生的不成熟的轴突通过髓鞘化形成成熟的轴突纤维

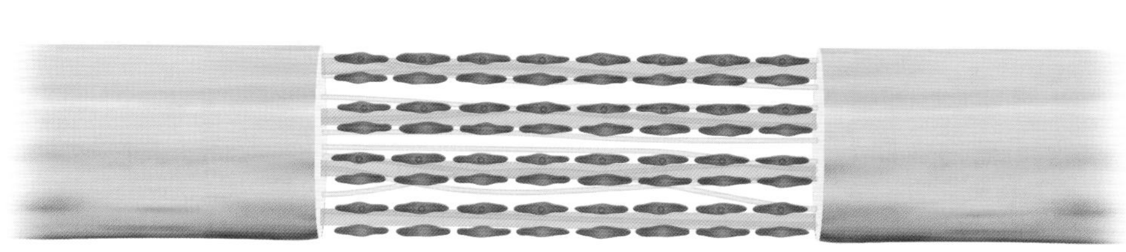

↑ 脊髓修复的未来目标是在受损位点或人工导管处诱导神经细胞再生轴突。这张示意图表明通过人工导管连接受损神经的两端，从而促使轴突再生并保留运动功能的 4 个阶段。第 1 个阶段的红色圆球代表诱导的支持细胞沿着退化的轴突（米黄色）迁移并排成一行，从而促使新的轴突生长（绿色）。

令受损的神经通路重新生长

过去 30 年的研究为中枢神经系统康复带来了希望。尽管距离临床上的有效治疗还有很长的路要走，但动物实验的结果表明如果有适宜的环境，脑内的轴突也能再生。

周围神经系统的轴突能够再生，但中枢神经系统的轴突不能再生。这是因为两个神经系统支持细胞的类型不同。动物研究表明将周围神经系统的轴突移植到中枢神经系统中，轴突再生就会受阻。通过移植周围神经系统的神经修复中枢神经系统中的神经连接非常麻烦，但这些实验从本质上提出了一个问题：为什么中枢神经系统的环境会阻碍轴突再生。其中 4 个关键原因在于：胶质瘢痕、存在抑制性化学物质、缺乏营养支持物质，以及再生轴突缺乏导向。

控制胶质瘢痕

在中枢神经系统中，支持细胞（星形胶质细胞和小胶质细胞）以及血管细胞会形成瘢痕组织，隔离受损的部位。但同时这样的机械和化学屏障也阻碍了轴突的再生。目前，有一种减少瘢痕、促进轴突再生的方法，就是利用软骨素酶 ABC 来降解这些瘢痕组织的成分。

有害分子和有益的化学物质

中枢神经系统受损后产生的轴突碎片和少突胶质细胞（髓鞘生成细胞）的自然产物能够抑制轴突的再生。一些化学物质（如 Nogo，即勿动蛋白）会靶向少突胶质细胞的细胞膜，并抑制这些细胞之间新生轴突的生长。解决这一问题的策略包括使用抗体来阻断 Nogo 的效应，或使用特殊分子，如 CREB（cyclic AMP response element binding protein，环磷腺苷效应元件结合蛋白），来克服轴突生长中髓鞘的抑制作用。

神经系统发育时，神经营养物质会促进轴突的自然生长，并为神经细胞群供养。成熟的脊髓缺乏或没有神经营养因子是轴突无法再生的主要原因。应对这一缺陷的方法包括通过微型泵或细胞基因修饰的方法向受损组织提供神经营养因子。动物实验中，向脊髓细胞中转入与神经营养因子相关的基因能够促进从中脑红核至脊髓的轴突再生。更重要的是，这些治疗能够提高后肢的运动功能。

向再生的轴突提供支持和引导

除非新生的轴突已经产生了有效的功能连接，否则只刺激这些轴突再生几乎没有任何作用，而这个问题的重点在于需要保证再生的轴突能够到达正确的位置。向再生轴突提供支持和引导的方法包括移植周围神经系统的轴突，插入帮助轴突生长的人工支架，移植干细胞、施万细胞、嗅鞘细胞。这些方法的目标都是在体内的另一部位提供轴突再生的环境（周围神经、施万细胞或嗅鞘细胞），或补充神经细胞来扮演那些已丢失细胞的角色。

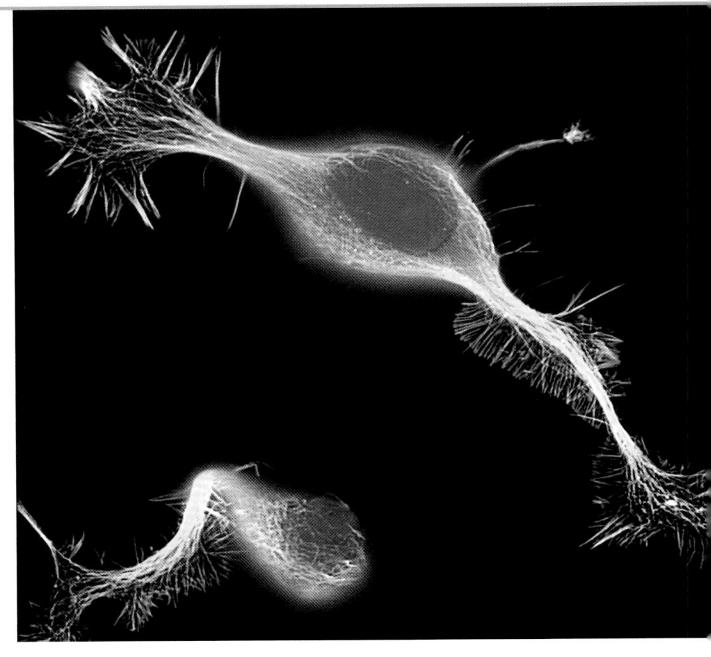

↑ 这张在组织培养中生长的神经细胞的荧光显微照片显示，它们形成了与其他神经细胞连接的轴突和树突。未来，临床医生可能能够使用培养的神经细胞来帮助治愈脊髓损伤。

向前，路在何方

脊髓修复的挑战在于许多因素共同作用，阻碍了轴突的再生。因此，任何对人类脊髓修复的成功干预都有可能包括同时或连续组合的几种疗法。目前，由于治疗脊髓损伤的首要目标仍然是控制损伤范围的扩大，所以临床医生仍然不太愿意使用新型治疗方法来治疗脊髓受损患者。而在应用于急性脊髓受损患者之前，必须要对这些单一或联合疗法进行严格的动物模型实验。直到发现新型疗法确实有明显的疗效时，这种疗法才能应用于脊髓损伤已持续数月至数年的患者。

通过嗅神经细胞解决问题?

鼻腔顶部的嗅神经细胞每天都暴露于干燥的空气以及细菌的有害影响之下。这些中枢神经系统的细胞的生命周期很短，胞体和伸向大脑的轴突都必须定期更新。嗅鞘细胞是嗅觉通路中一种特殊类型的支持细胞，它使得轴突再生成为可能。许多研究者相信嗅鞘细胞是脊髓轴突再生的关键。

嗅鞘细胞疗法的独特之处在于，患者可以通过自己的鼻子提供细胞，从而避免组织发生排异反应。而这一疗法的挑战在于嗅鞘细胞与鼻腔分离后如何存活，以及如何在血液供给较少且有瘢痕组织的受损脊髓中“生根发芽”。

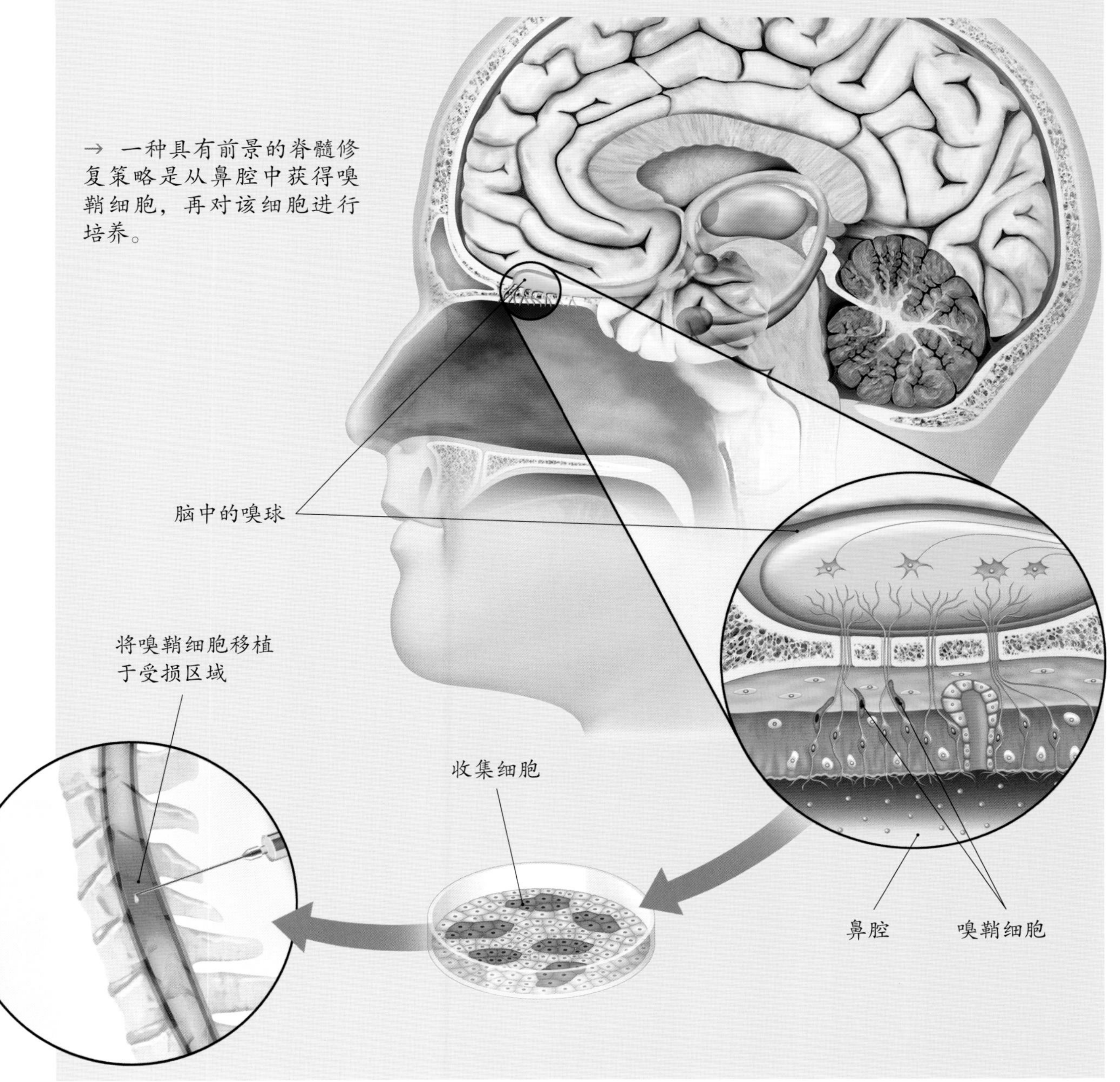

→ 一种具有前景的脊髓修复策略是从鼻腔中获得嗅鞘细胞，再对该细胞进行培养。

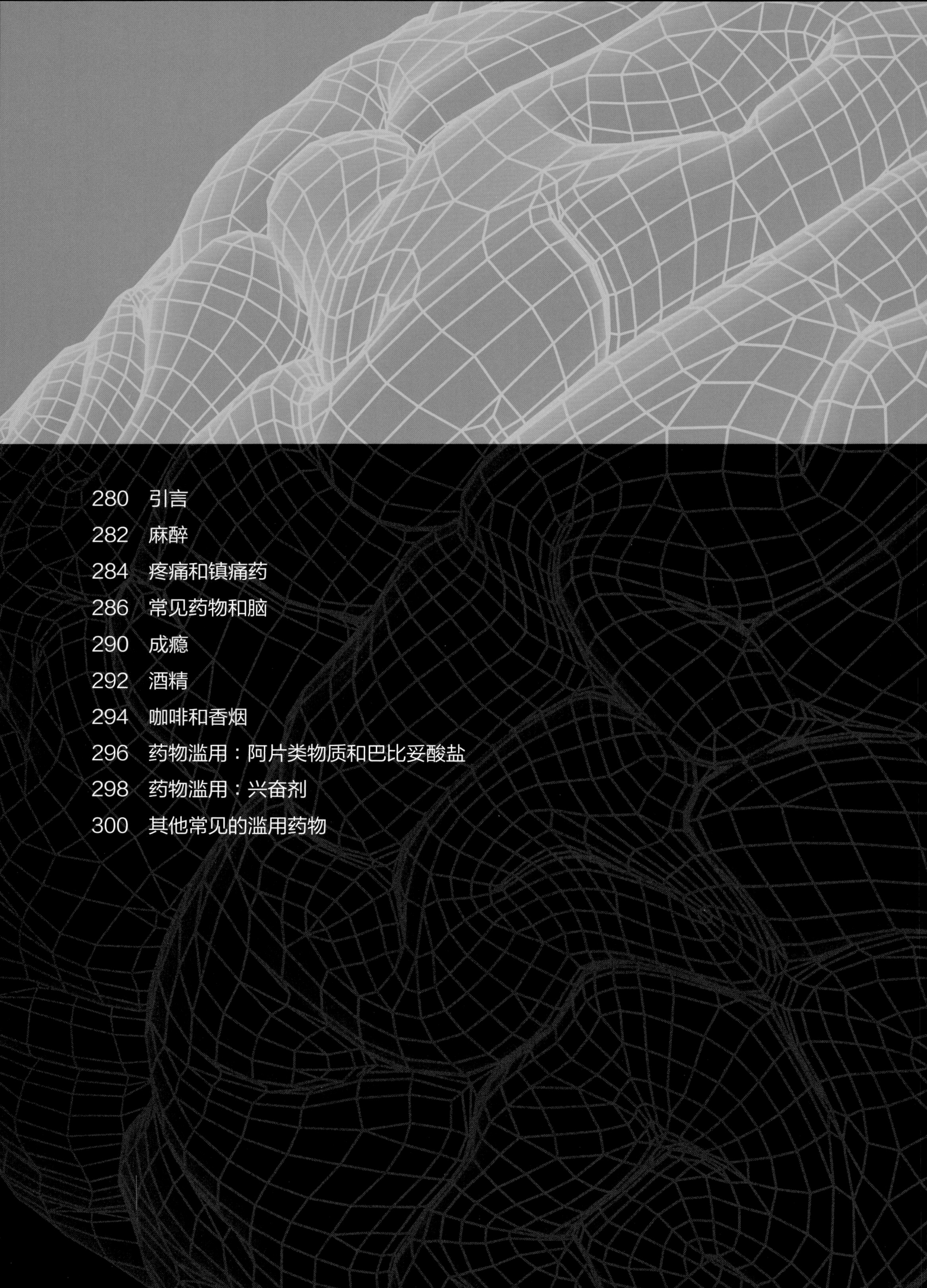

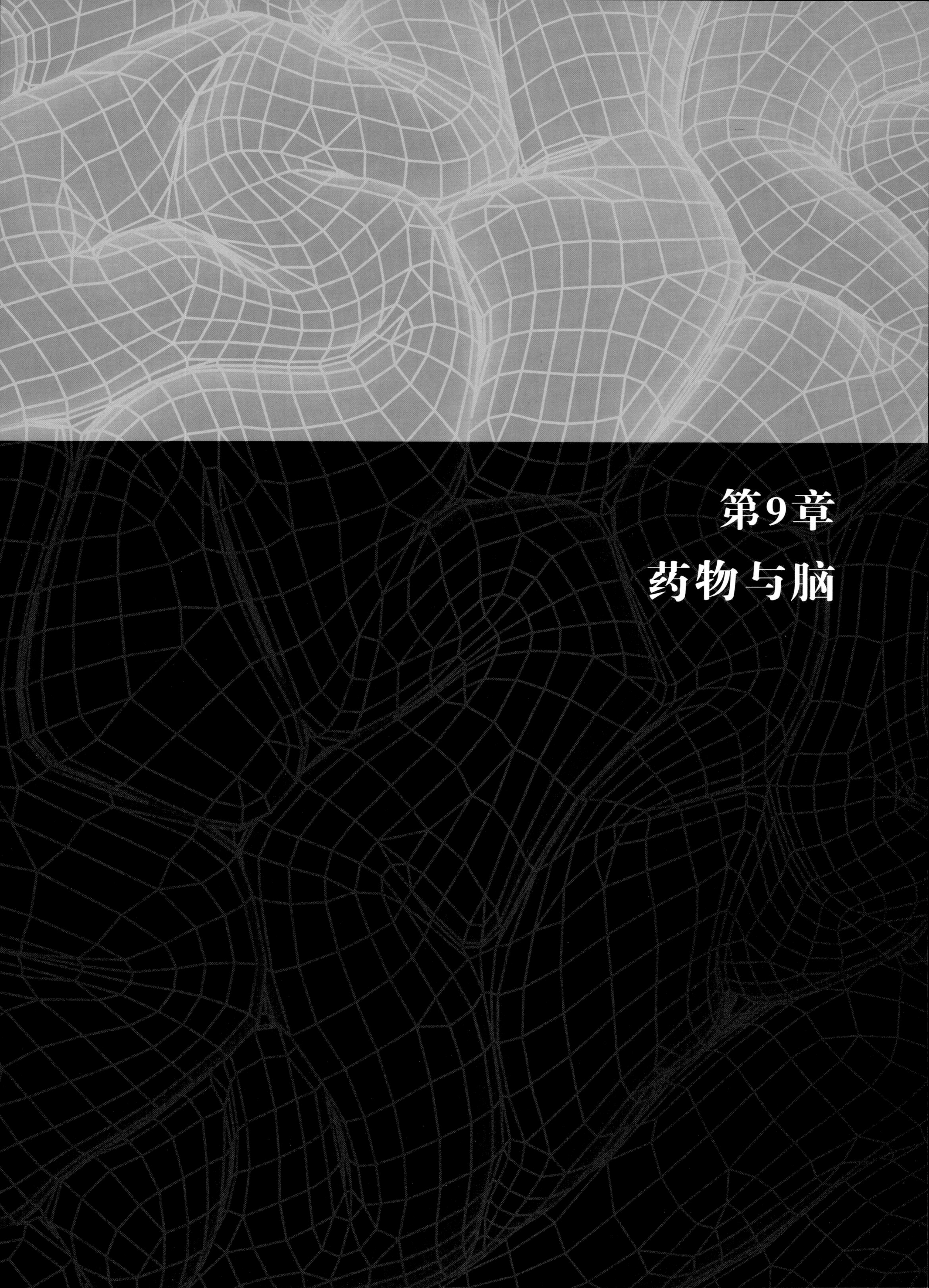

第9章 药物与脑

引　言

从阿司匹林、酒精到大麻和咖啡因，药物已经成了我们日常生活的一部分。其中有些用于医疗，有些则用于获得愉悦感或满足欲望。本章我们主要关注药物对大脑交流系统的影响，以及它是如何改变系统功能的。

医用药物属于化学品，主要用来改变人体的各种生理过程，从而预防、治疗或者控制失调，缓解症状或疼痛。还有一些药物，由于会对健康和社会产生不良影响而被划为非法药物，但因为能够调节情绪或注意力而被使用。

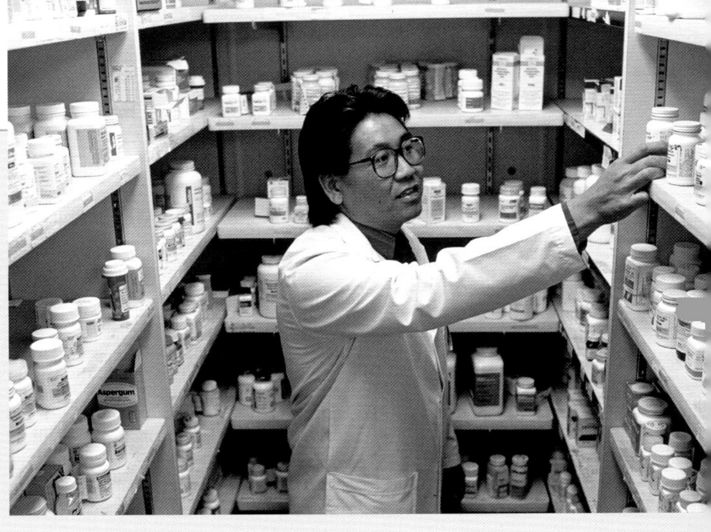

↑ 医药研究提供了大量作用于神经系统的药物，有的药物的作用很微弱，有的药物却能对神经系统产生强烈的影响。

大脑是靶目标

神经细胞通过释放和检测化学物质进行交流，其中大部分化学物质都是神经递质。神经细胞之间的连接称为突触。在这个小空间内，突触一侧的细胞释放神经递质，另一侧的细胞通过受体（蛋白分子）检测神经递质。

这些化学物质之间的相互作用为医生提供了机会，医生因此能够通过那些能与神经递质、受体或其他突触交流相互作用的药物去改变神经系统的反应和行为。本章主要讨论一系列药物，其中有的可能是医生的处方中用于治疗失调或疾病的药物，有的则可能是为了减轻痛苦或寻求快感的自我给药。后者包括一些非法药物，而通常能被社会接受的药物包括酒精、咖啡因和尼古丁等；还有一些药物也许是合法的处方药，但被非法滥用。所有这些药物都会通过与突触或细胞功能的相互作用来影响神经系统的功能。此外，还有许

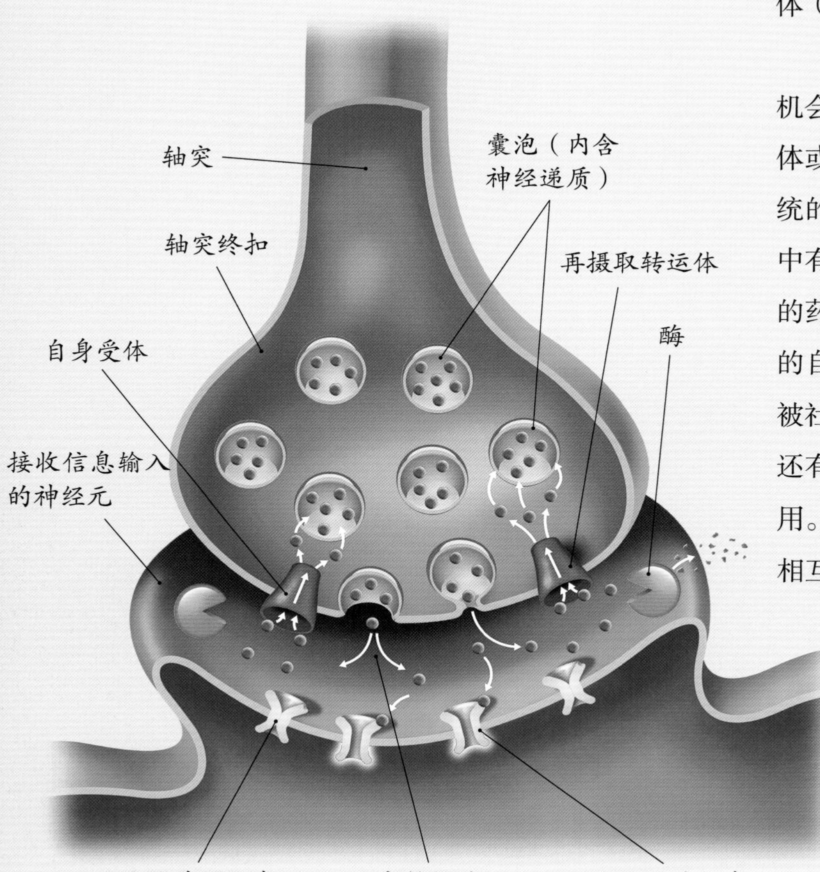

← 两个神经元之间神经递质的传递过程可能包括释放、回收以及分解等环节。那些影响大脑的药物很可能会干预神经递质传递过程中的某一环节。

→ 药物可以强化或阻断神经递质的受体。上图：提高激动剂的浓度可激活更多的受体。下图：添加拮抗剂阻断受体，阻止突触被激活。

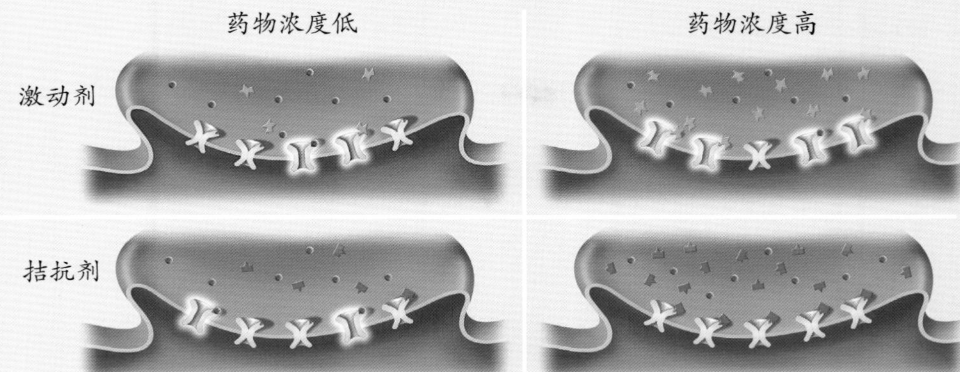

多本章未提及的药物，这些药物用于治疗一些疾病（如癌症或神经系统感染），由于其不与细胞相互作用，因此一般不影响行为或精神状态。

意外发现的药物

许多影响大脑的药物是通过意外的事件或文化实践被发现的。比如，氯丙嗪，一种安定药物，在其镇定效果被发现之前，用作从麻醉状态中恢复的减充血剂；还有对乙酰氨基酚，由于一次实验失误而被发现，然而它的退烧效果远远好于本应被测试的药物。通过咀嚼柳树皮和古柯叶止痛已经有上百年的历史，之后其中的活性成分（阿司匹林和可卡因）才被提取出来用作西药。

↓ 秘鲁的村民咀嚼古柯叶来获得可卡因这种兴奋剂。

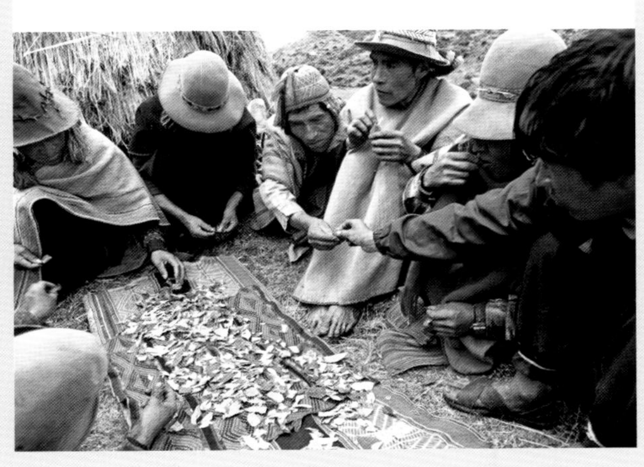

神经递质和药物

神经递质可以根据一般的功能分为兴奋性神经递质（如谷氨酸、乙酰胆碱）、抑制性神经递质（如γ- 氨基丁酸，简称 GABA）以及调节性神经递质。兴奋性和抑制性的突触传递处理神经系统中的细节信息：如四肢的位置、肌肉移动的距离或声音的方位。调节性神经递质负责改变神经活动的特性：肾上腺素改变我们思考的方式，多巴胺则会为其他普通的感觉经验披上一件愉悦的外衣。神经递质（包括 5 – 羟色胺、多巴胺和肾上腺素）与我们的情绪状态、欲望和驱使我们满足欲望的奖赏有关，比如食物、居所，以及诸如维持友谊、对未来进行规划等其他更抽象的快乐。

神经递质是神经系统中强大的信使，它们的产生、分布以及处理都被神经细胞及胶质细胞严格谨慎地管控着。不同于直接激活或阻断某种神经递质的受体，利用复杂的技术去发现和设计相关药物，才能达到更精细的效果。而将某一类或亚类的受体作为靶目标，就能够将药物的作用范围限制在神经系统的某个特殊的部分，或某一特殊的功能，而不影响其他的区域。

此外，还可以通过改变神经递质的加工方式来实现精细调控，比如改变它们在突触部位被处理的方式。神经细胞在神经递质的释放位点仍然可以对其产生控制，只是会有轻微的增强或减弱作用。

麻　醉

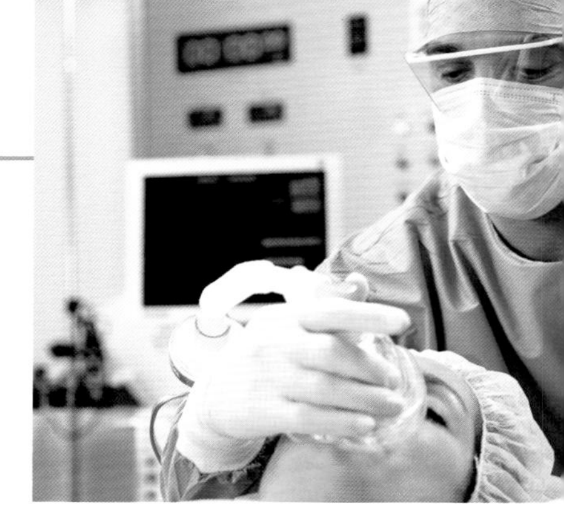

→ 与睡眠不同，全身麻醉关闭了大部分神经系统，因此需要非常细致地监测病人的情况以确保其安全。

不论大小手术，我们都认为因为有了麻醉药，无痛是理所应当的。但这个医疗奇迹是如何发生的呢?

“anethesia”（麻醉）这个词来源于希腊语，意思是“without feeling”（没有感觉）。麻醉的两个分类——局部麻醉和全身麻醉，是通过两种完全不同的方式实现的。而另一类药物——镇痛药的主要作用是减少对疼痛的感知而非麻醉。

阻断损伤信号：局部麻醉

局部麻醉通过阻断神经元放电来发挥作用，包括阻断痛觉感受器（一群特定的神经细胞，负责发出组织受损的信号）大脑因此无法接收到可以翻译为疼痛的“损伤信号”。局部麻醉一般是通过关闭钠离子通道来阻止神经冲动（动作电位）的产生。普鲁卡因、利多卡因，甚至可卡因都是通过阻止神经冲动的产生来发挥作用的。而非药物的冰块、丁香精油等物质也可以阻止或减少动作电位的产生，从而达到局部麻醉的效果。

↓ 痛觉的产生依赖于从痛觉感受器传来的信号。局部麻醉药使得动作电位无法沿着神经通路继续传递，从而阻断这一过程。尽管一些药膏能使皮肤表面的受体失活，但是麻醉药必须在神经纤维附近注射才能成功地阻断信号。

阻断意识：全身麻醉

全身麻醉能够阻断意识。在全身麻醉的状态下，大多数神经细胞都能正常报告损伤及其他感觉信息，但病人此时没有意识，因此无法“理解”这些报告，也就没有任何感觉。医生一般会结合使用局部麻醉和全身麻醉来阻断手术损伤所引起的反射。而进行脑外科手术时可能只会局部麻醉头皮、头骨和血管，因为大脑并没有痛觉感受器。在外科手术中，局部麻醉对测试者机体功能非常重要，医生可因此得以确保大脑没有因为手术操作不当而受损。

用于全身麻醉的药物多种多样，包括氯仿、乙醚、惰性气体氙等溶剂，以及那些与神经递质相互作用的药物，如巴比妥类药物、氯胺酮或异丙酚。这些药物之间唯一的相同点就是必须多多少少可溶于脂类。

至今我们仍未完全理解全身麻醉究竟如何起

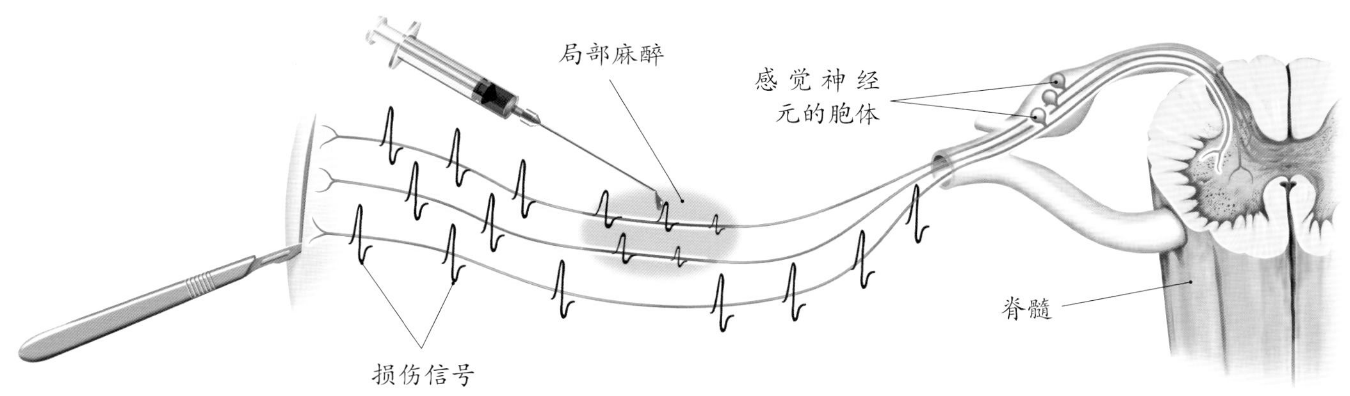

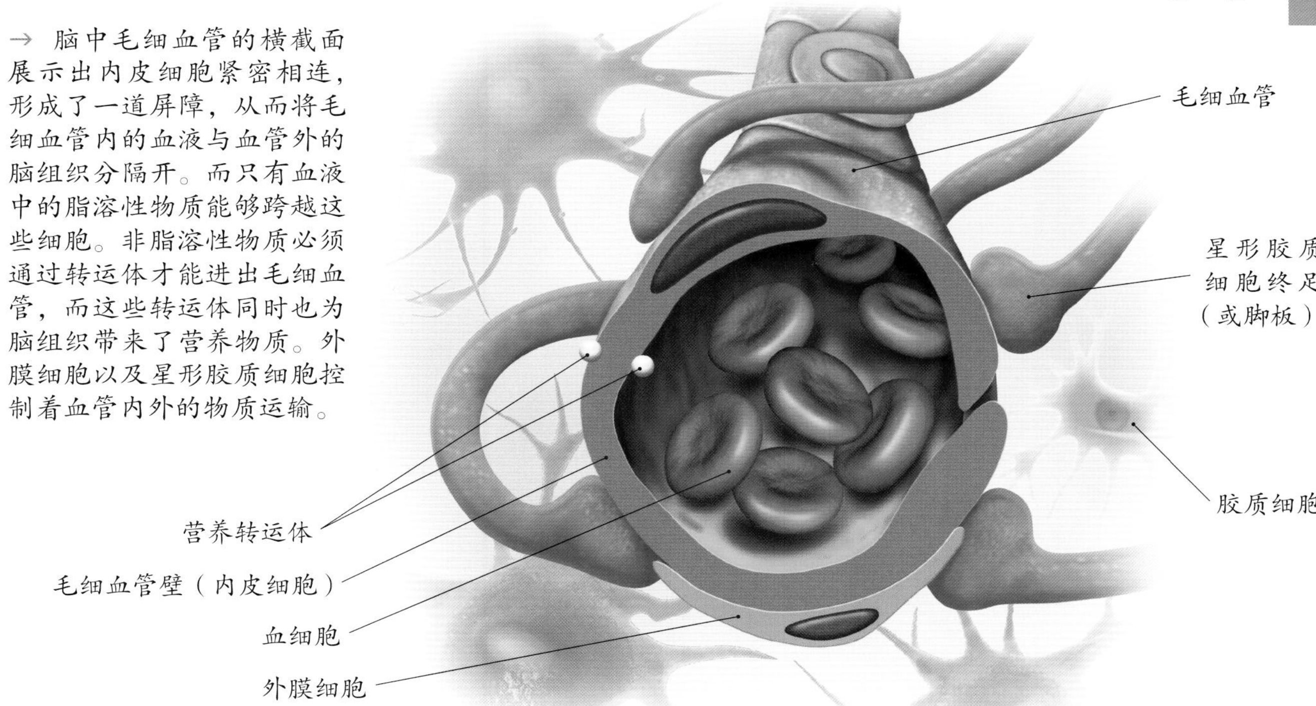

→ 脑中毛细血管的横截面展示出内皮细胞紧密相连，形成了一道屏障，从而将毛细血管内的血液与血管外的脑组织分隔开。而只有血液中的脂溶性物质能够跨越这些细胞。非脂溶性物质必须通过转运体才能进出毛细血管，而这些转运体同时也为脑组织带来了营养物质。外膜细胞以及星形胶质细胞控制着血管内外的物质运输。

效，也许是各种药物以不同的方式达到了同样的效果，因为没有一个统一的解释能够说明所有全身麻醉药的作用原理。由于知识方面还有很多空白，我们还是需要进行谨慎的测试和广泛的应用，从而令医生确保麻醉安全。

血脑屏障

除了偶尔有特殊原因（大多是生命垂危时）时才会将药物直接注入大脑，一般情况下，药物无论以哪种方式释放和传递（注射、吸入、口服或皮肤贴片），最终都需要通过血液进入神经系统。口服的药物最先在肝脏被加工，而其他服药的方式与此不同。

因此，每种影响中枢神经系统的药物都必须经过血液循环，最终跨越血脑屏障。血脑屏障是大脑的保护墙，是由大脑周围的每一条毛细血管组成的细胞防御系统。中枢神经系统的环境是一个受保护和绝缘的地方，精心维护着神经元和胶质细胞的健康，同时，物质进出受到严格管控。外源物质很难跨过血脑屏障，这也是设计于脑内或脊髓中发挥作用的药物时需要考虑的主要因素。那些影响神经细胞，但是无法跨过血脑屏障的物质，可以在不影响大脑的同时作用于周围神经。比如，β–受体阻断剂能够在焦虑发作时减弱肾上腺素的作用。但如果脑中有过多的β–受体阻断剂，人就会昏昏欲睡（以及其他副作用）。因此，绝大多数用作药的β–受体阻断剂脂溶性都很低。

打破血脑屏障

如果一种药物是脂溶性的，它就能溶解于细胞膜，并且绕开血脑屏障。许多精神药物（可影响大脑的状态）都是脂溶性的分子，比如酒精以及δ-9–四氢大麻酚（THC，大麻中的一种活性物质）。海洛因是一种脂溶性更好的吗啡，因此注射后他能轻易地跨过血脑屏障，从而更快地发挥更强的作用。此外，其他能使药物更容易跨越血脑屏障的方法还在研发中。

疼痛和镇痛药

疼痛是医学中最重要也是最难解决的问题之一。当前各种止痛方法中，药物是最常用也是最有效的解决途径。

传导疼痛感的感觉神经细胞称为伤害感受器。伤害感受器负责感受组织的损伤。疼痛是一种受伤后的心理和情绪状态，包括急性疼痛（疼痛的时间短于受伤的时间）和慢性疼痛（疼痛的时间远超受伤和治愈的时间）。镇痛药是一类能够缓解疼痛的药物。更多关于疼痛和伤害感受器的信息详见第 150~153 页。

疼痛的体验

疼痛的体验通常由组织损伤导致的伤害引起。长期疼痛的状态有时会改变脊髓和大脑对感觉信息的加工，因此，即使组织没有持续受损，病人也会一直感觉到疼痛。日常的触觉和压力觉也会被“理解”为痛觉，或者在最严重的情况下，即使没有受到任何刺激，中枢神经系统也会使我们感到疼痛。

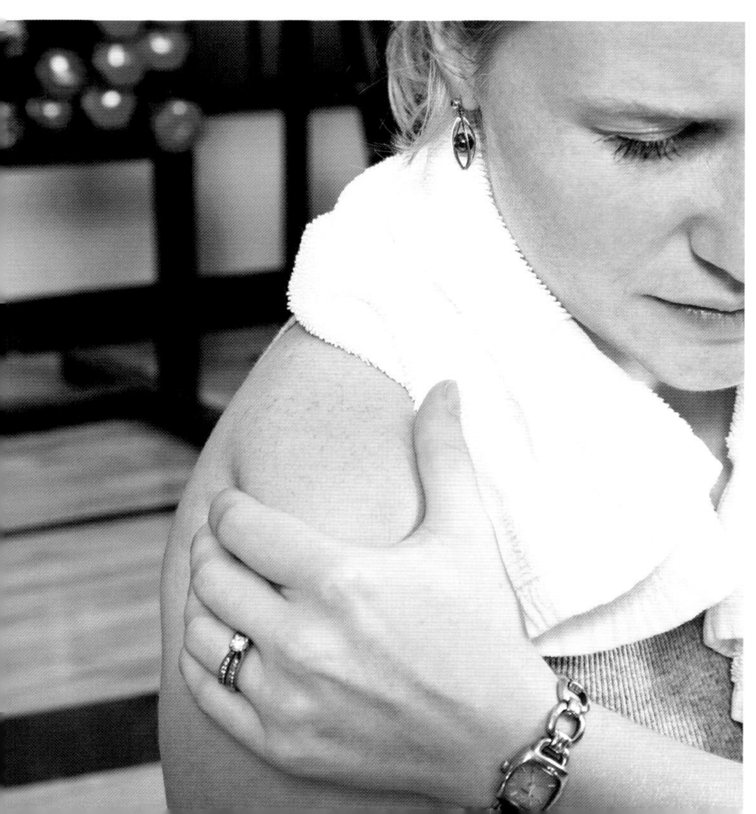

药物能够通过多种方式与疼痛系统进行交互作用。局部麻醉（详见第 282 页）通过阻断神经冲动（动作电位）来终止神经信号的传导。我们这里讨论的镇痛药能够阻断组织受损发出的化学警报信号，或影响神经系统中突触部位的信息传递。

对乙酰氨基酚

对乙酰氨基酚又名扑热息痛，常见品牌如泰诺、必理通，是一种解热镇痛药，尽管已经投入使用 60 多年，我们对其作用机制还是知之甚少。有证据表明，对乙酰氨基酚改变了下丘脑中与发热及疼痛相关的信号，而其疼痛缓解的效果可能与大麻素受体有关（大麻素受体对大麻的有效成分也会有反应。）尽管对乙酰氨基酚在使用推荐剂量的情况下是安全的，但在高剂量下还是会产生有毒的副产物，并对我们的肝脏造成不可逆的损伤。

抗炎药

布洛芬和阿司匹林都是抗炎药，能够减少受损细胞发出的炎症信号。布洛芬（常见品牌如爱德维尔、诺洛芬）通过干扰与疼痛相关的信号来达到镇痛的效果。受损和有炎症的组织会产生化学警报信号，随后被伤害感受器监测到，并被大脑理解为疼痛。镇痛药能够减少损伤信号的产生，从而减少疼痛的感受、消肿，并促进受损组织痊愈。

← 疼痛是损伤的重要信号，我们应当找到产生疼痛的原因并进行治疗。

非药物的止痛方法

涂抹药膏和按摩能够通过增加受损组织的血流，来清除化学警报信号。而除了这两种方法之外，还有其他无须用药的止痛方法，如经皮神经电刺激（TENS）是通过脊髓附近皮肤的电流来刺激非痛觉感受器的神经纤维，增加大量的感觉信息，试图通过脊髓充满刺激信号来掩盖痛觉感受器的活动。还有另一个极端的例子：催眠能使病人脱离疼痛的体验，医生由此便能够对麻醉药过敏的人实施手术。

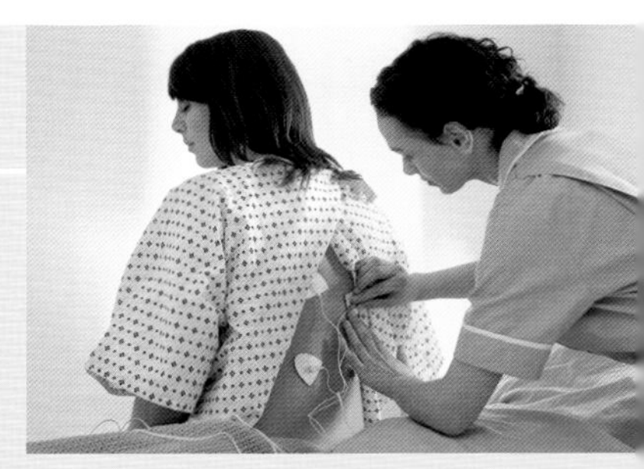

↑ 经皮神经电刺激能够帮助女性减轻分娩时的疼痛。

和布洛芬一样，阿司匹林能够减少化学警报信号的产生，从而减少疼痛的感受并消肿。阿司匹林的镇痛效果对于某些类型的偏头痛非常好；而由于能够稀释血液，阿司匹林也被越来越多地用作心血管药物。

其他的抗炎药得到了更广泛的应用，如吲哚美辛、塞来昔布（如消炎痛）以及双氯芬酸。其中一些可以作为药片被口服，另一些则被做成药膏，通过皮肤进入并聚集在受损区域。这些抗炎药都能降低伤害感受器被激活的频率。

可待因和其他阿片类药物

阿片类药物是从罂粟中提取出来的。它们与调节疼痛传递和感知的受体系统相互作用，正如几个世纪以来所知道的，阿片酊以及后来从罂粟中提取的可待因和吗啡，是最早被广泛使用的强效镇痛药。阿片类药物（合成阿片）的强度和成瘾性各不相同，而可待因的药效非常温和，因此在一些国家属于非处方药，作为普通镇痛药的“加强版”。有关阿片类药物的更多讨论详见第296~297页。

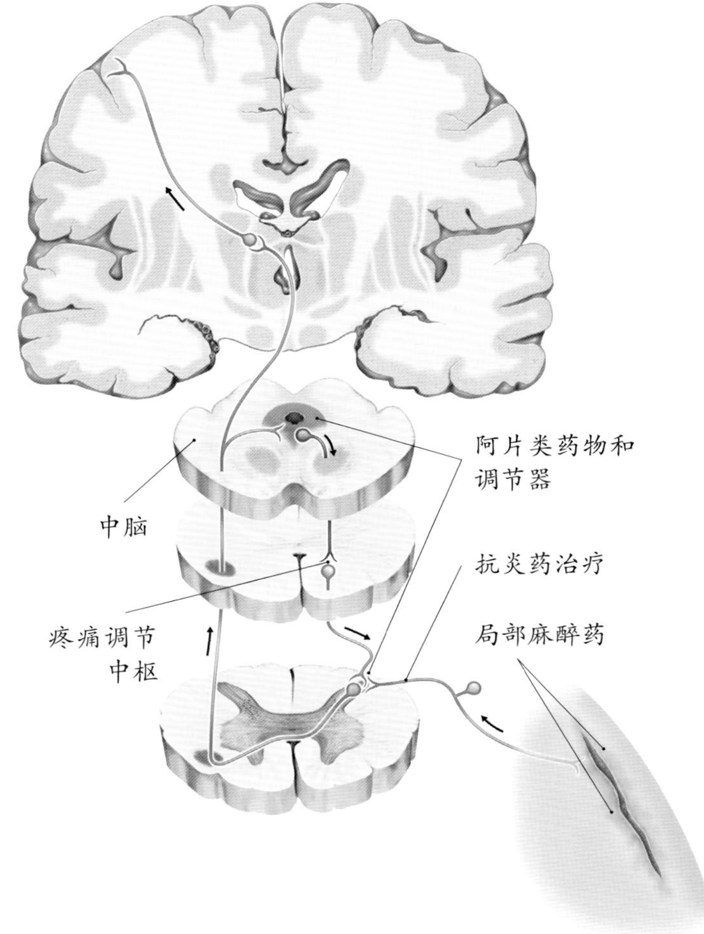

↑ 疼痛的体验取决于向上传递至脊髓的伤害信号以及这条信号通路的反馈控制。上行的伤害信号（刺激）启动了下行的反馈通路，从而调节或控制有多少信号能够向上传递（蓝线）。阿片类药物及其他调节剂可以改变这一点。麻醉药和抗炎药可以减少上传入的损伤信号。

常见药物和脑

普通大众和医生都能够利用庞大的“药物军械库”来对抗大大小小的疾病。其中一些药物能够影响大脑的功能，我们在此处列举一些常见的药物。

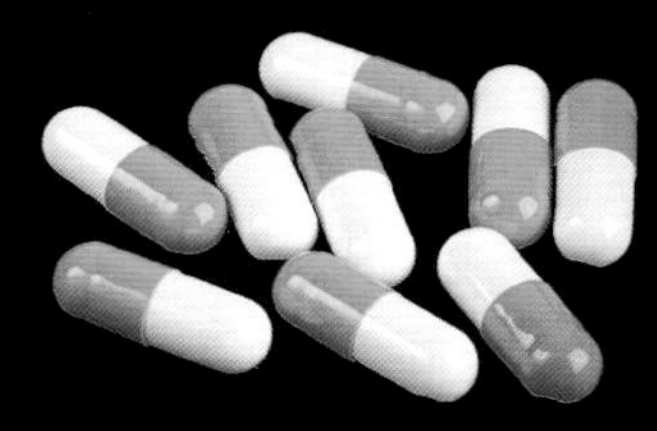

治疗感冒和流感的胶囊

那些能够恢复或调节大脑内化学信号和电信号平衡的药物，通常用来调节、控制大脑的活动以及治疗中枢神经系统的疾病。

苯二氮䓬类药物

苯二氮䓬类药物（如安定和咪达唑仑）能够增加神经递质 GABA 的释放，从而增强对神经系统的抑制。这类药物通过强化 GABA 受体来达到抑制效果。不同的苯二氮䓬类药物会影响大脑的不同部位，它们的作用也各有侧重点：抗焦虑（即舒缓）、镇静、抗惊厥或产生对真实世界的分离感。

由于苯二氮䓬类药物和酒精的很多作用相似，因此其常常用于减轻酒精戒断时的不快感。而正是由于二者作用相似，所以同时服用（或与其他镇静药一同服用）会导致不可预知的、潜在的危险。

安眠药

安眠药作为镇静药，常常用于治疗失眠。尽管“安眠”意味着“催眠”，但它们导致的是无意识状态，而非睡眠。也就是说，它减缓了人的活动状态，直至人启动自然睡眠循环。

镇静类的苯二氮䓬类药物（如替马西泮）通常用作安眠药。另一种常见的安眠药是氟地西泮，其作用也是增加 GABA 的释放，但是与

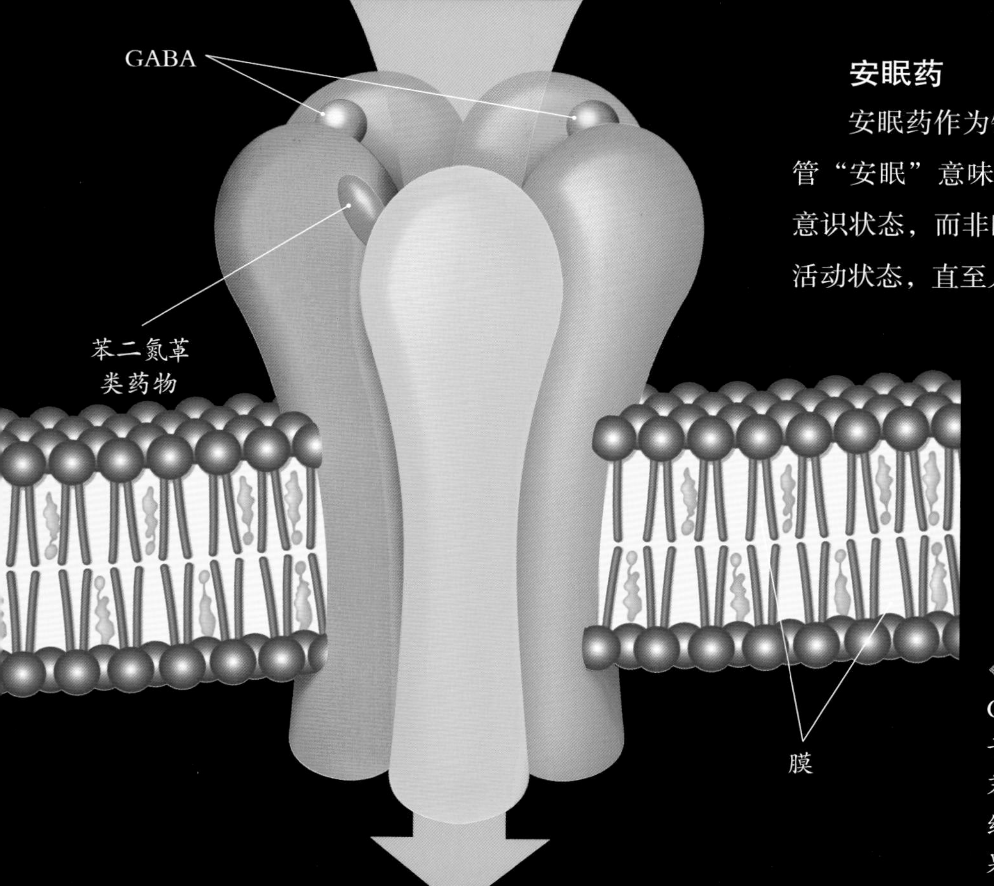

← GABA 分子结合位于突触的 GABA 受体，从而打开膜上的离子通道。在 GABA 受体上也有苯二氮䓬类药物分子的结合位点，结合之后会增强 GABA 的抑制效果。

替马西泮的作用方式不同。由于被滥用，目前大部分安眠药都以更难溶解的片剂形式供应，并且药片中还添加了染料，也就是说，加了此类药片的饮料会被强烈地着色。

抗焦虑药物

抗焦虑药物可以减轻焦虑，包括苯二氮䓬类药物 [如阿普唑仑、安定、氯硝西泮、氯氮䓬（即利眠宁）和劳拉西泮] 和有类似药效的药物，如唑吡坦（史蒂诺斯和安必恩）。抗焦虑药物对大脑皮质和杏仁核（与压力相关）的影响尤其显著。咪达唑仑（一种苯二氮䓬类药物）常常用于无害但不愉快的医疗项目，且能够暂停新记忆的形成。例如，病人服药后，就能够完成结肠镜检查并且事后不记得检查过程。

抗组胺药物

抗组胺药物（如苯海拉明），能够减少免疫系统组胺释放所引起的效应，从而减轻身体对过敏原的过敏反应。然而，组胺也是脑内的一种神经递质，能够使皮质保持清醒状态。一些抗组胺药物通过下丘脑处有一点缝隙的血脑屏障进入大脑后影响神经系统，导致人昏昏欲睡。当前市面上在售的大多数抗组胺药物都不会有这样的效果，但实际效果存在很大的个体差异。因此在做任何有潜在危险的事情（如开车）之前，最好还是先测试一下不熟悉的抗组胺药物的药效。

↓ 如果抗组胺药物刺激大脑，可能会改变警觉性。直接喷在鼻子上可以减少不必要的副作用。

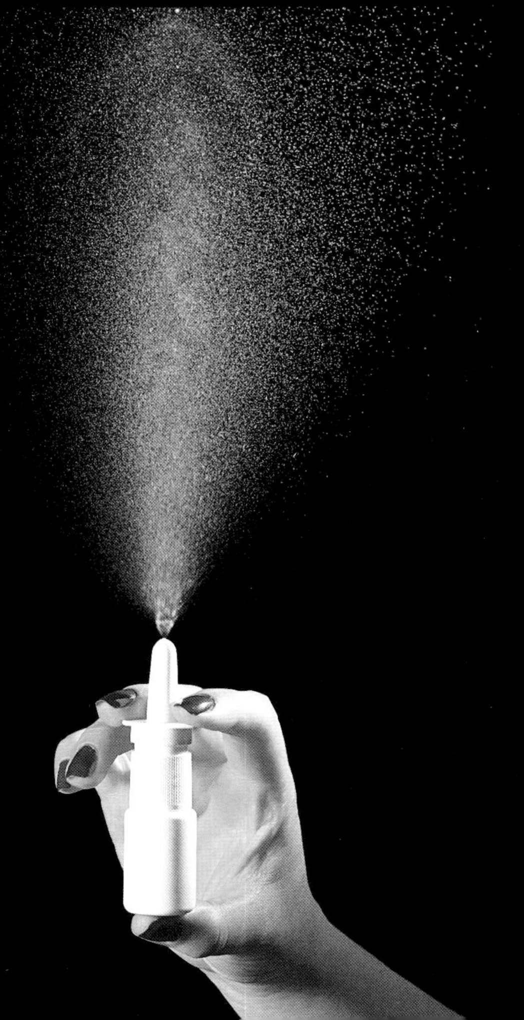

安慰剂效应

在所有探索药物效果时会面临的挑战中，最重要的一点就是神经系统和身体其他系统之间复杂的相互作用。一种药物能否被感受到有效，通常是衡量药效最重要的因素之一。通过说服实现的治疗效果称为安慰剂效应，并作为所有疗法的组成部分之一。有时通过开出无害的药物来发挥治疗作用，也就是安慰剂。通常，要科学地说明某种药物是有效的，研究者必须展示药物的效应显著大于安慰剂效应。

人类的神经系统能够高度自我调节，并且主动地抵御神经传递和其他功能的影响，因此很难区分安慰剂效应、药效以及自我调节的效应。然而，通常情况下，在考察药效时有安慰剂效应也无关紧要。如果有的药物会引起安慰剂效应，但又对治疗有帮助且没有恶性副作用时，即使药效不大，也可以被认为是有用的。

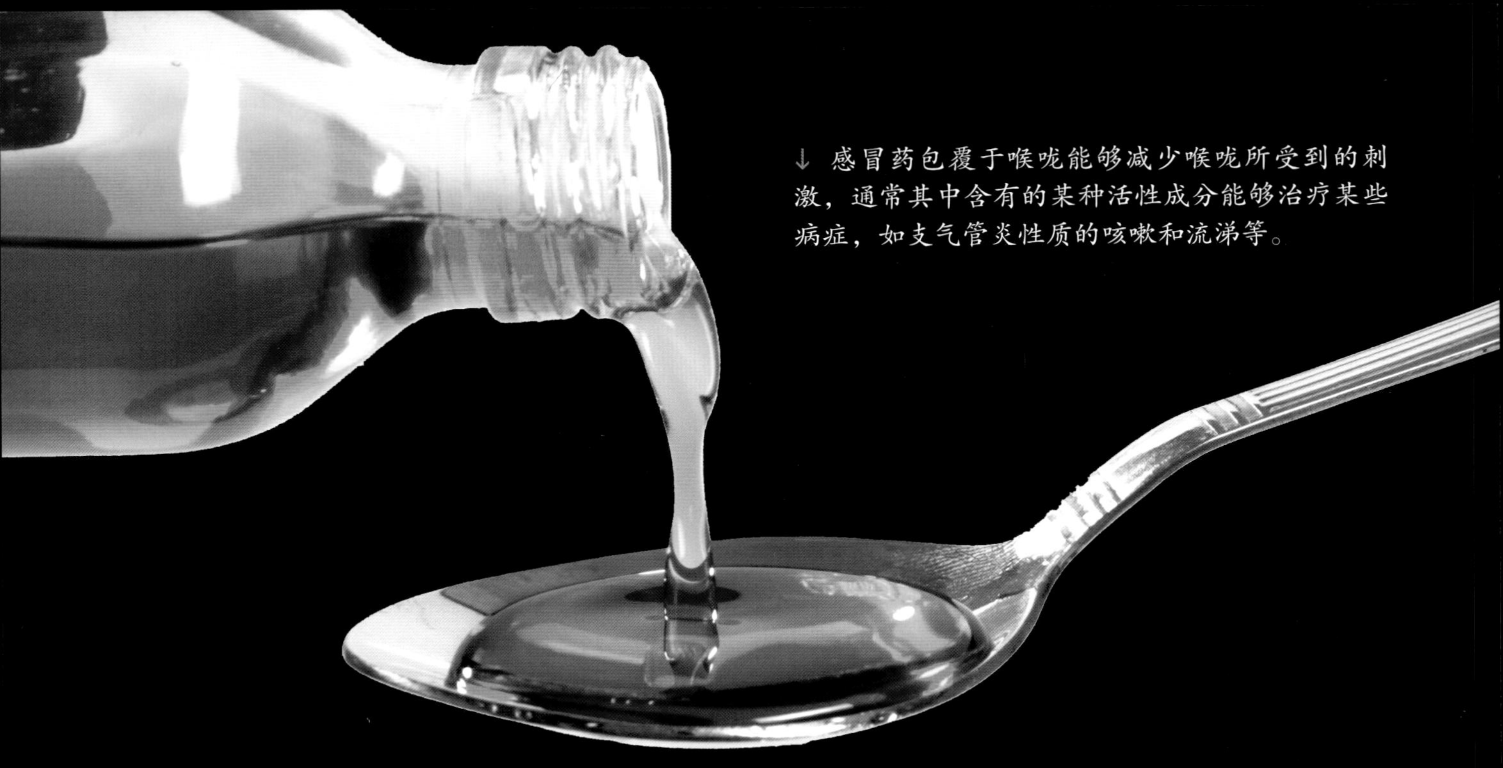

↓ 感冒药包覆于喉咙能够减少喉咙所受到的刺激，通常其中含有的某种活性成分能够治疗某些病症，如支气管炎性质的咳嗽和流涕等。

感冒药

许多感冒药中含伪麻黄碱（如速达菲品牌）和去氧肾上腺素（如速达菲 PE 品牌），这种物质能够减少鼻黏膜的血液供应，进而减少黏液分泌。伪麻黄碱作为减充血剂更有效，但由于可以用于非法合成安非他命，因此其分发、销售受到了严格的管制。伪麻黄碱作为一种中枢神经系统的兴奋剂，在傍晚之后服用可能会影响睡眠。因此，在晚上，一般通过抗组胺药物来减轻感冒症状。

抗抑郁药和抗精神病药

抑郁症和其他精神疾病相对常见，通常使用药物进行治疗。抗抑郁药可减轻抑郁，抗精神病药能减轻精神分裂症、双相情感障碍的许多症状及其他精神病的症状。

抗抑郁药和抗精神病药有很多种，但作用机制差异很大，目前还未研究清楚。药物服用之后的反应也存在很大的个体差异，对某人有效且安全的处方可能会危及另一个人的性命。药物在寻求改变认知和情绪时可能会产生一些副作用，并且通常情况下，要花费很多工夫才能找到对某个病人副作用小且有效的药物。绝大多数药物需要大脑逐渐适应，因此需要数周才能充分发挥药效。

抗癫痫病及其他痉挛发作的药物

癫痫、脑部手术、创伤或感染的后遗症，都会导致个体容易出现痉挛发作。痉挛发作包括部分发作或全面性发作，可影响部分或整个大脑的反应。痉挛发作可以被 EEG 检测到，每种发作各有特点。全身发作一般包括惊厥或身体同步抽搐，会导致个人对周围环境丧失意识，目光呆滞数秒，随后恢复正常。癫痫主要通过药物来治疗，尽管一些情况下手术或深部脑刺激也会有疗效。对于某些儿童癫痫，改变饮食

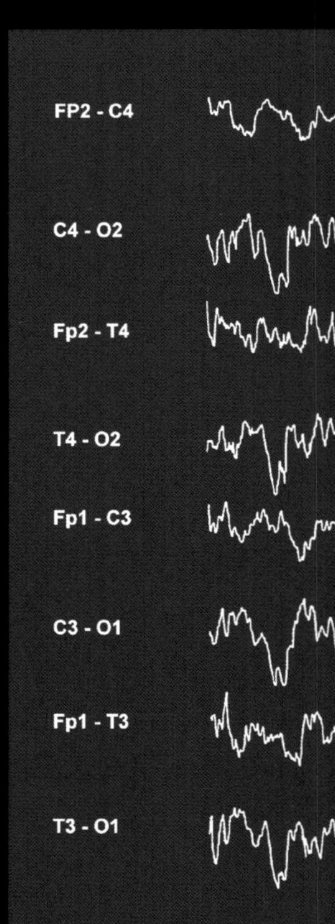

结构也能改善病情。

抗癫痫药物主要通过3机制来控制癫痫发作：增加抑制性神经递质GABA的产生；抑制钠离子通道的开放，从而减少神经细胞放电；抑制钙离子通道的功能。有些药物也会减少兴奋性神经递质谷氨酸的产生。许多抗癫痫药物都有副作用，如嗜睡、头晕等。许多科学家正在积极研发疗效更好的药物。此外，由于一些抗癫痫药物能够稳定情绪，所以也用于治疗焦虑症或双相情感障碍。

↓ 这张EEG展示了癫痫发作导致的大脑活动异常。大脑中精细的兴奋—抑制平衡很难通过服药进行控制。

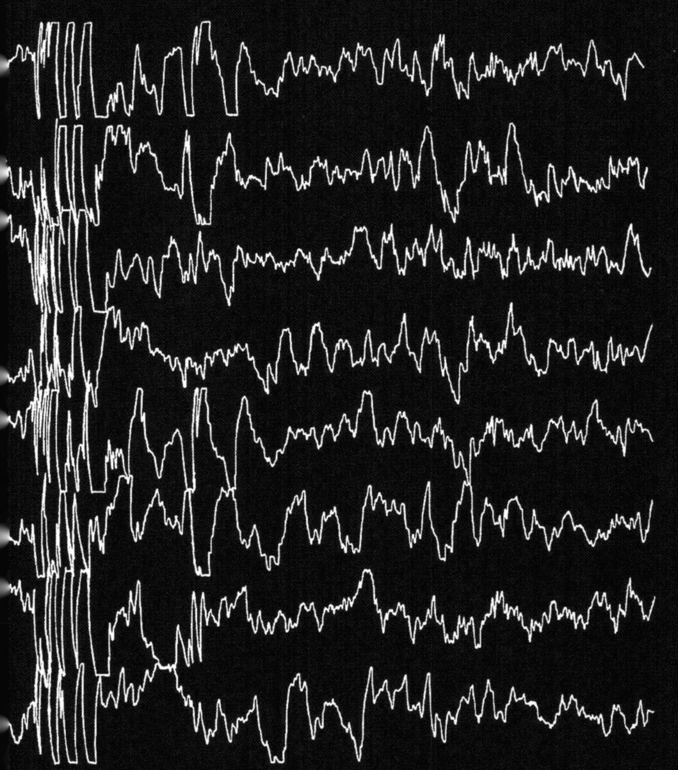

↓ 圣约翰草可用于治疗轻度抑郁症和焦虑症。

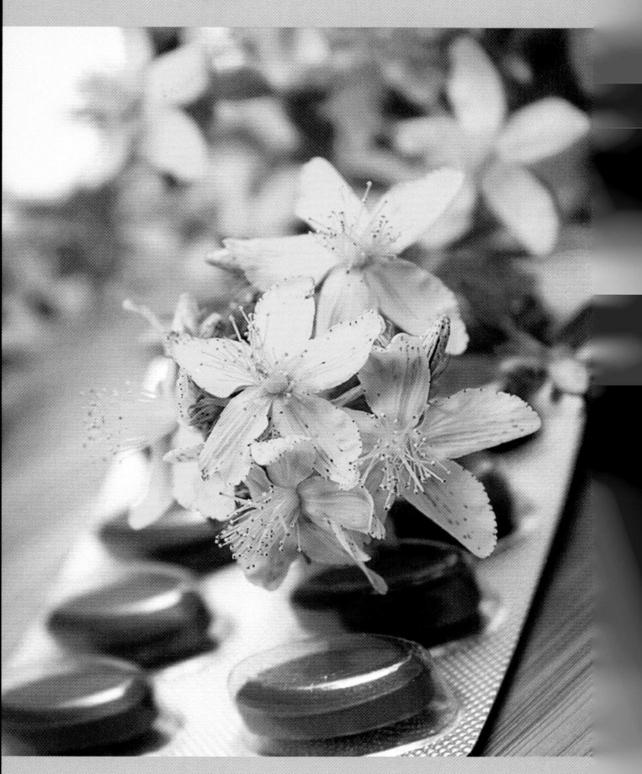

草药

超市和药店的草药提取物及制剂通常作为一些健康问题的替代疗法。比如圣约翰草，经过科学实验证明其确有疗效；但其他很多产品只是一些没有效果的食物或饮品。很多人假定只有源于天然原材料（如植物）的产品才是对人体有益的，但其实植物会通过进化出毒性来抵御以它们为食物的动物，因此许多来源于植物的物质都具有毒性。

在尝试中草药之前寻求一些专业建议非常重要，比如询问从医的专业人员，参考一些经过同行评议后发表的研究结论，而不是单纯地相信制造商和零售商的承诺，甚至网上的“传闻”。

成　瘾

药物成瘾通常被定义为生理和心理对药物的依赖。这种依赖会让成瘾者用药物改变或取代正常行为的优先级，从而使其自由意志因满足一种虚假的需求而受到损害。

为了生存，我们需要动机来寻求我们想要的事物，比如食物、居所以及安全。神经系统中的动机系统能够产生满足需求的行为。比如，当发生脱水这种紧急情况时，我们就会立刻找水喝。

干预这种动机系统的药物最终会改变我们的行为模式，即以觅药行为取代满足生存需求的行为。觅药行为可以是一种比较温和的偏好，也可以逐渐增强，直至忽略真正的需求和生命安全。这种危险的状态通常指成瘾，但是很难有精确的定义。

什么是成瘾

成瘾的定义很主观。一个人可控的习惯或个人自由，对于另一个人来说可能就是长期的药物滥用。各种心理学和精神病学专业机构提出了一系列定义。然而，如果药物使用对一个人的健康或社交生活产生了负面影响，或者尽管他想要戒除药物，但他依然无法减少服药，就可以说这个人对药物成瘾。

成瘾通常被认为是心理和生理上的双重依赖。生理依赖表现在身体习惯重复使用某种药物，称作耐受性——一种需要不断增加剂量来达到原

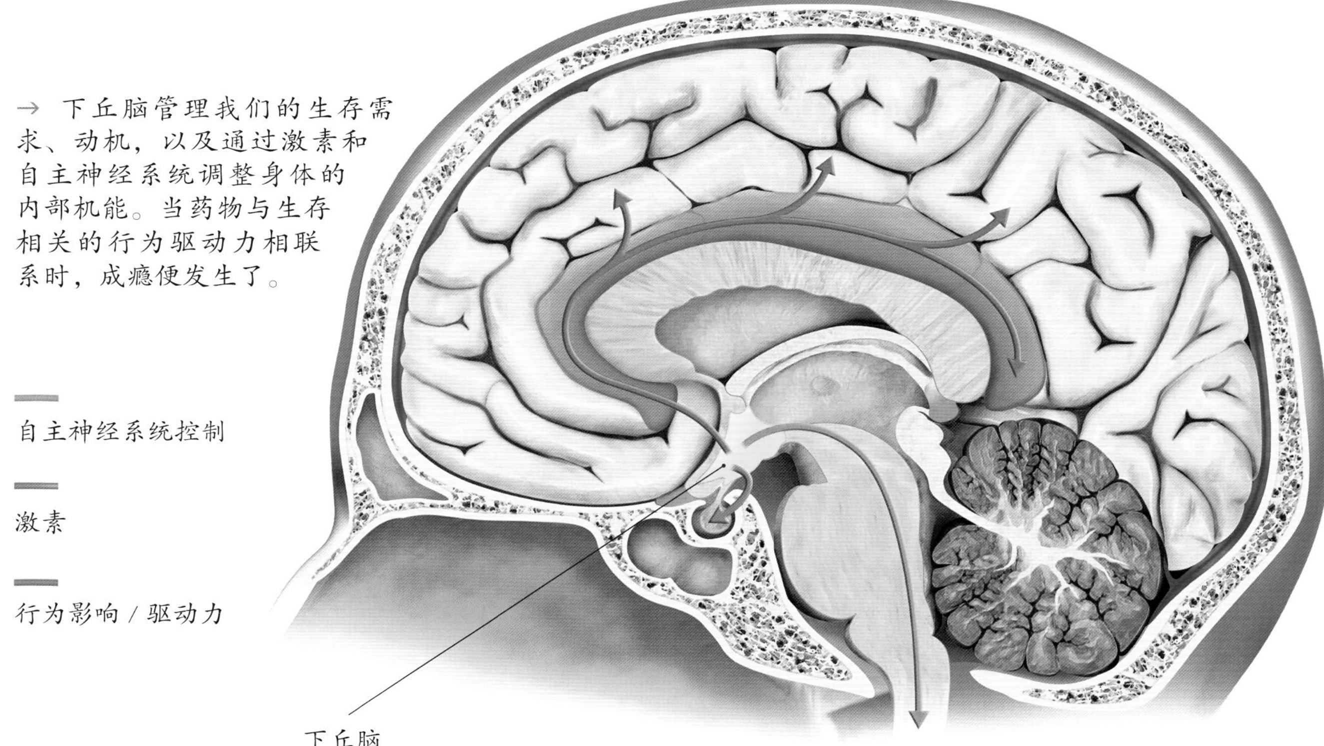

→ 下丘脑管理我们的生存需求、动机，以及通过激素和自主神经系统调整身体的内部机能。当药物与生存相关的行为驱动力相联系时，成瘾便发生了。

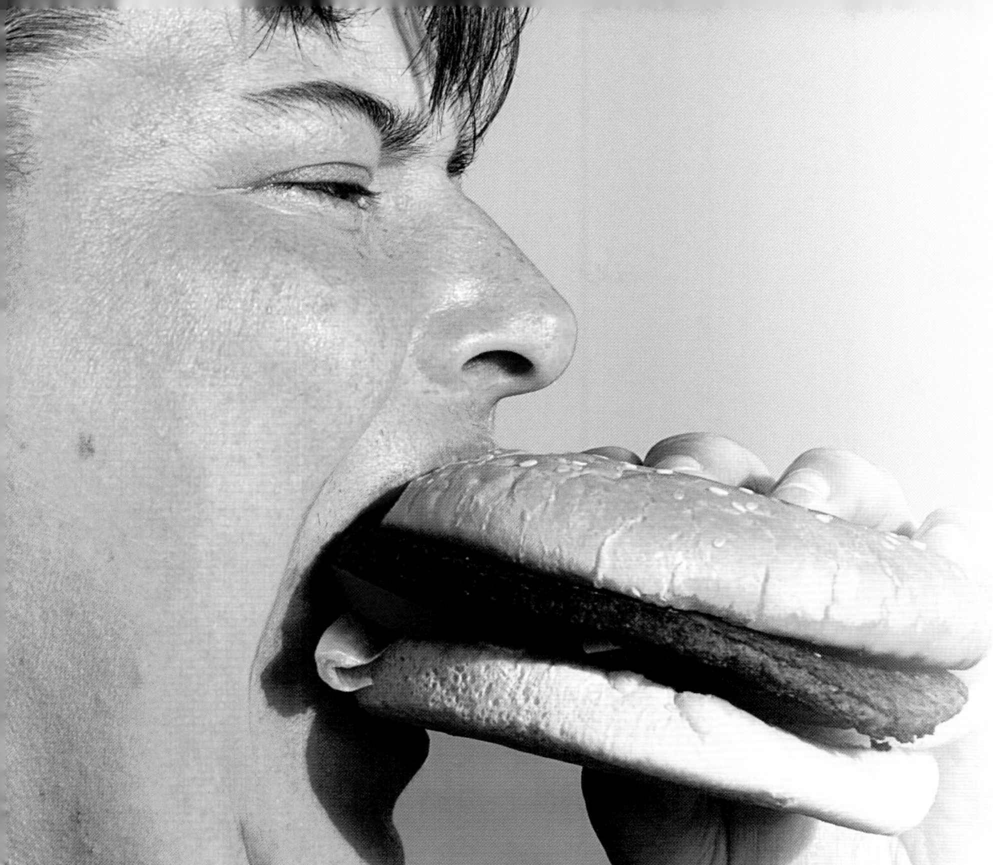

有效果的需求。心理依赖指的是患者认为他们无法面对没有药物的情况，并且这种情况在没有生理依赖时也会发生。

治疗和病因

由于神经系统存在的意义在于提高我们的生存概率，因此，这些奖赏和动机通路已经深入几乎每一种功能。例如，我们的感知觉会被当前的需求影响，当我们口渴时就会对水更加关注。这就导致成瘾成为一个很难解决的问题，同样，也很难研究。此外，药物成瘾过程中服用了过量的药物，会对相应的神经系统产生显著的影响，所以治疗成瘾可能还需要恢复各种神经递质受体系统至正常水平，以及改变行为的相应动机。

导致药物成瘾的因素很复杂。个体是否易对药物成瘾取决于他们的基因组成、心理健康、家庭支持和环境，当然也包括药物本身的特殊性。

垃圾食品成瘾?

饥饿时吃东西获得的满足感是一种强有力的奖励。一些食物会让人感到特别愉快（比如巧克力或高脂肪食物），我们在面临压力时就会食用它们。这会导致我们的饮食习惯很接近药物成瘾，就连相应的神经回路都很类似。多巴胺是参与这些行为的一种最强大的快乐信号，在肥胖和药物成瘾中的功能类似。过度食用高糖高脂的食物遵循着经典的成瘾模式：即使很想少吃也很难做到，即使对身体健康和社交有了负面影响也很难改掉习惯。当不能再消费这些食物时就会产生不愉快的戒断反应。尽管这个观点还充满争议，但过度肥胖者努力减肥时的困难和渴望与吸毒者尝试控制嗜好时是一样的。在面临压力时建立的饮食模式越来越难以改变，因此暂时放松时常常会吃得更多。

酒　精

与尼古丁和咖啡因类似的酒精，是应用最为广泛的并且被社会接受的药物。可以说，所有的药物中，酒精的滥用程度最高。

→ 酒精的影响随着摄入量增加而发生变化：从令人愉快到感到抑郁。

从代谢到心理健康，酒精对神经系统和身体其他部位都有着复杂的影响。对于中枢神经系统，大多数酒精的作用是通过抑制性神经递质 GABA 实现的。而相较于脊髓，酒精对脑的影响更强。脑中有一部分 GABA 受体对酒精更敏感，这些受体主要分布于前额叶和小脑。

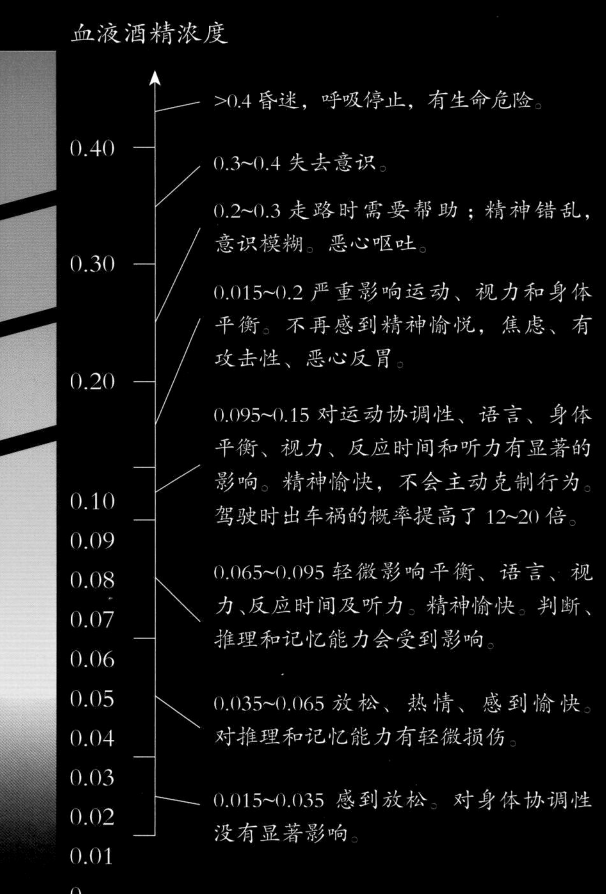

← 体内酒精含量可以通过血液酒精浓度进行检测。表格展示了随着血液酒精浓度增加酒精发挥的典型作用。

对脑的影响

加强对前额叶的抑制会降低我们计划未来、担心未来的能力，所以人们非常享受喝酒并在喝酒时感到很放松。喝酒会削弱我们的判断力，影响我们制订决策，可能会让我们因此做出不计后果的行为。

过量饮酒后，小脑便不能精细地调控运动和平衡。在驾驶过程中，判断力丧失、协调性不佳尤其危险，因此法律禁止酒后驾车。

宿醉

酒精利尿且影响肠道对水的吸收，所以喝酒会导致组织脱水。大脑脱水时，便会略微萎缩，这会让从颅骨内部至大脑表面的血管陷入紧张状态。大脑本身没有伤害感受器，但是这些受到拉伸的血管会使人体产生强烈的头痛感。此外，大量饮酒后，毒素代谢的副产物连同酒精饮料的其他成分都会残留在体内。

酒精依赖

酒精依赖随着耐受的时间增加会越来越严

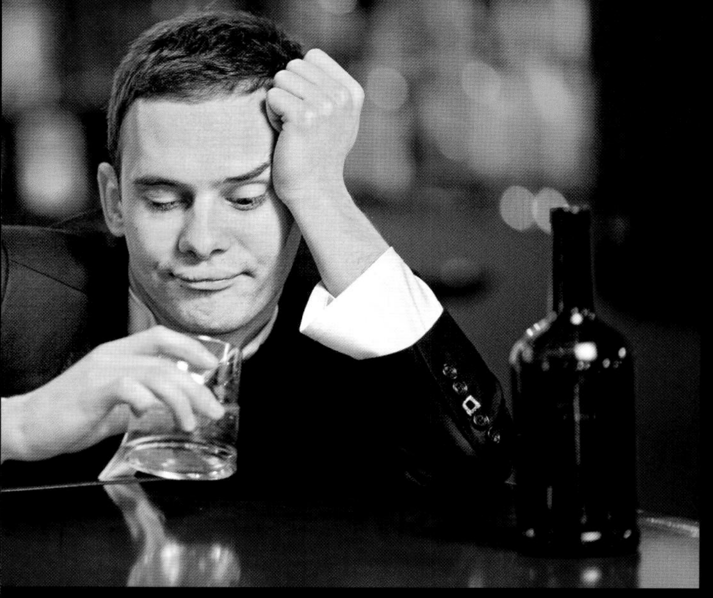

重，喝酒的人需要越来越大的饮酒量来达到同样的效果。这种饮酒习惯会增加对健康的危害。建立耐受性后，产生戒断反应的可能性也会随之提高：神经系统已习惯酒精的存在，缺少酒精会导致大脑兴奋—抑制不平衡，从而产生癫痫和幻觉。

为了减轻戒断反应，饮酒的人经常会使用一些能够作用于 GABA 受体的药物，如苯二氮䓬类药物。安塔布司这种药物能够通过干预身体对酒精的代谢过程，从而减少酒精的摄入量，使个体喝酒后就会产生强烈的不适感。

长期损伤

大部分酒精是由肝脏代谢的，少部分通过肺部和尿液排出。酒精会妨碍肝脏代谢脂肪，使得肝脏大量吸收脂肪，形成的醛类化合物会导致组织长期受损，从而对肝功能造成永久性的损伤。戒酒能使脂肪肝好转，但形成的创伤却是永久性的。

长期大量饮酒对全身都有伤害。酒精使得大脑缺少维生素 B1，且导致脑部大范围受损。这种损伤被证明与严重的记忆困难和脑组织上的瘢痕有关。

喝多少酒才安全呢？

医生建议每天饮酒不超过 2 杯，这样就能降低患酒精相关疾病或出现相关损伤的风险。短时间喝大量酒造成的伤害极大，因此建议单次饮酒不超过 4 杯。

对于不同的个体，酒精摄入量的安全界限差异很大，这取决于个人的健康状况、生活习惯以及基因。你应该咨询医生以获取针对你自己情况的饮酒建议。

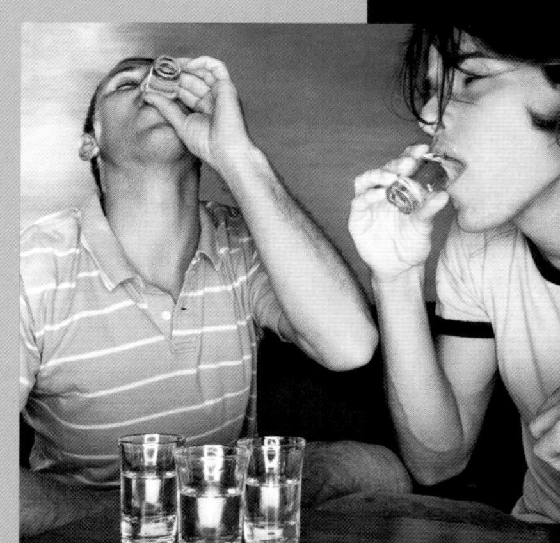

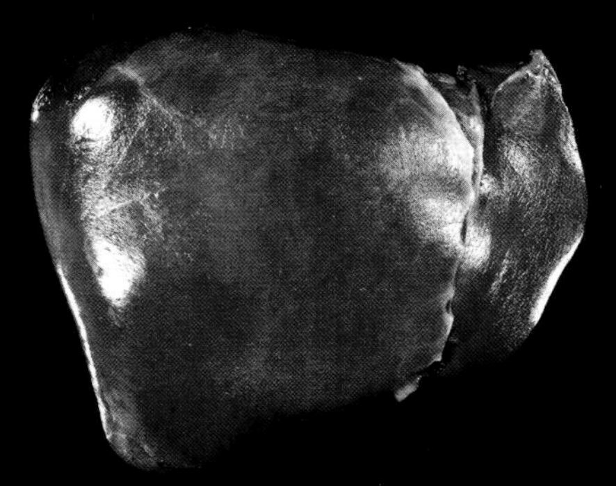

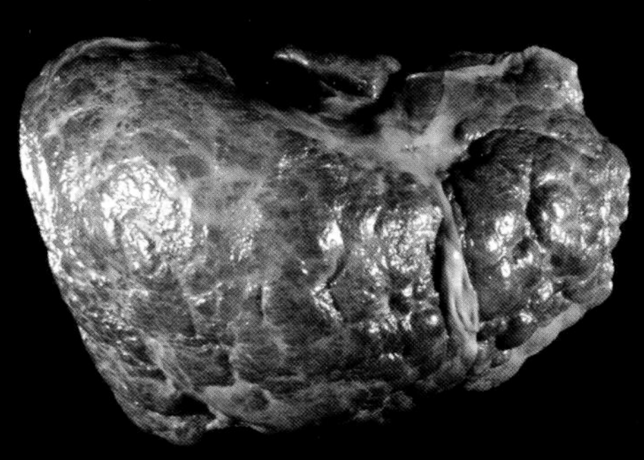

← 健康肝脏（左边）的表面很平滑。长期过量饮酒会对肝脏产生很高的毒性，使肝脏逐渐形成瘢痕组织（右边），即不可逆的肝硬化。

咖啡和香烟

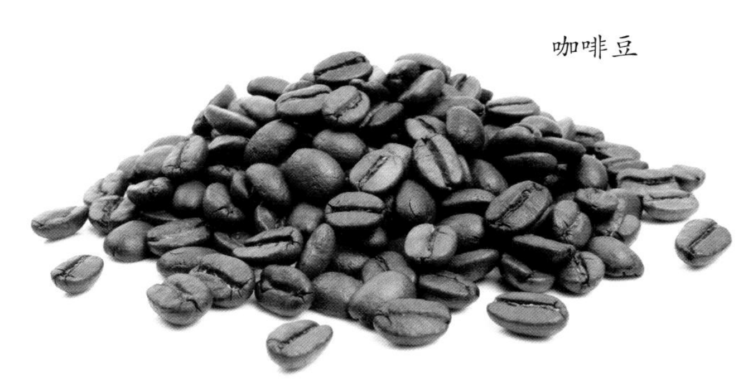
咖啡豆

咖啡中的咖啡因和香烟中的尼古丁都是普遍的“日常药品”。适量的咖啡因是安全的，但吸烟对身体的潜在危害非常大。

除了咖啡，咖啡因也存在于许多其他的食物之中，如茶、软饮料（尤其是可乐）以及巧克力。咖啡因会引起一系列精神及生理代谢的反应，这很可能是因为其阻断了脑中的腺苷受体。这些受体在正常情况下会轻微抑制大脑的活动，因此阻断它们能够增强警觉，使思维更加清晰。然而，过量的咖啡因会导致精神错乱和躁动，也会给心血管系统带来很大的压力。

咖啡因的效果能够持续很久，其在体内的半衰期为 5 小时或更久，也就是说经过这段时间后仍有一半的剂量有活性。因此下午喝的一杯咖啡可能会影响之后的睡眠。

戒除烟瘾

尼古丁能够直接作用于奖赏系统，因此极易成瘾。戒烟非常难，因为我们的行为是由更深层的系统驱动的，这种系统的优先级高于理性的逻辑思考。尽管许多治疗都通过持续使用低剂量的尼古丁贴剂或使用伤害更小的尼古丁口香糖来减轻戒断症状，但这些方法也只能短暂减轻戒烟后的不适感。烟瘾更复杂的问题在于：奖赏系统会通过改变行为来满足需求，多年的尼古丁刺激会导致与吸烟相关的行为对于吸烟者越来越重要，甚至根深蒂固。大脑自然而然地就会去寻求尼古丁，而戒断症状缓解多年后，吸烟者可能会觉得吸烟不对、不好，但还是有想吸烟的念头。

戒必适是一种脑中尼古丁受体的阻断剂，用来帮助吸烟者戒烟，但会产生一些减弱脑中乙酰胆碱的机能以及影响自主神经系统的副作用。

尼古丁

尼古丁作为烟草中影响精神状态的主要化合

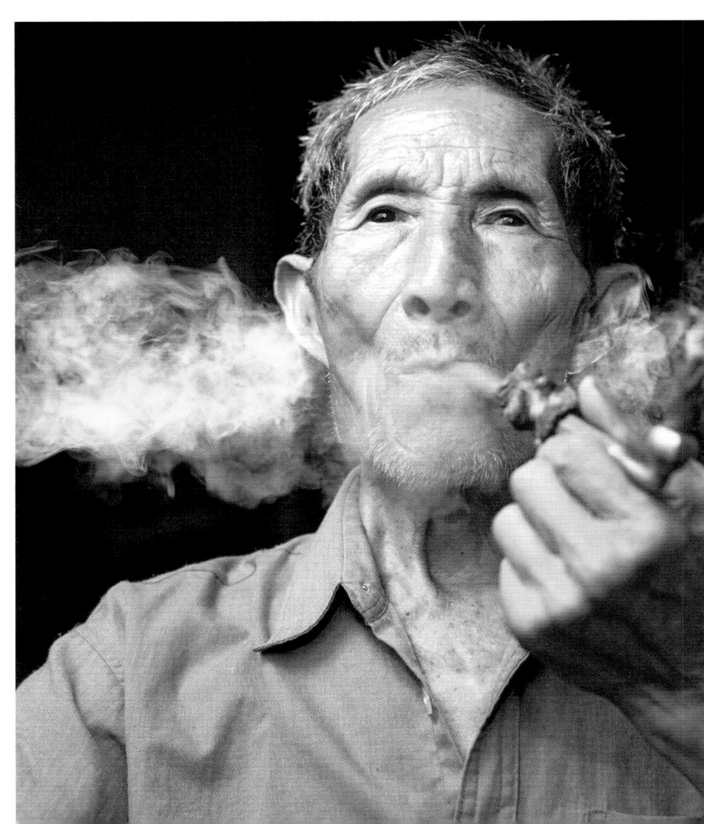

→ 吸烟的习惯已经遍布世界，世界上约 1/10 的成年人死亡都是因为吸烟。

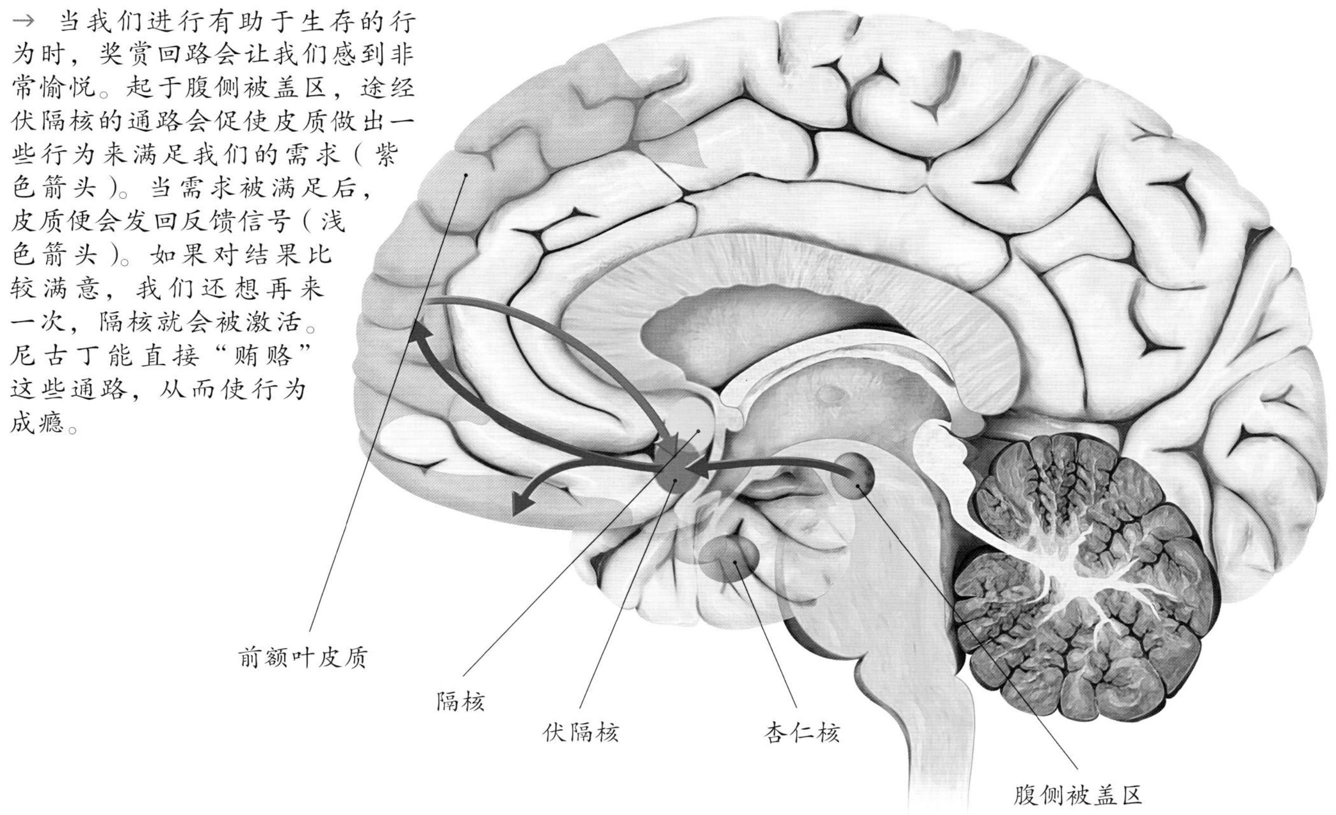

→ 当我们进行有助于生存的行为时，奖赏回路会让我们感到非常愉悦。起于腹侧被盖区，途经伏隔核的通路会促使皮质做出一些行为来满足我们的需求（紫色箭头）。当需求被满足后，皮质便会发回反馈信号（浅色箭头）。如果对结果比较满意，我们还想再来一次，隔核就会被激活。尼古丁能直接“贿赂”这些通路，从而使行为成瘾。

物，至少已有数百年的历史；虽然尼古丁是一种中枢神经系统的兴奋剂，但对于“烟民”来说，却有镇静效果。尼古丁能够激活乙酰胆碱受体，乙酰胆碱受体负责管理警觉、控制肌肉、调节内脏功能，同时也能够直接激活神经系统中主要奖赏通路内的神经元。烟草中的其他化合物会干扰神经递质的分解（如多巴胺和5-羟色胺），从而获得快乐和满足感，由此促成成瘾行为。

习惯性成瘾的“烟民”拥有高度适应性的多巴胺系统，并且对尼古丁尤其敏感。一支香烟中的尼古丁就能激活轴突末端的多巴胺受体，而受体脱敏也需要大约抽一支烟的时间。一旦这些受体恢复敏感，吸烟者就需要再抽一支，以减少随之而来的不悦感（戒断感）。再吸一支烟时多巴胺再次释放，吸烟者能够再次感到快乐，从而强化了这种吸烟行为。一支烟的剂量足以开启这种适应性过程，引起尼古丁受体水平的改变，并持续数周。

→ 尼古丁是吸烟成瘾的元凶。烟草中的其他毒性化合物可导致癌症及严重的肺部损伤（右图）。

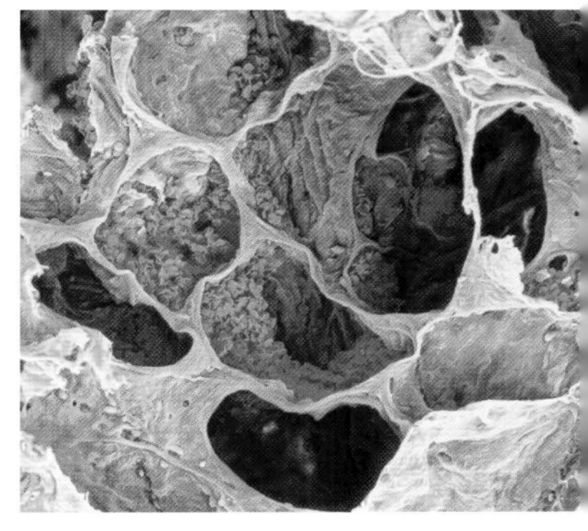

尼古丁受体被用于身体主要的控制系统，如运动控制系统、由自主神经系统控制的内脏。这些系统被保护得很严密，能够不受摄入的尼古丁影响；但是副交感神经系统内的神经细胞群（神经节）会受到尼古丁的影响，并对身体的器官产生一系列的镇静作用。

吸烟是你对健康能做的最糟糕的事情之一，最常见的危害包括口腔癌、喉癌、肺癌以及对心血管系统造成的严重损伤。

药物滥用：阿片类物质和巴比妥酸盐

阿片及相关的物质，能够影响与疼痛和快感相关的系统，并由于能够引起愉快体验而被频繁滥用。高剂量的阿片会抑制脑干内部重要的生命支持系统的活动，致死率很高。另一类镇静剂——巴比妥酸盐，会通过与酒精类似的方式抑制神经系统。

一些神经递质，如内啡肽、脑啡肽及强啡肽，统称为内源性阿片类物质，中枢神经系统利用这些神经递质来控制对损伤和疼痛的感知。阿片类物质能够阻断伤害感受信号的传递，并在很大程度上减弱由受伤导致的疼痛。这对正常的生理功能来说非常有用，如在倍感压力时抑制疼痛。这些效应通常由神经系统控制，但也可以人为地通过药物加以激活。

阿片类物质击中了人们的要害

罂粟的提取物中，最为人所熟知的就是鸦片。而阿片类物质，有的是对鸦片进行化学改造后产生的，有的是完全由人工合成的，如美沙酮、哌替啶和芬太尼。阿片类物质中最常见的被滥用药物为吗啡（美施康定）、可待因、阿片类衍生物（如海洛因、氧可酮及氢可酮）。这些药物可以口服，大部分会在肝脏中进行代谢（如海洛因会被代谢

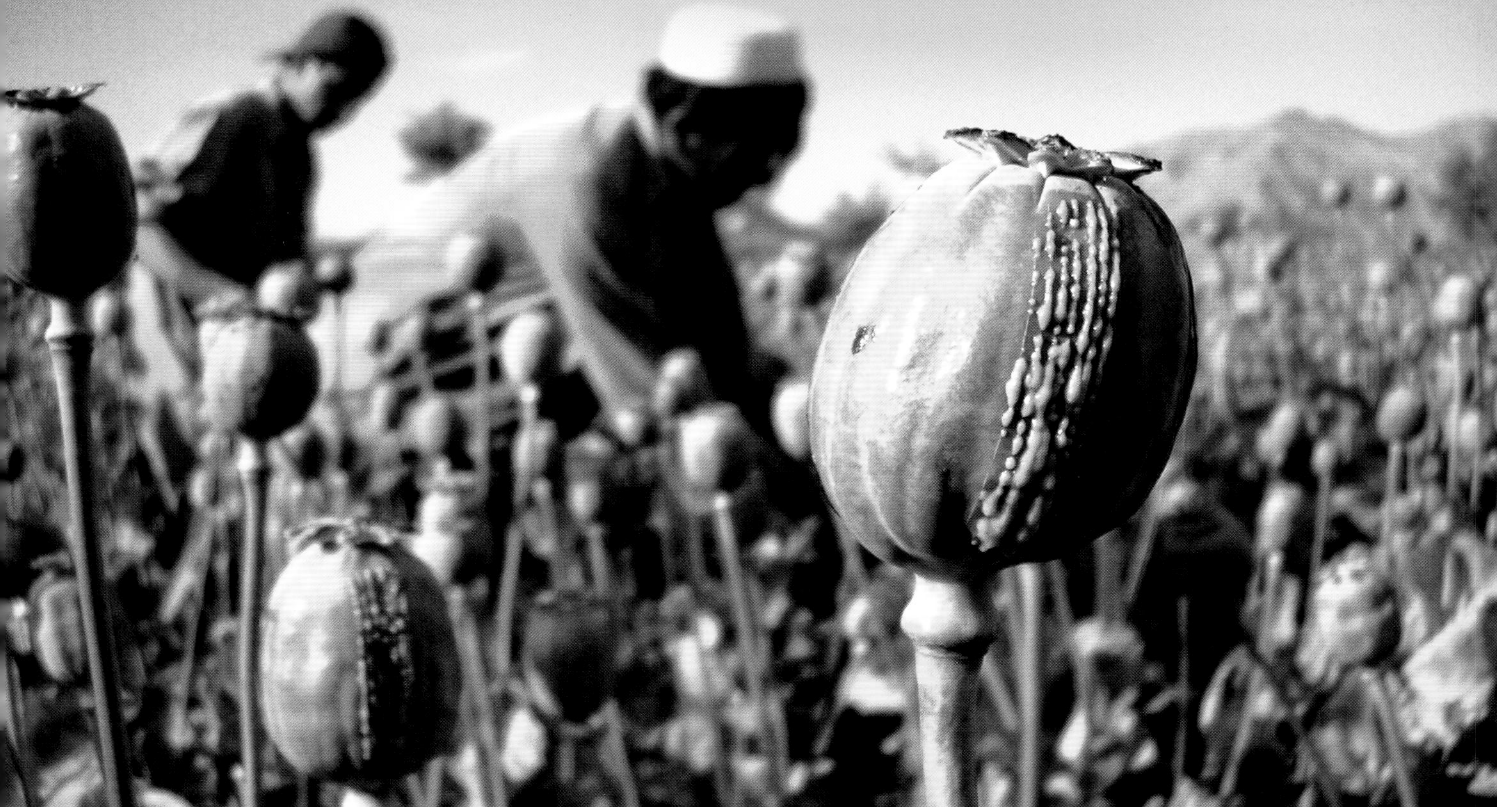

↓ 国外的农民正在收割鸦片——罂粟的干汁液，其入药的历史已有上千年。必须提醒，在我国种植罂粟是违法的。

为吗啡），但也有许多药物不通过肝脏就能被吸收；也可以通过皮下或静脉注射、雾化吸入或通过鼻腔内壁吸入。

和内源性阿片类物质类似，鸦片也能通过阻断神经系统内伤害信号的传递产生镇痛效果。尽管鸦片可以止痛，但许多阿片类物质也能使人产生精神愉悦感，因此极易成瘾。鸦片会导致阿片类物质的受体系统产生耐受性，即需要更高剂量才能产生同样的效果。这种逐步增加的用量非常危险，因为一旦过量便会影响呼吸功能。

对于药企来说，寻找能够止痛，但是不会引起愉悦、耐受性或成瘾的阿片类药物是主要的目标，并且找到这种药物对于治疗疼痛来说也极为重要。按照当前的情况，强阿片类物质的处方及售卖仍受到密切监管。

巴比妥酸盐

另一类常用的镇静药是巴比妥酸盐，尽管其现在已不如阿片类药物常见。巴比妥钠和司可巴比妥钠（即速可眠）等药物被注射或作为药片吞服后，会像酒精一样作用于GABA受体，并对精神状态和神经系统产生如饮酒后一样的影响。由于通常用量以片剂或注射为单位，因此与喝酒相比，很难主观地判断巴比妥酸盐实际的剂量，从而增加了过量服用导致呼吸抑制的风险。

麻醉剂是什么？

有些人通常把非法毒品称为“麻醉剂”，但严格说来，麻醉剂指的是会引起困意的药物。因此，根据这个定义，阿片类物质和巴比妥酸盐是麻醉剂，但安非他命（一种兴奋剂）不是。多年来，与毒品相关的法律对麻醉下了各种定义。比如，1970年美国起草受管制药品法案时，定义可卡因的麻醉效果为会导致麻木，所以可卡因属于麻醉剂。但它仍可作为兴奋剂，这又与之前的定义相矛盾。这样的矛盾使“麻醉剂”成了无用的术语，反倒是通过具体类别来指代药物更方便。

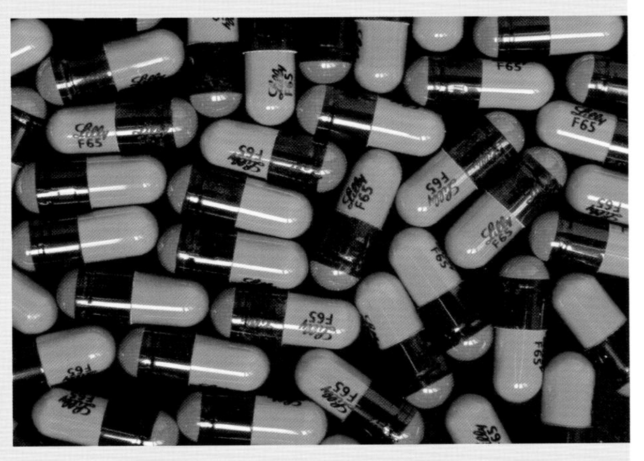

↑ 巴比妥酸盐过去一度作为缓解失眠和焦虑的处方药，但由于导致成瘾、过量致命而“失宠”。

药物滥用：兴奋剂

兴奋剂的作用取决于不同的种类和强度，但通常都会使人更加机警活跃、保持清醒、减少饥饿感，同时情绪高涨。

合法的兴奋剂有咖啡因、尼古丁及麻黄碱（用于治疗呼吸问题药物的有效成分）。非法的兴奋剂包括可卡因、快克、安非他命（包括摇头丸、冰毒和甲基苯丙胺）。

可卡因

可卡因对脑中的多巴胺、肾上腺素、5–羟色胺系统有着强烈的影响，能够引起强烈兴奋和愉悦感，并对心血管造成很大的压力。正是由于可卡因的强烈作用，神经递质系统不得不重新调整，从而适应这种不正常的刺激。那些长期服用可卡因的人脑部静息状态也由此改变，如果不定期摄入，反而会感觉不正常。

可卡因通常由鼻腔吸入，经黏膜直接进入血液；也可以经水溶解后，单独或混合其他毒品后进行注射。当混合毒品中的效应相互影响时（如可卡因能减少海洛因带来的昏沉感），吸毒过量的可能性就会大大增加。

快克是可卡因的一种化学修饰物，挥发后再吸入，就能快速被肺吸收，从而在较短的时间内产生和可卡因相似的效果。而海洛因起效快，上瘾也快。

安非他命

安非他命和相关的化合物（包括摇头丸、冰毒和甲基苯丙胺）对许多调节精神状态和奖赏的调节性神经递质系统有着强烈的影响。这些毒品因其对注意力、觉醒状态及专注力的影响已用于武装部队和一些职业（如运输司机），但随之而来的愉悦感却导致了大范围的滥用及随之而来的禁毒令。

有些药物（如冰毒）是化学修饰后的安非他命，加热即可挥发，吸入后便被肺吸收，迅速见效，从而极易成瘾。其他的安非他命药物可以通过片剂的形式口服或溶于水后注射。安非他命类的化合物在被滥用后会使人产生极强的耐受性，甚至患上精神疾病，同时也会影响身体的温度调节功能。因此，在很热的环境下服用摇头丸会导致脱水，危及生命。长期滥用与安非他命相关的药物也会影响循环系统，如心脏和怀孕时的胎盘血管。

→ 多巴胺是脑中重要且强有力的兴奋性信号，在神经细胞之间通过突触进行传递。安非他命能通过刺激增加多巴胺的释放，而可卡因则通过再摄取“回收泵”的失活来改变突触中的多巴胺浓度，从而对精神和情绪状态产生较大的影响。

注意力缺陷多动障碍的药物治疗：按处方服药和日渐严重的药物滥用

为了提高儿童的专注力，医生在治疗注意力缺陷多动障碍时通常会开处方药哌甲酯和苯丙胺/安非他命混合物。向过于活跃的儿童提供兴奋剂似乎很矛盾，但有理论认为孩子之所以会做出破坏性行为是因为他们无法专注，兴奋剂通常能够提高他们的专注程度。神经系统在发育过程中会不断调整、适应神经递质的变化。一个值得关注的问题在于，正常剂量的兴奋剂就足以影响神经系统的发育，但我们还不清楚这对成年时期的神经系统是否会有影响。

这些药物的广泛使用导致了药物滥用，许多学生会为了寻求更好的精神状态而滥用药物，但也有学生只是为了娱乐消遣而滥用药物。在这种情况下，这些药物的副作用便日益凸显，如对心血管的压力、严重的睡眠问题，甚至导致妄想。

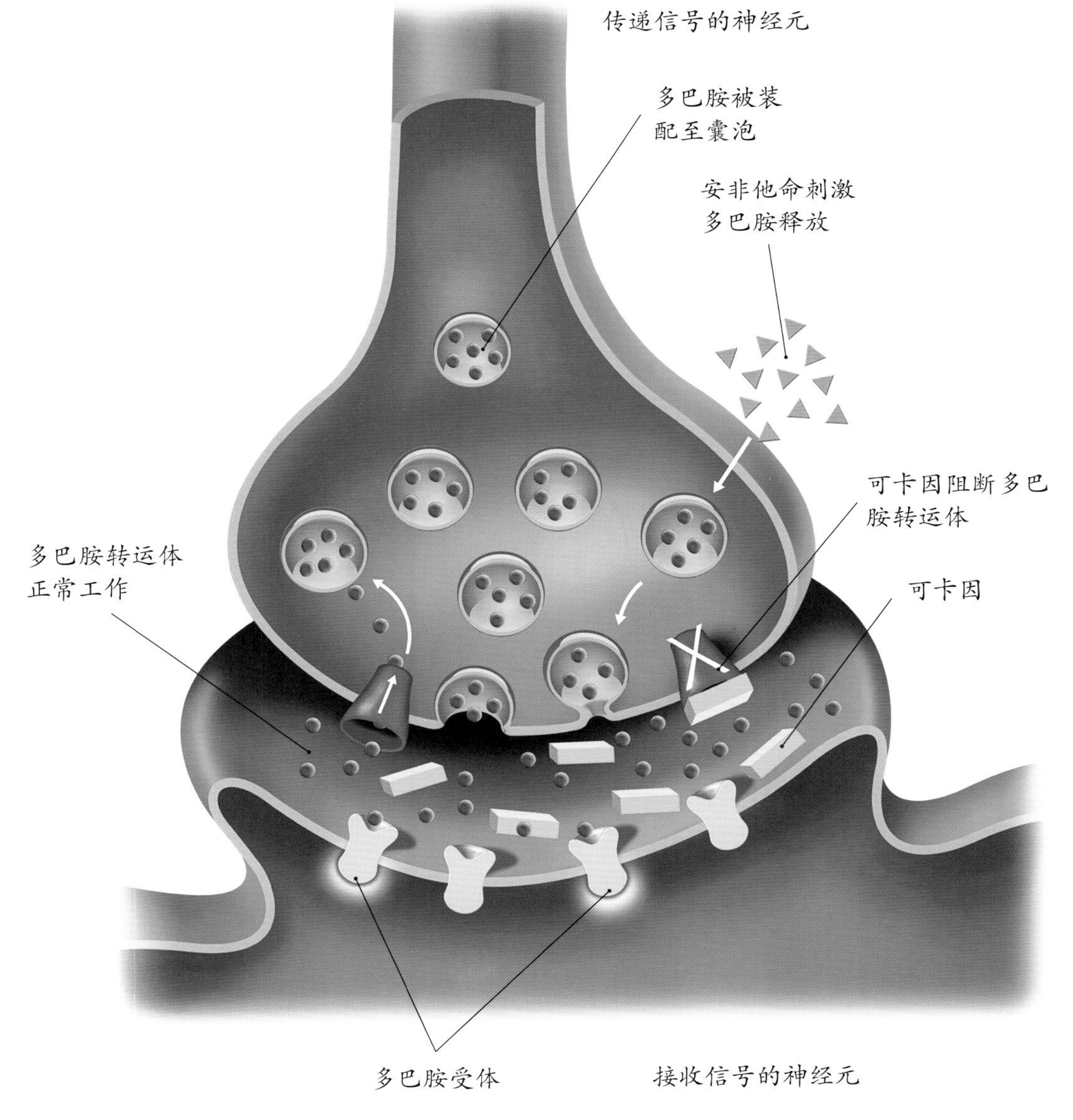

其他常见的滥用药物

在各种化学物质中，大麻和致幻剂能够提供多种愉悦感，因此容易被滥用。一些药物如麻醉药、止咳药，也因为其本身属性而常常用于非医疗用途。

许多合法且容易获取的化学物质也会被用于娱乐放松。但其中很大一部分都会严重影响精神和身体健康，尤其在长期、大量服用的情况下，其危害更大。

大麻

大麻是大麻植物的叶或其他提取物，其中的活性成分为 δ-9-四氢大麻酚和大麻二酚。晒干的大麻叶和花蕾可以被抽吸或食用，而提取大麻树脂后制成的麻药，可以在加热挥发后吸入、加入香烟的烟草中，或者加入食物中食用。制备大麻的过程中也会产生一系列的大麻素。

大麻素的主要作用包括使精神愉快、放松、缓解疼痛，但也会显著影响记忆力和运动协调性。使用大麻和吸烟一样，都会危害健康。

致幻剂

麦角酸二乙基酰胺对皮质中 5-羟色胺的传递有着强烈的影响，会使人产生生动的幻觉及情绪反应。致幻剂只需要非常小的剂量（几微克）就能发挥作用，可以直接口服、滴入眼睛，或将液体滴在纸上晾干，然后贴在皮肤上被吸收。致幻剂的作用非常主观，有些人使用后非常难受——感到剧烈的疼痛，做出和偏执狂一样的行为。致幻剂的药效极强，因此不容易被其他物质污染。

裸盖菇素、墨斯卡灵、二甲基色胺（DMT）是分别高浓度聚集于蘑菇、仙人掌和多叶植物中的致幻剂，会影响神经系统中的各种神经递质，但都会与 5-羟色胺相互作用。

氯胺酮

氯胺酮的首要功能是全身麻醉，作用于

药柜中的大麻

大麻有两种活性成分：一种是主要影响精神（致幻）、有止痛作用的 δ-9-四氢大麻酚；另一种是大麻二酚，能够有效缓解晕船（恶心呕吐）、失眠、焦虑及炎症，并应用于相应症状的临床治疗。因此，医用大麻逐渐在一些地区合法化。人工合成的大麻类药物仍在研发中，且有待评估，我们非常期待将来能够更加清楚地将大麻的疗效从对精神的影响中分离出来。

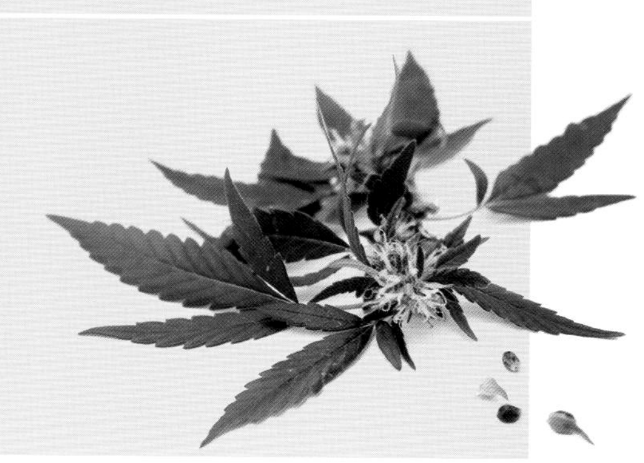

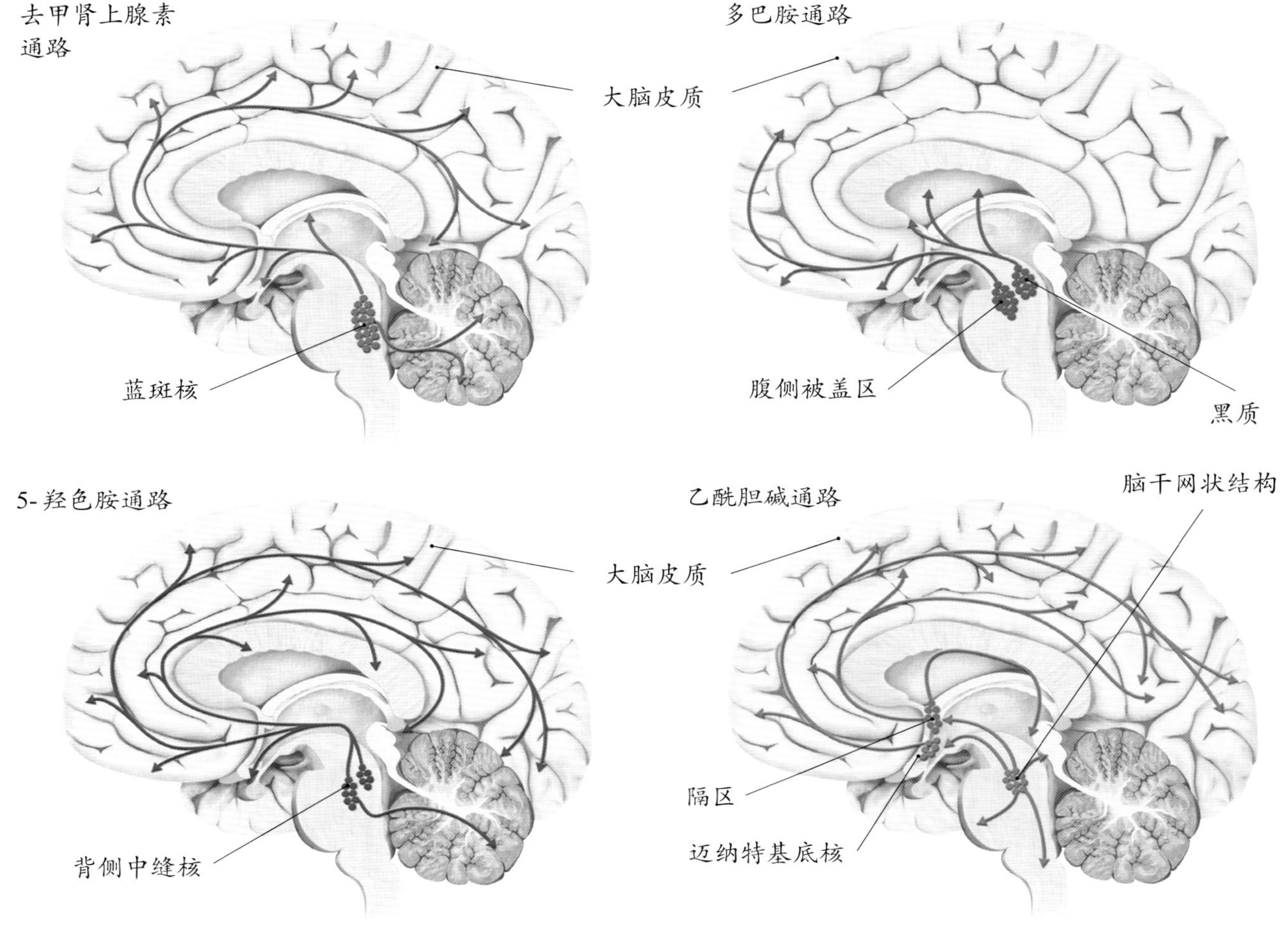

↑ 许多精神活性药物，如5-羟色胺、去甲肾上腺素、多巴胺和乙酰胆碱，都会影响与情绪相关的神经递质系统，并对大脑皮质产生广泛影响。

NMDA受体后，会阻断大脑的兴奋性突触传递，从而强烈地影响人们对现实世界的感知，即产生精神上的分裂游离的状态。由此，氯胺酮通常被进行肌内注射，但这种滥用是否会发展为药物依赖仍存在争议。

右美沙芬

一些止咳药中含有右美沙芬，它能够通过阻断咽喉中的刺激传递来减少咳嗽。在大剂量下，右美沙芬会使人产生精神上的游离状态和幻觉，也由此常被滥用。尽管右美沙芬是合成阿片类物质的化学衍生物，但其作用和氯胺酮更相似。

合成代谢类固醇

合成代谢类固醇是一种合成激素，能增肌，由此常被运动员滥用。除了对身体肌肉的作用（及严重的副作用），这些类固醇具有脂溶性，因此可穿过血脑屏障。和正常的性激素一样，它们也会影响性行为，在大剂量下对性行为的影响更显著，也会让人更专注。但长期滥用这种物质会导致攻击性和暴力行为、抑郁，当然，会滥用这种物质的人本身的人格也可能更易于产生攻击性等长期药物滥用的后果。

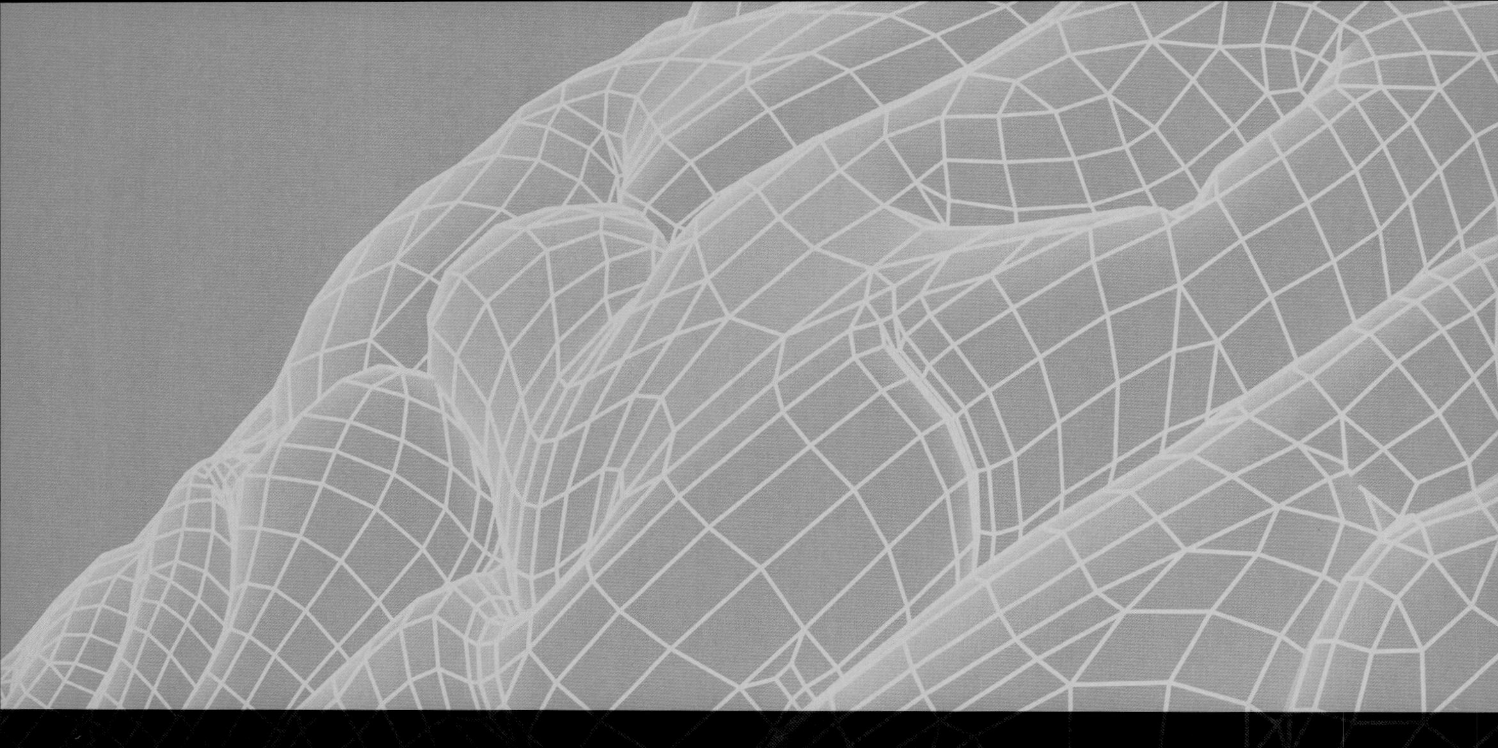

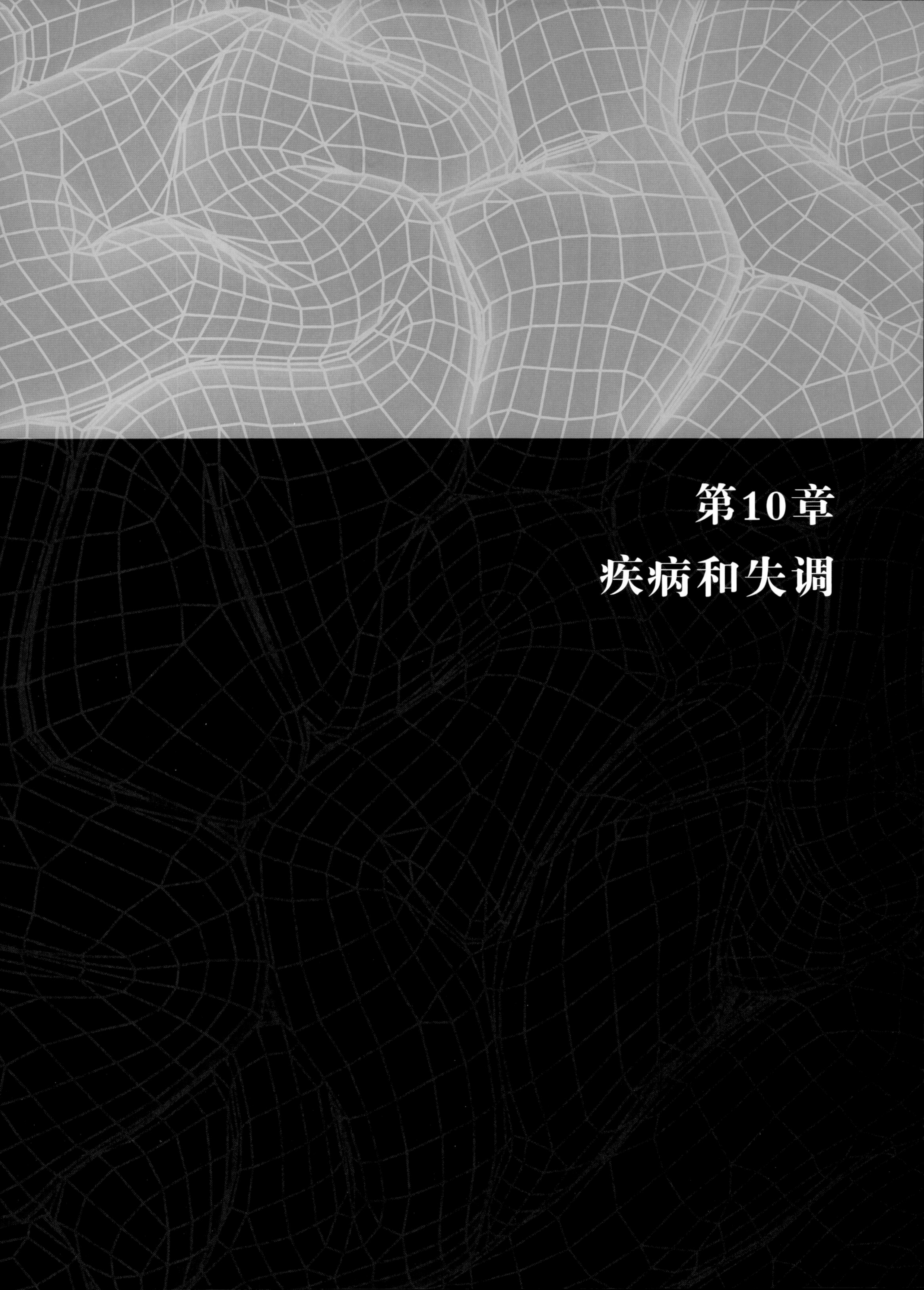

第10章

疾病和失调

引　言

脑的疾病与失调会导致各种各样的问题，包括轻度智力障碍、大脑功能逐渐退化，甚至突然死亡。这些脑疾病由脑部退行性病变、炎症及血管问题引起，并且随着年龄的增长逐渐加剧。脑疾病已成为医疗支出和致残的主要原因。

脑疾病可能是发育性的，也可能是后天获得性的。发育性脑疾病由非正常的发育过程或子宫、出生早期环境中的有害因素导致。而后天获得性脑疾病是由成年期的伤害性事件所致。事实上，大多数脑疾病的诱因都是混合的，如基因、生活方式和环境因素。

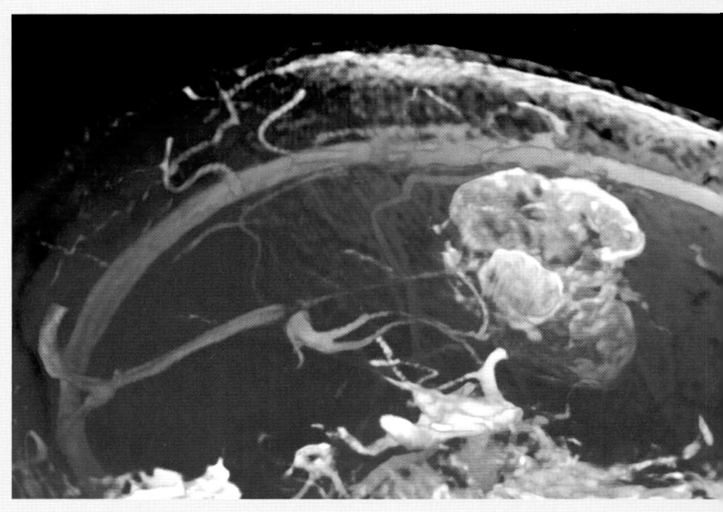

↑ 这幅彩色的 3D 图像展示了一个巨大的神经胶质瘤（图中橙色部分），这是一种由中枢神经系统中的胶质细胞形成的肿瘤。大约一半的脑瘤都是神经胶质瘤。

感染和自身免疫疾病

脑和脊髓拥有如此精妙的内部结构，因此也享受着被血脑屏障保护的优越地位，这使得免疫细胞和分子难以进入脑的内部。有时候，一些来自身体外部的侵入性微生物（病毒、细菌、真菌以及寄生虫），或一些免疫系统中异常的超活跃细胞能够穿过血脑屏障。海绵状脑疾病（包括疯牛病和克雅氏病）是一种破坏性极强的脑部感染，由一类异常蛋白（朊病毒）导致，可能通过食用病畜的肉摄入，或由于神经外科器械消毒不充分而侵入大脑。当人体的自身免疫系统损伤了大脑白质和脊髓时，便会导致多发性硬化症。

精神错乱

脑功能异常通常由大脑内部的异常导致，但是大脑非常依赖身体其余部分的氧气、营养以及激素的供应，以至于心血管、呼吸、内分泌、泌尿系统功能的改变都会对脑功能产生深远的影响。在精神错乱的疾病中，这种脑异常的现象更明显，症状包括混沌、扭曲感、方向障碍、恐惧、幻觉、兴奋、坐立不安，常见于发热、酒精或药物戒断、头部创伤以及有心脏和呼吸问题的老年人。

卒中

卒中是由于大脑血液供应改变而导致的功能突然丧失。在发达国家，每年每 100000 人中就有 110~250 人卒中，其中 12%~14% 的人会因此死亡。卒中的概率会随年龄增长而快速增加，55 岁后每过 10 年卒中风险便会增加 1 倍。多于 3/4 的卒中患者的年龄超过 65 岁。每例卒中都是一次严重的紧急医疗事件：约 1/3 的卒中患者会死亡，约 1/5 的卒中患者终身需要机构护理。

脑退行性疾病

脑退行性疾病的特点在于发展缓慢，且积年累月不断进展。脑退行性疾病一般可以根据造成影响的部位进行区分：大脑皮质（主要是痴呆，如阿尔茨海默病和额颞叶痴呆）；基底神经节或中脑（亨廷顿病、进行性核上性麻痹、帕金森病）；脑干的运动神经元和脊髓（运动神经元病）。

肿瘤

肿瘤仅仅是一团细胞，但我们通常用它来描述良性肿瘤或恶性肿瘤（癌）。脑内的恶性肿瘤（原发性脑癌）通常是由于胶质细胞不受控制地分裂，并侵入周围的脑组织引起的。神经胶质瘤的产生原因至今仍不明确。而且脑中有丰富的血液供应，意味着其他器官的癌细胞很可能向大脑转移，并导致继发性癌症。

↓ 与年龄有关的脑退行性疾病的特点在于神经细胞内部的纤维缠结；而细胞外的淀粉样蛋白斑块会导致神经元死亡、轴突退行性病变以及髓鞘脱落。

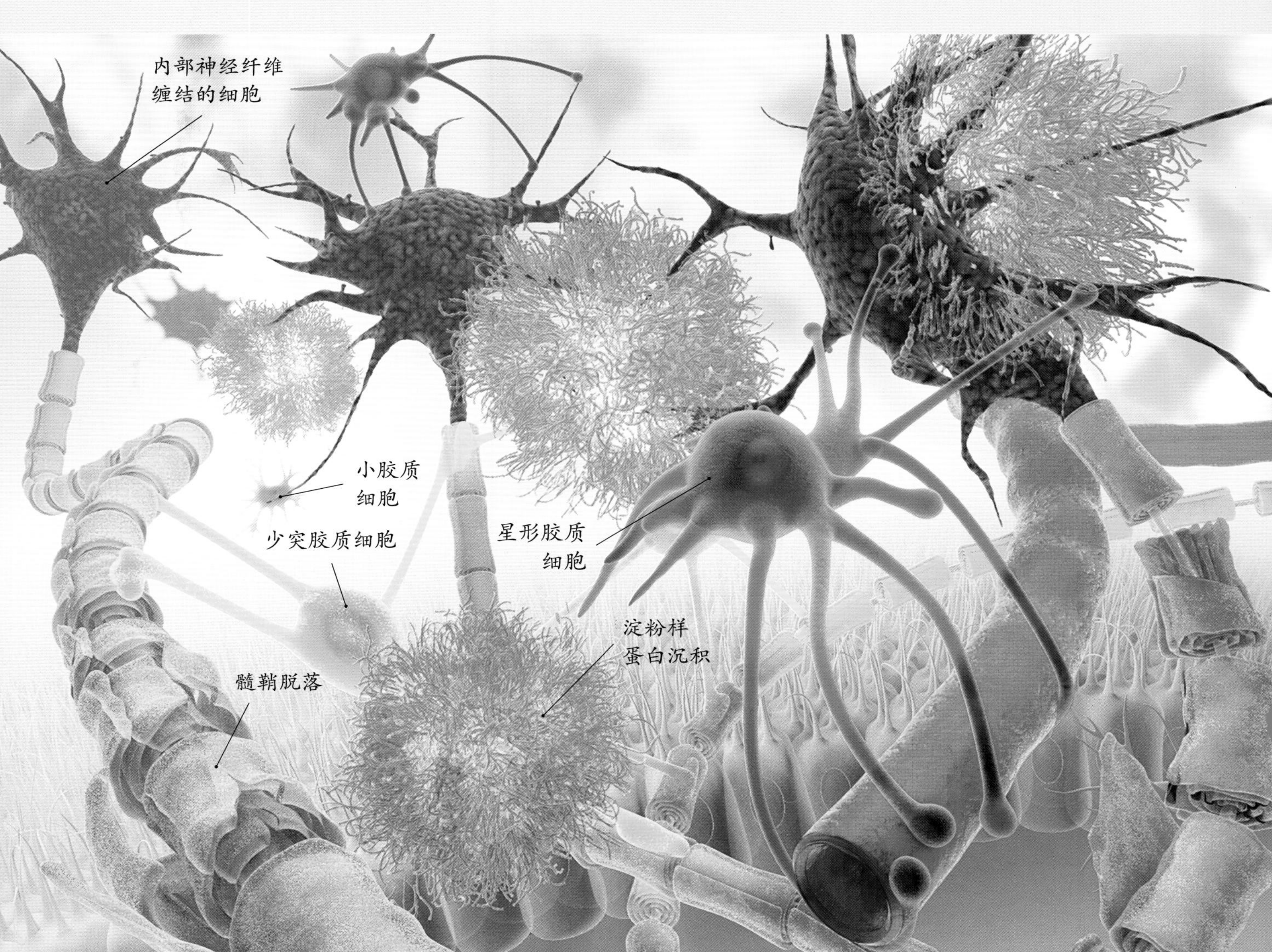

多发性硬化症

多发性硬化症是一种自身免疫疾病，意味着自身的防御系统攻击中枢神经系统。其病理特征包括包绕轴突的髓鞘脱落以及由此产生的神经斑。这会影响神经冲动的传导，使整个中枢神经系统内的信号出现紊乱。

多发性硬化症早期表现通常为视力问题，可能由于视神经上产生神经斑造成单眼视力丧失，也可能由于视交叉上产生神经斑而导致双眼视力丧失。比如，在其他颜色视觉丧失之前，患者可能会看不清中性背景下的红色针头。还有一个常见症状是感到一侧肢体疲惫而沉重。这些异常或失控的动作会消耗能量、增加腱反射回路的活动，从而导致肢体僵直。

脊髓白质上的神经斑会导致知觉异常、四肢发麻、随意肌或膀胱控制困难。脑干白质上的神经斑会干扰眼部运动信号的控制，小脑白质上的神经斑则会导致躯干、肢体和头部肌肉协调困难——患者试图去拿东西时，会颤抖或过度反应。有时候，大脑白质中可能会形成斑块，导致一系列症状，如某种感觉出现障碍或欣喜若狂。比如，当额叶下方的白质出现神经斑，影响眶额皮质的输出时，患者就会表现出异常狂喜。

→ 这幅显微图像中，小胶质细胞（圆形）正在吞噬少突胶质细胞（位于分支处）。作为一部分免疫反应，小胶质细胞在正常情况下会吞噬一些细胞碎片。而在多发性硬化症中，它们会攻击少突胶质细胞和轴突的髓鞘。

↓ 这幅荧光图展示了多发性硬化症患者的脊髓。反应性星形胶质细胞和胶质细胞的前体细胞正在产生蛋白质（绿色和红色），以修复损伤。

发作和缓解

多发性硬化症的一个关键特征在于总是在发作、缓解、再复发的状态之间反复。病因在于髓鞘不可逆地脱落，然而受伤之后的 2~6 周后，周围组织肿胀减轻，症状便会在一段时间内减弱。但感冒、受寒、受伤、工作过度、天气过于恶劣都会导致多发性硬化症复发。因此，易感人群应该保护自己远离这些致病因素。当各种致病因素接踵而至时，病人就无法完全康复，因此整体来说，病情总是在日益恶化。

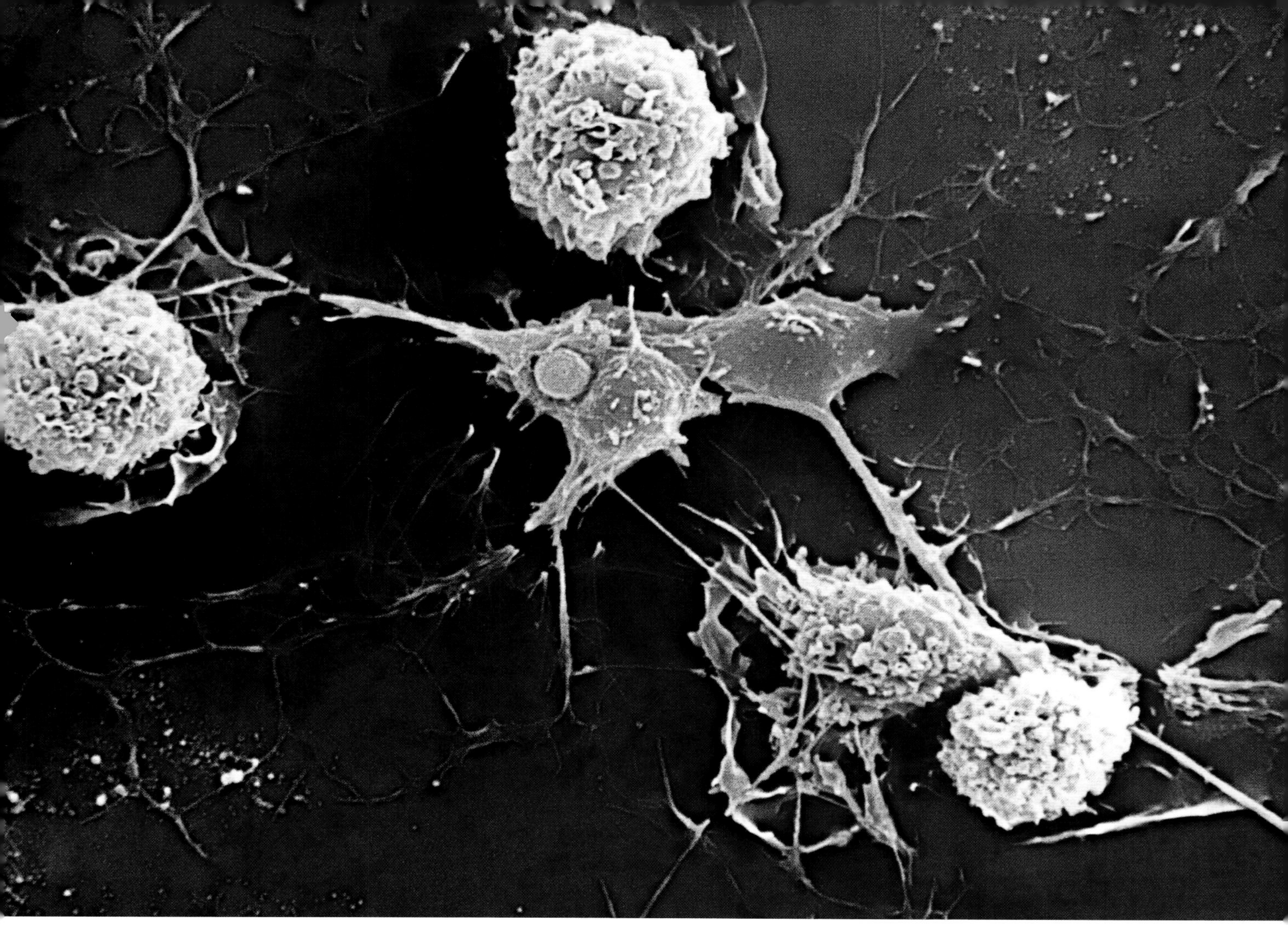

自身免疫疾病

多发性硬化症是由于脑白质部分区域发生炎症、髓鞘脱落，随后硬化产生神经斑的疾病。其潜在的过程是由于一种叫作T淋巴细胞的白细胞将中枢神经系统中的髓鞘错误地识别为外来蛋白质，并产生免疫排异反应。这会破坏轴突上的髓鞘，影响神经信号的传导，损坏轴突之间正常的交流，导致患者感觉异常。少突胶质细胞尝试修复这些损伤时通常会形成瘢痕组织。

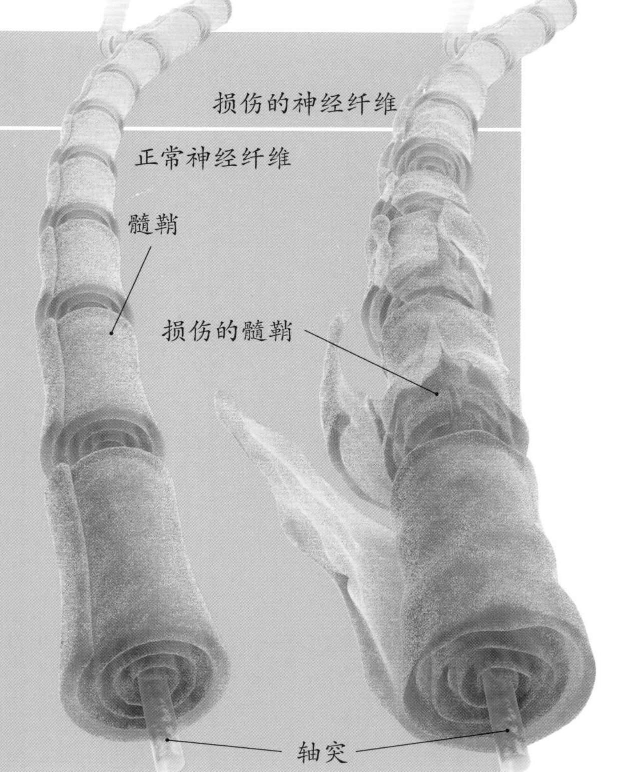

→ 轴突的髓鞘损伤是多发性硬化症的主要症状，导致神经信号的传导变慢且异常，以及距离较近的轴突之间产生信号串扰。

地理和种族分布

多发性硬化症的患病率为每 100000 人中约有 100 人患病，患者主要分布于高加索地区。其患病率有显著的地理特征，患病率随着与赤道的距离增加而升高，温带比热带的患病率更高。此外，基因也起着非常重要的作用。父母一方患有多发性硬化症，子女的患病率将增加约 30 倍；如果同卵双胞胎中一方患病，那另一方的患病率将增加约 300 倍。

一些种族的患病率也明显较高。非洲人和亚洲人的患病率最低（相对危险性分别约为 0.001 和 0.06），北欧人的患病率最高（相对危险性约为 1.3）。还有一些地区中多发性硬化症相当普遍。如果一个群体从高患病率地区迁徙至低患病率地区，那么相对患病率便会降低，这意味着该疾病由环境和基因共同影响。

多发性硬化症的病因

关于多发性硬化症的病因，现代观点认为是病毒和缺乏维生素 D 的潜在作用。感染 EB 病毒 (Epstein-BarrNirus，人类疱疹病毒第Ⅳ型，导致传染性单核细胞增多症）的人在晚年患病的概率将会增加约 22 倍。有人认为，位于脑和脊髓血液中的 T 淋巴细胞在感染 EB 病毒后会被激活及误导，联合免疫系统的其他细胞（如 B 淋巴细胞和周围的小胶质细胞）产生了免疫反应。小胶质细胞会导致炎症，并损害轴突及其髓鞘。一些科学家认为既往的疱疹病毒感染也在其中起一定的作用。

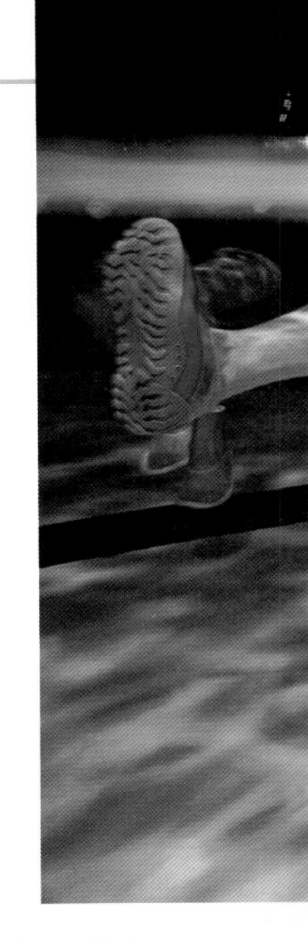

我们都知道，维生素 D（Vitamin D，VD）在调节免疫系统中起着重要的作用。VD 可以抑制细胞分裂、抑制 T 淋巴细胞被激活和攻击自身组织，因此其孕期或哺乳期缺乏日晒或摄入 VD 不足会导致其缺乏 VD，从而引起婴儿产生异常的自身免疫攻击。这也许可以解释纬度和患病率之间的关系。

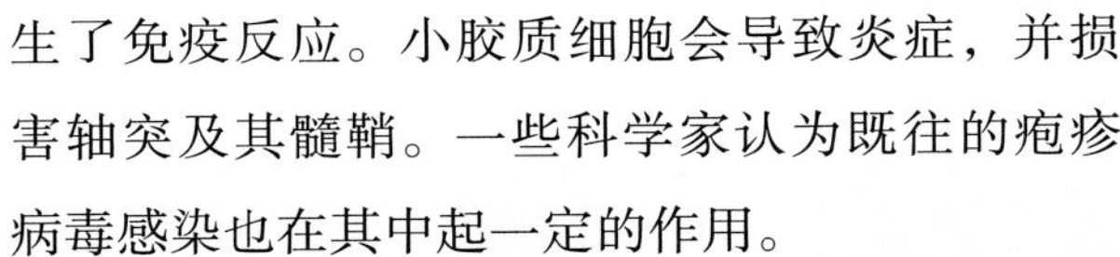

→ 苏格兰北岸的奥克尼和设得兰被认为是世界上多发性硬化症发病率最高的地方，这可能是由于一年中大部分时间的阳光照射水平较低，以及凯尔特和斯堪的纳维亚人的基因共同导致的。

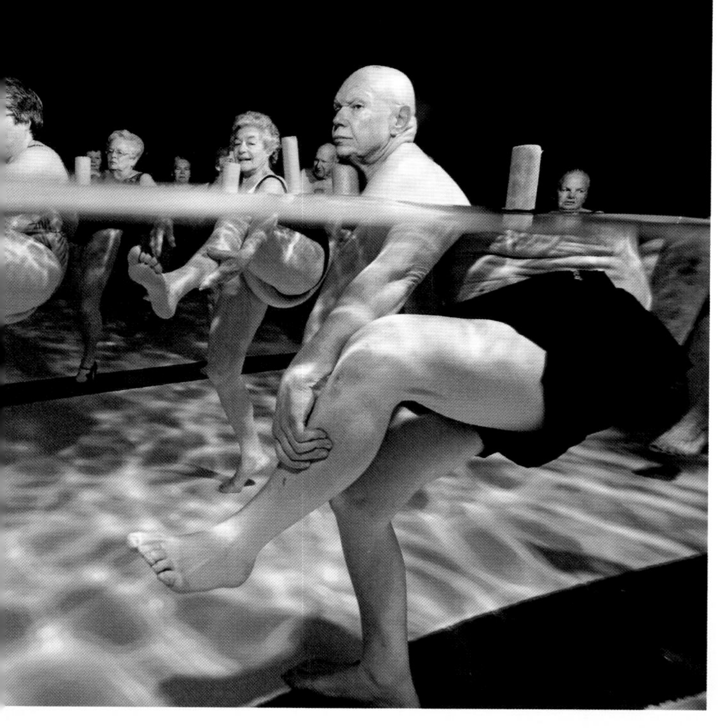

↑ 水中有氧运动等温和的锻炼可以帮助多发性硬化症患者维持神经系统功能，帮助其缓解疼痛，减少肌肉僵硬，提高平衡力。

症状和治疗

症　状	治　疗
疼痛	物理疗法（锻炼、热敷、水疗）
痉挛（肌肉强直）	拉伸、锻炼以加强肌肉，使用肌肉松弛药物，手术
疲劳	保存体力、调整家庭环境以减少体力消耗
膀胱问题	服用抗胆碱能药物、导尿术、骨盆底肌运动
肠道问题	提高水和膳食纤维摄入量
平衡问题	物理疗法、锻炼及使用抗惊厥药物
心血管失调	在医生指导下进行运动
震颤及步态不稳	服用药物如普萘洛尔、氯硝西泮、异烟肼 缓解震颤的神经外科手术 锻炼、肢体冷却

多发性硬化症的治疗

治疗的目标在于缓解症状或减少免疫系统的过度激活（见右侧的“症状和治疗”）。

干扰素、格拉默、单克隆抗体和鞘氨醇-1-磷酸受体调质等药物，可以通过多种方式对抗免疫系统。这些药物可以减少具有破坏性的T淋巴细胞增殖，抑制可损伤脑白质的肿瘤坏死因子的产生，恢复抑制性T细胞的作用，从而缓和炎症，并有助于稳定血脑屏障，使白细胞不能轻易迁移到大脑并造成损伤。这些改善疾病的药物可以将发作频率降低70%。不幸的是，药物也会带来一些副作用，包括类似流感的症状、肝功能异常、心悸、胸痛、呼吸道感染以及注射部位的局部反应。

帕金森病

1817年，英国医生詹姆士·帕金森首次描述了帕金森病的症状。作为一种不可治愈的中枢神经系统疾病，帕金森病具体表现为不断发展的肌肉震颤、面部表情减少、步态缓慢及动作笨拙。

帕金森病通常始于 50~60 岁，65 岁以上人群的患病率为 1%~2%，85 岁以上人群的患病率大约为 6%。

帕金森病最显著的异常在于脑干（黑质和其他脑区）中多巴胺能神经元的退化。这些神经元的轴突会投射至纹状体，其消亡会导致基底神经节回路的活动减少，从而影响运动。

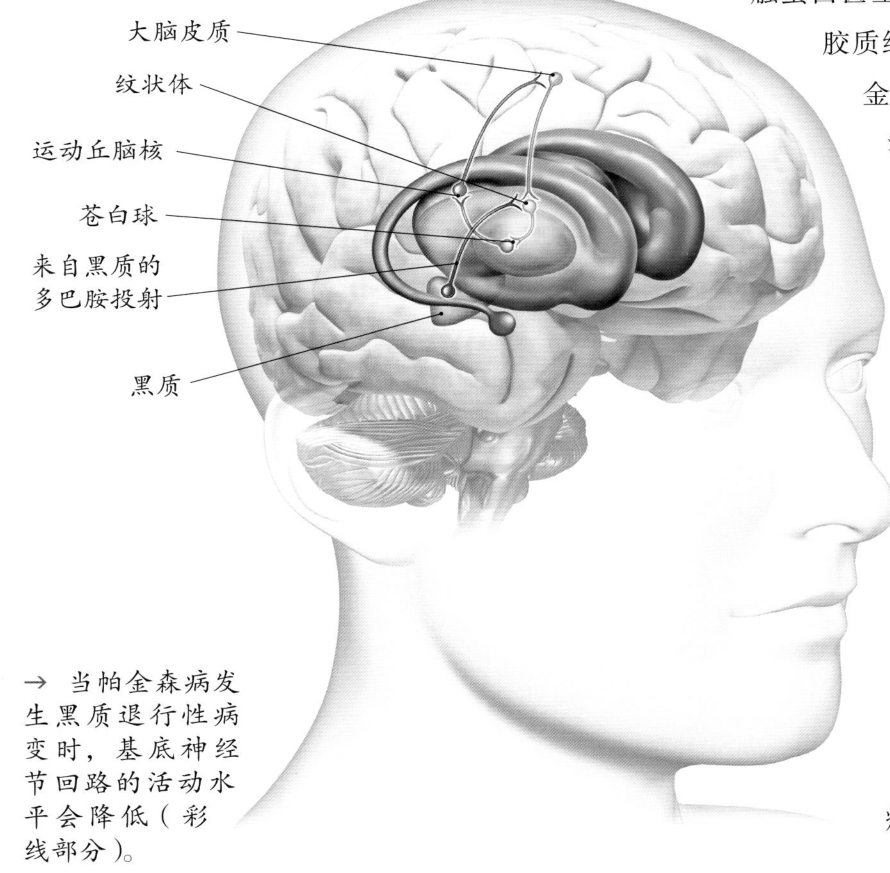

→ 当帕金森病发生黑质退行性病变时，基底神经节回路的活动水平会降低（彩线部分）。

是什么导致了帕金森病？

帕金森病的病因可能是基因与环境因素的相互作用，但最近的研究结果则指出了异常基因在帕金森病中的致病性。家族研究表明多达 10 个基因与帕金森病的遗传有关。第一个确认的就是与 α–突触蛋白产生有关的基因。这种蛋白在正常情况下负责调节轴突终末的多巴胺水平，而基因的突变会导致神经细胞中异常蛋白的累积，这些蛋白质形成聚集体，称为路易氏体，最终导致神经细胞死亡。一些神经细胞中的 α–突触蛋白甚至能扩散到旁边的神经细胞或胶质细胞中，使之逐渐死亡。向帕金森病患者的脑中种入干细胞的治疗方法因此面临着一个特殊的问题——病程进展会杀死新种入的细胞。

正常情况下，其他与帕金森病密切相关的基因会保护神经细胞不受氧化应激或某些金属（如镁）的损害。而这些基因的突变会使得神经细胞容易受到环境中的自由基或某些金属的伤害。

进行性核上性麻痹

进行性核上性麻痹和帕金森病的早期症状很相似，经常会

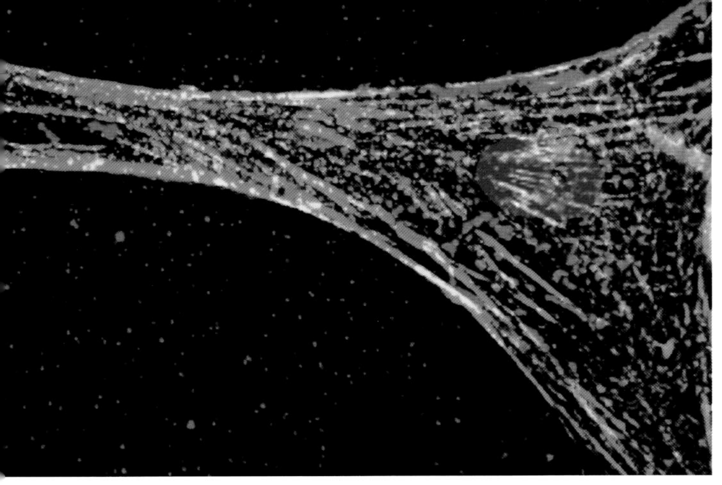

↑ 在这张胶质细胞的荧光显微图中，蓝色的是细胞核，红色的是α–突触蛋白。α–突触蛋白的累积被认为是帕金森病神经退行性发展的原因。

与之混淆。进行性核上性麻痹多发生于40~65岁，男性发病率高于女性（约2∶1），发病后存活期为5~10年。其临床症状为进行性的眼球运动丧失，言语清晰度出现问题，肌肉强直（尤其是颈部）。脑部的异常主要位于中脑的黑质和间脑的丘脑底核，但也包括额叶。

帕金森病的非运动症状

尽管帕金森病的主要症状为运动异常，但还有一些其他问题，如行为和性格的改变。约40%的帕金森病患者会受到多种抑郁症的困扰，20%~50%的帕金森病患者会受到焦虑症的困扰，而多达60%的帕金森病患者则会表现出兴趣冷淡。约50%的帕金森病患者常会出现幻觉（主要为视幻觉，也有听幻觉）。

许多帕金森病患者伴有自主神经系统的控制异常，比如很难控制血压，很难维持肠道的正常活动。患者起床后可能会感觉头晕，这是因为自主神经系统难以调整血压去适应新的姿势。

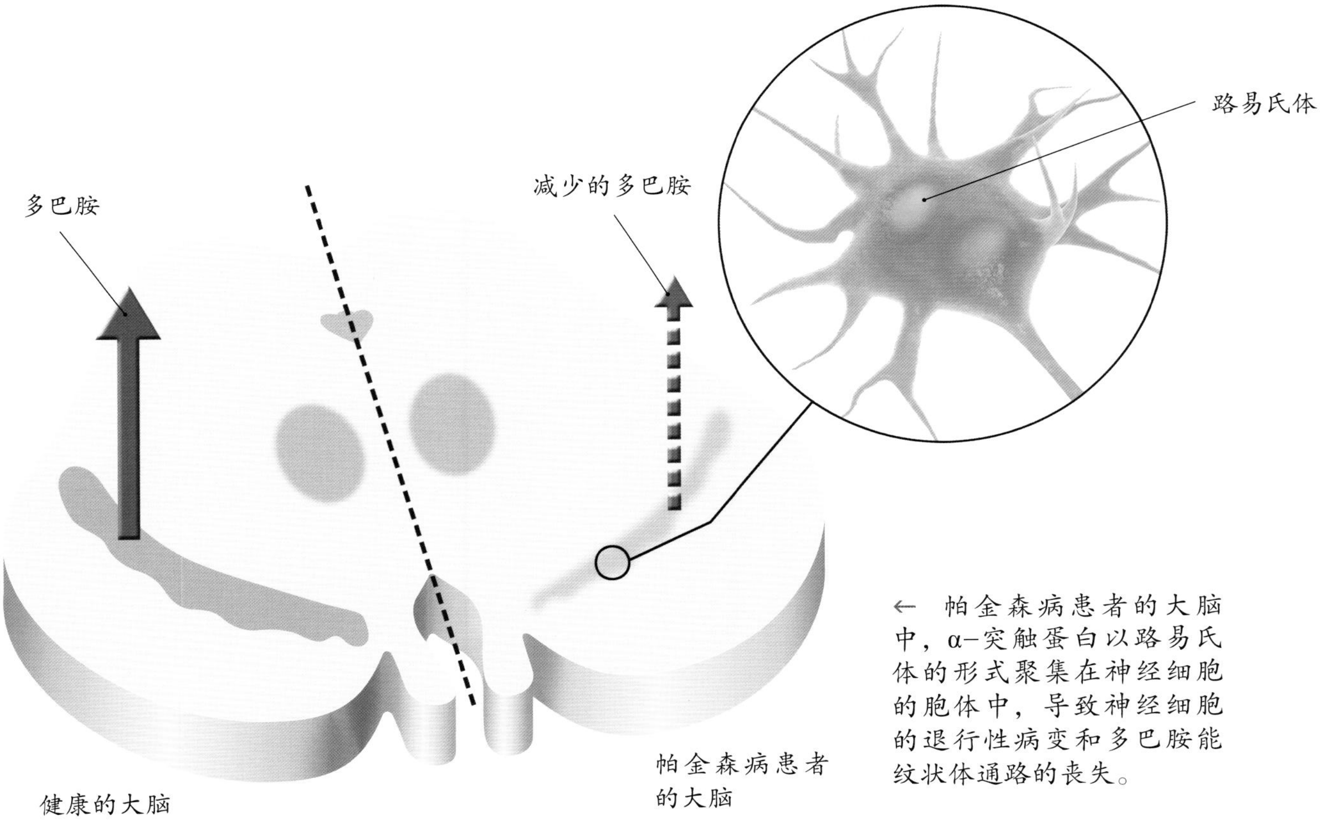

路易氏体

多巴胺

减少的多巴胺

健康的大脑

帕金森病患者的大脑

← 帕金森病患者的大脑中，α–突触蛋白以路易氏体的形式聚集在神经细胞的胞体中，导致神经细胞的退行性病变和多巴胺能纹状体通路的丧失。

帕金森病的治疗方法

治疗方法	原　理
多巴胺能药物	这种药物能够补充由于黑质多巴胺能神经元胞体死亡而缺失的多巴胺。多巴胺本身不能跨过血脑屏障，因此患者可以采用口服左旋多巴等能跨过血脑屏障的药物，使其在脑中转换成多巴胺。多巴胺能药物能够改善患者的情绪及动力
抗乙酰胆碱能药物	抗乙酰胆碱能药物非常重要，对于缓解震颤来说尤其如此。它们能阻断脑中乙酰胆碱的受体，并被认为能够调节多巴胺通路和乙酰胆碱通路之间的平衡
抗抑郁药物	三环类抗抑郁药物、选择性 5–羟色胺重摄取抑制剂以及选择性去甲肾上腺素重摄取抑制剂都可用于改善情绪。这些药物能够让控制情绪的神经通路中存在更多的 5–羟色胺或去甲肾上腺素
认知行为疗法	这种方法的目的在于刺激和训练患者，从而减轻抑郁症状和减少消极的想法，提高患者对社会支持的认知
经颅磁刺激	这种方法使用颅骨外的强磁场来刺激脑内的神经细胞。磁场的工作距离很短，因此只刺激运动皮质的表层。这种方法能够提高纹状体内的多巴胺浓度，并缓解患者的运动和精神症状
深部脑刺激	深部脑刺激是将电极插入大脑深部，刺激丘脑底核。以增加基底神经节回路的活动，使患者的活动更加自主。电刺激苍白球的深部也能有效缓解帕金森病患者的运动症状

帕金森病的治疗

帕金森病的治疗不仅在于缓解运动问题，还需要关注疾病对患者的自主神经、行为以及精神的影响。其症状可以通过药物提高脑内的多巴胺浓度，从而得到控制或缓解。定时休息、避免紧张也能够缓解症状（如震颤）。物理疗法、言语治疗、作业疗法、社会服务以及其他咨询服务都会帮助帕金森病患者尽可能正常地生活。

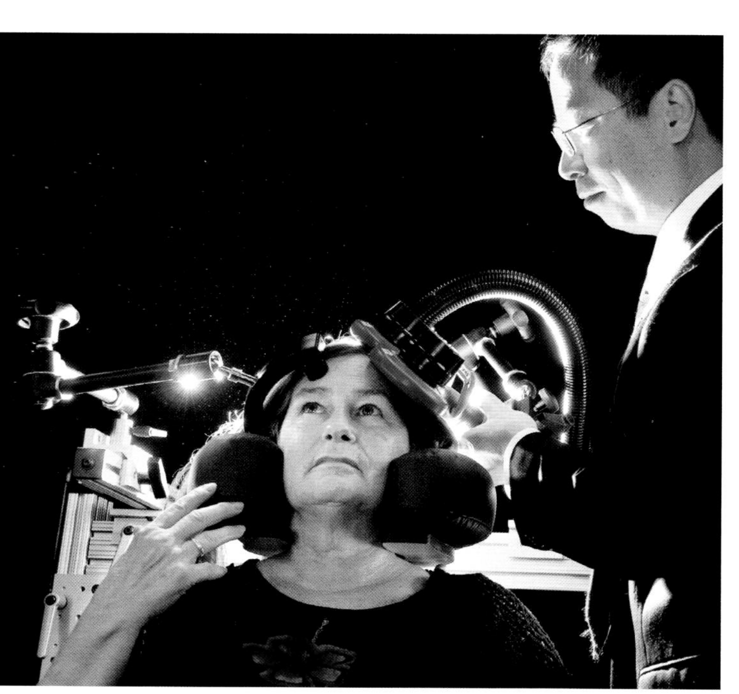

← 对浅层的运动皮质进行磁刺激是帕金森病的治疗方法之一。它能增加基底神经节的整体活动，改善运动状态，缓解精神症状。

干细胞和生长因子疗法

展望治疗帕金森病的各种方法，有一个令人激动的方向就是用由干细胞发育而来的神经元代替死亡的多巴胺能神经元。干细胞能分化成各种类型的细胞，包括骨髓干细胞、人类胚胎干细胞、皮肤干细胞。研究表明，干细胞在合适的实验室条件下能够分化出产生多巴胺的神经细胞。这需要首先将干细胞通过穿刺针移植于患者的脑中，使其存活下来并向纹状体的神经细胞发出轴突。

这种疗法潜在的副作用包括当干细胞生长失去控制时会形成肿瘤、植入的组织会产生免疫排斥，以及由于植入了其他类型的神经细胞而导致的运动异常。

还有一种仍在研究中的治疗方法是利用生长因子，如神经胶质细胞源性的神经营养因子。这种方法能够促进神经细胞存活和生长，但问题在于神经胶质细胞源性的神经营养因子可能会刺激其他神经递质系统的过度增生，并导致运动异常。

↓ 脑深部电刺激疗法是向脑部植入电极（这张 X 射线照片中的深色线部分）。这些电极可以向脑部特定的运动区发送电脉冲，从而提升运动回路整体的活动水平。

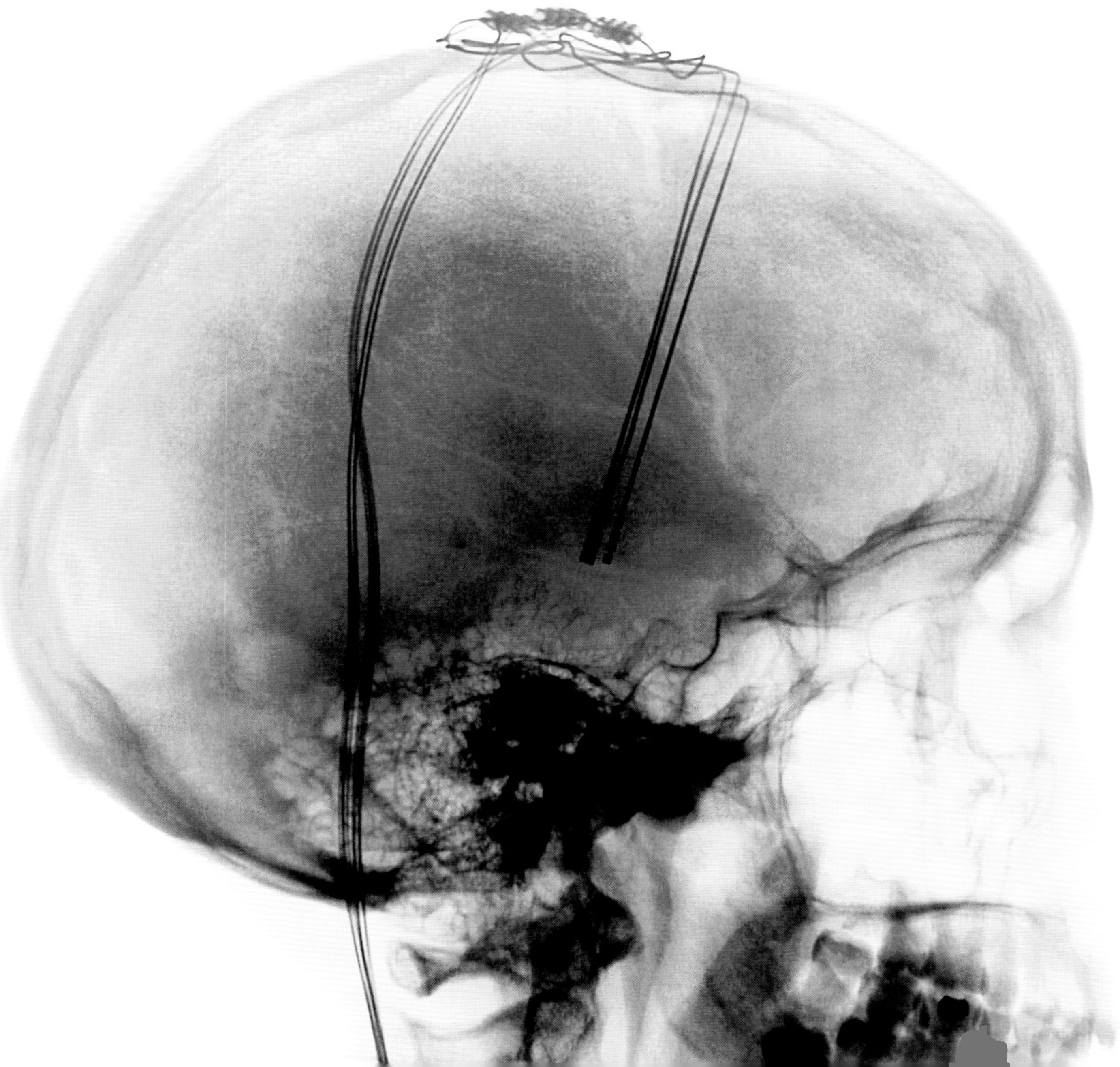

亨廷顿病

在脑退行性疾病中，亨廷顿病的独特之处在于可以遗传，并且不受环境因素的影响。如果父母一方患病，其子女有1/2的可能性患上该疾病。亨廷顿病发病后的存活时间为15年左右。

亨廷顿病作为一种罕见病，患病率只有5/100000，且没有性别差异。多发于30~50岁，患者的肢体会表现出不自主的、跌跌撞撞、扭曲的动作。这种舞蹈样的运动称为舞蹈症。其他的症状包括口齿不清（构音障碍）、眼球活动异常以及较强的腱反射。此外，还有精神衰退和严重的人格改变等症状。患者可能会出现焦虑、强迫行为、偏执和抑郁。

病理变化滞后于症状和体征，大约1%的患者在死亡时并没有显示大脑结构异常。患者去世时，大脑体积平均减小20%，并且多发生于纹状体。大脑皮质也深受影响，其中多达70%的神经细胞会死亡。

正常人

亨廷顿病患者

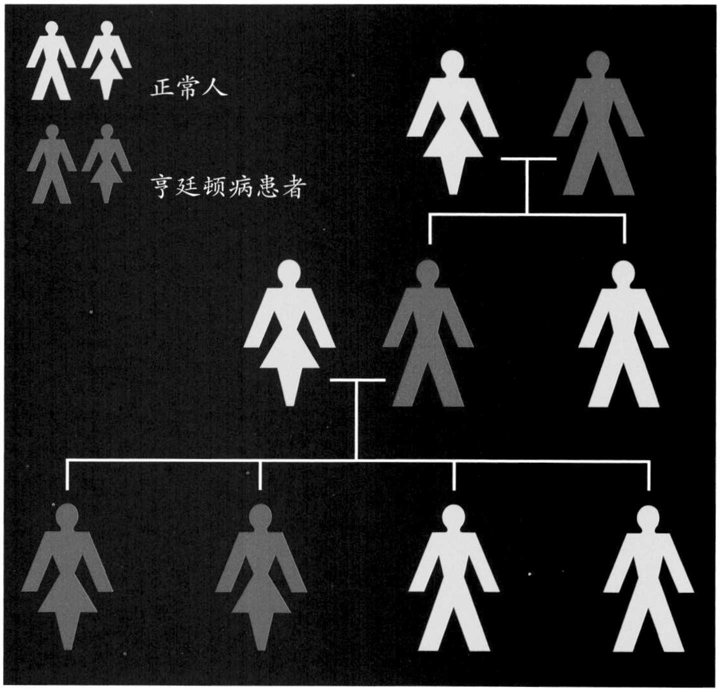

↑ 亨廷顿病的男女发病率相等，但一次基因拷贝就能致病。整体而言，亨廷顿病患者的孩子中有一半最终也会患病。

最新的治疗方法

许多研究致力于发现保护纹状体的神经元不受亨廷顿蛋白（见对页“亨廷顿病的病因”）破坏的方法。一种较有前景的方法是利用生长因子向神经元提供额外的营养和生长支持。另一种方法是利用基因疗法来减少或移除变异的亨廷顿蛋白，但需要将基因片段插入病人的DNA，而这一疗法尚处于起步阶段。

生长因子疗法使用脑源性神经营养因子（BDNF）、睫状神经营养因子（CNTF）或胶质细胞源性神经营养因子（GDNF）。大脑皮质中的BDNF能够维持纹状体中的神经元存活，而亨廷顿病中突变的亨廷顿蛋白会减少脑中BDNF的含量，并且存在基因变异的人群相应的BDNF含量原本就很低。这种方法的原理在于为神经元恢复营养支持可能有利于神经元存活，但面临的实际问题在于BDNF能否以足够的浓度被高效运送至合适的位置。一般通过能够跨越血脑屏障的病毒向特定的位置输送BDNF。

基因疗法是利用改造后的特殊病毒将一个新的基因插入神经细胞的DNA中。在动物实验中，改造后的腺病毒能

亨廷顿病的病因

4 号染色体

CAG 重复序列

亨廷顿病的病因是一个会导致神经元逐渐死亡的缺陷基因。该基因位于 4 号染色体上，发生突变后，便会产生一段多次重复的 DNA 碱基对 C（胞嘧啶）、A（腺嘌呤）和 G（鸟嘌呤）（38~121 个）。因此患者的该缺陷基因有一串很长的重复序列：CAGCAGCAGCAGCAG……重复序列越多，发病时间就越早。尽管正常人的 CAG 拷贝数为 8~27 个，但是一旦超过 35 个，便会表现出该病的症状。

这种异常基因会表达异常蛋白，称为亨廷顿蛋白，亨廷顿蛋白在神经细胞中不断累积，直至细胞死亡。

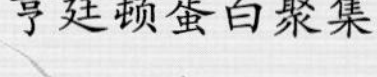

→ 亨廷顿病的病因是 4 号染色体上的缺陷基因存在多次重复的碱基（CAG），这些冗余的拷贝会产生破坏性的蛋白：亨廷顿蛋白。

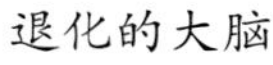

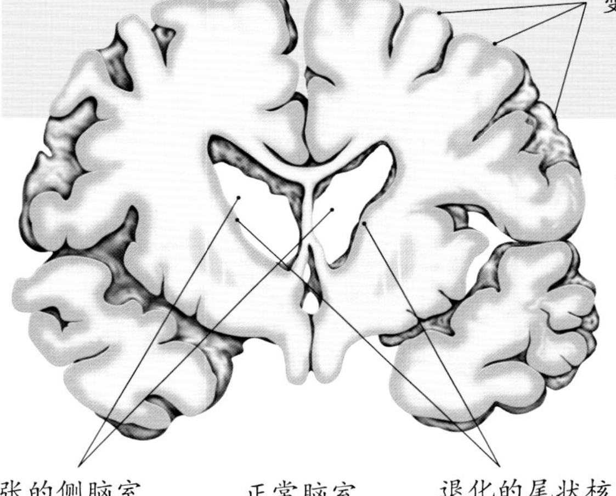

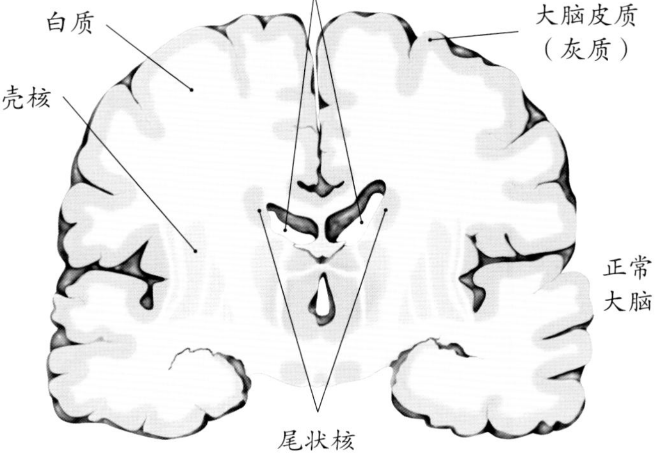

够通过血流跨越血脑屏障，并被神经细胞吸收，但对于人类临床应用，还需要更多的研究。

此外，还有一种治疗方法正在研究中，即利用一小段 RNA 来干扰亨廷顿蛋白的产生。这段 RNA 必须被直接注入纹状体中，或被包入可以跨过血脑屏障的病毒才能发挥作用。

← 亨廷顿病晚期，纹状体（尾状核和壳核）和大脑皮质的神经细胞会发生严重的变性。

运动神经元病

运动神经元病的主要发病位置为脊髓、脑干或大脑皮质中的运动神经元。该病不会产生显著的认知损伤，但患者会逐渐失去运动控制能力，直至瘫痪。患者的死因通常是肺炎或呼吸肌瘫痪。

运动神经元病通常发作于 55~60 岁，男性的患病率更高。根据临床表现，运动神经元病可以分为 3 种类型：主要由脊髓运动神经元参与的进行性肌肉萎缩；主要由自大脑皮质至脊髓的下行运动通路参与的肌萎缩侧索硬化症；主要由脑干运动神经元参与的进行性延髓麻痹。

具体临床表现取决于运动神经元病的类型。进行性肌肉萎缩的主要症状为肢体和躯干的肌肉消瘦及虚弱。这个过程可能会持续数年，该类型的患者比肌萎缩侧索硬化症患者的存活时间长得多。

肌萎缩侧索硬化症患者早期通常会感觉疲劳和肌肉疼痛，从而引起肢体肌肉虚弱和消瘦。肌肉可能会抽搐，腱反射会逐渐加强。在疾病不断发展的过程中，脑干控制的肌肉和吞咽都会受到影响，因此患者难以防止唾液进入呼吸道。随着病情不断发展，患者通常在患上肺炎后 4~5 年死亡。

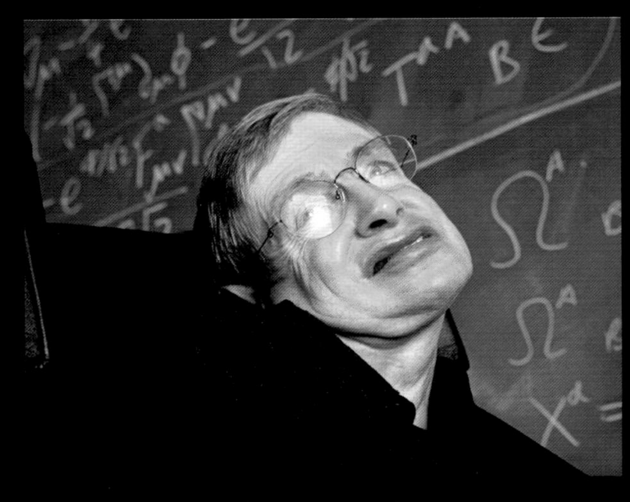

↑ 运动神经元病使身体瘫痪，但不影响人格和大脑，比如物理学家史蒂芬·霍金的伟大思想就未受到疾病的影响。

将来的治疗方法

运动神经元病的潜在疗法仍在研发中，包括保护神经细胞不受氧化应激的影响、提供神经营养因子以维持运动神经元的活性、以基因疗法延长神经细胞的存活时间并延缓病情发展、移植干细胞来代替死亡的运动神经元。基因疗法的目的在于去除与疾病有关的异常基因，向已有的神经细胞提供营养因子以提高其存活率。

进行性延髓麻痹的早期症状包括舌部肌肉、咀嚼肌、面部肌肉和吞咽肌肉虚弱。患者通常在确诊为肺炎后 1~2 年死亡，因为其难以控制唾液流动，无法防止唾液进入呼吸道和肺部。

病因

多数运动神经元病是偶发的，不遗传，但 5%~10% 的病例会在同一家族中多次出现。科学家由此确定了超过 18 个致病的缺陷基因。对这些基因的研究也会为其他由于运动神经元退化导致的疾病提供治疗线索。

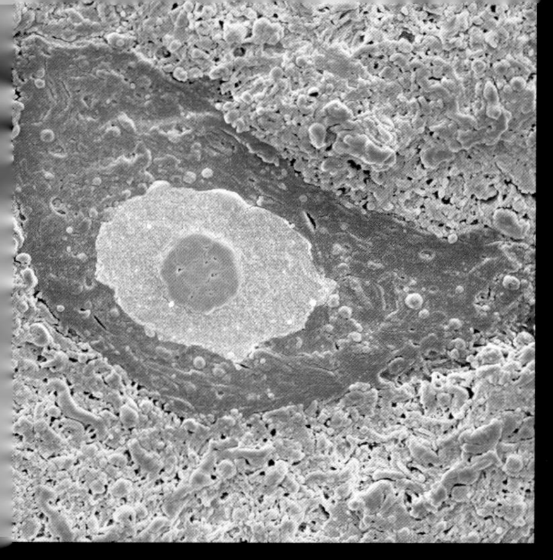

↑ 图为一个健康的运动神经元。运动神经元病指大脑和脊髓中的运动神经元逐渐退化、死亡。

正常轴突

正常肌肉

正常脊髓前角

→ 运动神经元的胞体位于脊髓前角（右图中红色部分和分离出的绿色部分），并与肌肉形成连接。在运动神经元病患者的脑中，运动神经元发生退化，被星形胶质细胞围绕，脊髓前角萎缩，肌肉随之变得虚弱。

星形胶质细胞

退化的轴突

虚弱的肌肉

退化的脊髓前角

运动神经元死亡的原因有很多，可能是因为神经细胞本身，也有可能是因为周围的胶质细胞。这些原因包括星形胶质细胞和小胶质细胞发生的炎症、为神经细胞提供能量的线粒体发生异常、自由基引起的氧化应激、有害蛋白的累积、物质沿轴突运输受阻以及周围细胞死亡时释放的兴奋性神经递质谷氨酸。神经细胞无法“补充库存”，因此即使神经细胞以非常缓慢、渐变的方式死亡（数量减少），也会对个体的日常生活能力产生显著的影响。

痴　呆

痴呆是由于脑组织的退化和死亡所导致的心智功能、推理能力、记忆恶化或丧失。痴呆患者通常会在发病后5~15年内逐渐出现思维混乱甚至完全无法识别空间方位等症状，最终需要完全依赖他人照料才能生活。

痴呆通常发生于老年期。痴呆的类型包括额颞叶痴呆、血管性痴呆（广泛的小动脉病引起许多微小的前脑梗死），以及由长期酗酒、退行性疾病、代谢异常引起的痴呆。然而，几乎所有的流行病学调查都表明，阿尔茨海默病是导致皮质痴呆的唯一主要原因，约占所有病例的 55%，并与其他脑病一起导致了另外 20% 的痴呆。

阿尔茨海默病

阿尔茨海默病好发于 30 岁之后，但高发年龄段还是 65 岁以后，其中女性的患病率更高。一些阿尔茨海默病患者的 β-淀粉样蛋白前体蛋白（β-amyloid precursor protein, APP）的基因（位于 21 号染色体上）发生突变，但大多数的基因突变都发生于 14 号和 1 号染色体上。这种疾病显然是由多种不同的遗传和非遗传因素引起的，其中许多因素是未知的，但患者都表现出了相同的病理变化，这意味着尽管病因多样，但有一种单一的致病机制在起作用。

阿尔茨海默病患者最常见的临床表现为健忘、空间感缺失、语言功能障碍（失语），其次是肌肉僵直、动作减少。患者都会保持绝大部分的早期记忆，但会逐渐忘记陈述性记忆（有关事实、事件及每个词的意义）。

↓ 这幅阿尔茨海默病患者的大脑显微照片展示了一个巨大的神经斑（左下方黑黄色部分），其中包含了异常的淀粉样蛋白。同时在神经细胞较多的地方，也可以看到严重的神经纤维缠结（小的黑黄色区域）。

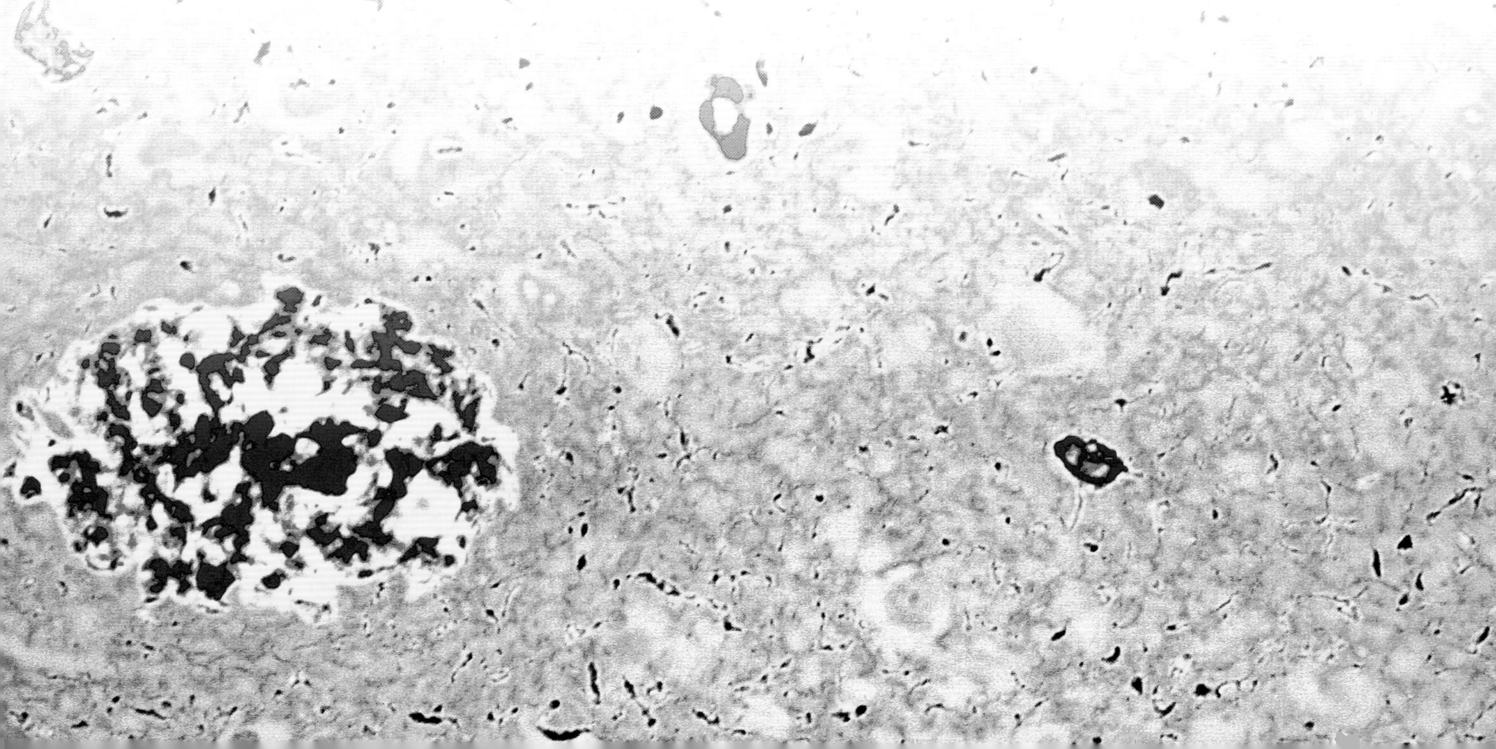

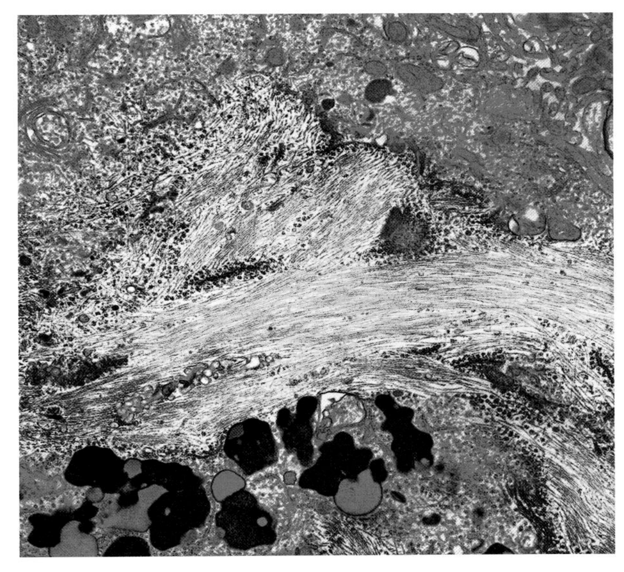

↑ 这张显微照片中黄色部分就是脑细胞（绿色部分）中的神经元纤维缠结，由异常的 tau 蛋白聚集而成。

阿尔茨海默病患者的脑部变化

阿尔茨海默病通常是由患者去世后观察其神经细胞内外的退行性变化确诊的，即发现大量神经纤维缠结和神经斑。痴呆患者的大脑皮质体积减小，这是由于神经细胞退化和死亡导致的脑表面的脑回萎缩变小。这些退行性变化通常发生于大脑皮质和海马。神经细胞受损导致其功能异常，直至最终死亡。神经斑的主要非细胞成分是称为 β– 淀粉样蛋白（AB）的短蛋白，它们可以聚集成团。而神经纤维缠结是一团异常的丝状物，形成于神经细胞的胞体内部并聚集，通常会延伸至树突。这些缠结主要由与微管相关的 tau 蛋白组成。胞体内的 tau 蛋白过多地聚集会导致损伤。大量神经斑和神经元纤维缠结是阿尔茨海默病的诊断标志物，但并不能以此判断临床损害的程度。而阿尔茨海默病临床改变的最佳指标是现存神经元胞体和突触的密度——失去的神经元和突触越多（密度越低），患者当时的症状越严重。

唐氏综合征（21 三体综合征）患者几乎全都在 40 岁左右罹患阿尔茨海默病。这与在唐氏综合征患者的 21 号染色体上的发现一致：编码 β– 淀粉样蛋白前体蛋白的基因在 21 号染色体上有一份额外的拷贝。

阿尔茨海默病的神经血管假说

许多研究已表明脑血管疾病和阿尔茨海默病的致病因素之间有明显的重叠，这使得研究者认为脑血管的损伤是阿尔茨海默病发病的根源。中年糖尿病、高血压、肥胖都可能会导致阿尔茨海

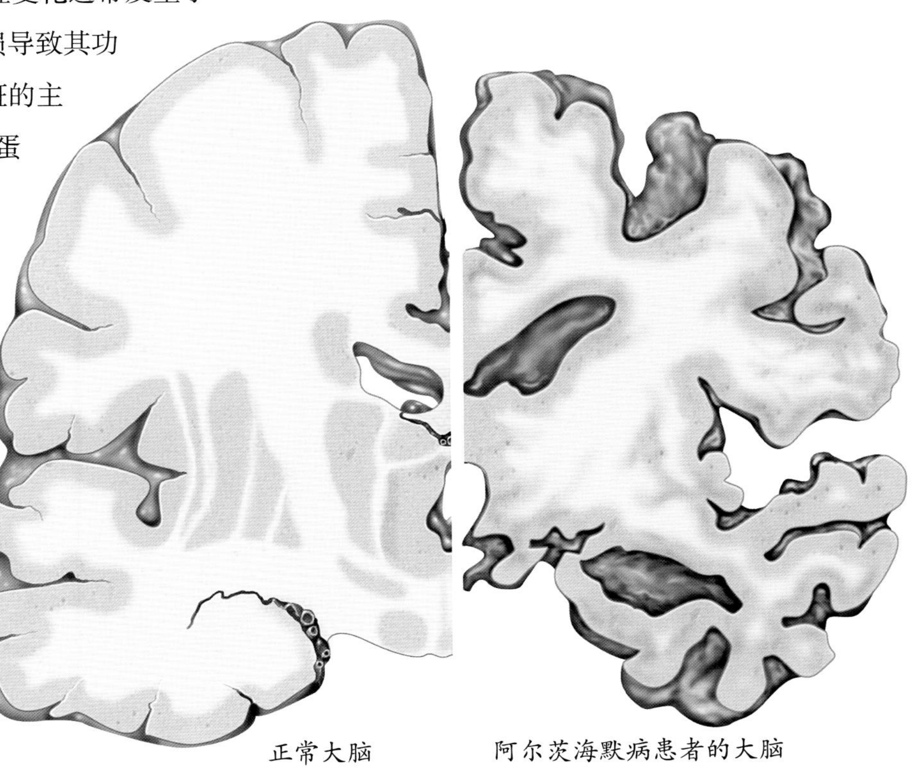

→ 在阿尔茨海默病晚期，大脑皮质的灰质区域过度退化，导致脑组织萎缩、脑室扩张。其中，海马和额叶所受的影响最大。

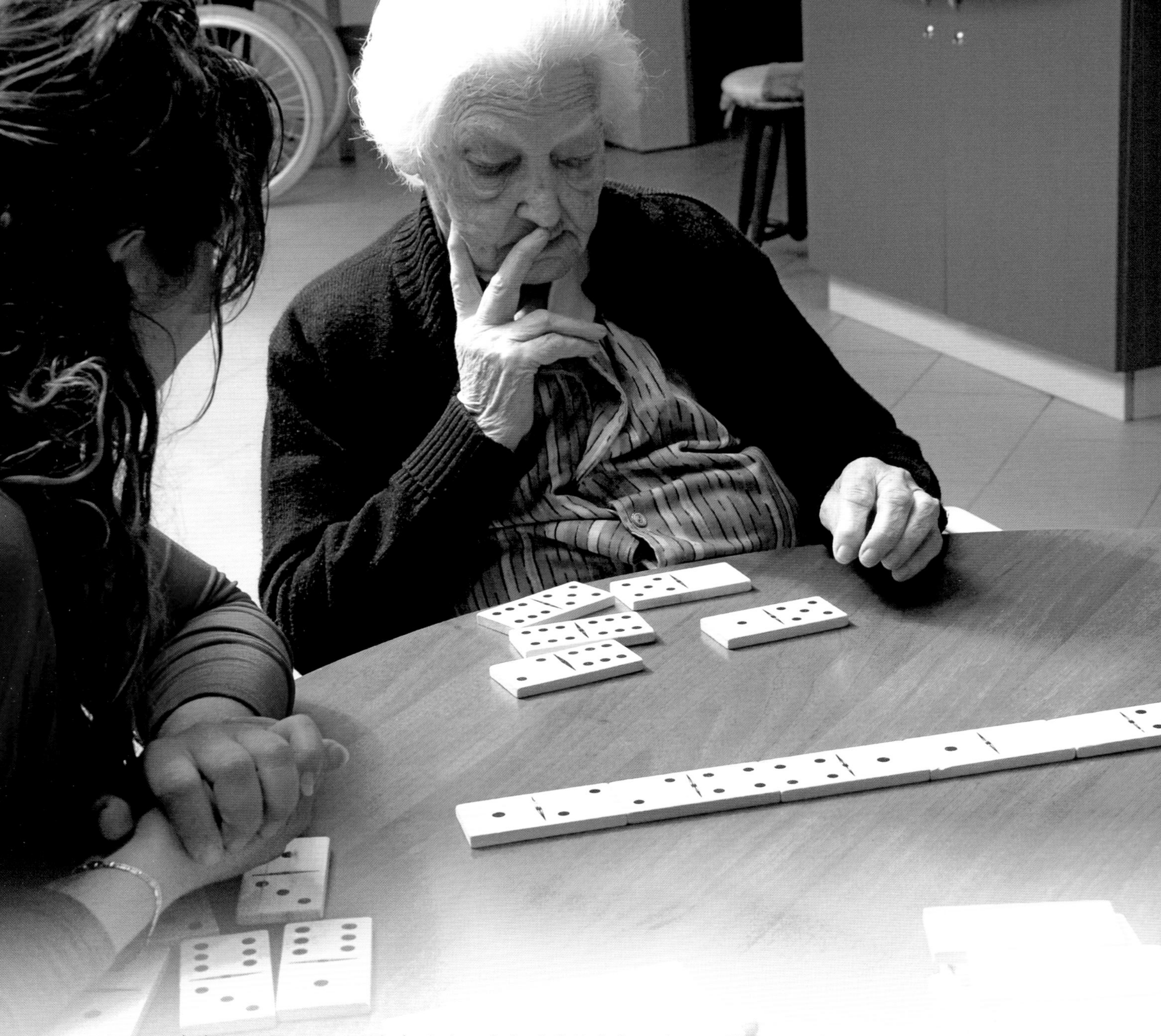

↑ 一位年老的阿尔茨海默病患者通过玩多米诺骨牌来帮助自己保持记忆、手指灵活性以及思维的敏捷度。阿尔茨海默病的发展过程也可以通过这种方式进行监测观察。

默病和血管性痴呆。另外，血流不畅、无症状卒中、低氧血症发作也会增加罹患阿尔茨海默病的风险。

阿尔茨海默病的“血管两步假说”认为最初的诱病因素（第一步）是由血管问题导致的（血脑屏障受损、血流不畅、血压升高、糖尿病、心脏病或卒中）。血脑屏障受损会影响脑中 β－淀粉样蛋白的清除，并引起脑中有毒物质的累积。第二步，血管损伤也会增加脑组织中 β－淀粉样蛋白（由自然形成的 β－淀粉样蛋白前体蛋白转化而来）。有毒物质、β－淀粉样蛋白的累积以及血流不畅，共同导致神经细胞死亡，从而引起认知功能的衰退并最终导致痴呆。

这个假说为发达国家敲响了一记警钟。西方目前大量的肥胖症患者正在逐渐迈入痴呆易感的年龄段后，很可能会引起许多严重的公共卫生问题。

额颞叶痴呆

额颞叶痴呆是仅次于阿尔茨海默病的第二常见的早发性痴呆。额叶、颞叶受损后的早期显著症状表现为社交行为不合常理，随后会出现肌肉强直和运动困难。患者的 EEG 或许是正常的，主要的病理性改变为额、颞叶的显著退化。某些情况下，会产生肿胀的神经细胞（Pick 细胞），而有时候，唯一变化是在皮质组织中积累了许多微小的囊泡。50% 的额颞叶痴呆患者有明确的家族史。许多患者的异常基因位于 17 号染色体上，而其他病例的异常基因位于 3 号染色体上。

痴呆的治疗

目前，治疗阿尔茨海默病以及相关痴呆的药物都是针对神经递质乙酰胆碱的功能发挥作用的。这些疾病的一个共同特征是基底前脑产生乙酰胆碱的细胞发生退化。这些特点指向大脑皮质和海马可能对记忆的保持有重要作用。一些药物能抑制胆碱酯酶分解乙酰胆碱，从而增加大脑皮质和海马中乙酰胆碱的浓度，并减缓认知功能减退的速度。

另一类药物（NMDA 阻断剂）作用于谷氨酸的受体。不幸的是，胆碱酯酶抑制剂和 NMDA 阻断剂只能减轻症状，无法逆转疾病进程。

除了药物，其他治疗也很重要。认知功能可以通过训练和刺激来增强和保持。一些计算机控制的装置或许可以用于治疗，但最有效的疗法还是需要专业的医生和大量的人力参与。

→ 我们仍在持续寻找治疗痴呆的有效方法，包括一些中草药，如鼠尾草（如图所示），希望能在疾病进程中保护神经细胞，并维持神经细胞之间的连接。

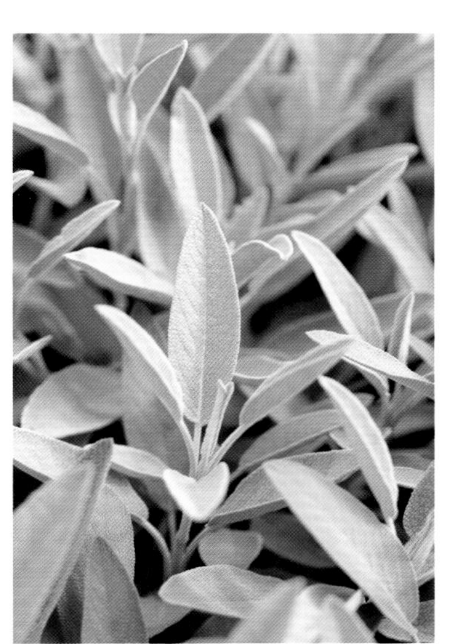

阿尔茨海默病的新疗法

阿尔茨海默病的两种新疗法仍在研究中：干细胞移植和疫苗。

干细胞移植是将有潜力分化为任意细胞的潜能细胞种植于脑内。移植的目的在于代替疾病进程中丢失的某些或全部细胞。这种移植方式在脑内的某些部分会非常高效，比如那些失去关键功能的易损细胞（基底前脑、海马中的乙酰胆碱能细胞）。干细胞移植时需要植入大脑深部，并且细胞必须有能力在脑内成功存活下来。而阿尔茨海默病总是不断发展的，因此这个过程不会很顺利。

疫苗已经在动物体内测试过，但还未应用于人类。实验动物通过基因编辑，脑中的 β-淀粉样蛋白累积形成了神经斑，并在早期发展出认知缺陷。当幼龄动物接种了这种异常蛋白后，它们与未接种疫苗的同族相比表现出了更好的学习能力，并在年老时有更少的神经斑。

脑血管疾病

脑对其内部丰富血管的依赖，使其极易受到血管相关疾病的影响。脑血管疾病的临床表现为疼痛、认知能力逐渐下降或突然丧失脑功能。

脑出血是指脑内血管破裂或脑周围的脑膜间隔出血，其病因可能是外力作用（脑损伤，详见第 266~269 页）或脑血管系统失调。脑血管严重狭窄或完全阻塞会导致脑梗死，即常见的脑卒中（又称中风）。

蛛网膜下腔出血

有些患者的脑血管壁天生比较脆弱，尤其是脑底动脉环（Willis 环）。这些脆弱的部分会因为动脉内部的压力而突起，最终发展成像气球一样肿胀的动脉瘤。动脉瘤会压迫周围的组织，或破裂导致蛛网膜下腔出血。蛛网膜下腔出血后，血液会迅速充满蛛网膜下腔，不断刺激神经组织和脑膜，此时患者会感到一阵剧烈的头痛，甚至因血流影响脑脊液及颅腔内的压力过高而死亡。在动脉瘤破裂之前进行手术治疗，可以避免蛛网膜下腔出血。

颅内出血

颅内出血最常发生于脑组织中那些细小的动脉血管破裂。这些狭窄且脆弱的血管位于前脑的底部，周围是基底神经节和大量神经纤维束。导致颅内出血的一个主要因素是高血压。血管破裂后，血流便会由于压力而冲击脑组织，造成严重的后果。

脑梗死

器官缺少血液供应称为缺血。器官由于血液供应不足而开始坏死的过程，称为梗死形成。脑梗死（也称缺血性脑卒中），通常是由向大脑供血的动脉发生阻塞导致的。此外，引流脑组织血液的静脉也有可能发生阻塞，从而影响毛细血管

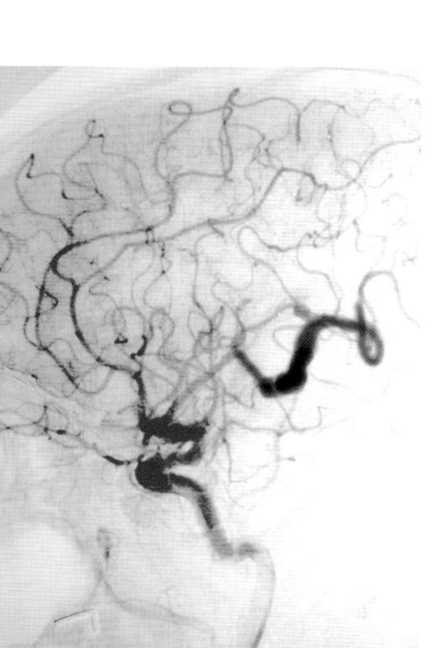

← 这张通过注射造影剂得到的血管造影片，展示的是一个沿着大脑中动脉分布的蛇形动脉瘤（灰色部分）。

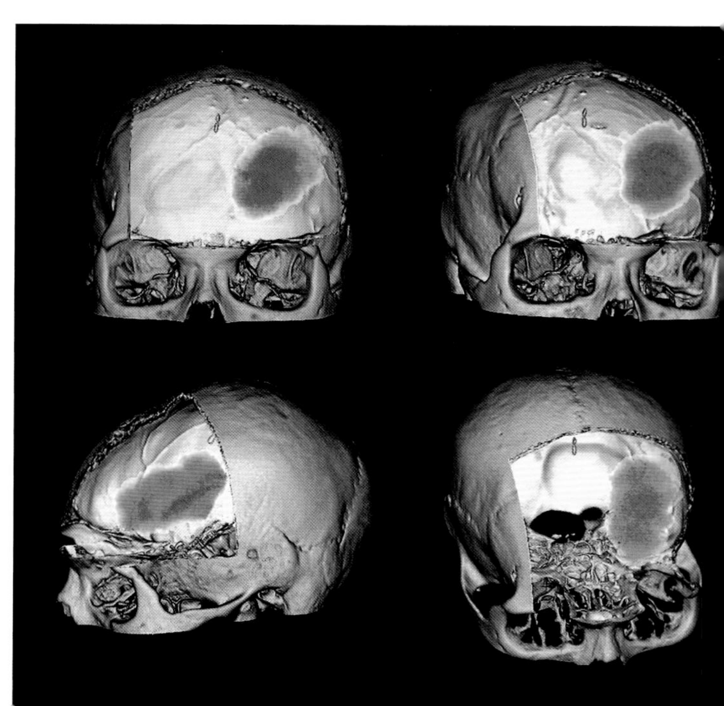

→ 这幅彩色的脑部 3D CT 扫描图展示了颅内出血和颅骨的情况，血液（红色部分）流入脑室，形成坚韧的肿块，即血肿。

脑梗死的防治

对于脑梗死，最重要的医疗手段就是预防。戒烟、控制血压在最佳范围内、避免或妥当治疗糖尿病、控制体重和血脂、进行有规律的体育锻炼都是降低脑梗死风险的重要方法。如果你有任何卒中的症状（如突然的麻木或视力减退、肢体运动困难），请立即就医，因为这样医生才能将卒中的危害最小化。一些有卒中高风险的患者可能会被建议服用阿司匹林，以减少动脉血栓的形成。

↓ 动脉硬化会导致动脉内壁上形成血栓，从而发生阻塞。除非血栓被立即清除，否则脑组织就会因缺氧而死亡。

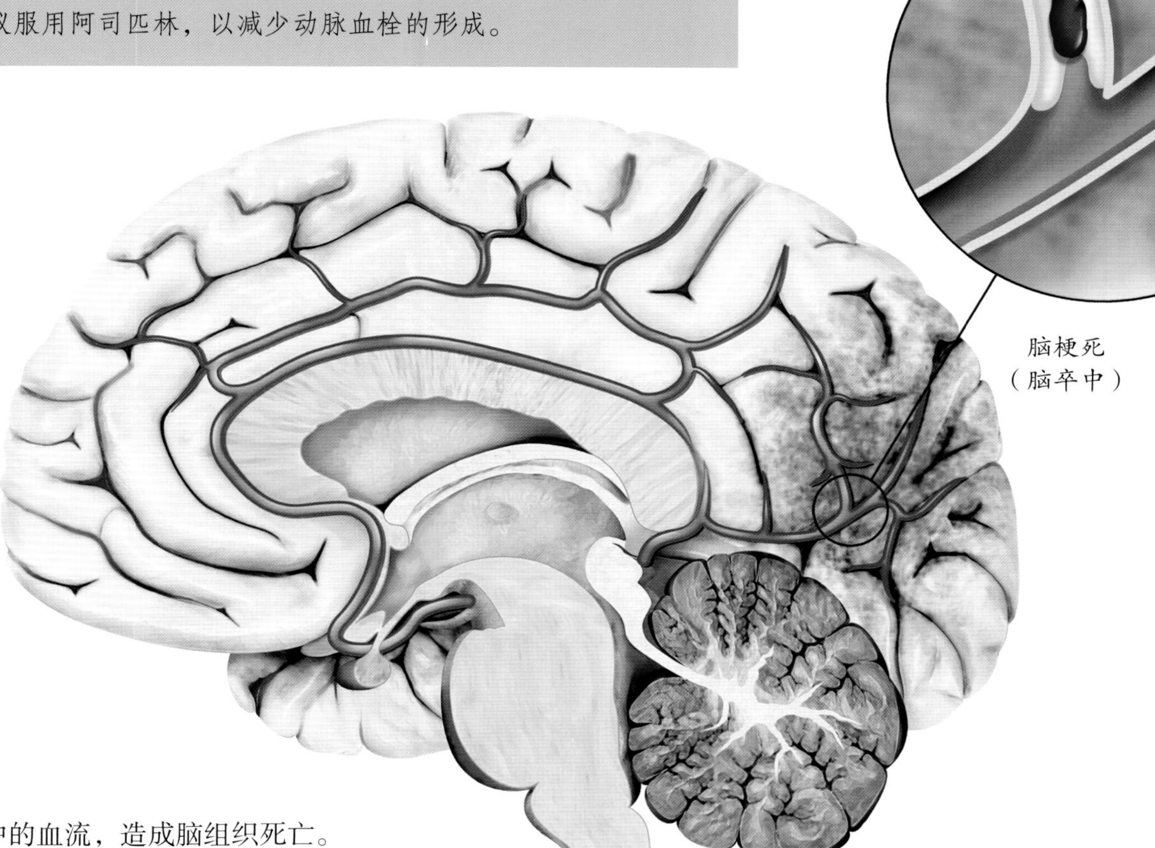

床中的血流，造成脑组织死亡。

许多发达国家的成年人都患有动脉粥样硬化，这个疾病不断影响着他们的动脉。脂肪、结缔组织或钙化物质形成的斑块在血管壁上累积，使得血管腔变得狭窄，阻塞血液向大脑运送，并使血管壁变硬。大脑动脉突发性阻塞是由于已发生病变的动脉血管壁处出现了斑块破裂或血栓。避免脑梗死的最好方法就是保持健康的生活方式，从而降低动脉粥样硬化进一步发展的可能性。

脑梗死在细胞和分子水平所引发的损伤

大脑需要葡萄糖和氧气的稳定供应，即使几分钟的缺血都会引发级联反应，损伤神经细胞。脑组织一旦缺血缺氧，便开始采取效率很低的无氧代谢。缺少可用能源会导致维持细胞膜内外电压差的离子泵工作失调，神经细胞会因此异常地疯狂放电，进一步破坏细胞膜的电势平衡。

神经细胞和胶质细胞的代谢失常也会导致周围组织中谷氨酸的累积。谷氨酸作为神经递质，过多释放会导致大量钙离子内流，使得神经细胞因过度兴奋而死亡。最终，组织损伤的面积不断扩大，远远超过了最初的区域。大量内流的钙离子反过来也会引起其他活性分子（如一氧化氮）的释放和细胞内酶的激活，从而分解细胞的内部结构。

因此，即使缺血最初导致的损伤区域（缺血中心区、阴影区）很小，谷氨酸、一氧化氮以及高活性分子（水分子和氧产生的自由基）引起的二次级联效应也会导致最终的损伤区域（缺血半暗带）远大于初始损伤区域。

脑梗死后的恢复

脑梗死后，最初的数日至数周恢复较快，随后恢复较慢，这个阶段可持续数月甚至

中止卒中损伤后的级联效应

治疗卒中的主要目标是降低级联反应的影响。如果卒中是由出血所致，那么首先应控制血压；如果是由血管阻塞所致，那么首先应该疏通血管。如果在缺血后的几小时内给药（NMDA 或 AMPA 受体阻断剂），阻断谷氨酸的兴奋性毒性，或许可以减少或中止神经细胞的死亡。

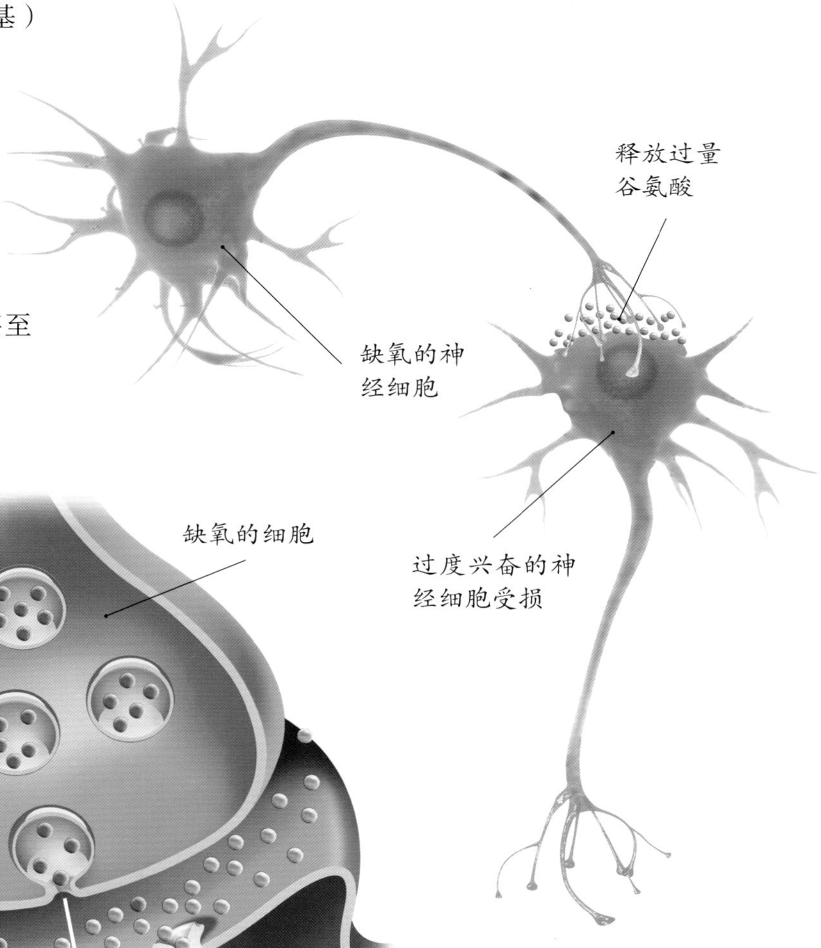

↑ 神经细胞的损伤可能会导致其向其他神经细胞释放过量谷氨酸，从而导致周围细胞遭受一系列级联损伤。

↓ 谷氨酸的过量释放导致神经细胞附近的钙离子大量内流，引发细胞内部的损伤，如降解酶的激活和细胞膜的破坏。

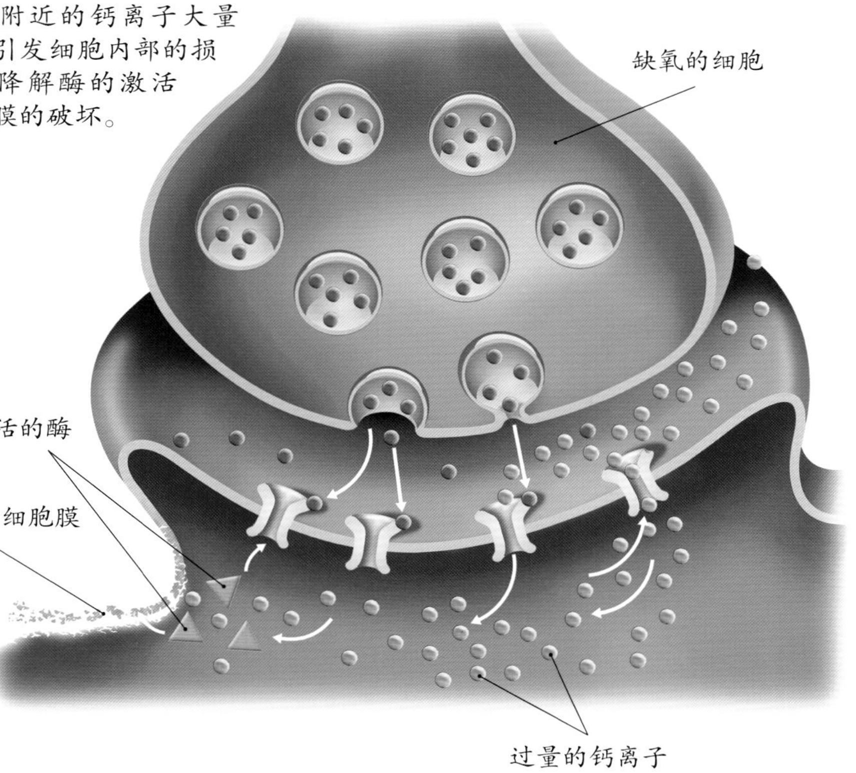

数年。组织的初级损伤发生于缺血中心区，但间接的损伤（次级损伤）发生于缺血半暗带。缺血半暗带的继发性影响是因为组织肿胀和脑内小血管系统受到了干扰。如果脑梗死后，缺血半暗带的损伤能够及时缓解，那么其功能便会较快恢复（恢复的第一阶段）；第二阶段的恢复效率则取决于大脑的功能再分配能力以及重新连接（大脑可塑性），因此，相比于老年人，年轻人恢复得更好。

→ 物理疗法可以帮助脑梗死患者恢复运动能力。大脑最终可以重新控制瘫痪的身体部位，或者通过学习某种技能来补偿丧失的运动能力。

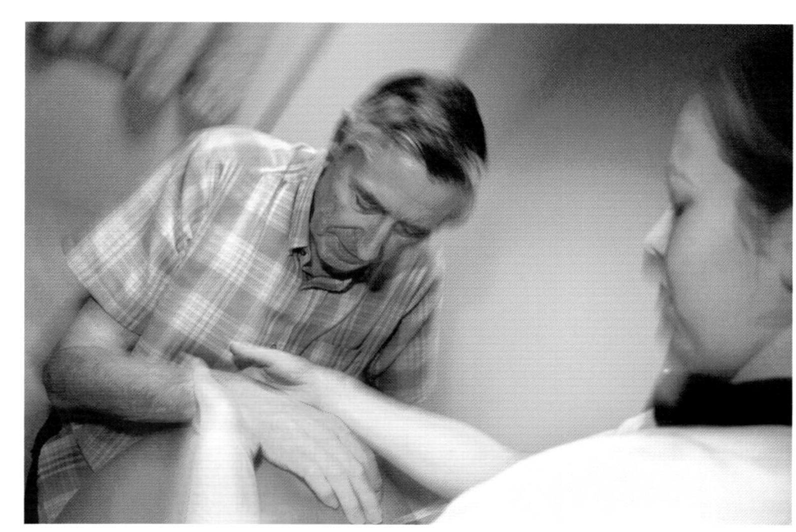

↓ 此图展示的是小脑发生大面积梗死（脑组织缺血坏死）的显微图像，其病因是卒中后，血液向毛细血管回流导致的出血性梗死。右侧是正常的小脑组织。

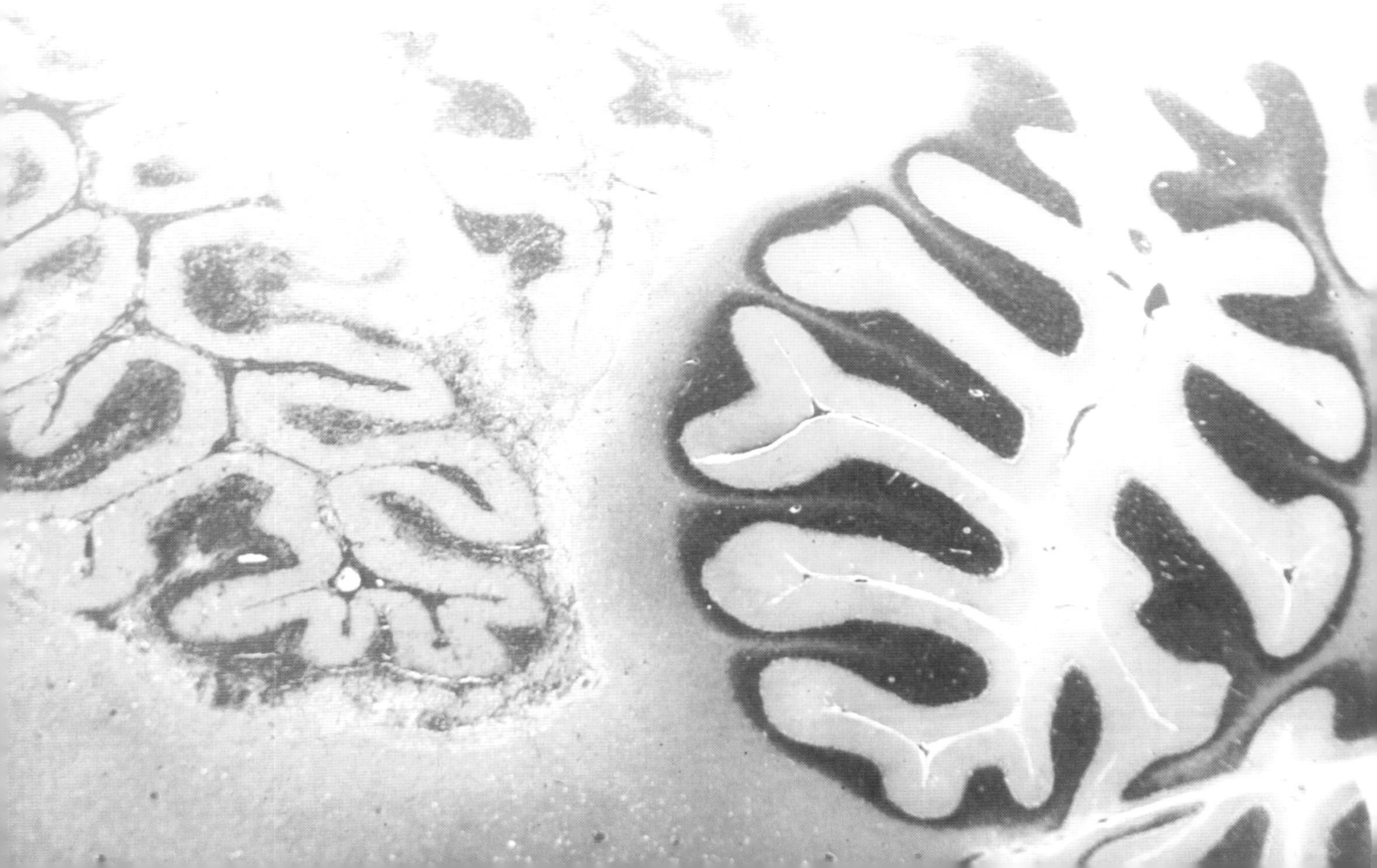

神经系统肿瘤

肿瘤可由脑或脊髓产生（原发性肿瘤），也可以由身体其他部位产生，随后通过血液进入脑和脊髓（继发性肿瘤）。

肿瘤的生长会增大颅内压，使人感到剧烈的头痛，并伴有恶心、呕吐，从而暴露病情。当肿瘤压迫神经或损伤大脑的某一脑区时，会引起语言、视力、听力、精神或人格方面的改变，使人难以保持平衡或走路较为困难，或肢体麻木。

导致脑瘤产生的因素包括遗传疾病（如神经纤维瘤病）、年龄增长、头部接触辐射、由于职业而日常暴露于氯乙烯环境中、免疫系统功能下降（如感染 EB 病毒或 HIV）等，但大多数脑瘤的病因还不清楚。

神经胶质瘤

大多数原发性脑肿瘤是神经胶质瘤，这意味着它们起源于神经胶质细胞或其前体细胞。最常见的神经胶质瘤源自星形胶质细胞（星形细胞瘤）根据恶性程度可分为侵袭性较低、分化较好的看起来很像正常星形细胞的类型，到看起来几乎像胚胎细胞的高侵袭性类型（胶质母细胞瘤）。胶

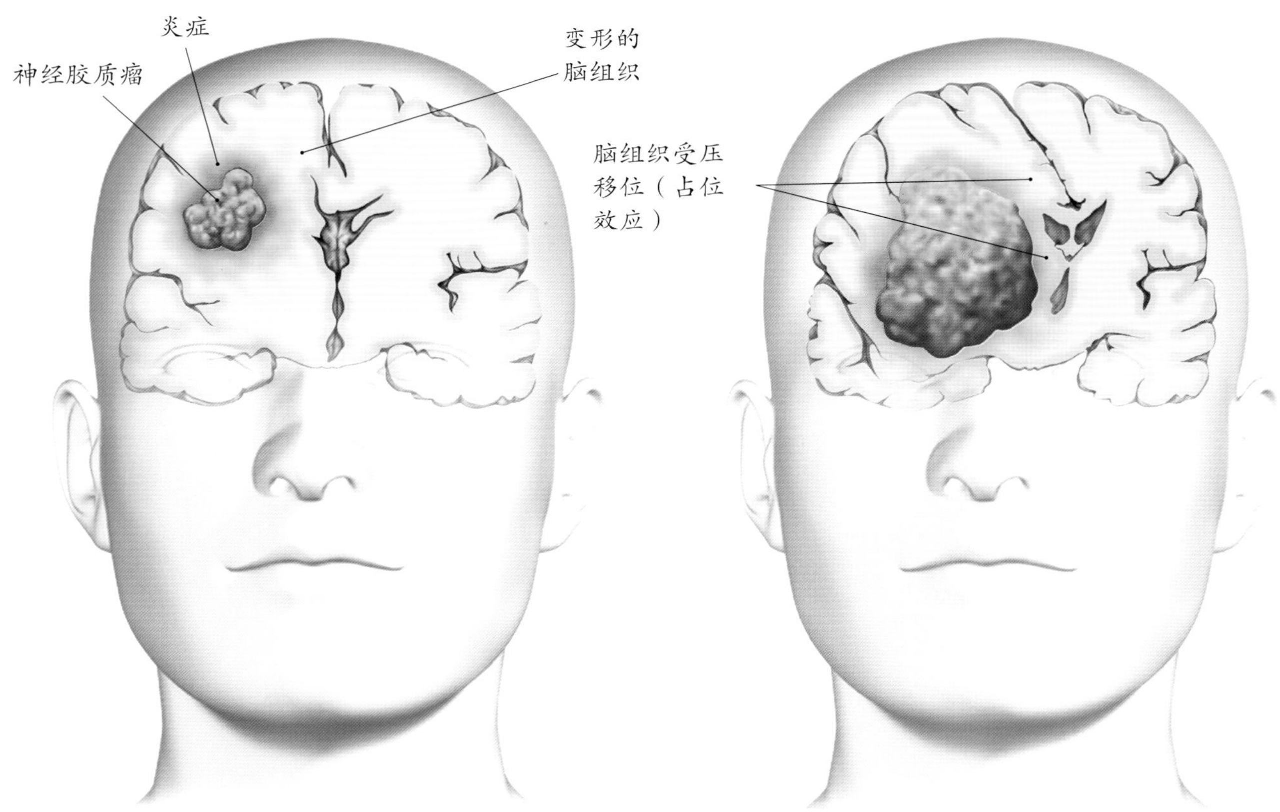

↑ 恶性肿瘤（如图中的神经胶质瘤）的生长会导致周围区域产生炎症（左图），压迫并使附近的脑组织移位（左图和右图）。颅内压升高会使人感到头痛并呕吐，脑组织的移位会破坏精密的神经细胞。

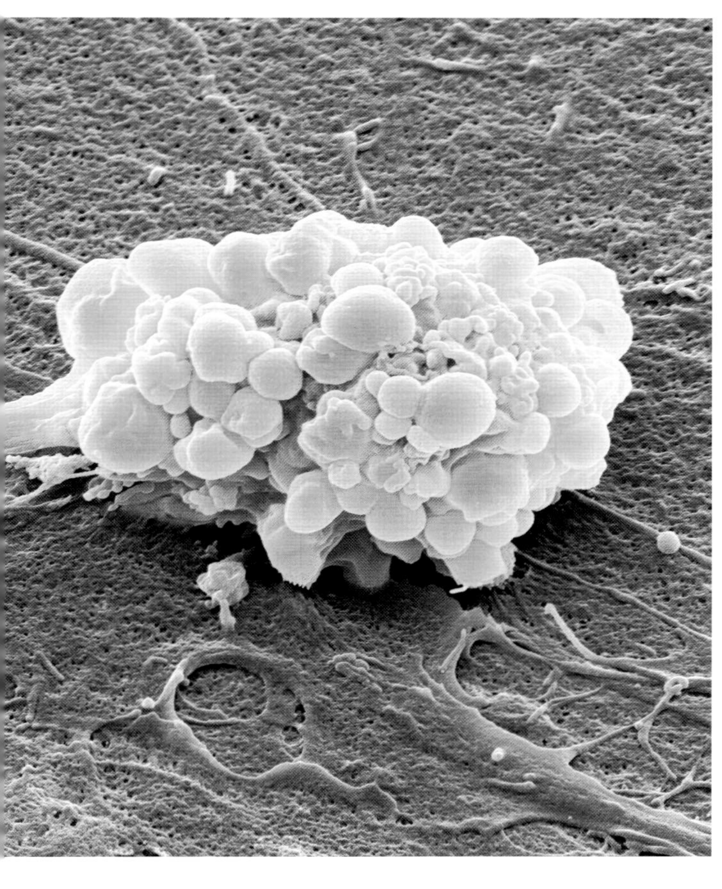

手机会导致脑瘤吗?

这个问题仍充满争议。许多研究在我撰写本书时并没有发现手机辐射会导致原发性脑瘤。然而，这些研究观察的时间不足以反映儿童或青少年的大脑经过长时间手机辐射的后果。因此，对手机使用者的建议是使用耳机，以保持手机和大脑之间至少有 0.5 米的安全距离。

← 神经胶质瘤是一类由中枢神经系统的胶质细胞发展而来的肿瘤，其浸润性很强，能够非常快速地扩散至周围健康的脑组织中。

质母细胞瘤增长非常快速，并且广泛地深入脑组织，以至于无法分清肿瘤的边界，因此很难通过手术完全切除。这些快速增长的肿瘤由一团纤细的血管供给养料，但这些缠绕的血管极易破裂，导致病情便会突然变化。恶性胶质瘤引起的症状包括头疼（通常早晨较严重）、记忆丧失、头脑昏沉、抽搐以及数周内脑功能逐渐丧失。

其他不常见类型的胶质瘤可能来自少突胶质细胞（少突胶质细胞瘤）或分布在脑室内部的室管膜细胞（室管膜瘤）。后者更为严重，因为导致脑脊液在大脑中的流动受阻。

髓母细胞瘤

这种类型的脑瘤常见于儿童，与胶质瘤不同的是，它具有产生原始神经细胞的能力。其常发现于小脑中线区域，导致患者的肌肉协调性变差，走路的步子很宽。髓母细胞瘤对放疗敏感，可能会沿脊髓扩散。

脑膜瘤

构成大脑周围膜的结缔组织也可能生长肿瘤。脑膜瘤的生长速度很慢，但当脑膜瘤压迫到大脑皮质的功能区时，就会产生严重影响。硬脑膜将大脑分为左右两个半球，因此许多脑膜瘤都会压迫大脑皮质的中线区域。一种常见的症状是腿部逐渐虚弱和感觉丧失，这是因为肿瘤压迫了支配下肢的主要运动和体感区域。嗅神经附近的脑膜瘤会导致单侧或双侧嗅觉失灵和欣快感（由于眶额皮质受损）。视神经和动眼神经附近的脑膜瘤会导致视力丧失、眼皮下垂和复视。

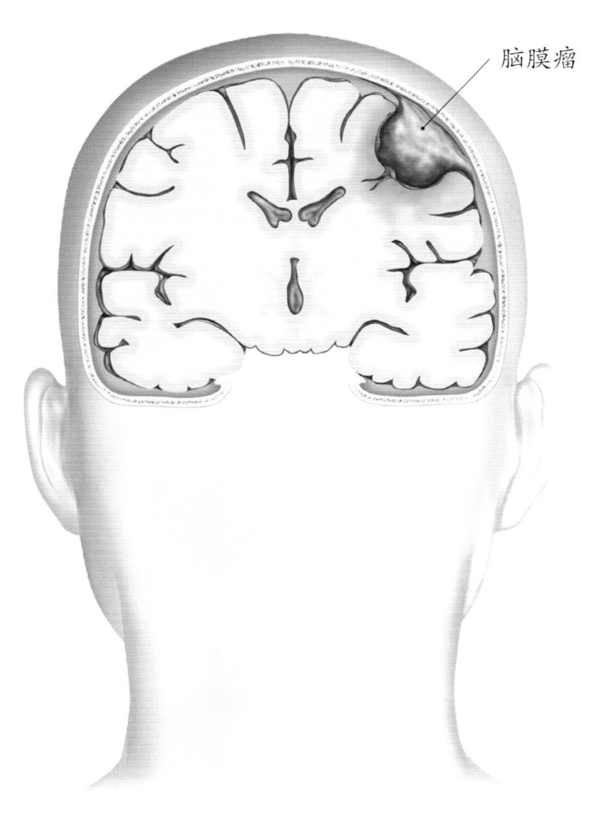

↑ 脑膜瘤起源于脑周围包饶的脑膜。相比于神经胶质瘤，其浸润性较低，但依然会压迫到大脑皮质的功能区域，并产生严重影响。

听神经瘤

听神经瘤起源于前庭蜗神经的施万细胞。有时候三叉神经上也会长出类似的肿瘤。听神经瘤不会侵入大脑，但会压迫邻近的组织，从而引起病症：患者最初会经历听力丧失和失去平衡感；随后当肿瘤不断生长，压迫到小脑和脑干时，便会感到恶心、眩晕，以及眼部协调困难。

垂体瘤

垂体瘤的侵袭性不强，但其所处的位置至关重要，因此会产生非常严重的影响。垂体瘤通常起源于脑垂体的内分泌细胞，并在颅骨内扩张，破坏周围的腺体。相应的病症发展缓慢，包括性欲丧失、脱发、女性闭经、发胖以及畏寒。脑垂体位于视交叉下方，这里是双侧视觉通路进入大脑之前的交会处，因此，肿瘤的生长经常会切断视觉轴突。患者也许注意不到他们每双眼的视野在不断缩小，但他们常常会抱怨头痛以及视物模糊。针对患者视力的治疗方法是外科手术。

有时，垂体瘤会产生过量激素（通常是生长激素），导致儿童或青少年患巨人症，而成人患肢端肥大症，表现为体格粗壮、手脚变大、下巴前凸，面部和嘴唇变厚。这种类型的肿瘤很少影响视力，通常采用靶向放射治疗。

颅咽管瘤

颅咽管瘤多见于儿童，由胚胎期颅咽管（位于垂体前方）的残余组织发展而来，会破坏垂体和下丘脑。患有颅咽管瘤的儿童通常会感到头痛及视力变差。手术切除难度很大，因为涉及周围的重要结构，如颈内动脉和视神经。

继发性脑瘤

身体其他部位的肿瘤细胞经常会转移至脑部，并在此侵袭性生长。这些肿瘤多来自肺部、乳腺、肠道以及皮肤的色素细胞（黑色素瘤）。继发性脑瘤通常是多发的，因为它们是在整个大脑的血管床上同时播撒许多肿瘤细胞的结果。

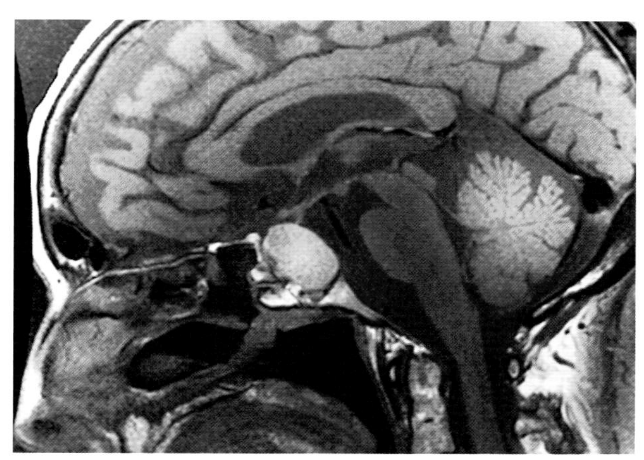

↑ 垂体瘤（图中心的粉色区域）通常为良性的（非癌变的），且一般不向身体其他部位转移，但会影响视力、身体生长及激素平衡。

脑瘤的治疗

那些增长缓慢的肿瘤在没有引起什么症状时，通常不需要治疗。当肿瘤较为局限，在不伤害其他脑组织的前提下可以完全切除时，手术是最好的治疗手段。但当肿瘤比较弥散，已经侵入周围的脑组织时，放射治疗是最优选择，患者通常需要每天进行一系列X射线治疗，持续2~6周。只有很少一部分药物适合治疗脑肿瘤，其困难在于药物很难跨过血脑屏障。

↓ 脑瘤切除是一种极为精细的手术。当前的神经外科技术通常采用先进的3D成像、光纤设备甚至手术机器人进入颅骨和脑内的微小空间，切除异常增生的肿瘤组织。

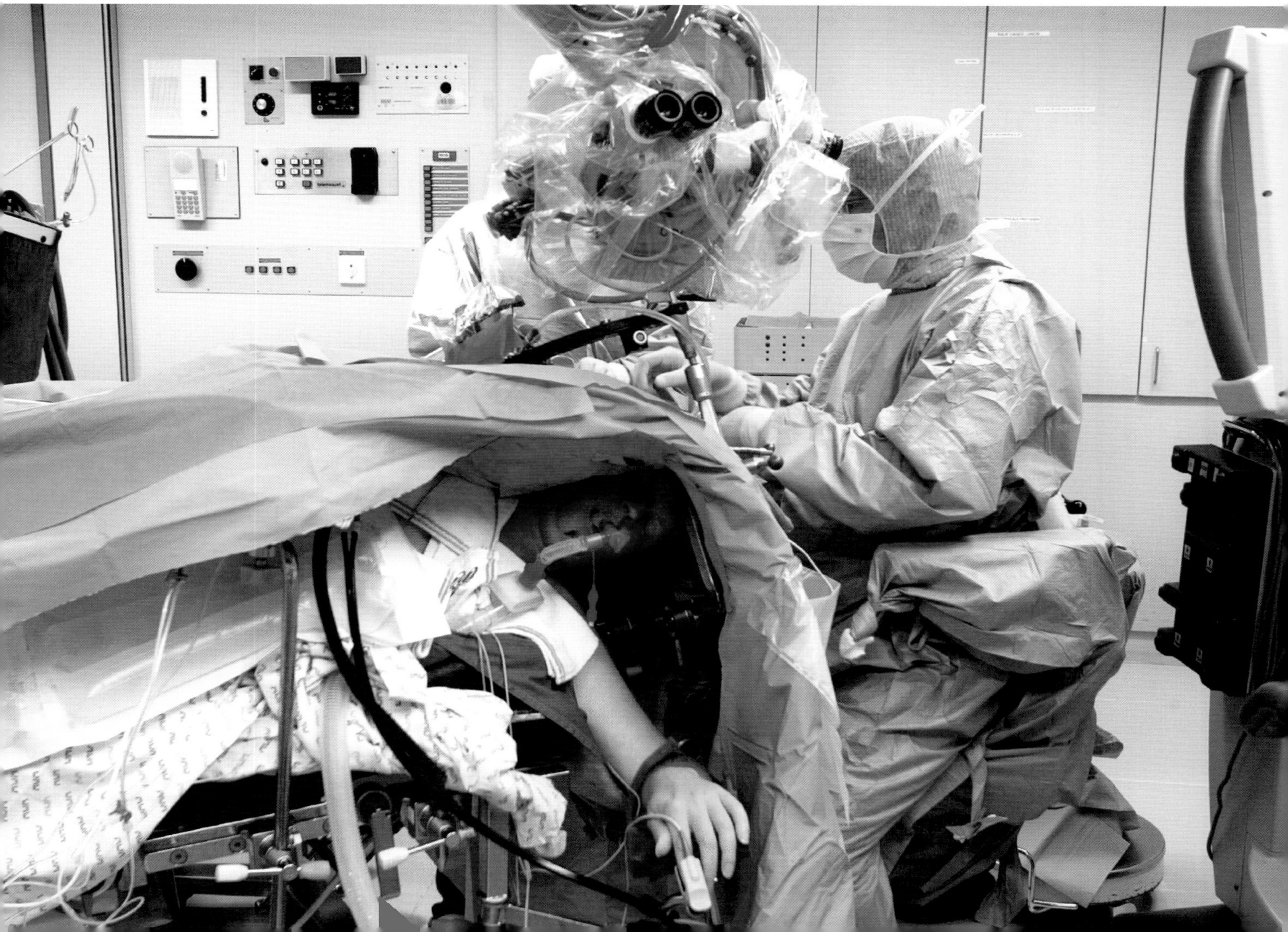

脑发育失调

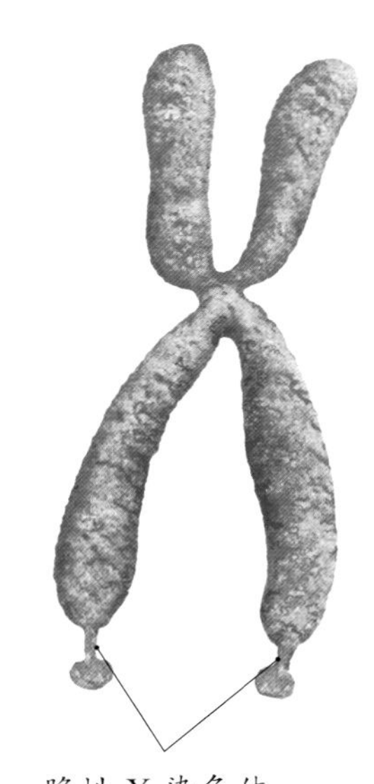
脆性 X 染色体

脑发育不良可能由以下因素引起：基因缺陷（卡尔曼综合征）、染色体异常或多余（唐氏综合征和脆性X染色体综合征），以及有害的环境因素。

脑在发育的各个阶段都可能发生失调：胚胎神经管形成、细胞分化产生神经细胞、神经细胞迁移、轴突和树突的生长以及神经连接的形成。

→ 脆性 X 染色体综合征通常会导致男性智力低下，病因在于 X 染色体上存在一段异常基因。

神经管缺陷

胚胎时期的大脑在发育的第 19 天到第 25 天是通过将一个平板（神经板）折叠成一个管状结构（神经管）来实现的。如果前端没有完全闭合，脑将无法发育（无脑儿）；如果后端没有完全闭合，那么脊髓将不能正常形成（脊柱裂）。无脑儿出生后无法存活，但患有严重脊柱裂的婴儿如果接受手术，可以活到成年，尽管会伴有下肢瘫痪、肠道和膀胱控制困难等问题。确保育龄女性在怀孕前摄入足够的叶酸，可以将神经管缺陷的发生率降低至少 30%。

染色体异常

唐氏综合征患者有 3 条 21 号染色体。除一系列身体畸形外，其最突出的特征是智力低下。患有唐氏综合征的成人的平均智商大概只相当于 8 岁的儿童。几乎所有的唐氏综合征患者都会得阿尔茨海默病，并过早地表现出痴呆。

脆性 X 染色体综合征是导致先天性智力低下的最常见因素，主要是因为 X 染色体上的 FMR1 基因出现了问题。由于女性有两条 X 染色体，男性只有一条，因此带有缺陷 X 染色体的男性表现出智力缺陷，但是如果女性只有一条染色体有问题，那么她便是致病基因的携带者。

有害的环境因素

神经细胞产生的部位特别容易受到各种物理、化学和感染因子的破坏，包括电离辐射（如受广岛和长崎核辐射影响的婴儿）、过高的母体温度、有毒物质（酒精、抗癌药、甲基汞）以及病毒（麻疹病毒、巨细胞病毒）。如果神经细胞的形成过程受到了干扰或被中断，那么成年期神经元的数量便会减少，脑体积缩小（脑小畸形）。

脑积水

脑室在发育期间可能会被阻塞，尤其是那些狭窄的位置，比如侧脑室和第三脑室之间狭小的室间孔，或第三和第四脑室之间狭窄的中脑导水管。脑脊液通常仍会继续产生，由此导致阻塞部位上游的脑室扩大，使得脑组织被压缩变薄。发育中脑组织的牵拉会撕扯正在生长的轴突，导致皮质的神经元在成熟前死亡。脑室系统肿胀又被称作内部性脑积水，如果未接受正确的治疗，通

胎儿酒精谱系障碍

子宫中胎儿正在发育的大脑和视网膜如果接触酒精，将会导致严重的智力低下。患有胎儿酒精谱系障碍的婴儿的症状包括：面部外观异常（鼻梁较低、上唇较薄、朝天鼻、人中平滑）、位于额叶中线的脑结构（隔区和额叶）较小、眼睛较小、视神经缺陷。

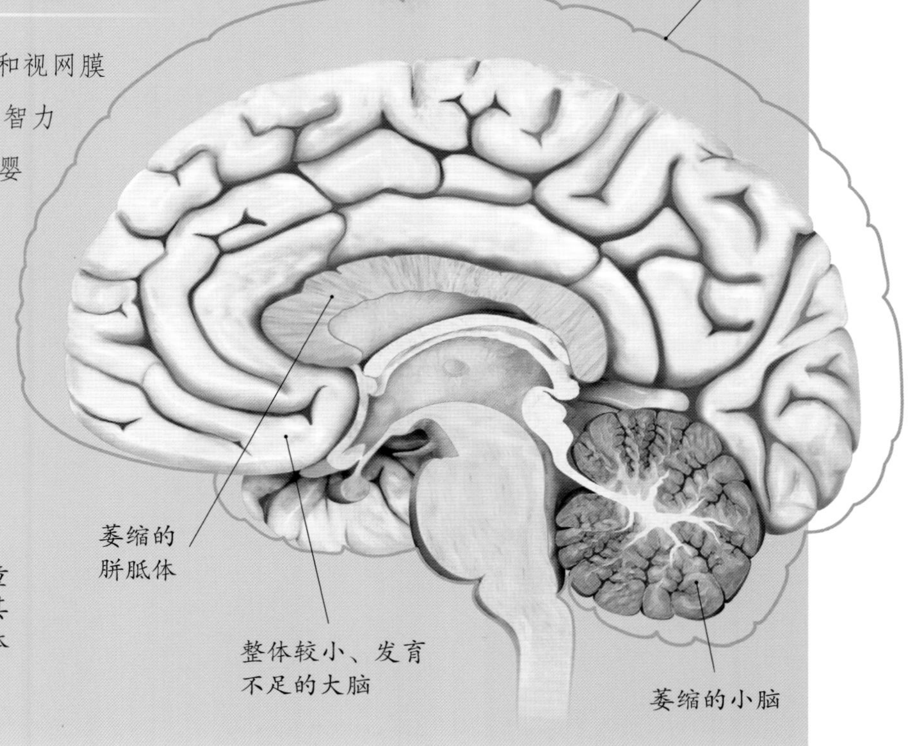

正常的脑轮廓

萎缩的胼胝体

整体较小、发育不足的大脑

萎缩的小脑

→ 患有胎儿酒精谱系障碍的儿童的脑部较小、发育不完全，尤其是大脑皮质的中线区域、胼胝体和小脑都较小。

常会导致智力低下。如果在胎儿期发生阻塞，可能会因为胎儿的头部过大，无法通过母体骨盆而导致难产。如果发生在出生以后，可以通过测量婴儿头围来发现。将脑室系统中多余的脑脊液引流至右心房或腹腔均可缓解压力，减轻大部分症状。

卡尔曼氏综合征

这种疾病与脑中调节嗅觉轴突生长的基因有关，也与神经元从胚胎鼻向下丘脑（从而产生性激素调节因子）的迁移有关。患者嗅觉缺失、睾丸或卵巢很小，并且不育。

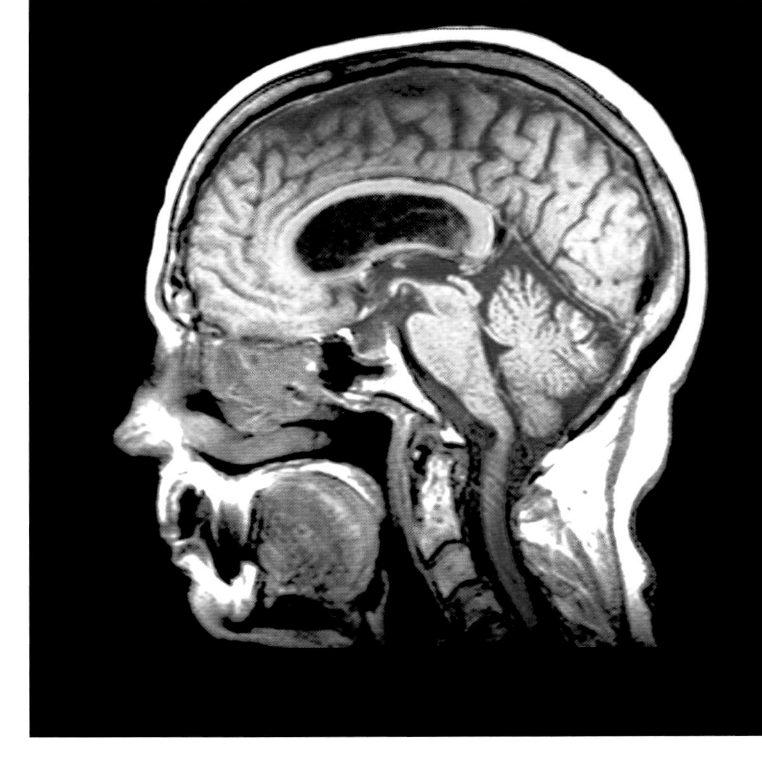

→ 彩色 MRI 扫描图中深绿色的区域是扩张后的侧脑室，这种情况叫作脑积水。这种疾病可以通过脑室—心房或脑室—腹腔分流手术进行治疗。

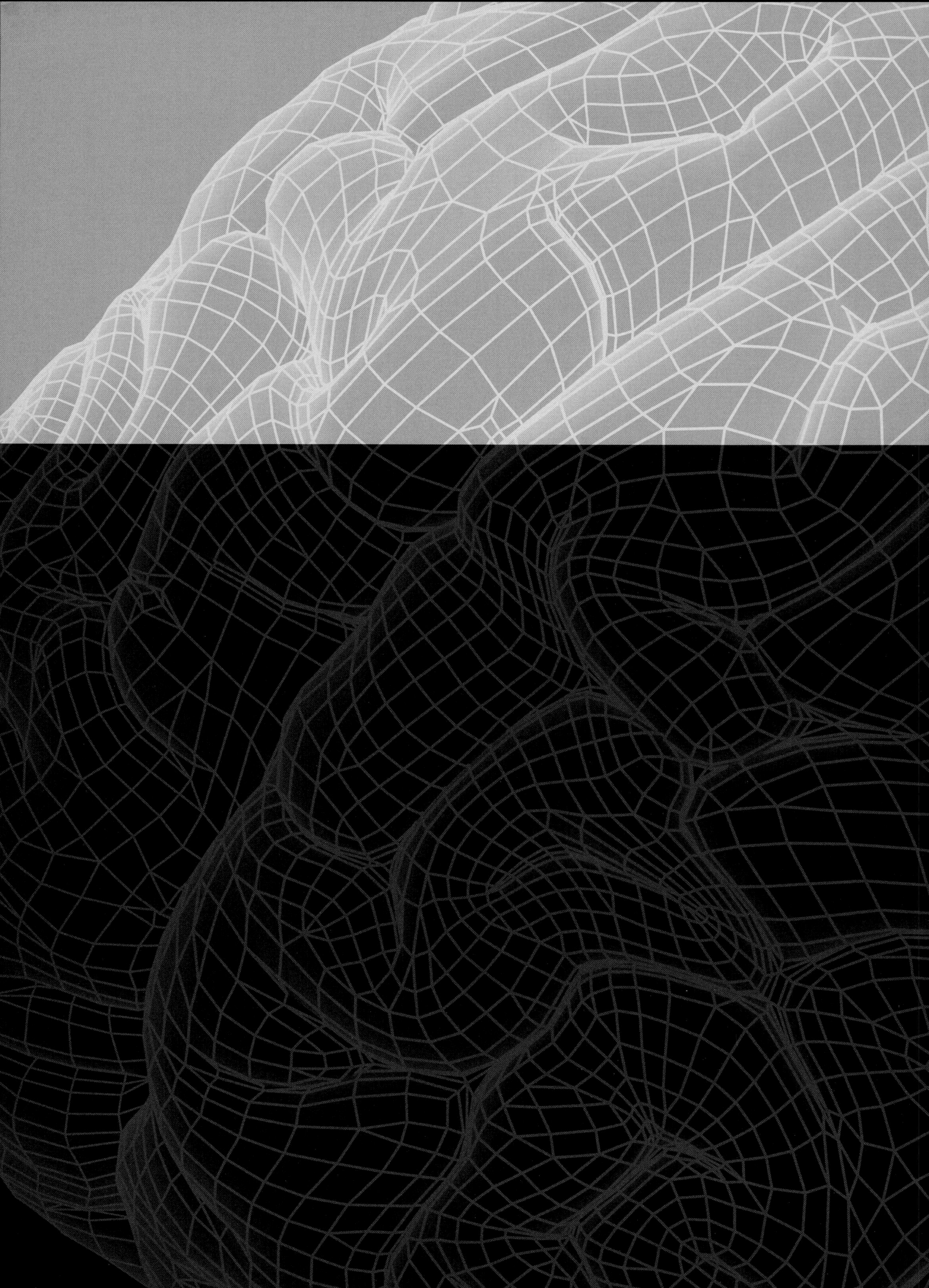

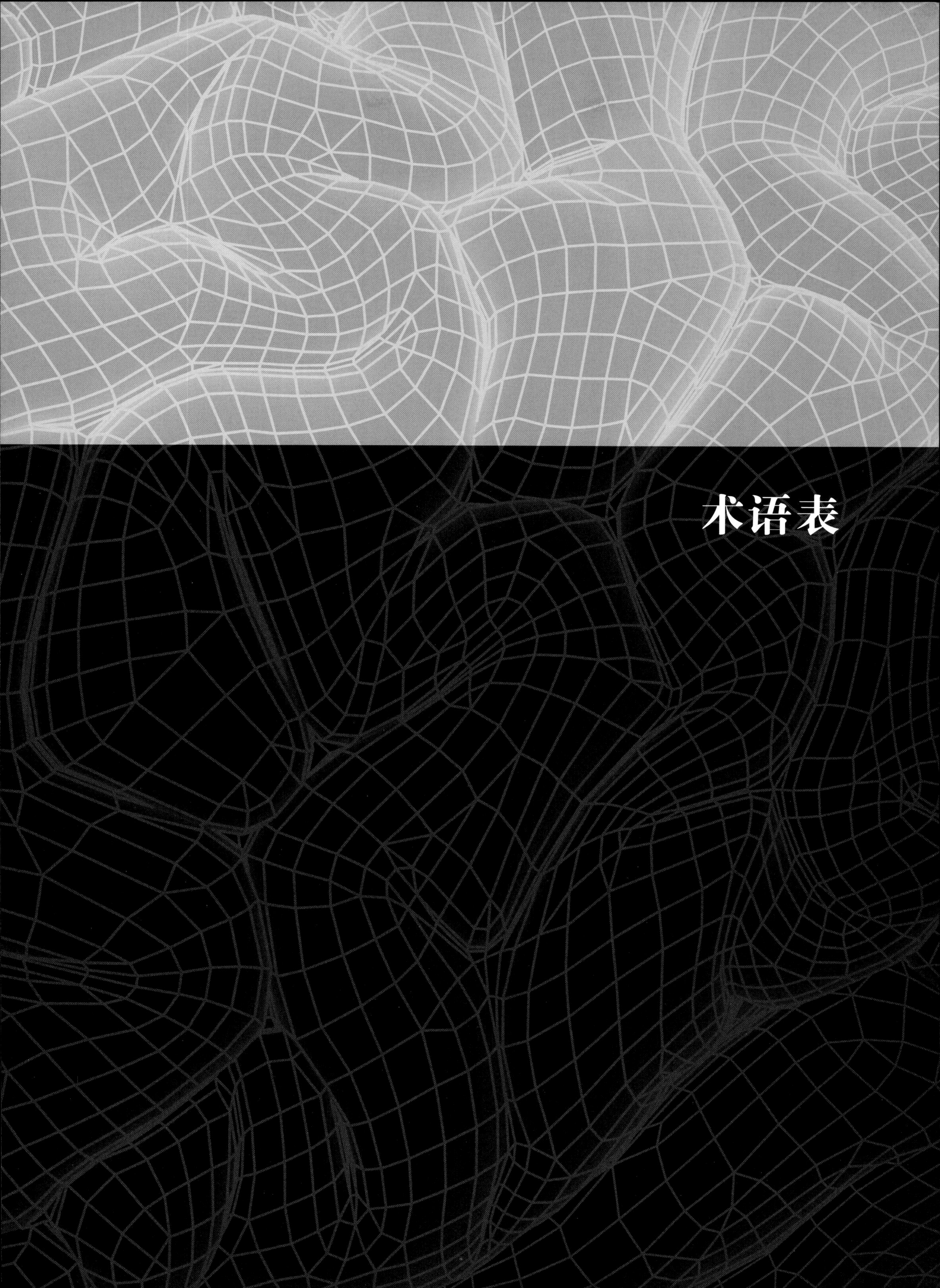

术语表

5- 羟色胺（serotonin）：脑干中缝核中神经细胞分泌的神经递质，负责控制睡眠—觉醒循环、情绪和疼痛感知。

CT 扫描（CT scan）：计算机断层扫描，即躯体组织吸收 X 射线后，计算机对躯体进行二维或三维扫描的成像系统。

GABA（gamma aminobutyric acid）：γ- 氨基丁酸的缩写，一种用于抑制突触间传递信号的神经递质。

MRI 扫描（Magnetic resonance imaging）：磁共振成像扫描，即使用强磁场来描绘脑中氢原子的分布和状态的成像技术。

PET 扫描（positron emission tomography）：正电子发射（体层成像扫描），一种扫描颅内放射性标记物位置的成像技术。

T 淋巴细胞（T lymphocyte）：一种白细胞，帮助身体抵御某些感染或癌症。

阿尔茨海默病（Alzhelmer's disease）：一种进行性的脑退行性疾病，神经细胞从大脑皮质和脑干开始凋亡，病人逐渐失去推理、记忆和执行日常任务的能力。

阿片类物质（opioid）：激活阿片类受体的神经递质，通常会导致痛觉缺失，有时也会引起愉悦感。

白质（white matter）：中枢神经系统中的一种组织，其绝大部分是由轴突及其髓鞘组成的。

斑块（plaque）：疾病进程导致的组织硬块；斑块可能形成于阿尔茨海默病患者的灰质，多发性硬化症的白质，或动脉粥样硬化症的血管壁。

背侧（dorsal）：朝向脑干和脊髓背侧的方向。

背根神经节细胞（dorsal root ganglion cells）：即感觉神经节细胞，分布于脊髓旁边，将有关痛觉、触觉、温度觉以及关节位置的信息传向后角。

背角 / 后角（dorsal horn）：脊髓的灰质的一部分，负责加工来自皮肤、关节、肌肉和内脏的感觉信息。

本体感觉（proprioception）：对关节位置、肌肉长度和张力的感觉，参与肌肉协调的过程。

边缘系统（limbic system）：属于端脑，位于大脑皮质的内侧边缘，与情绪和记忆有关。

布罗德曼分区（Brodmann areas）：大脑皮质的一系列区域，由神经科学家科比尼安·布罗德曼根据神经细胞结构的差异（注：即神经细胞间的组织方式）进行划分；大部分布罗德曼区域都具有特定的功能。

布罗卡区（Broca's area）：大脑皮质的语言区，位于大多数人的左侧额叶皮质，与语言表达有关。

苍白球（globus pallidus）：基底神经节的一部分。

肠神经系统（enteric nervous system）：肠道壁内部的神经细胞网络，负责控制肠道蠕动和腺体分泌。

陈述性记忆（declarative memory）：能够有意识地、通过言语描述进行回忆的记忆。

成瘾（addiction）：不受自我控制的物质依赖。

痴呆（dementia）：智力功能逐渐丧失的过程，伴多因脑退行性疾病，如阿尔茨海默病。

初级视觉皮质（primary visual cortex）：视皮质的一部分，接受来自外侧膝状体的直接投射，是视觉信息加工在皮质的第一站。

垂体（pituitary gland）：内分泌系统的主腺体，通过分泌激素调控体内的其他腺体从而执行多种功能，并受下丘脑的直接影响。

大脑（cerebrum）：脑的主体，由双侧大脑半球组成。

大脑半球（cerebral hemisphere）：端脑最主要的两个部分；每个半球的表层都覆盖着大脑皮质，深部都有基底神经节。

大脑皮质（cerebral cortex）：大脑半球褶皱的最外层，由外层的灰质和下方的白质组成。

代谢（metabolism）：细胞产生能量、生成基本化学物质的生化过程。

岛叶（insula）：隐藏在额叶和颞叶下方的大脑皮质。

丘脑底核（subthalamic nucleus）：基底神经节的一个神经元，通过与苍白球的连接调控运动。

癫痫（epilepsy）：大脑皮质的异常放电，可能会引起短暂的意识丧失或痉挛发作。

电压门控通道（voltage-gated channel）：因电压变化而打开或关闭的离子通道。

顶叶（parietal lobe）：大脑皮质中额叶和枕叶之间的部分。

动脉粥样硬化（atherosclerosis）：一种疾病进程，患者的脂肪、纤维甚至钙化物质聚集在大、中尺寸的动脉壁上。

动作电位（action potential）：电活动的行波，通常由神经元胞体传至轴突末梢。

短时记忆（short-term memory）：只维持几分钟的记忆，通常用于执行短时间的任务。

多巴胺（dopamine）：中脑黑质的神经元所分泌的一种神经递质，负责调节运动。

眶额皮质（orbital cortex）：眼眶（眼球）上方的额叶的部分。

额叶（frontal lobe）：大脑皮质的前部，与计划和运动功能有关。

反射（reflex）：受到感觉刺激后，所做出的自发的、固定的反应。

副交感神经系统（parasympathetic nervous system）：自主神经系统的一部分，与储存能量、令身体恢复至休息状态有关。

腹侧（ventral）：朝向脊髓、脑干前方或前脑底部的方向。

感觉皮质（sensory cortex）：执行感觉功能的大脑皮质（如触觉、视觉或听觉）。

感觉纤维（sensory axon）：执行感觉功能的轴突（触觉、痛觉、温度或震动）。

干细胞（stem cell）：原始细胞的一种，能够分化成各种类型的成熟细胞。

高尔基体（golgi apparatus）：细胞器之一，负责蛋白质的加工、分拣和运输。

工作记忆（working memory）：用于在几分钟内立即完成某种运动任务或动作的短时记忆。

弓形神经束（arcuate fasciculus）：联合韦尼克区和布罗卡区的弓形神经束，两个脑区由此进行双向交流，从而控制语言。

共济失调（ataxia）：运动不协调，通常是小脑受损所致。

孤束核（nucleus of the solitary tract）：脑干中的神经细胞群，用于接收有关味觉的信息，以及来自位于胸部和腹部内脏的信息输入；它对控制食欲非常重要。

谷氨酸（glutamate）：一种氨基酸，在脑内也作为兴奋性神经递质。

海马（hippocampus）：颞叶内侧的褶皱结构，对于生成新记忆至关重要。

黑质（substantia nigra）：字面意思为黑色的物质，即中脑的神经元群，通过释放多巴胺来调节运动。

亨廷顿病（Huntington’s disease）：一种遗传疾病，由尾状核和大脑皮质的神经元退化引起的异常运动和进行性痴呆。

忽视综合征（neglect syndrome）：右顶叶受损所引起的临床症状，病人会忽视其左侧身体和左侧的视野。

幻觉（hallucination）：错综复杂且虚假的感知觉，如幻听或幻嗅。

黄斑（macula/ macula lutea）：字面意思为“斑点”，本书中指视网膜中的黄色斑点，其颜色是为了减少蓝光的散射。该结构和功能也存在于内耳中的两个感觉区域——椭圆囊和球囊。

灰质（gray matter）：脑和脊髓的一部分，由大量神经元胞体组成，组织健康时灰质整体呈灰色。

肌节（myotome）：由特定脊神经支配的肌肉群。

基底神经节（basal ganglia）：脑内深部的神经元核团，与运动功能的控制有关，如尾状核 (caudate)、壳核（putamen）、苍白球（globus pallidus）、丘脑底核（subthalamic nucleus）。

基因组（genome）：调控人体细胞发育和功能的全部基因信息。

激素（hormone）：内分泌腺向血液中分泌的化学物质，最终作用于分布较远的器官。

脊神经（spinal nerve）：与脊髓相连的脊神经共有 31 对，其中颈神经 8 对，胸神经 12 对，腰神经 5 对，骶神经 5 对，尾神经 1 对。

脊髓（spinal cord）：中枢神经系统的下半部分，连接 31 对脊神经，并被脊柱保护。

间脑（diencephalon）：脑的中间部分，一般认为其包括丘脑、下丘脑、底丘脑和上丘脑（包括松果腺）。

交感神经系统（sympathetic nervous system）：自主神经系统的一部分，在发生紧急情况时（战斗或逃跑）最为活跃。

胶质细胞（glia）：为中枢神经系统提供支持和防御的细胞，包括星形胶质细胞、少突胶质细胞和小胶质细胞。

节前纤维（preganglionic fiber）：自主神经系统中第 1 个神经元发出的投射。

精神分裂症（schizophrenia）：一种精神疾病，临床表现为产生错觉、幻想以及情绪淡漠扭曲。

可塑性（plasticity）：神经系统受到环境影响后，改变突触连接的能力，幼年的可塑性最强。

扣带回（cingulate gyrus）：分布于大脑半球内侧面胼胝体周围的一圈大脑皮质。

快速眼动睡眠（Rapid eye movement sleep， REM sleep）：睡眠的类型之一，即在快速眼动睡眠期间会经历生动的梦境。

蓝斑核（locus coeruleus）：由脑干中的一群神经元构成，与其他脑区连接时释放去甲肾上腺素。

离子（ion）：带电的粒子；对神经元功能有重要影响的离子包括钠离子、钾离子、氯离子和钙离子。

离子通道（ion channel）：嵌在神经细胞膜上的特殊蛋白质，选择性地允许离子通过细胞膜。

联合皮质（association areas）：位于大脑皮质，不执行特定的运动或感觉任务，但与执行高级皮质功能有关，如计划、社交行为、记忆和语言。

脉络丛（choroid plexus）：位于脑室的特殊结构，绝大多数的脑脊液由此产生。

迷走神经（vagus nerve）：属于脑神经，走行于颈部、胸部以及上腹部，为许多内脏器官提供支持。

面神经核（facial nucleus）：脑桥中负责控制面部肌肉的神经元群。

脑电波（brainwaves）：脑皮质表面的电活动行波，可以通过脑电图进行检测。

脑电图（electroencephalography，EEG）：又叫脑电描记术，一种记录大脑皮质电信号的技术。

脑沟（sulcus）：脑表面两个隆起部分（脑回）之间的沟，脑沟两侧是脑回。

脑回（gyrus）：大脑皮质表面隆起的部分，脑回之间是脑沟。

脑脊液（cerebrospinal fluid）：充盈脑和脊髓的脑室及蛛网膜下腔的透明液体。

脑膜（meninges）：包绕并保护脑的膜结构，包括硬脑膜、蛛网膜和软脑膜。

脑桥（pons）：脑干中像桥梁一样的结构，其内部的神经元向小脑半球发出投射。

脑神经（cranial nerves）：与脑相连的神经，主要与头部和颈部的感觉或运动功能有关；目前认为人类共有 12 对脑神经。

脑室（ventricle）：脑中充满液体的区域；脑室中充满脑脊液，是胚胎神经管折叠的“副产物”。

脑室下区（subventricular zone）：胚胎脑中细胞分化产生小神经细胞和部分胶质细胞的脑区。

脑叶（lobe）：大脑皮质的分区，包括 5 个部分，即额叶、顶叶、颞叶、枕叶和岛叶。

内侧（medial）：朝向躯体中线的方向。

内分泌系统（endocrine system）：由无导管腺体组成的系统，向血液中分泌激素以调节躯体内部的功能。

颞叶（temporal lobe）：大脑皮质中位于耳朵上方和前方的部分。

帕金森病（Parkinson’s disease）：黑质中多巴胺能神经元退化（坏死）导致的疾病。

帕佩兹回路（Papez circuit）：连接边缘系统各个组成部分的脑回路，对于存储陈述性记忆至关重要。

配体门控通道（ligand-gated channel）：离子通道之一，仅当特定神经递质与离子通道的受体结合后才会打开。

皮节（dermatome）：各条脊神经在皮肤表面的神经支配范围。

胼胝体（corpus callosum）：连接两侧大脑半球的大轴突束，使得两侧可以相互传递信息。

浦肯野细胞（Purkinje cell）：小脑皮质的大神经元，只从小脑皮质向小脑的深部核团发出投射。

前额叶（prefrontal cortex）：额叶的一部分，对于计划和社交非常重要。

前脑（forebrain）：大脑前部的区域，包括大脑半球和间脑。

前庭器官（vestibular apparatus）：内耳中的感觉器官，负责检测平衡和加速。

前庭蜗神经（vestibulocochlear nerve）：携带有关声音、平衡觉、加速信息的脑神经，负责将这些信息由内耳传至脑干。

前运动皮质（premotor cortex）：运动皮质的一部分，负责指导复杂的运动行为。

强迫症（obsessive-compulsive disorder）：一种精神障碍，临床表现为强迫观念（如对于细菌的执念）和强迫行为（如反复洗手）。

穹窿（fornix）：弓状纤维束，连接颞叶、隔区和下丘脑。

丘脑（thalamus）：脑核心部位的神经元群，负责中继从大脑皮质、脑干以及脊髓传来的信息。

屈肌反射（withdrawal reflex）：一种脊髓反射，即接触到烫或引起疼痛的物体后撤回或缩回身体的反射。

去极化（depolarization）：动作电位发生的过程中，细胞跨膜电位向正方向快速变化的现象。

去甲肾上腺素（noradrenaline/norepinephrine）：由脑干中蓝斑核释放的神经递质。

去同步化（desynchronization）：在睡眠中，没有明显的皮质活动，丘脑和皮质独立工作时脑电图的相位。

染色体（chromosome）：由 DNA 和组蛋白紧密结合构成的螺旋式结构；人类有 23 对染色体。

认知（cognition）：人类获取、加工、存储和使用信息的心理过程的总称。

软脑膜（pia mater）：位于最内层，且最脆弱的脑膜。与脑表面直接接触。

僧帽细胞（mitral cell）：嗅球中的一类神经细胞，将嗅觉信息传入脑中的嗅觉区。

伤害感受器（nociceptor）：对痛觉敏感的神经纤维。

上（superior）：朝向身体上方的方向。

少突胶质细胞（oligodendrocyte）：胶质细胞的类型之一，参与组成中枢神经系统轴突的髓鞘层。

深度睡眠（dream sleep）：通常意味着快速眼动（rapid eye movement，REM）睡眠，睡眠者会经历生动的梦境，但除了支配眼球运动的肌肉，躯体的其他肌肉都是放松的。

神经（nerve）：连接中枢神经系统和肌肉、皮肤、关节或内脏的轴突束及结缔组织层。

神经递质（neurotransmitter）：突触间释放的化学物质，作用于另一个神经细胞的细胞膜。

神经回路（circuit）：一系列神经元通过突触联系，执行特殊功能。

神经节（ganglia）：中枢神经系统外的一群神经元胞体，执行感觉或自主功能。

神经节细胞（ganglion cells）：分布于神经节内部的细胞，执行感觉或自主功能。

神经退行性变性疾病（neurodegenerative disease）：一类脑疾病（如阿尔茨海默病、帕金森病和亨廷顿病），表现为神经细胞逐渐退化死亡，导致相应的功能丧失。

神经系统（nerve system）：神经细胞群和为其提供支持的组织，负责加工感觉信息、做出决策以及执行运动功能。

神经细胞（nerve cell/neuron）：又叫神经元，细胞的类型之一，负责加工和传递信息。

神经纤维（nerve fiber）：神经细胞的轴突及其结缔组织层。

神经营养因子（neurotrophic factors）：这种分泌的化学物质分子能够在发育和修复期间吸引并支持轴突生长。

肾上腺素（adrenaline, epinephrine）：由肾上腺内部（髓质）分泌的一种激素和神经递质；当紧急事件发生时，肾上腺素便会分泌至脑干，促使心率上升、心脏收缩力增强，加快呼吸以及增加肌肉部位的血流量。

生长因子（growth factors）：调节神经细胞及其轴突生长的神经化学分子，通常在发育过程中产生神经连接时最为活跃。

失用症（apraxia）：失去执行复杂运动任务的能力，例如，即使个体的肌肉控制能力完好，也无法在画板上作画。

失语症（aphasia）：失去理解语言或口语表达的能力，即使与发音有关的运动控制回路是健全完整的。

施万细胞（Schwann cell）：构成周围神经系统中轴突周围髓鞘层的细胞。

视交叉（optic chiasm）：视网膜内侧的视神经节细胞的轴突传向大脑对侧过程中的交叉处。

视神经（optic nerve）：脑神经之一，负责将视觉信息从视网膜传向大脑。

视网膜（retina）：眼睛后面的神经系统，从接收到光线开始处理视觉信息。

树突（dendrite）：神经细胞分支的突起，与其他神经元的轴突接触并形成突触。

双极神经元（bipolar cells）：只有两个突起的神经元，典型的双极神经元包括视网膜的双极神经元和内耳的神经节细胞。

松果体（pineal gland）：间脑背部的腺体，分泌褪黑素，参与调节昼夜节律。

髓鞘（myelin sheath）：轴突周围的脂质包裹层，能够提高神经冲动传导的速度，以及保证其可靠性。

瘫痪（paralysis）：躯体某部位、一侧或全身无法移动的状态。

体感皮质（somatosensory cortex）：大脑皮质的一部分，负责加工来自身体表面、肌肉和关节的信息。

听觉（audition）：接收声音的过程，依赖于内耳、脑干、丘脑和大脑皮质听觉区。

听觉皮质（auditory cortex）：大脑皮质中与加工声音信息有关的区域，位于颞叶的上表面。

通路（pathway）：并行分布的轴突束，执行相似的功能。

突触（synapse）：一个神经元的轴突与另一个神经元的树突或胞体接触形成的部位。

突触间隙（synaptic cleft）：突触前膜释放神经递质，以及神经递质与突触后膜上的受体结合的狭小间隙。

突起（process）：由神经元胞体延伸出的任意部分，包括轴突和树突。

褪黑素（melatonin）：由松果体分泌的激素，负责调节昼夜节律。

外侧（lateral）：朝向头部或躯体边缘的方向。

网状结构（reticular formation）：脑干中的神经细胞网络，执行多种自主功能。

韦尼克区（Wernicke's area）：语言区，位于颞叶后上方与顶叶之间的区域，对于理解语言和应用语法非常重要。

味觉（gustation）：一种感觉，依赖于舌头或软腭上的味觉感受器（味蕾）。

纹状体（striatum）：基底神经节的一部分，可划分为背侧纹状体（尾状核和壳核）以及腹侧纹状体（伏隔核）。

稳态（homeostasis）：自主神经系统保持躯体内环境相对稳定的状态。

舞蹈病（chorea）：基底神经节异常的病人所表现出的轻快的、无目的的舞蹈样动作。

细胞核（nucleus）：细胞内的细胞器之一，含有DNA，负责调节细胞功能。

细胞质（cytoplasm）：细胞内部分布于细胞核周围的物质，细胞质中分布着细胞器（如线粒体），能够执行细胞功能。

下丘脑（hypothalamus）：脑的一部分，位于丘脑下方、垂体上方，负责调控自主神经系统和垂体。

小胶质细胞（microglia）：胶质细胞的类型之一，负责抵御外来的威胁。

小脑（cerebellum）：脑的一部分，位于脑干背部，与运动协调相关。

心血管系统（cardiovascular system）：向全身输送血液的系统，包括心脏、动脉、静脉和毛细血管。

心智（mind）：有意识的个体作为一个整体时，其进行的理解、推理和智力活动。

星形胶质细胞（astrocyte）：星形的神经胶质细胞，对神经细胞起支持作用，保证脑部内环境稳定。

兴奋性毒性（excitotoxicity）：神经细胞受损后释放的谷氨酸盐会导致周围神经细胞的异常兴奋和进一步的损伤。

杏仁核（amygdala）：位于颞叶的杏仁样结构，与情绪（如愤怒和恐惧）有关。

嗅觉（olfaction）：用鼻子辨别气味时所产生的感觉。

血脑屏障（blood–brain barrier）：脑血管壁的屏障，阻止大分子进入脑内环境。

延髓（medulla oblongata）：脑干的下半部分，位于脑桥和脊髓之间。

乙酰胆碱（acetylcholine）：一种神经递质，分布于脑、自主神经系统以及神经肌肉接头。

意识（consciousness）：对自身和周围环境的觉察。

硬脑膜（dura mater）：脑膜中最坚韧的外层结构。

运动皮质（motor cortex）：大脑皮质中直接或间接控制运动的区域。

长时记忆（long–term memory）：长于几分钟的记忆都算长时记忆；它需要将记忆的信息分别存储于大脑皮质的不同区域。

枕叶（occipital lobe）：大脑皮质后下方的部分，主管视觉。

震颤（tremor）：躯体的异常震动，可能发生于休息或执行动作的过程中。

卒中（stroke）：由脑梗死、脑供血不足或脑出血导致的脑功能突然丧失（部分脑区缺氧和组织坏死）。

中缝核（raphe nuclei）：位于脑干中线区域的神经元群，较多使用5-羟色胺作为神经递质。

中间神经元（interneuron）：位于长投射神经元之间的一类神经元，轴突很短；中间神经元细胞群只处理局部的信息。

中脑（midbrain）：脑干的上半部分，其内部有神经元，负责控制眼内和眼周的肌肉。

中枢神经系统（central nervous system）：包括脑和脊髓，与周围神经系统（由除脑和脊髓之外的神经及神经核组成）相对应。

终扣（bouton）：即突触小体轴突末端膨大的结构，与其他神经细胞在此处发生接触。

重摄取（reuptake）：在某些突触部位的神经递质循环，即在传导每个神经冲动之后，轴突末梢重新吸收神经递质。

周围神经系统（peripheral nervous system）：脑、脊髓以外的神经（元）和神经节。

轴突（axon）：神经细胞的长突起，神经细胞借此通过动作电位与其他神经细胞的树突或轴突进行信息交流。

轴突反射（axon reflex）：又称假反射，痛觉敏感的轴突不经过神经元而直接向昆虫叮咬或擦伤的区域传导神经冲动，导致炎症传播的神经机制。

昼夜节律（circadian rhythm）：字面意思为“一整天的节律”，即神经系统内部控制睡眠和觉醒的日夜循环。

蛛网膜（arachnoid）：脑膜的中间层，牢牢地附着在硬膜的内侧。

自主神经系统（autonomic nervous system）：神经系统中控制自主躯体功能的部分，如血压、心率和肠道蠕动等。

译者后记

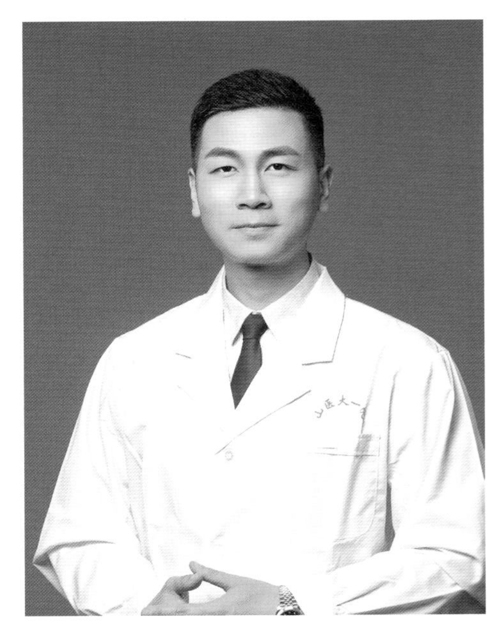

王明宇，山西医科大学第一医院神经外科医生，从事功能性脑病的临床研究和手术治疗。中国医师协会健康传播工作委员会委员，中国计算机学会数字医学分会首批执行委员，中国科普作家协会会员，全国健康传播优秀宣传工作者，《科普时报》专栏作家，山西省科协首批科学传播专家，山西省科普作家协会理事，山西医学科学传播奖获得者。

生而为人，能创造，有思维；能学习，有逻辑；能感知，有情绪……所有这一切，只因我们拥有一个无与伦比的大脑——重约3磅（1.36千克），却如宇宙一般神秘。在科学界，探索“三磅宇宙”的奥秘，被认为是人类认识自然的“最后疆域”。

脑是人体最复杂的器官，是极为精巧和完善的信息处理系统，其网络连接与工作机制是科学家们一直尝试解决的重大科学问题和难题。21世纪是“脑的世纪”，美国、欧盟、日本等国家先后发布各自的脑科学研究计划，2016年我国也发布了“中国脑计划”：脑科学与类脑研究，主要包括脑认知神经基础原理领域、脑重大疾病诊疗领域和类脑研究领域。

本书是一把打开大脑密室的金钥匙，以严谨的研究成果为基础，但并不晦涩难懂，图文并茂地展示了以大脑为核心的人类神经系统全貌。无论你是学生、老师、脑科学从业者或任何行业、任何年龄段的朋友，阅读本书均可获益。它将帮助你认识脑、探索脑、保护脑。抛去所有的目的不谈，仅是看看这个我之所以为“我”、你之所以为“你”的器官，都是一件有趣的事。

作为神经外科医生，我每天的工作就是“动脑”。没错，是真的动脑——打开脑壳，修补大脑。小小的“3磅宇宙”，300亿个神经元，包含了一个人所有的思想、记忆、情感和灵魂，如何切除，切除多少？现代医学的目标是在不损伤正常脑组织的前提下处理病变和周围的神经与血管，神经外科正在从显微技术向微创技术发展，许多疑难脑病得以攻克。但光是打开大脑，看见大脑远远不够，对于脑科学的研究还有很长的路要走。

在此书出版之际，感谢我的导师连世忠教授，让我有机会亲手探索大脑的奥秘；感谢我的良师益友郭庚教授，在工作和生活中给予我无私的帮助；感谢郭述真教授，她是我深耕健康传播的领路人；感谢尹传红先生，他的学识和境界总能让我受益匪浅；感谢王一乐同学，让我重新领略人世间的一切美好；特别感谢每一位读者——也就是书本前的你，若能让你的大脑与这本《大脑之书》产生哪怕一点点火花，这正是我尽己所能翻译此书的动力和目的。最后，感谢人民邮电出版社的编辑张海川和李宁老师，他们为保障本书质量和顺利出版付出了辛勤劳动，并且给予我充分的理解和支持。

作为本书的主要译者之一，我尽可能地贴近原著，基于事实，规范用语，让读者享受阅读的同时获得有价值的信息。但由于水平和精力有限，难免有疏漏之处，敬请各位批评指正。

宇宙无垠，脑海波澜壮阔，扬帆起航吧，朋友们！让《大脑之书》照亮你我的大脑。

王明宇

写于山西太原